W0209783

Fred W. Koch - Saure Nahrung macht krank

Herausgeber: Dr. Klaus Hoffmann

Bearbeitet von Hendrika Fuhrer

Fred W. Koch

Saure Nahrung macht krank

Herausgeber:
Dr. Klaus Hoffmann

zusammengestellt und
überarbeitet von
Hendrika Fuhrer

Vier Flamingos Verlag, Rheine

Copyright 1998 by Vier Flamingos Verlags- und Vertriebsgesellschaft mbH
Münsterstraße 86, D-48431 Rheine
Überarbeitete Neuauflage 1998

Alle Rechte einschließlich der Übersetzung in Fremdsprachen vorbehalten. Kein Teil des Werkes darf in irgendeiner Form (Druck, Fotokopie, Mikrofilm oder einem anderen Verfahren) ohne schriftliche Genehmigung des Verlages reproduziert oder unter Verwendung elektronischer Systeme verarbeitet, vervielfältigt oder verbreitet werden.

Umschlaggestaltung: Burkhard Sievers, Rheine
Satz: Axel Berendes/ Burkhard Sievers

ISBN: 3-928306-14-6

Inhaltsverzeichnis

Statt eines Vorwortes: Meinungen und Ansichten zu diesem Buch

Vorwort der Verfasserin anlässlich der Auflage von 1984

Als ich vor nunmehr 8 Jahren zum ersten Mal in meinem Reformerleben - ich bin bereits 30 Jahre lang Vegetarierin - mit der Anti-Acid-Methode in Berührung kam, die ersten Schriften von Fred W. Koch las und von den gesundheitlichen Erfolgen seiner Anhänger hörte und bald am eigenen Leib die Nützlichkeit dieses Systems erfahren hatte, kam mir der Gedanke, dieses für die menschliche Gesundheit richtungweisende Schriftgut in einem leicht verständlichen Buch zusammenzufassen. Nach jahrelanger intensiver Arbeit mit der Anti-Acid-Methode, die mir je länger je mehr verständlich und geläufig wurde, hielt ich inzwischen dreimal jährlich Seminare in der Schweiz, in Österreich und in der Bundesrepublik Deutschland mit ein paar hundert Teilnehmern ab. Es ist mir nun endlich mit der Unterstützung einiger Idealisten gelungen, dieses schon lange sehr gefragte Buch hiermit vorzulegen. Doch zunächst zur Vorgeschichte, die den Werdegang erhellen mag. Fred W. Koch, geb. am 19.2. 1896 in Kassel, gestorben am 13. 2. 1975, ebenfalls in Kassel, war Chemiker und lebte und studierte in den USA. Er litt, wie die meisten Sterblichen der Zivilisation, an der Zahnkaries. Da ihm Forschersinn und Gründlichkeit angeboren waren, begann er schon in den Dreißiger Jahren, den Ursachen zur Entstehung der Zahnkaries auf den Grund zu gehen. Hierzu sagt Fred W. Koch in seinen „Anti - Acid - Mitteilungen 1 -1957“ selbst: „Die Anti-Acid-Methode hat bereits eine 14jährige Bewährung in der Stille hinter sich. Wenn jemand auf irgendeinem Gebiet einen neuen Weg geht, so geht es ihm wie einem Spaziergänger, der einen großen, ihm fremden Wald betritt, von dem es keine Karten gibt und in dem die Wege ohne Zeichen sind. Man steht vor vielen Rätseln. Wenn man dann häufiger in dem Wald herumgelaufen ist, weiß man so genau Bescheid, daß man sich ohne weiteres darin zurechtfindet. So ging es mir, als ich anfing, mich mit dem Problem der Zahnkaries zu befassen. Am Anfang dachte ich nicht einmal daran, jemals über das Problem zu schreiben. Ich hatte nur den Wunsch, frei von Karies zu werden. Anhaltspunkte irgendwelcher Art gab es nicht. Das Einzige, was mir zur Verfügung stand, waren meine Kenntnisse der Chemie. Sonst aber gab es nur einen Wald von Theorien über Karies! Hinter mir aber stand das „Muß“, einen Weg zu finden, da es mir ging wie allen anderen Menschen: „Erst plombiert, dann überkront, dann gezogen" - und in der Ferne winkte, so um die 50 herum, das falsche Gebiß! Ich war entschlossen, es nicht so weit kommen zu lassen, und es ist mir geglückt. Eines Tages erblickte die Schrift „Gesunde Zähne auf Lebenszeit" das Licht der Welt. Und dann stellte sich für mich heraus, daß die Überwindung der Ignoranz der Mitmenschen ein viel größeres Problem war, als das nach jahrelangen Studien gelöste Problem der Verhütung der Zahnkaries. Das, was mir mit meinem chemischen Wissen vollkommen klar war, war dem Durchschnittsmenschen ein Buch mit sieben Siegeln. Ich konnte häufig feststellen, daß die Reformer die Ansicht hatten, daß jeder Chemiker so eine Art von Teufel sei, der keine andere Absicht hat, als die Nahrungsmittel durch Zusätze zu vergiften."

„Daß die Chemie eine Wissenschaft ist, die, wenn wir es so definieren wollen, sich mit der Struktur des Moleküls und den Vorgängen im Molekül befaßt, ist den wenigsten klar. Allerdings sei in diesem Zusammenhang betont, daß die Anti-Acid-Methode nur einen Teil meiner ernährungsphysiologischen Gesamtmethode darstellt, die abzielt auf:"

1. einen ausbalancierten Mineralstoffhaushalt im Körper und
2. eine Vermeidung der Überernährung durch zu „hohe Kalorienzufuhr!"

Während seiner Forschertätigkeit war Fred W. Koch sehr bald zu der fundamentalen Erkenntnis gekommen, daß alle Säuren, die stärker sind als Phosphorsäure, ganz gleich ob organischer oder anorganischer Art, die Kalziumbestände in den Körpern aller Wirbeltiere und somit auch des menschlichen Körpers nach und nach auflösen.

Gleichzeitig lagern sich die nicht abgebauten Säurereste in den verschiedenen Erscheinungsformen des Rheumas oder der Steine im Körper ab. Somit entsteht durch die Säuren ein Heer von Krankheiten, die Fred W. Koch „Säurekrankheiten" nannte. Er fühlte sich gezwungen, mit seinen Erkenntnissen an die Öffentlichkeit zu treten, und ließ sporadisch seine Anti-Acid-Nachrichten und seine Sondermerkblätter erscheinen. Er warb Mitglieder, die er in großer Zahl fand, besonders aus den Reihen der nicht gesund gewordenen Lebensreformer, entwickelte eine sehr umfangreiche Korrespondenz neben seiner Forschertätigkeit und hielt Vorträge und Kurse ab.

Ungefähr ein halbes Jahr vor seinem Ableben stellte sich, nach jahrelanger stabiler Gesundheit und Schaffenskraft, eine allgemeine körperliche Schwäche ein. Er wurde apathisch, ließ die Arbeit liegen, versorgte sich nicht mehr richtig (er war Junggeselle) und mußte zuletzt ins Krankenhaus eingeliefert werden. Die Ärzte konstatierten einen in allen Organen geschwächten Körper. Eine eigentliche Krankheit lag nicht vor. Einen Nachfolger hatte Fred

W. Koch nicht bestimmt. Etwa um diese Zeit, im Oktober 1974, kamen dem Schweizer Gustav Gattiker, einem bekannten und sehr aktiven Lebensreformer aus Zürich, die ersten Anti-Acid-Nachrichten in die Hände. Er war Waerland-Anhänger und der erfolgreiche Leiter vieler schöner Gruppen- und Familien- Ferienwanderwochen in den Schweizer Bergen, in Breda, Saas Almagell, Rittinen, Adelboden und Zermatt. Die erhoffte volle Gesundheit hatte er nach vielen Jahren der körperlichen Schwäche und des Siechtums in jungen Jahren, auch durch die Umstellung auf die Waerland-Kost, nicht gefunden. Vielmehr sagte er gern: „Nachdem ich die Schriften Fred W. Kochs gelesen hatte, fiel es mir wie Schuppen von den Augen, warum ich Vollprothesenträger geworden bin!" Er hatte Zahnprothesen, ein künstliches Hüftgelenk und konnte nur noch mit der Brille lesen.

Als stets aktiver und hilfsbereiter Mann - er war am 28.1.1906, also im Zeichen des Wassermanns wie Fred W. Koch geboren - probierte er sofort, die Erkenntnisse Fred W. Kochs in das Waerland-Kostsystem einzubauen, und ich durfte ihn als seine Mitarbeiterin während der Ferienwochen aktiv unterstützen. Wir hatten beide wesentliche gesundheitliche Erfolge und Gustav Gattiker konnte sogar, damals im 70. Lebensjahr, wieder ohne Brille lesen. Die Waerland-Ferienwochen wurden zu Anti-Acid-Ferienwochen umgestaltet. Mit der Unterstützung einiger alter AAM-Mitglieder stellte G. Gattiker alle noch verfügbaren Schriften von Fred W. Koch in einem „Dokumentationszentrum Säurefreie Ernährung" zusammen und vertrieb sie. Leider waren die Erkenntnisse für G. Gattiker selbst zu spät gekommen. Er starb fünf Jahre später qualvoll an den Folgen eines zu spät erkannten Prostatakrebses. Ohne Gustav Gattiker wäre die Anti-Acid-Methode dem „Dornröschenschlaf" anheim gefallen! Es bleibt sein großer Verdienst, unter größtem Einsatz seiner letzten ihm verbliebenen Kräfte, die Menschheit informiert zu haben. Er übergab mir im Oktober 1978 alle bei ihm vorhandenen Unterlagen mit der Bitte, das Werk weiterzuführen und auszubauen. Ich habe diese große Aufgabe durchaus nicht mit Freuden übernommen. Vielmehr war ich mir der großen Verantwortung und der damit verbundenen Arbeitslast voll bewußt. In dieses Buch sind die meisten Schriften des Verfassers eingearbeitet. Es handelt sich um die Originalschriften, die von mir zusammengestellt, gekürzt, überarbeitet oder ergänzt wurden. Die von mir angefügten Anmerkungen gründen auf neueren Erkenntnissen und auf eigenen Erfahrungen, teilweise auch auf den Erkenntnissen, die in kritischen Diskussionen mit Seminarteilnehmern erarbeitet wurden. Der Rezeptteil wurde von mir wesentlich erweitert.

Die Ionisation ist das tragende Fundament der Anti-Acid-Methode. Weil es sich dabei um für den Laien nicht leicht

verständliche chemische Vorgänge handelt, wurde dieser Abschnitt an den Anfang von Teil IV, „Chemische Grundlagen der AAM", gestellt.
Als besonders wichtige Ergänzung dürfen die Beiträge von Hans Hess betrachtet werden. „Der pH-Wert als Maßstab für die Stärke von Säuren und Basen" mit einer aufschlußreichen Meßreihe über verschiedene Nahrungsprodukte stammt aus seiner Feder, wie auch der wichtige Abschnitt über die Mineralstoffe in unserer Nahrung und deren Auswertung. Ich darf hiermit Hans Hess meinen ganz besonders herzlichen Dank aussprechen, auch für seine stete Bereitschaft, mir in chemischen Fragen beratend zur Seite zu stehen. Der Abschnitt „Chemische Grundlagen der AAM" wurde bewußt an das Ende des Buches gestellt, um Leser, die keinerlei chemische Vorbildung haben, wozu der große Kreis der Hausfrauen zählen wird, nicht zu entmutigen, dieses für sie wichtige Buch zur Hand zu nehmen. Ich empfehle jedem, sich eingehend die wichtige und interessante Liste über die pH-Wert-Meßreihe anzusehen. Ehe dieses Buch zu Ihnen hinausgeht, um Ihnen den Weg zu einer besseren Gesundheit aufzuzeigen, möchte ich meinen tief empfundenen, sehr herzlichen Dank allen denen aussprechen, die wesentlich zum Gelingen dieser Arbeit beigetragen haben. Es sind dies Dr. med. Dr. med. dent. Karl-Heinz Pannen, Konstanz, der mir sachlich beratend zur Seite stand, ebenso Heilpraktiker Heinz Gers, Hamburg, und Dr. med. Ottomar Kern, Kassel, der dankenswerter Weise als Mediziner sein Vorwort zu diesem Buch gab. Ferner möchte ich ganz besonders dankbar den ungeheuren Einsatz und die Ausdauer von Robert Schoch und seiner Mitarbeiterin aus La Chaux-de-Fonds (Schweiz) für die mühselige Arbeit, das Konzept druckfertig zu gestalten, an dieser Stelle würdigen.

Singen/Htwl., April 1984

Hendrika Fuhrer

Vorwort von Dr. med. Ottomar Kern, Kassel

Es sind schon so viele Bücher über „gesunde“ Ernährung geschrieben worden. Warum also dieses über säurefreie Kost, das noch dazu so manches in Frage stellt, was auch heute noch weit verbreitet als gesunde Nahrung propagiert wird?

Als Fred W. Koch seine Hypothesen und Erkenntnisse über die gesunde Ernährung in Form einer säurefreien Kost erarbeitete, stand er mit seinen Ansichten ziemlich alleine. Gerade in jener Zeit wurden die säurehaltigen Nahrungsmittel als wertvolle und gesundmachende Kost propagiert, wie es oft bis heute noch geschieht. Man behauptete, chronische und sogar schwerste Erkrankungen damit bessern oder gar heilen zu können, bis hin zum Krebs. Empfohlen wurden besonders die Milchsäure (Sauerkraut, Joghurt), die Essigsäure, Ascorbinsäure, Obstsäuren etc. Diese Empfehlungen entstammen falsch ausgelegten Erkenntnissen der Nahrungswissenschaften, die nicht zu Ende gedacht wurden.

Wir mußten einsehen, daß der Mensch nicht nach errechneten Kalorien, Spurenelementen, Vitamintabellen etc. gesund leben kann, sondern nur mit einer möglichst naturbelassenen einfachen Kost, die der Organismus unbelastet assimilieren, d. h. in Energie umsetzen kann. Dabei müssen die anfallenden Stoffwechselendprodukte (besonders passive Harn- und Milchsäure) vollständig ausgeschieden werden. Ist das nicht möglich, wird der Organismus gezwungen, diese sauren Abbauprodukte zunächst zu neutralisieren und dann irgendwo abzulagern. Hier beginnt die krankmachende Wirkung unserer Nahrung.

Wenn wir sehen, daß nichts, was uns die Natur ursprünglich zur Nahrung angeboten hat, Säuren enthält, fällt es nicht schwer, einzusehen, daß unser Verdauungs- und Stoffwechselsystem bis hin zur Zelle auf die Verwertung von Säuren nicht angelegt ist. Alle saure Nahrung ist von Menschenhand nachträglich mit Säuren bereichert worden, meist mit Hilfe bestimmter Bakterien, zu deren natürlichen Aufgaben bestimmt nicht die Bildung von Säuren zur Verbesserung unserer Nahrung gehört. Allein Obst enthält Säuren. Und alle genießbaren, in den mittleren Breiten durch Züchtung hervorgebrachten Obstsorten gelangen unreif auf den Markt und schaden durch die Säuren. Auch die in freier Natur vorkommenden Früchte, wie beispielsweise Himbeeren, Walderdbeeren und Heidelbeeren, richten unreif geerntet Schaden an. Die tropischen Früchte, wie Papaya und Bananen sind im ausgereiften Zustand basisch.

Die Ananas ist ausgesprochen sauer und andere Tropenfrüchte sind es auch. Die angeblich wissenschaftliche Behauptung, daß Obst - und vor allem die Zitrusfrüchte - alkalisch oder wenigstens neutral wären, ist nicht richtig:

Diese Früchte neutralisieren sich nicht selbst im Stoffwechselgeschehen während der Nahrungsumwandlung im Organismus. Sie benötigen körpereigenen Kalk, der dem Knochenstoffwechsel entzogen wird. Gelenk-, Bandscheiben - und Knochenerkrankungen sind die Folgen. Der Organismus muß dies in Selbsterhaltung tun, um nicht im übersäuerten Milieu, in dem kein Leben möglich ist, zu ersticken. Der lebende Organismus ist gezwungen, ein wohlausgewogenes Säure - Basen - Gleichgewicht sicherzustellen, um existieren zu können. Er kann dieses Gleichgewicht je nach Gesundheitszustand auch aufrechterhalten. Je latenter aber, d. h. funktionsvermindert, unser Zellsystem infolge Verhärtung der Zellen durch Ablagerungen geworden ist, desto schwerer können die anfallenden Abbauprodukte über inzwischen auch geschädigte Nieren etc. ausgeschieden werden. Hier beginnt sich dann der Teufelskreis der chronischen Erkrankungen zu schließen. Wenn also eine saure Kost den Gesunden krank macht, wie soll dann ein Kranker durch solche Nahrung gesund werden können? Seine Zellen ersticken letztlich an den nicht mehr ausscheidbaren Endprodukten wie etwa Milchsäure und Harnsäure.

Ich habe Herrn Fred W Koch noch bei seiner Arbeit kennengelernt und freue mich sehr, daß seine Erkenntnisse nun posthum weiten Kreisen zugänglich gemacht werden sollen, zum Wohle noch gesunder und vor allem kranker Menschen. Koch hat stets unbeirrt und konsequent seine Thesen vertreten. Er kann es nun nicht mehr erleben, daß seine Erkenntnisse inzwischen längst auch ernährungswissenschaftlich untermauert werden können. So wünsche ich diesem Buch eine möglichst weite Verbreitung zum Wohle der Menschen.

Dr. med. Ottmar Kern

Vorwort der Herausgeberin anlässlich der zweiten, überarbeiteten Auflage von 1997

Nach vielseitigen Bemühungen ist es endlich gelungen, dieses Buch überarbeitet und mit einer erweiterten pH-Wert - sowie Äquivalentengewichtstabelle erneut herauszubringen.

Es ist mein größter Wunsch, daß diese Ausgabe vielen gesunden, aber vor allen leidenden Menschen den Weg zur Richtigstellung ihrer Ernährung im Interesse des Erhaltes oder der Besserung ihrer Gesundheit weisen möge.

Dank sei Herrn Dr. Hoffmann, der unser Buch in sein Verlagsprogramm mit aufnehmen wird. Er selber steht voll hinter diesen Erkenntnissen und vermittelt sie auch in seinen Vorträgen und Seminaren.

Singen/ Htwl, im Mai 1997

Hendrika Fuhrer

Vorwort anlässlich der hier vorliegenden Neuauflage von Dr. med. Klaus Hoffmann, Rheine

„Die ganze Kunst ein Leben zu verlängern besteht darin, es nicht zu verkürzen", lautet ein Sprichwort. Die wichtigste Maßnahme um sein Leben zu „verlängern" heißt, die Prinzipien einer säurefreien Kost zu beachten. Denn: Von allen Ernährungsformen verdient diese die höchste Beachtung.

Denn erstaunlicherweise ist die Übersäuerung Vorbote und Wegbereiter der allermeisten Krankheiten, insbesondere von:

- Herzinfarkt, Schlaganfall, Hörsturz, Thrombose, Embolie
- Infekten und erhöhter Infektanfälligkeit
- Depression
- Gelenk- und Wirbelsäulen"verschleiß", deren Grundvoraussetzung eine Übersäuerung ist
- Krebserkrankungen
- Steinleiden der Galle und der Nieren.

Atemberaubend und neu ist die Vorstellung, daß all diese Krankheiten vermeidbar oder zumindest drastisch zu reduzieren sind bzw. daß eine säurefreie Kost hilft, viele dieser Krankheitszustände weitgehend normalisieren, wenn wir nicht erst im Endstadium der Erkrankung damit beginnen. Und selbst dann erstaunt es noch, daß Durchblutungsstörungen gebessert, kalte Hände und Füße wieder warm werden, Depressionen verschwinden, Gallensteine kleiner werden, chronische Infekte ausheilen und „verschlissene" Gelenke sich - auch röntgenologisch nachweisbar - regenerieren.

Fred W. Koch war einer jener Pioniere, die solche Zusammenhänge erkannt und vermittelt haben. Da er längst verstorben ist, hat Frau Hendrika Fuhrer in dankenswerter Weise die Überarbeitung dieses Buches übernommen.

Doch: Wissen allein reicht nicht, man muß es auch tun.

In diesem Sinne: Fangen Sie an, lieber Leser!

Rheine, im Oktober 1997

Dr. med. Klaus Hoffmann

Lieber Leser,

bevor Sie dieses Buch lesen, möchten wir Ihnen zur Kenntnis geben, daß Ihnen hiermit die grundlegendsten Forschungsergebnisse über die „Säurefreie Ernährung" mit ihren praktischen Ergänzungen von Fred W. Koch vorgelegt werden. Er hat sich damit sehr große Verdienste erworben.

Auch Frau Fuhrer hat sich mit der Zusammenstellung dieses Buches aus vielen Einzelveröffentlichungen des Autors große Mühe gemacht und somit sehr vielen kranken Menschen zur Gesundheit verholfen und Gesunden den Weg gewiesen.

Gleichwohl ist die Zeit nicht stehen geblieben und es gibt auch auf diesem Gebiet teilweise neue Erkenntnisse, die sie in unserem Verlagsprogramm bereits veröffentlicht finden.

Sollten Sie weitergehende Fragen zu dem Inhalt dieses Buches oder seinem Rezeptteil haben, wird Ihnen Frau Fuhrer - die Interessierten auch gerne weiterführende Seminare zur säurefreien Kost anbietet - gerne dazu weitere Informationen geben.

Ihr Vier Flamingos Verlagsteam

Hier für alle Interessenten die Adresse von Frau Fuhrer:

Arbeitskreis
Säurefreie Ernährung
Hendrika Fuhrer
Fichtestraße 73

78224 Singen / Hohentwiel

Telefon: 07731/43103

Teil I

Allgemeine Einführung

ALLGEMEINE EINFÜHRUNG IN DIE ANTI-ACID-METHODE

Die Anti-Acid-Methode - AAM - ist im Prinzip nichts anderes als die Einordnung des Menschen in die Gesetzmäßigkeit der Natur, um frei von Krankheiten durchs Leben zu gehen. Der Versuch, ohne diese Einordnung ebenso frei von Krankheiten zu leben, wäre von vornherein zur Aussichtslosigkeit verurteilt, weil er einer Leugnung des Bestehens der Naturgesetze und deren Einwirkung auf alle Lebewesen gleichkäme.

Um zu klaren Anschauungen über die Einwirkung der Naturgesetze auf sämtliche Lebewesen im Tier- und Pflanzenreich zu gelangen, müssen die Beziehungen zwischen Naturgesetzen und Lebensmöglichkeiten aller Lebewesen von zwei Standpunkten aus betrachtet werden: Erstens vom Standpunkt der Evolutionswissenschaft und zweitens aus dem Blick der Chemie und Physik. Es zeigt sich, daß die Schlüsse aus diesen Betrachtungen konvergieren - übereinstimmen.

Die Evolutionslehre, die sich bekanntlich mit Herkunft und Entwicklung aller Lebewesen befaßt, nimmt an, daß die Menschen als Art bereits im geologischen Zeitalter des Tertiärs existierten. Das Tertiär umfaßt nach der Anschauung der Geologie einen Zeitraum von 60 Millionen Jahren, gefolgt vom Diluvium mit 999999 Jahren und dem Alluvium mit 10128 Jahren. Wenn wir eine mittlere Zahl annehmen, so wäre bei einem Menschheitsalter von 30 Millionen Jahren immerhin eine Ahnenreihe von 1000000 Vorfahren für jeden heute auf der Erde lebenden Menschen anzusetzen. Da die Genetik - Erblichkeitslehre - im Normalfall die unveränderte Weitergabe der Erbanlagen lehrt, sind die Organe des Menschen die gleichen geblieben wie vor einer Million Generationen. Zwar wird viel gefabelt von der Mutation - sprunghafte Veränderung von Erbanlagen -, aber die Beobachtung zeigt, daß die Erbanlagen über lange Zeitläufe unverändert weitergegeben werden. Wer das nicht wahrhaben will, soll Versuche machen, aus Mäusen Ratten zu züchten und aus Weizen Roggen. Aus Evolution und Genetik ergibt sich der Schluß, daß der Mensch sich im Prinzip genauso ernähren muß wie in vorgeschichtlicher Zeit. Hinweise auf die Lebensweise von Großvater und Urgroßvater, die auch schon falsch gelebt und sich falsch ernährt haben, sind darum irreführend. Wenn die Menschen der frühen Vorgeschichte so krank gewesen wären wie die Menschen heutiger Zeit, würde heute niemand mehr unsere Erde bewohnen. Vom Standpunkt der Chemie sind alle tierischen und pflanzlichen Lebewesen von fünf Faktoren abhängig:

LICHT - LUFT - WÄRME -
FEUCHTIGKEIT - NÄHRSTOFFE.

Diese Erkenntnis war bereits den Wissenschaftlern der Antike geläufig, und sie schufen die Bezeichnung der vier Elemente:

FEUER - WASSER - LUFT - ERDE.

Die Chemie hat sich im Laufe unserer Kulturgeschichte sehr langsam zum heutigen Wissensstand entwickelt, und die Mehrzahl der Menschen hat keine ausreichenden Kenntnisse darin, um Lebensvorgänge richtig deuten und erfassen zu können. Die Medizin hat sich in die Detail-Forschung verirrt und kann daher keine für die Allgemeinheit brauchbaren Erkenntnisse liefern. Das Problem der optimalen Lebensmöglichkeiten muß aber so vorgetragen werden, daß der nach Gesundheit suchende Mensch es mit seinen Kenntnissen in Chemie, Physik und Biologie fassen kann. Der Mensch ist biologisch bei den Wirbeltieren einzureihen, die bekanntlich die Untergruppen Säugetiere, Vögel und Fische umfassen. Diese besitzen ein Knochengerüst, das vorwiegend aus den beiden chemischen Elementen Kalzium und Phosphor gebildet ist. Der Sauerstoff kommt noch hinzu. Die Betrachtung der biologisch richtigen Ernährung dieser Lebewesen muß darum grundsätzlich von der Betrachtung dieser beiden Elemente und deren Beziehungen zueinander ausgehen. Das Metall Kalzium tritt mit dem Nichtmetall Phosphor in Verbindung und beide bilden zusammen den phosphorsauren Kalk, aus dem das Knochengerüst aller Wirbeltiere besteht. Die Natur konnte überhaupt keine anderen Elemente für den Aufbau des Knochengerüstes wählen. Weder ist es möglich, das Metall Kalzium durch ein anderes Metall, wie etwa Eisen oder Kupfer, zu ersetzen, noch ist es möglich, statt des Phosphors ein anderes Nichtmetall, wie etwa Schwefel, zu benutzen. Die Natur mußte für den Zusammenbau des Knochengerüstes die Elemente wählen, die eine wasserunlösliche Verbindung, eben dieses Kalziumphosphat, ergaben.

Die zum Aufbau des Knochengerüstes von der Natur verwendete Verbindung hat einen schwachen Punkt. Sie kann durch Säuren, die stärker sind als Phosphorsäure, wieder zerlegt werden.

Diese Erkenntnis muß zwingend dazu führen, alle Säuren, die diese Zerlegung bewirken können, entweder aus der Ernährung auszuschalten oder durch Teilneutralisation so abzuschwächen, daß sie keinen Zerlegungsschaden anrichten können. Die Wirbeltiere - eine Ausnahme macht der Mensch - handeln singgemäß und lehnen starke Säuren ab. Sie leben von einer neutralen bis schwach basischen Nahrung. Allerdings hat die Natur noch einmal eine besondere Sicherheitsvorrichtung eingebaut, indem sie die einzigen frei zu Tage liegenden Knochen - die Zähne - mit dem Schmelz umgab, der aus

Hydroxylapatit, einem Doppelsalz aus Kalziumfluorid und Kalziumphosphat zusammengesetzt ist.
Das Kalziumphosphat findet sich nicht nur im Knochengerüst der Wirbeltiere, sondern auch in allen weichen Geweben und im Blut. Jede Reduktion des Bestandes an Kalziumphosphat in diesen Geweben durch Säureeinwirkung muß daher zu Störungen in den betroffenen Organen führen. Die Zahl der Krankheiten, die durch die laufende Zufuhr von starken Säuren hervorgerufen werden, ist sehr hoch. Da die Nahrungsmittel durch die sogenannten Verfeinerungsprozesse heutzutage sowieso schon kalziumarm sind, wirken sich Entzüge von Kalzium durch Säuren in verstärktem Maße aus. Es sei in diesem Zusammenhang auch noch erwähnt, daß viele Mineralstoffverbindungen, die in der rohen Pflanzennahrung als lösliche Substanzen enthalten sind, durch das Kochen und Erhitzen in unlösliche Verbindungen umgewandelt werden, die dann ungenutzt den Körper passieren. Das überzeugende Beispiel in dieser Beziehung ist der kohlensaure Kalk, der im frischen Wasser gelöst ist, sich aber beim Erhitzen des Wassers als Kesselstein niederschlägt.

Abgesehen von dieser Zerstörung des Kalziumphosphats im Organismus finden im Körper nach den Gesetzen der Ionisation Vorgänge statt, die zur Ablagerung von harnsauren Salzen (Uraten) und oxalsauren Salzen (Oxalaten) führen und wiederum grundlegende Ursachen von zahlreichen Krankheiten sind wie z. B. Rheuma, Arthritis, Steine etc. Aus diesen Erkenntnissen heraus wurden die einzelnen Ernährungsregeln der AAM entwickelt. Pflanzen mit starkem Gehalt an Oxalsäure wurden aus der AAM-Ernährung völlig ausgeschaltet, vor allem der Rhabarber. Wenn die Menschen den Rhabarber ohne jeden Zusatz von Zucker genießen sollten, würde sowieso niemand Rhabarber essen.

Was heutzutage an organischen Säuren zur Verfügung steht, war im vorgeschichtlichen Zeitalter nicht verfügbar. Die sauren Gartenfrüchte sind Kulturzüchtungen der geschichtlichen Epoche, die sich gerade über ca. 6000 Jahre erstreckt. Zitronen konnten erst nach den nördlichen Ländern Europas gelangen, nachdem Schiff- und Eisenbahnverkehr möglich wurden. Die bekannten Gärungssäuren, wie Essig- und Milchsäure, sind kulturgeschichtlich aufgetreten, nachdem der Mensch gelernt hat, das Feuer zur Herstellung von Gefäßen zu benutzen.

Eine genauere Betrachtung zeigt, daß das Auftreten der ersten Krankheiten zu dem Zeitpunkt begann, als der Mensch dazu überging, die Nahrung zu erhitzen. Durch den Gebrauch des Zukkers kam es zu einem stärkeren Säureverzehr. Kein Mensch würde z.B. die Sanddornbeere, die sauerste Wildfrucht, die es gibt, anrühren, wenn sie nicht mit sehr viel Zucker gesüßt würde. Durch die sogenannte Übertünchung des sauren Geschmacks durch den Zucker wurde erst die erhöhte Aufnahme der Säuren möglich. Statt dieser Übertünchung kennt die AAM die Neutralisation der Säuren.

Die Vertreter der sauren Ernährung bedienen sich zur Stützung ihrer Ansichten der These, daß die organischen Säuren im Körper zu Kohlendioxyd und Wasser verbrannt würden. Grundsätzlich kann ja jede Verbrennung nur in den Zellen stattfinden. Wenn darum eine Säure die Schleimhäute des Mundes, das Zahnfleisch, die Zähne, die Wandungen der Speiseröhre, des Magens und des Darmes berührt, so kann sie nur als Säure wirken, weil noch gar keine Verbrennung stattgefunden hat. Aber auch im weiteren Verlauf des Durchgangs durch den Körper, z.B. in der Leber, wird keine Verbrennung erreicht. Die These von der Oxydation ist nur eine „wissenschaftliche Notlüge", damit man nicht zugeben muß, daß die aufgenommenen Säuren durch den Neutralisationsvorgang im Körper die Basen entziehen. Daß man sich im übrigen seinen Vitamin C-Bedarf mit frischer basischer Pflanzenkost (z. B. Dill) zuführen kann, ist längst wissenschaftlich erwiesen. Ebenso wichtig ist es für die Gesundheitssucher, zu wissen, daß man die basische Pflanzenkost ihres basischen Wertes beraubt, wenn man sie irgendwie säuert. Die Darmzotten selbst sind „klüger" als der Mensch: sie lehnen die Aufnahme von Säuren ab. Daher bekommt man nach dem Genuß von unreifem Obst Durchfall. Die Darmzotten schalten beim Auftreten der starken Säuren im Darmbrei ab, und so verläßt der Darmbrei uneingedickt den Darm. Die meisten Abführmittel enthalten starke Säuren.

Wenn auch die Beherrschung des Säureproblems der wesentlichste Punkt zur Einordnung des Menschen in die Gesetzmäßigkeit der Natur ist, so sind doch noch weitere Punkte von erheblicher Bedeutung und daher in der AAM eingeschlossen:

1. Das Problem der erhitzten Stärke
2. Täglich die richtige Menge Eiweiß
3. Das Problem der richtigen Ernährung des Herzens
4. Die Ausschaltung nachteiliger Folgen von Alkohol.

Es ist nach dem eingangs über die menschliche Evolution Gesagten sicher, daß der Mensch durch die Jahrmillionen ein Rohköstler war. Der Rohkost gebührt darum der Vorrang vor aller erhitzten Kost. Wenn ein stärkehaltiger Nahrungsstoff (Getreide, Kartoffeln) erhitzt wird, so entsteht aus der Stärke bekanntlich Kleister, und dieser hat erhebliche gesundheitliche Nachteile. Kleister ist tatsächlich die einzige Ursache der Verstopfung, unter der zwangsläufig jeder leiden muß, der sich vorwiegend von Nahrungsmitteln aus erhitzter Stärke ernährt. Mancher Leser wird erschrecken, wenn er hier erfahren muß, daß auch das Vollkornbrot und die Pellkartoffel zur Kleisternahrung gehören. Wenn die AAM im Rahmen der

Toleranzgrenze noch eine gewisse Menge an erhitzter Stärke zuläßt, so geschieht dies deshalb, weil Tierversuche ergeben haben, daß eine gewichtsmäßige Menge von 50 % erhitzter Stärke bei jeder Mahlzeit gerade noch tragbar ist. Die andere Hälfte des Gewichts muß unter allen Umständen Rohkost sein. Brot, das mit Sauerteig vergoren ist, wird grundsätzlich abgelehnt, da es außer der Verstopfung auch noch die saure Gärung des Darminhaltes bewirkt. Diese verursacht viele Krankheiten und steigert das saure Zell-Milieu, aus dem der Krebs entsteht. Es ist darum klar, daß der Krebs sowohl die Vegetarier als auch die Allesverzehrer befällt.

Der richtigen Menge Eiweiß bei jeder Mahlzeit kommt besondere Bedeutung zu. Es gibt eine zu hohe und eine zu niedrige Eiweißaufnahme, und in beiden Fällen treten Krankheitserscheinungen auf.

Auch die richtige Ernährung des Herzens ist ein Problem. Jährlich sterben ungezählte Menschen an Herzinsuffizienz, weil die tägliche Nahrung nicht auf die Erhaltung der Herzfunktion abgestimmt ist. Die Herzinsuffizienz hat mit Herzinfarkt und Herzschlag nichts zu tun. Wenn eine Herzunterfunktion erst vorhanden ist, so treten zahlreiche Krankheitserscheinungen im gesamten Organismus auf, besonders im Verdauungstrakt. Es kommt dann meist zu einer Fehldiagnose, weil dem Arzt die Relation zwischen Herzfunktion und Verdauung nicht bekannt ist. Die Beobachtung dieses Problems führt zu der Überlegung, daß der Mensch sich zu allen Zeiten von einer lezithinhaltigen Samennahrung ernährt haben muß. Wurzeln und Blattwerk sind Beikost gewesen. Die wertvolle Kost des Menschen waren die Samen.

Vegetarier, die sich von wertvollen Samen wie Nüssen und ölhaltigen Früchten ernähren, sind gesundheitlich viel besser dran als solche, die riesige Gemüseplatten verzehren. Die Getreidearten Weizen und Roggen, die nicht doppelhülsig sind, eignen sich als gekeimte Rohkost.

Aufgrund seiner Evolution und aufgrund seiner anatomischen Struktur ist der Mensch zu keiner Zeit ein Gras- und Blattesser gewesen, sonst müßte er einen Pansenmagen haben. Er ist auch kein Fleischesser gewesen, sonst müßte er, wie das alle biologischen Fleischesser es tun, das Fleisch roh genießen und die Knochen mitverzehren. Der Streit der Meinungen zwischen Vegetariern und Allesverzehrern geht nur deswegen hin und her, weil beide sich nicht die Mühe machen, das Verhalten der Tiere zu beobachten.

Das Tier ist der große Lehrmeister des Menschen in Bezug auf die Ernährung Die Art und Weise, wie man heute noch Tierversuche durchführt, um Feststellungen über die Ernährung zu machen, ist verkehrt. Man muß den Tieren die freie Entscheidung überlassen, was sie fressen wollen!

Es gibt in der Tierwelt ausgesprochene

Fleischfresser, die man niemals mit vegetarischer Kost am Leben erhalten könnte: z. B. die Schwalben und die Spinnen. Die großen Raubtiere können, wie auch Hunde und Katzen mit einer Kost auf Milchbasis ernährt werden. Aber der grasfressende Löwe, den man um die Jahrhundertwende häufig auf Bildern sehen konnte, ist eine biologische Unmöglichkeit. Die Amsel ist ein Allesverzehrer. Sie verzehrt sogar saure Gartenfrüchte, wobei sie mit Kennermine die reifsten, also die säureärmsten, aussucht. Aber sie verzehrt zum Ausgleich, also zur Neutralisation der Säuren, Regenwürmer mit Inhalt. Dieser Inhalt der Regenwürmer gibt ihr die Mineralstoffe, die sie benötigt, um die Säureaufnahme auszugleichen.

So erlaubt die Betrachtung der Tierwelt Schlüsse, denen gegenüber die Thesen, die von Hochschullehrern der Universitäten vorgetragen werden, verblassen müssen.

Damit schwindet allerdings auch das Prestige und der Nimbus der vielen Menschen, die nicht nach Eigenbeobachtung und eigener Logik urteilen.

Nachfolgend sei einiges aus dem Werk des französischen Arztes Gustave le Bon „Psychologie der Massen" zitiert, der zum Prestige treffende Aussagen gemacht hat. Nach ihm denken die Massenmenschen nicht, verlangen aber Prestige. Man kann Menschen mit geringer Logik Dinge nicht lehren, welche Denkkraft erfordern. Die AAM aber stellt Anforderungen an die Denkkraft. Es ergab sich auch die erstaunliche Tatsache, daß Menschen mit Arteriosklerose nicht nur an erhöhtem Blutdruck leiden, sondern auch an einem Mangel der Denkkraft, den man auf Grund ihres Werdeganges nicht vermutet. Andere Menschen stehen unter einem autosuggestiven Zwang. Wenn die AAM lehrt, daß man frei von allen Krankheiten und Zahnschäden durchs Leben gehen kann, so wird ein im Unterbewußtsein um seine Existenz bangender Arzt oder Zahnarzt sagen, daß das einfach nicht wahr sein kann, und er wird sich nicht die Mühe geben, darüber nachzudenken. Wer von der breiten Masse zu lässig ist, um über richtige Ernährung nachzudenken, der muß den Weg gehen, der ihm in diesem Fall von den Naturgesetzen vorgeschrieben wird. Er heißt:

Schmerzen haben - krank sein - vorzeitig sterben.

Der saure Vegetarismus führt nicht zum erstrebbaren Ziel der lebenslangen Gesundheit. Die AAM beweist seit 1939, daß es bei richtiger Ernährung möglich ist, frei von allen Krankheiten zu leben. Je eher man sich einordnet in diese Gesetzmäßigkeit der Natur, um so größer sind die gesundheitlichen Erfolge. Man durchläuft die biologischen Stadien des Lebens viel langsamer, als derjenige, der laufend gegen die Naturgesetze verstößt. Wenn andere längst am Stocke gehen, schwerhörig und halbblind sind, erfreut man sich jugendlicher Wendigkeit und lächelt darüber, wenn unwissende Menschen zu einem sagen: „Da haben Sie aber Glück gehabt“. Durch die Schaffung der Toleranzgrenzen kommt die AAM denen entgegen, die sich nicht sozial oder gesellschaftlich exponieren wollen. In der einfachen Umgangssprache heißt das: Wenn Du schon einmal in irgendeiner Gesellschaft ein Stück Kuchen aus weißem Mehl essen willst oder sogar mußt, so iß die fehlende Menge Kleie entweder vorher oder nachher. Dann hast Du das Manko ausgeglichen! Den Zweiflern aber, die noch in unklaren Anschauungen befangen sind, sei mein altbekannter Satz wiederholt:

Nichts spricht so sehr für die Richtigkeit einer These auf gesundheitlichem Gebiet wie der gesundheitliche Erfolg!

Lateinische Bezeichnungen

Acidum	=	Säure ,
Acidum aceticum	=	Essigsäure
Acidum lacticum	=	Milchsäure
Acidum phosphoricum	=	Phosphorsäure
Acidum malicum	=	Apfelsäure
Acidum tartaricum	=	Weinsäure
Natrium lacticum	=	Natriumsalz der Milchsäure
Calcium lacticum	=	Kalziumsalz der Milchsäure
Calcium phosphoricum	=	Kalziumphosphat
Natrium phosphoricum	=	Natriumphosphat
$CaCO_3$	=	Kalziumkarbonat (auch kohlensaurer Kalk und Kalziumsalz der Kohlensäure genannt)

Die Anti-Acid-Methode

Eine Form moderner Ernährungsweise in chemisch-wissenschaftlicher Darstellung

Zur Entwicklungsgeschichte

Die Anti-Acid-Methode - AAM - wurde im Jahre 1938 entwickelt. Der Name wurde von dem lateinischen Wort acidum = Säure abgeleitet, mithin Anti- Acid = gegen die Säure. Das treibende Motiv für die Entwicklung der AAM war die angeblich rätselhafte Ursache der Zahnkaries. Die verschiedensten Theorien über die Ursache der Zahnkaries ließen sich nicht auf einen gemeinsamen Nenner bringen. Dies änderte sich mit der Entwicklung der AAM. Die AAM bewies in Theorie und Praxis, daß die Zahnkaries, wie fast alle anderen Krankheiten, nur eine einzige fundamentale Ursache hat: die Säuren.

Wenngleich aus der praktischen Erfahrung, also empirisch, ohne weiteres zu beweisen war, daß die Säuren die Ursache von nahezu allen Erkrankungen sind, so mußte zur theoretischen Begründung doch aus dem Bereich der Chemie die Ionisation herangezogen werden, die erst im Laufe der letzten Jahrzehnte voll entwickelt wurde.

Es sei hier kurz erläutert: Nach der Auffassung der Ionisation haben alle Säuren - ganz gleich, ob organisch oder anorganisch - einen gemeinsamen Bestandteil: die Wasserstoff-Ionen, vom Chemiker kurz als H-Ionen bezeichnet. Jede Säure, die sich in Lösung befindet, besteht aus den H-Ionen und dem Säurerest, der ebenfalls ionisiert, also elektrisch dissoziiert ist. Analog bestehen auch die Basen aus einem allen Basen gemeinsamen Bestandteil, den Hydroxylgruppen-Ionen, vom Chemiker kurz OH-Ionen genannt, und einem Basenrest, der bei den anorganischen Basen von einem Metall oder von einer Gruppe, die wie ein Metall reagiert, gebildet wird. Es sei dazu das Ammoniak NH_3 erwähnt. Durch das Zusammentreten des Säurerestes mit einem Basenrest entstehen die Salze. Grundsätzlich bezeichnet der Chemiker jede solche Verbindung aus einem Säurerest und einem Basenrest als Salz. Demzufolge gibt es eine ungeheure Menge von Salzen.

Eine Säure, die stark ionisiert, also sich in Lösung stark elektrisch dissoziiert, zeigt sich in ihrer Wirkung als starke Säure gegenüber einer anderen, die schwächer ionisiert. Analog werden auch die Basen nach ihrer Ionisation klassifiziert. Ein Beispiel: Salzsäure ist eine Säure, die stärker ist als Milchsäure, Zitronensäure oder Phosphorsäure. Milchsäure und Zitronensäure wiederum sind stärker als die Phosphorsäure oder die noch viel schwächere Kohlensäure.

Die Stärke einer Säure bzw. einer Base ist ausschlaggebend für die Löslichkeit der von ihr gebildeten Salze. Diese Tatsache ist von außerordentlicher Wichtigkeit für den Aufbau von festen, also unlöslichen Verbindungen wie Knochen und Zähne. Wenn eine verhältnismäßig schwache Säure mit einer verhältnismäßig schwachen Base zu einem Salz zusammentritt, so ist dieses Salz immer schlecht wasserlöslich und neigt zur Ausfällung. Ein solches Salz ist der kohlensaure Kalk. Tritt aber zu der Kohlensäure eine stärkere Base, z. B. das doppelkohlensaure Natron oder die Soda hinzu, so ist das gebildete Salz wasserlöslich. Wenn zu einer etwas stärkeren Säure, die im System der Säuren z. B. die Phosphorsäure ist, das Kalzium hinzutritt, so entsteht als unlösliches Salz der phosphorsaure Kalk, aus dem die Knochen und Zähne hauptsächlich zusammengesetzt sind. Tritt aber zu der Phosphorsäure eine stärkere Base hinzu, wie etwa Natrium oder Kalium, so sind diese phosphorsauren Salze wasserlöslich. Wenn wir jetzt auf der Stufenleiter der Säuren weiter hochsteigen, so ergibt sich, daß Säuren, die noch stärker sind als die Phosphorsäure, mit allen Basen, also auch mit dem Kalzium, lösliche Salze bilden.

Der springende Punkt bei diesen chemischen Vorgängen ist, daß die organischen Säuren, die wir sehr häufig mit der Nahrung aufnehmen, chemisch stärker sind als die Phosphorsäure.

Unter Berücksichtigung der vorstehenden Ausführungen und bei gleichzeitiger Betrachtung der nachstehenden Übersicht wird klar, daß die Natur zum Aufbau der Knochen nur die Phosphorsäure einerseits und das Kalzium andererseits als passende Bausteine wählen konnte. Die organischen Säuren schieden ebenso aus wie auf der basischen Seite irgendwelche reichlich auf der Erde vorkommende Metalle, die das Kalzium hätten ersetzen können, wie etwa Aluminium oder Eisen. Andererseits ist es aber ebenso klar, daß die chemisch stärkeren organischen Säuren die Verbindung Kalzium-Phosphorsäure wieder sprengen mußten.

STUFUNG DER SÄUREN

schwach	mittel	stark
Kohlensäure	Phosphorsäure	Essigsäure Milchsäure Zitronensäure Apfelsäure Weinsäure

Es ist eine alte chemische Erkenntnis, daß eine stärkere Säure das Salz einer schwächeren Säure zerlegt und dabei den basischen Teil des Salzes an sich reißt, während die dadurch frei werdende schwächere Säure in Lösung geht. Analog löst auch eine starke Base das aus einer schwächeren Base und einer Säure gebildete Salz auf und nimmt so Besitz von Säure, wodurch ein leicht lösliches Salz entsteht. Die Salze der Kohlensäure werden durch solche Vorgänge immer gespalten, wobei die Kohlensäure nicht in der Lösung verbleibt, sondern zerfällt und das entstehende Anhydrid der Kohlensäure, das Kohlendioxyd, in die Luft entweicht. Die Kenntnis dieses Vorganges ist wichtig, um zu verstehen, daß Säuren, die stärker sind als die Phosphorsäure, dem gesamten Organismus schaden. Die Reduktion von starken Säuren auf einen pH-Wert, der nahe am Neutralpunkt liegt - das ist der Säurewert pH 5 etwa - durch eine mineralstoffreiche basische Nahrungsergänzung ist daher eine wichtige ernährungsphysiologische Forderung.

Wenn zwei Salze verschiedener Säuren und verschiedener Basen zusammentreffen, so findet ein Austausch zwischen beiden Salzen statt. Man macht Gebrauch von diesem Vorgang in den sogenannten Ionenaustauschern, wie man sie heute in modernen Wasserwerken zur Enthärtung des Wassers verwendet.

Betrachten wir nun folgenden Fall:

Ein Salz ist von einer stärkeren Säure mit einer schwächeren Base gebildet und ist wasserlöslich. Ein zweites Salz ist von einer relativ schwächeren Säure mit einer stärkeren Base gebildet und ist ebenfalls wasserlöslich. Sobald die beiden Salze zusammentreffen, tauschen sie die Basenbestandteile aus, und es entstehen zwei andere Salze, von denen das eine unlöslich und das andere löslich ist. Dieser Vorgang wird durch die sogenannte Aufbaugleichung anschaulich gemacht:

löslich		löslich
Calc. lactic.	+	Natr. phosph. =
unlöslich		löslich
Calc. phosph.	+	Natr. lactic.

An die Stelle von Milchsäure kann natürlich auch Zitronensäure oder irgendeine andere der genannten Säuren treten. Nach der vorgenannten Gleichung vollzieht sich auch der Aufbau der Knochen und der Zähne. Die Salze werden herangeführt wie an eine Baustelle das Material und dort zu der festen Substanz verarbeitet, so etwa wie aus zunächst flüssigem Material eine Betondecke entsteht. Die auf der rechten Seite der Gleichung stehende Substanz, die löslich ist, das Natrium lact., bleibt übrig und wird dann wieder von der „Baustelle“ wegbefördert. Bei diesen verhältnismäßig komplizierten Vorgängen, deren forschungsmäßige Beobachtung wegen der Kleinheit der Atome und Moleküle bis heute nicht möglich ist und auch in fernerer Zukunft kaum möglich sein wird, spielt das Blut als Transportorgan eine wesentliche Rolle. Es muß angenommen werden, daß der Transport der Salze nicht etwa in der Blutflüssigkeit - also im Serum schwimmend - erfolgt, sondern daß die Blutkörperchen sich mit den verschiedenen Salzen beladen und die passenden Teile erst an der Baustelle zusammengefügt werden.

Diese Aufbautätigkeit kann in noch komplizierterer Form erfolgen, wenn es sich um den Aufbau des Zahnschmelzes handelt. Der Zahnschmelz ist chemisch ein Doppelsalz aus phosphorsaurem Kalk und Kalziumfluorid, das sogenannte

Hydroxylapatit. Dieses Apatit ist etwas säureresistenter als das Kalziumphosphat, und die Natur hat mit dieser Anordnung dem Angriff der Säuren bei der Immediatwirkung (Soforteinwirkung) Rechnung getragen. Je nachdem, ob ein Mensch in seiner Jugend mit löslichen Fluorverbindung versorgt wurde oder nicht, hat er einen härteren oder weicheren, besser gesagt, einen säureresistenten oder säureempfindlichen Schmelz. Ist die Säureeinwirkung stark genug, so wird jeder Schmelz zerlegt. Ist der Schmelz erst im Gefüge gelockert, so erfolgt der Angriff der Säuren direkt auf das Kalziumphosphat des Zahnbeins unter schnellem Abbau der gesamten Zahnsubstanz.

Der Zerfall von Zucker jeglicher Art, teils zu Essigsäure, teils zu Milchsäure, ist ein bekannter Vorgang. Die Einwirkung des Zuckers ist praktisch doch nur eine Einwirkung von Säuren auf die Zähne, wobei es keine Rolle spielt, ob der zur Zersetzung gelangende Zucker vorher Industriezucker, Honig oder Fruchtzukker aus süßen Früchten war. Die Wirkung ist im Endergebnis immer eine Säurewirkung. Die bakterizide Mitwirkung bei dieser chemischen Zerlegung wird allgemein überschätzt; denn, wo nichts zu zerlegen ist, kann auch von den Bakterien nichts zerlegt werden. Das Wissen um die Zuckerzerlegung zu Säuren war ein wesentlicher Punkt, um zu erklären, daß die direkt mit der Nahrung zugeführten Säuren und die in der Mundhöhle aus der Zuckerzerlegung gebildeten Säuren zu koordinieren sind. Erst durch diese Erkenntnis konnte das Kariesproblem als ein reines Säureproblem dargestellt werden. Der chemische Vorgang des Abbaues des Kalziumphosphates soll hier noch durch die Abbaugleichung illustriert werden :

unlöslich	löslich
Calc. phosph. +	Acid. lact. =
löslich	löslich
Calc. lactic. +	Acid. phos.

An die Stelle von Milchsäure kann auch Essigsäure oder eine der vorgenannten anderen Säuren treten. Die Zahnkaries ist also nur ein Erosionsvorgang unter Einwirkung von Säuren, wobei zu der direkten Einwirkung der Säuren auf die Zahnsubstanz von der Mundhöhle aus auch noch die Säureeinwirkung von innen durch säure belastetes Blut hinzutreten kann; denn jeder lebende Zahn wird laufend vom Blut durchflossen. Wenn nun ein Körper an einer bestimmten Stelle einen großen Bedarf an Kalziumphosphat hat (Schwangerschaft, Knochenbrüche), so kann er auch Kalziumphosphat von Stellen abtransportieren, die er als Reservelager nicht so dringend benötigt.

Nach den hier gegebenen Erklärungen nützt es gar nichts, wenn man bezüglich der Zahnerhaltung zur Bohrmaschine greift. Die Einwirkung der Säuren muß vielmehr ausgeschaltet werden. Aus den in jahrzehntelanger Anwendungszeit gewonnenen Erfahrungen wird die Richtigkeit der hier gegebenen chemischen Erklärungen durch die Praxis bestätigt.

Das Zeitalter der Zahnkaries sollte bereits vor Jahrzehntes zu Ende gegangen sein! Wenn heute noch Jahr um Jahr in der ganzen Welt Milliardenbeträge für die Zahnbehandlung ausgegeben werden, so sind diese Ausgaben seit der Entwicklung der Anti-Acid-Methode als sinnlos erkannt. Die Zerstörung schreitet trotz aller Flickerei stetig fort, und am Ende der ganzen Zahnbehandlung steht der Verlust sämtlicher Zähne.

Was am Beispiel der Zähne gezeigt wurde, gilt sinngemäß für den gesamten Knochenbau, für das Blutgefäßsystem, für die Muskulatur und für die inneren Organe. Der gesamte Vorgang wird zweckmäßig unter dem Begriff „Entmineralisierung des Körpers durch Säuren" zusammengefaßt.

Die Krankheitserscheinungen, die sich aus dieser Entmineralisierung ergeben, sind sehr vielschichtig. Die sogenannten Altersknochenbrüche sind eine völlig überflüssige Erscheinung. Die Schädigung der Blutgefäße, die dem Laien als Krampfadern, offene Beine, Hämorrhoiden usw. bekannt sind, gehören ebenfalls in das Gebiet der Entmineralisation durch Säuren. Der Verlust der natürlichen Immunität gegen alle Infektionskrankheiten als Folge der Säurebelastung des Organismus ist ein Problem von weittragender Bedeutung.

Etwas schwieriger zu verstehen, ist die Deposition, die Ablagerung von Substanzen an den verschiedensten Stellen und in den verschiedenen Organen des Körpers als Folge der Säureaufnahme.

Nach den Auffassungen der Ionisation kommen beim Auftreten verschieden starker Säuren in ein und derselben Flüssigkeit die schwerer löslichen Säuren bzw. deren Salze zur Ausfällung.

Die schwer löslichen Säuren wie die Harnsäure und die Oxalsäure kommen zur Ausfällung, wenn stärkere Säuren mit der Nahrung in den Organismus aufgenommen werden. Alle Arten der Ablagerungskrankheiten wie Rheuma, Gicht, Arthritis und Steinbildungen werden direkt durch die Säureaufnahme herangezüchtet.

Aus dieser Erkenntnis heraus ist es eine der fundamentalen Regeln der AAM, daß die Werte der Säuren und Basen, die sogenannten pH-Werte, bei allen Speisen und Getränken mit dem Indikatorpapier zu messen sind. Die theoretische Beherrschung der Ionisation ist zum Verständnis der Begriffe „Säuren" und „Basen" Voraussetzung. Den Neutralpunkt legt die Ionisation mit pH 7 fest. Abwärts davon liegen die sauren pH-Werte bis pH 1 und aufwärts von pH 7 liegen die basischen pH-Werte bis pH 14. Die Säurewerte müssen nach ihrer Messung durch Neutralisation reduziert oder unter bestimmten Voraussetzungen auf den Neutralpunkt gebracht werden. Durch ein Berechnungsverfahren kann die zulässige maximale Menge der Gesamtaufnahme der H-Ionen (Säuren) kontrolliert werden. Die kompensierende Wirkung der aufzunehmenden OH-Ionen (Basen) spielt dabei eine sehr wesentliche Rolle.

Die Bewegung ist als säureausscheidende Maßnahme zur Minderung der Säureeinwirkung von gewisser Bedeutung.

Wenngleich diese Dinge wissenschaftlich seit langer Zeit völlig geklärt sind, findet man in der Reform- und Gesundheitsliteratur nichts über diese Begriffe. Im Gegenteil wird häufig behauptet, daß irgendeine Nahrung basisch sei, obwohl der Nachweis mit dem Indikatorpapier leicht geführt werden kann, daß sie absolut sauer ist. Jeder sollte daher das Arbeiten mit dem Indikatorpapier erlernen, um selbst die Konzentration von Säuren und Basen feststellen zu können. Auch in der allgemeinen Gesundheitsliteratur findet man keine wissenschaftlichen Festlegungen bezüglich der pH-Werte der Speisen und Getränke, bzw. eine Festsetzung der pH-Wert-Grenzen, die nicht überschritten werden dürfen.

Es ist nicht jedermanns Sache, chemische Theorien über Fragen der Ernährung und Ernährungsphysiologie zu erfassen. Die Anti-Acid-Methode hat diesem Umstand in weitestem Maße Rechnung getragen. Es wurde ein bis ins einzelne ausgearbeitetes System aufgestellt, nach dem sich jeder richten kann, auch wenn er keine chemischen Kenntnisse besitzt. Auf diese Weise sind Jahr für Jahr mehr Menschen in der Anti-Acid-Methode, die ich als eine „ Form moderner Ernährungsweise" bezeichne, ausgebildet worden. Jeder, der den Wunsch hat, sich von einem „Leben der Krankheit" zu lösen, hat heute die Möglichkeit, dies zu tun. Auf lange Sicht ergeben sich Perspektiven der Besserung der menschlichen Gesundheit, die heute kaum erträumt werden.

Die gewaltigen Kosten im Gesundheitswesen wären auf einen Bruchteil der heutigen Aufwendungen zu reduzieren.

Die Einordnung des Menschen in die Gesetzmässigkeit der Natur

Hätte der Mensch seinen Instinkt behalten, so wäre die gesamte Forschung überflüssig, denn sie stellt bis heute immer wieder fest, daß das, was instinktiv getan wird, richtig ist.

Damit wir von der richtigen Ernährung ein klares Bild erhalten, müssen wir uns in die vorhistorische Zeit der menschlichen Evolution zurückversetzen, die viele Millionen Jahre zurückreicht. Was uns die Erde aus diesen Zeiten noch bewahrt hat, ist lückenhaft, so daß es oft noch zu Fehlschlüssen kommen wird. Es ist nicht zu beweisen, daß alle heutigen Menschenrassen von einer gemeinsamen Urrasse abstammen, und auch das berühmte „missing link" (fehlendes Zwischenglied) ist umstritten. Wenn wir einen langsamen Erkaltungsprozess der Erde, der sich über riesige Zeitspannen erstreckte, annehmen, so muß der Zeitpunkt eingetreten sein, zu dem die gesamte Erdoberfläche von Wasser bedeckt war. Bei weiterer Schrumpfung traten die Inseln, die Vorläufer unserer heutigen Kontinente, hervor. Diese durch riesige Entfernungen voneinander getrennten Inseln entwickelten eine vollkommen selbständige Fauna.

Zu gleicher Zeit erschienen auch die Menschenrassen. Die Kreuzungsmöglichkeit der Rassen bedeutet nicht, daß sie von Anfang an zusammengehörten. Ihre Lebensbedingungen waren jedenfalls verschieden. Zur Verschiedenheit der Rassen tritt noch die sogenannte Variationsbreite hinzu, die die Menschen noch einmal innerhalb der Rassen mit verschiedenartigen, geringer abweichenden Erbanlagen ausstattet. Aus dieser Differenzierung resultiert auch die größere oder geringere Widerstandskraft sowohl der Rassen als auch der Individuen gegenüber schädigenden Einflüssen.

Wenn wir die Lebensweise der Menschen in vorhistorischer Zeit untersuchen, so ergibt sich, daß diese Menschen durch Millionen von Jahren von dem gelebt haben, was sie mit den Händen greifen konnten. Man könnte diese Nahrung als Urnahrung bezeichnen. Die Bezeichnung „Urbrot", mit dem ein bestimmtes saures Brot in den Handel gebracht wird, ist natürlich falsch. Der Mensch muß in jenen fernen Zeiten, als er noch keinerlei Waffen besaß, auch für die mit ihm lebende tierische Welt ein sehr friedlicher Geselle gewesen sein, zumal viele Tiere wesentlich stärker waren als er. Die Lebensbedingungen waren so unmittelbar an die Natur gebunden, daß er durch Jahrmillionen zwangsläufig ein Rohköstler sein muß-

te.
Betrachten wir die Entwicklung des Menschen kulturgeschichtlich, so teilen wir diese Kulturepochen in die Steinzeit, die ältere und die jüngere, die Bronzezeit und die bis auf den heutigen Tag dauernde Eisenzeit ein. Es kann angenommen werden, daß der Mensch in der älteren Steinzeit gelernt hat, sich des Feuers zu bedienen. Er mag es vielleicht nur geschätzt haben, weil er sich daran wärmen konnte. Als er aber dazu überging, es für die Zubereitung seiner Nahrung zu benutzen, begann er, sich von der klaren biologischen Linie der Ahnen abzusetzen. Schon in dieser vorhistorischen Zeit setzte die gesundheitliche Abwärtsbewegung ein, weil der menschliche Organismus auf Grund der erblichen Anlagen nicht auf eine erhitzte Nahrung eingestellt ist. - Mit viel Mühe hat man in den letzten Jahrzehnten die Vitamine, Lebensstoffe aus den Nahrungssubstanzen, isoliert. Damit hat die Wissenschaft eigentlich nur erkannt, was dem Menschen der Urzeit selbstverständlich war: die rohe Nahrung als Vitaminträger.

Durch die Erhitzung findet nicht nur eine Zerstörung der Vitamine statt, von denen vermutlich noch längst nicht alle bekannt sind, sondern es gehen auch Veränderungen vor sich, welche die mineralischen Substanzen unlöslich und damit nicht aufnahmefähig werden lassen. Dieser Punkt wird von der Ernährungswissenschaft heute zu wenig beachtet. Als der Mensch mit dem Feuer vertraut geworden war, konnte er sich Gefäße herstellen, die er zum Kochen und zum Aufbewahren von Speisen, die er nicht sofort verzehren wollte, benutzte. Dabei sind Dinge, die er in den Gefäßen aufbewahrte, verdorben und in eine saure Gärung übergegangen. Er mag sie zunächst als denaturierte Frischnahrung nicht mehr verzehrt haben. In unserer Zeit werden diese denaturierten Sachen - man denke an die sauer gewordene Milch und an das Sauerkraut - sogar als gesundheitsfördernd gepriesen! Die AAM hat durch Jahrzehnte den Beweis geführt, daß man gerade ohne diese einer sauren Gärung unterworfenen Nahrungsmittel vollkommen frei von Krankheiten leben kann.

Das Feuer machte den Menschen auch zum Waffenschmied und damit zum Jäger. Mit den einfachen Steinwaffen konnte er sich bestenfalls eines tierischen Angriffs erwehren, aber niemals ein Tier töten. Der vorhistorische Mensch wurde damit zum Fleischesser, obwohl sein Organismus auf Grund der Evolution nicht dafür zugeschnitten war und es bis heute nicht ist. Der biologisch richtige Fleischfresser verzehrt das Fleisch roh und mit den Knochen. Nur dadurch hat er eine biologisch vollwertige Nahrung, die er durch gelegentliche Aufnahme pflanzlicher Nahrung ergänzt. Durch den Fleischverzehr wurde der Speisezettel des Menschen der Urzeit eiweißreicher. Von alters her gewohnt, nur eine geringe Menge Eiweiß zu verarbeiten und die Abfallstoffe wieder auszuscheiden, war der menschliche Organismus in der Funktion seiner Ausscheidungsorgane Nieren und Poren nur auf eine verhältnismäßig geringe Eiweißaufnahme eingestellt. Es ist bekannt, daß die Nieren bei übermäßiger Belastung mit den Eiweiß-Abfallstoffen einen Rückstau bekommen, der die Nieren und den gesamten Kreislauf belastet und dessen sichere Folge die Eiweißüberernährungskrankheit sind. Der Mensch der Vorzeit konnte diese vermehrte Eiweißaufnahme noch besser verkraften, weil er dauernd in Bewegung war und sein Porensystem stärker in Anspruch nahm als wir es heute tun.

Ausgedehnte Versuche und Forschungen haben ergeben, daß auch die zu hohe Eiweißaufnahme lactovegetabilen Ursprungs für den Organismus schädlich ist. Die Intensivierung der Erzeugung ermöglichte auch auf dem Gebiet der lactovegetabilen Ernährung eine reichlichere Eiweißaufnahme, dem insbesondere bei verminderter körperlicher Tätigkeit kein entsprechender Bedarf mehr gegenübersteht.

Mit dem Gebrauch des Feuers ging der Mensch außerdem dazu über, seine pflanzliche Nahrung zu erhitzen. Damit kam es zur Entwicklung eines weiteren schädigenden Faktors: Die verkleisterte Stärke besitzt zwar noch einen Nährwert, übt aber als sogenannter Kleister eine sehr schädigende Wirkung im Darm aus und ist die wahre Ursache der Verstopfung.

Als der Mensch zum Ackerbauer wurde - das ist, gemessen an den Millionen Jahren seiner Evolution, erst vor kurzer Zeit erfolgt -, lernte er, sich aus den wilden Urformen der Obstarten durch Zuchtwahl Obstsorten heranzuziehen, wie wir sie heute kennen und durch Züchtung noch laufend verbessern. Die prähistorische Zeit bot dem Menschen an wilden Obstfrüchten sehr wenig dar. Probieren Sie einen wilden Apfel oder andere Wildfrüchte wie Schlehen und Sanddorn, um sich davon zu überzeugen. Alle diese Obstfrüchte haben die Eigenschaft, ihre Samen durch starke Säuren bis zur Reife gegen einen vorzeitigen Verzehr zu schützen. So kam der Ackerbauer dazu, mehr an Säuren zu sich zu nehmen, als der Organismus aufgrund der Evolution vertragen kann. Die Säureaufnahme wurde durch die Erfindung des Zuckers noch gesteigert, die ja erst in die neuere Zeit fällt. Mit Zucker übertüncht, macht sich die Säure geschmacksmäßig nicht mehr allzusehr bemerkbar. Das Indikatorpapier aber zeigt den gleichen Säurewert an.

Ziehen wir das Fazit: Der Mensch brach schon in vorhistorischer Zeit mit seinen entwicklungsbedingten Gewohnheiten. Er wandte sich einer Ernährung zu, die nicht mehr seiner Evolution entsprach. Die Krankheiten müssen zwangsläufig damit begonnen haben.

Aus der Erkenntnis heraus, daß jedes Lebewesen an die Lebensweise seiner Vorfahren gebunden ist, muß sich ein

Streben nach lebenslanger Gesundheit auf die Erforschung der Lebensgewohnheiten des Menschen in prähistorischer Zeit richten. Bei der praktischen Entwicklung der AAM ging es darum, die sich ergebenden Forderungen an die heute bestehenden Ernährungsgewohnheiten anzupassen. Im Rahmen der Toleranzen wurde das zulässige Maß der Überschreitung der Urnormen aufgrund der Tierbeobachtung ermittelt.

Manche Tiere suchen die Nachbarschaft des Menschen, ohne ihre Freiheit aufzugeben: Ratten und Mäuse, Spatzen, Amseln, verwilderte Haustauben usw. Von dem Verhalten dieser Tiere kann der Mensch lernen, was toleriert werden darf. Wir dürfen folgern, daß der Mensch bei einer biologisch richtigen Ernährung frei von Krankheiten ist. Dieser Satz trifft auch für alle anderen Lebewesen zu. Erst die Abweichung von der richtigen Ernährung schafft den Boden für Krankheiten. Dies ist in den langen Jahren des Bestehens der AAM so oft bewiesen, daß Einwände nur von Ignoranten vorgebracht werden können. Aus Unwissenheit über die Evolution der Menschen ernähren sich die meisten falsch, werden krank und suchen dann Begründungen für ihre Krankheiten, statt ihre Ernährung richtigzustellen.

Wenn dem Menschen von der Natur in seiner Ernährung ganz scharfe Grenzen vorgeschrieben sind, so möchte ich noch einmal darauf hinweisen, wie aus der Reihe der fünf im ersten Teil genannten Faktoren, die Luft, eine hervorragende Rolle spielt. Was wir von der Luft bei jedem Atemzug brauchen, ist Sauerstoff. Dieses Gas wird bekanntlich laufend von den Pflanzen bei der Zerlegung des Kohlendioxyds, das alle tierischen Wesen in die Luft ausscheiden, erzeugt. Der Vorgang im Wasser ist analog. Wenn es jetzt gemäß den Naturgesetzen keine Luftbewegung - keinen Wind gäbe, so fände kein Austausch der Luft zwischen den weiten Gebieten des Erdballs statt. Es gäbe dann Gebiete, die durch die gewaltigen Mengen Kohlendioxyd, die unsere heutige Zivilisation Tag und Nacht unter Verzehrung des Sauerstoffs in die Luft jagt, so arm an Sauerstoff würden, daß kein Mensch mehr dort leben könnte.

Nehmen wir an, daß z.B. im Ruhrgebiet von heute auf morgen die Luftbewegung aussetzen würden, so lägen Millionen von Menschen am nächsten Morgen tot in ihren Betten, und es wären nicht einmal Helfer da, die diese Millionen Leichen beerdigen könnten. Diese Gebiete mit der gesteigerten Kohlendioxyderzeugung (= Smog) leben heute von dem Sauerstoff, der in den riesigen Wäldern der Tropen - in Südamerika, in Afrika, in Asien usw. erzeugt wird. Tag für Tag bringt uns der Wind, das Transportorgan der Natur für Luft, gewaltige Mengen Sauerstoff über die grüne Grenze, ohne daß ein pflichteifriger Zollbeamter diesen wichtigsten Import registriert und verzollt.

Wären die tropischen Wälder nicht da und gäbe es keinen Wind, so müßten heute schon viele Menschen elend zugrunde gehen, denn in den nördlichen Gebieten der Erde erzeugen die Wälder im Winter, wenn sie blattlos sind, keinen Sauerstoff. Wenn der Mensch weiterhin in unverantwortlicher Weise die Urwälder rodet, so wird dies das Ende der Menschheit überhaupt bedeuten. Schon heute leben viele Menschen in einer Luft, die arm an Sauerstoff ist. Was aber nützt dann die gesamte Atmungskunst?

Es kommt bei der Einordnung in die Gesetzmäßigkeit der Natur nicht nur darauf an, wie man atmet, sondern was man einatmet. Dasselbe Bild zeigt sich auch bezüglich des wichtigen Lebensfaktors Wasser. Wo keine ausreichenden Mengen natürlichen Quellwassers mehr für alle Menschen zur Verfügung stehen und daher Oberflächenwasser in Seen gesammelt und gechlort werden muß, ist die Bevölkerungsdichte nach naturgesetzlichen Erwägungen bereits zu hoch. Mit halben Maßnahmen ist das naturgesetzliche Verhältnis zwischen Mensch, Luft und Wasser nicht fundamental zu lösen.

Wer in der Welt auf verantwortlichem Posten steht, muß erkennen, daß die Einordnung des Menschen in die Gesetzmäßigkeit der Natur die wichtigste Voraussetzung für den Fortbestand der Menschheit überhaupt ist.

Wenn die Existenz aller Wirbeltiere, der Vertebrata einschließlich des Menschen, von den beiden Elementen Kalzium und Phosphor abhängt und jede Störung dieser Bindung zwangsläufig in Krankheit endet, so möchte ich hier noch einmal eine Übersicht geben, welche Probleme es sind, die dem Menschen entgegentreten und wie er sie bewältigen kann.

ÜBERSICHT DER PROBLEME:

1. Das Problem der Säuren
2. Das Problem der erhitzten Stärke = Kleisternahrung
3. Das Problem der Rohkostaufahme
4. Das Problem der richtigen Menge der Eiweißaufnahme
5. Das Problem der ausreichenden Lezithinaufnahme

Diese Probleme betreffen den bereits erörterten Faktor Nährstoffe. Daneben treten weitere Probleme auf, die auf andere Faktoren entfallen und hier noch angefügt werden sollen:

6. Das Problem der Bewegung
7. Das Problem der reinen Luft
8. Das Problem der relativen Feuchtigkeit der Luft

In den meisten anderwärts erscheinenden Aufsätzen über Ernährung ist nur von den bekannten drei Nährstoffen Eiweiß, Fette und Kohlehydrate die Rede; das Lezithin wird nur gelegentlich am Rande erwähnt, obwohl es für den Aufbau und die Funktion der Organe so wichtig ist wie das Eiweiß. Zwar war schon immer bekannt, daß Lezithin Nervennahrung ist, aber es existiert bis heute keine Darstellung über die Wirkung des Lezithins bei der Funk-

tion des Herzens und damit des Blutkreislaufs.
Viele Krankheiten, die von einer Unterfunktion des Herzens herrühren, werden bis heute als Krankheiten bestimmter Organe angesehen und als solche behandelt. Welcher Arzt kommt z.B. auf den Gedanken, daß Verdauungsstörungen darauf zurückzuführen sind, daß das Herz nicht genug Blut zu den Magenmuskeln pumpt und dadurch keine vollkommene Bearbeitung des Speisebreis stattfindet?
Oder daß die Leber infolge der Herzinsuffizienz nicht genug Blut erhält und nicht normal funktionieren kann? Daß das Blut infolge der Herzinsuffizienz nicht in ausreichendem Maße durch die Extremitäten hindurchgedrückt wird und dann in dem Zellgewebe Flüssigkeitsansammlungen bestehen bleiben? Wenn das Blut in ungenügender Menge ins Gehirn gelangt, können dadurch Schwächen der geistigen Funktionen auftreten. Diese verschiedenartigen Erscheinungen sind bedingt durch eine mangelhafte Lezithinversorgung, wie sie unter dem vorgenannten Titel geschildert werden. Andererseits können Nieren-, Leber- oder Darmschäden sekundär eine Herzinsuffizienz verursachen.
In den vorangehenden Abschnitten wurde dargelegt, daß der Mensch nur dann in völliger Gesundheit durchs Leben gehen kann, wenn er so lebt und sich so ernährt, wie es die Naturgesetze ihm vorschreiben.
Die Naturgesetze bestehen in absoluter Unveränderlichkeit durch Jahrmillionen, auch wenn der Mensch sie nicht kennt oder leugnet.
Es wird wenig nützen, wenn man immer mehr Krankenhäuser baut und immer mehr neue Medikamente erfindet, um all die Krankheiten zu bekämpfen, die den Menschen doch nur deswegen plagen, weil er im stetigen Widerspruch zu den Naturgesetzen lebt. Allerdings konnte die Erkennung der Naturgesetze, soweit das Gebiet der Ernährung betroffen ist, erst möglich werden, nachdem die wissenschaftlichen Erkenntnisse der Chemie weit genug fortgeschritten waren.
Alle Begriffe, die heute in der Ernährungslehre eine Rolle spielen, wie Säuren, Basen, Salze, Neutralisation, Ionisation usw., sind von der Chemie geprägt worden. Die Grunderkenntnis ist, daß sich nach der Koordination dieser Begriffe alle Vorgänge und Reaktionen im biologischen Geschehen in Zusammenwirkung von Kräften vollziehen, die von den Naturgesetzen durch alle Zeiten hindurch fest bestimmt sind. Ergeben sich Störungen im harmonischen Ablauf, so bedeutet das für den einzelnen Menschen Krankheit. Sind aber die Vorgänge in Übereinstimmung mit den Naturgesetzen richtig aufeinander abgestimmt, so bedeutet das gleichbleibende lebenslange Gesundheit. An diesen fundamentalen Erkenntnissen ist nie mehr etwas zu ändern, und alles, was an Gegenargumen-

ten ins Feld geführt wird, resultiert aus falscher Beobachtung.
Diese Situation fand ich vor, als ich in den Dreißiger Jahren zu der Erkenntnis gekommen war, wie man sich zu ernähren hat, um in Übereinstimmung mit den Naturgesetzen zu leben. Gleichzeitig erkannte ich, daß alle damals und auch heute noch bestehenden Ansichten über Lebens- und Ernährungsprobleme nur ein wüster, unlogischer Gedankenwirrwarr sind, dem der Kampf auf der ganzen Linie anzusagen ist, wenn man irgendwie zu einem Erfolg kommen will. Ich war mir von Anfang an darüber im klaren, daß ich im Kampf für die wissenschaftliche Wahrheit zum „enfant terrible" für alle werden mußte, die an überlieferten falschen Anschauungen festhalten wollen. Ich konnte in meinen Schriften die Ansichten der falschen Propheten, ganz gleich welcher Prägung, nicht mit samtenen Katzenpfötchen betasten.
Der Fall des Prof. Warburg zeigte mit aller Deutlichkeit, was jemandem zustößt, der neue Ideen vorträgt, die sich mit dem Althergebrachten nicht vereinen lassen. Man ist über Warburg hergefallen, obwohl seine Erkenntnisse richtig sind.
Jeder Versuch der Menschen, die Naturgesetze beiseitezuschieben, wird geahndet, und ehern verkünden es die Naturgesetze dem Menschen: Unkenntnis der Gesetze schützt nicht vor Strafe. Strafe ist hier in den meisten Fällen Krankheit und früher Tod.

Die Naturgesetze und Gott

Eine Weltanschauung ist nur dann richtig, wenn sie jeder Kritik vom Standpunkt der naturwissenschaftlichen Erkenntnis standhält.

Die Anti-Acid-Methode besagt, daß vollkommene Gesundheit nur bei Einordnung des Menschen in die Gesetzmäßigkeit der Natur, die den Ablauf aller Vorgänge im Erdgeschehen und Weltgeschehen bestimmt, möglich ist. Die Naturgesetze sind viel umfassender, als man bis vor kurzem noch annahm. Nimmt man ein Physikbuch oder ein Chemiebuch zur Hand, so findet man darin eine Reihe von Vorgängen beschrieben, die sich nach bestehenden Naturgesetzen vollziehen, sei es das Gesetz der Massenanziehung, aus dem die Schwerkraft resultiert, oder sei es das Gesetz der Chemie, daß jede Säure das Bestreben hat, sich mit einer Base zu vereinen. Diese Gesetze beziehen sich auf die anorganische wie auf die organische, also lebende Welt. Die belebte Welt, die man in das Tierreich und das Pflanzenreich einteilt, unterliegt einer genau festgelegten Gesamtheit von Naturgesetzen, nach denen sie sich entwickelt hat und weiterlebt.

Aus diesem Gedankengang heraus ergibt sich die Notwendigkeit, zu erforschen, welche Naturgesetze das tierische und pflanzliche Bios (= Leben) bestimmen. Die naturwissenschaftliche Forschung hat längst erkannt, daß das organische Leben jeder Art im weitesten Sinne durch zwei Naturgesetze bestimmt wird, die in den Begriffen „Evolution" und „Genetik" fest umrissen sind. Zwar hat man aus anderen Motiven heraus schon oft versucht, in diese Gesetzmäßigkeit hineinzupfuschen und das Grundbild zu verzerren, aber solche Versuche müssen sich stets nachteilig für den Menschen auswirken.

Neben den naturwissenschaftlichen Erkenntnissen, die grundsätzlich das Denken des Menschen auszurichten haben, weil er sonst vom richtigen, ihm vorgeschriebenen Weg abirrt, tritt der „Gottbegriff" auf. Viele Menschen scheitern weltanschaulich, weil zwischen den naturwissenschaftlichen Erkenntnissen und dem Gottesbegriff sowie allem, was damit zusammenhängt, scheinbar Widersprüche bestehen, über die sie nicht hinwegkommen.

Als ich seinerzeit in die Konfirmandenstunde ging, diktierte der Pfarrer der Konfirmanden in die blauen Oktavheftchen den Satz: „Die Naturgesetze sind Gottes Gedanken; wir erfinden sie nicht, sondern finden sie heraus durch Nachdenken!" Dieser Pfarrer hatte recht, wenngleich ihm der Umfang der Naturgesetze nicht bekannt war und er selbst in seiner Lebensweise bestimmt gegen die Naturgesetze verstieß. Es ist zweckmäßig, den Satz des Pfarrers auf die noch einfachere Formel zu bringen: Naturgesetze = Gott. Damit ist der oben erwähnte Zwiespalt zwischen Naturgesetzen und Gott beseitigt. Weiter ergibt sich daraus die logische Folgerung, daß alles, was in diese generelle Konzeption unter Verkennung der Naturgesetze hineingemischt worden ist, auszuscheiden hat, damit der oberste Grundsatz „Naturgesetz =Gott" in voller Klarheit herausgestellt werden kann. Die Mißachtung der Naturgesetze bedeutet eine Mißachtung Gottes!

Wir wissen aus Erfahrung, daß uns die Mißachtung der Naturgesetze Schädigungen an unserer Gesundheit einbringt. Solche Schädigungen können temporär als Krankheiten auftreten, die wieder verschwinden, wenn die Übertretungen gegen das naturgesetzliche Gebot unterlassen werden. Schädigungen schwerer Art, die sich als Siechtum äußern, sind aber nicht mehr völlig zu beseitigen und führen zu einer Dauerbelastung auf Lebenszeit. Jede Pflanze verkümmert, wenn ihr nicht die erforderlichen Lebensbedingungen gegeben sind. Wir wissen auch, daß ein Tier, dem die richtige Ernährung entzogen wird, kümmert und eingeht. Wenn man einem Hund keine Knochen gibt, geht er tatsächlich ein, wie man experimentell bewiesen hat. Das gleiche trifft für viele andere Fleischfresser zu. Da man aber Löwen und Tiger nicht als Haustiere hält, weiß der Durchschnittsmensch das nicht. Von diesem Blick auf Tier und Pflanze kommt man zum Menschen, der auch kümmert und vorzeitig stirbt, wenn man ihm nicht die naturgesetzlich richtige Ernährung und die ihm zusagenden Lebensbedingungen gibt. Für denjenigen Menschen, der die Richtigkeit des Satzes „Naturgesetze = Gott" anerkennt, sind die Zeiten endgültig vorüber, in denen man Krankheiten als eine Prüfung des Charakters etc. ansprechen wollte. Auch die Zeiten des gesundheitlichen Fatalismus, d. h. der Auffassung, daß Gesundheit und Krankheit schicksalhafte Dinge seien, an denen man doch nichts ändern könne, sollten vorbei sein. Jede Krankheit ist nur die Strafe für die Versündigung gegen die Naturgesetze.

Viele Menschen haben in ihrem Gedankengut einen Wirrwarr von Vorstellungen, die im Prinzip unlogisch sind. An dieser Konfusion sind zu einem großen Teil unsere Philosophen schuld. Sie haben in Verkennung der Naturgesetze fast ausnahmslos Individualphilosophien geschaffen, die unvereinbar mit den Naturgesetzen, also mit Gott, sind. Eine andere Ursache der Konfusion ist die Tatsache, daß die Nichtdenker auf dem Gebiet der Religion nicht zwischen Historie (= Geschichte) und Allegorie (= Gleichnis oder Verbildlichung eines Begriffs) unterscheiden können.

Sie nehmen Allegorie für Historie, und

darin liegt ihr Fehler. Wer sich mit „vergleichender Religionswissenschaft" befaßt hat, gelangt zwar zu richtigen Erkenntnissen, aber wieviele sind es, die so etwas studieren? Selbst in den Kreisen der unteren Geistlichkeit scheint die Trennung zwischen Historie und Allegorie nicht überall klar zu sein, wenngleich die Führungsspitze in allen Religionen die Zusammenhänge kennt. Was aber auch den Führungsspitzen nicht bekannt ist, ist die nach den Naturgesetzen - also nach Gott - richtige Ernährungs- und Lebensweise. Damit fehlt selbst diesen Menschen die letzte Erkenntnis auf diesem Gebiet. Die Art und Weise, wie sie erkranken, wie sie sterben, ist untrügliche Dokumentation dafür, daß sie in dieser Beziehung unwissend sind und die Naturgesetze Gottes nicht richtig erkannt haben.

Die weltanschauliche Konfusion der Mehrzahl der Menschen rührt daher, daß man der Menschheitsgeschichte viel zu kurze Zeiträume anrechnet. Während Archäologie, Anthropologie, Evolution und Genetik längst übereinstimmend zu der Erkenntnis gelangt sind, daß wir bei der Menschheitsgeschichte mit Jahrmillionen zu rechnen haben, hören wir immer wieder den unwissenschaftlichen Standpunkt, daß sich das Alter der Menschheit auf einige Jahrtausende erstrecke. In Wirklichkeit kommen aber selbst die Religionen aus den Jahrtausenden, und eine Religion wurde auf der anderen aufgebaut. Die Ethik, die bekanntlich alle Religionen für sich als Grundlage in Anspruch nehmen, ist ein biologischer Begriff. Auch die Tiere besitzen Ethik, wie der Wissenschaftszweig der Tierpsychologie nachweist.

DAS SÄUREPROBLEM VON GRAUER VORZEIT BIS ZUR GEGENWART

Kopernikus entdeckte um 1506, daß die Sonne sich nicht um die Erde dreht, sondern die Erde um die Sonne. Heute wird kein Mensch mehr die These vertreten wollen, die vor Kopernikus, auch von den Wissenschaftlern der damaligen Zeit, allgemein als richtig angesehen wurde. Zu Lebzeiten von Kopernikus verbreitete sich seine Erkenntnis keineswegs allgemein, und er schien sich der Schwierigkeiten der Ausbreitung wohl bewußt zu sein. So lebte seine Erkenntnis über 100 Jahre im Verborgenen.

Erst als sich der italienische Physiker Galileo Galilei (1564-1642) zu Kopernikus bekannte, erregte die Entdeckung des Kopernikus Aufsehen - und nun brach ein gewaltiger Kampf aus, der dem historisch Interessierten hinreichend bekannt ist. Galilei mußte zwar der These des Kopernikus noch einmal öffentlich abschwören (1633), aber sie hat sich, wie jede Wahrheit, doch durchgesetzt. Es waren für die Ausbreitung einer lapidaren Wahrheit über 130 Jahre notwendig. Es spielt für den einzelnen Menschen zwar keine Rolle, ob er der Ansicht ist, die Sonne drehe sich um die Erde oder umgekehrt; wesentlich ist nur, daß damals im Denken der Menschen eine Wendung um 180 Grad eintrat.

Der Zeitpunkt von 1938 war äußerst ungünstig für die Ausbreitung der neuen Idee der säurefreien Ernährung, denn ein Jahr später wurde das große Morden inszeniert. Auf die Jahre des Krieges folgten die Jahre der wirtschaftlichen Not, in denen keine Möglichkeit bestand, auf breiter Basis Aufklärung über das Wissen und die Ursachen der Krankheiten zu betreiben. So konnte ich erst Mitte der Fünfziger Jahre offiziell mit meiner Aufklärungsarbeit beginnen.

Gegen Kopernikus stand damals die Welt - gegen die AAM stand zunächst auch wieder die ganze Welt, denn Reformer wie Allesverzehrer lebten falsch „acid“ , und die Medizin lebt auch heute noch in Unwissenheit über die Zusammenhänge zwischen acider Ernährung und Krankheit und non-acider Ernährung und Gesundheit. Ich mußte daher einen Kampf nach allen Seiten führen.

Die Frage, warum die Menschheit auf so abwegige Anschauungen der Ernährung kommen konnte, soll nun genauer geklärt werden. Zweifellos haben sich die Menschen über Millionen von Jahren biologisch richtig, also säurefrei, von Rohkost ernährt, und sie waren keineswegs, wie die Medizin behauptet,

Krüppel, die schon in jungen Jahren starben. Die Erinnerung an diese Zeiten ist durch Jahrmillionen mündlich fortgetragen worden, denn die Fixierung der Sprache durch Schriftzeichen erfolgte erst ziemlich spät in der Kulturgeschichte der Menschheit. Die Bildzeichnungen an den Felswänden und in den Höhlen liefen der Schriftsprache voraus. Ihr Alter schätzt man auf einige Jahrhunderttausende. Die Erinnerung an die Zeiten, in denen die Menschen noch krankheitsfrei lebten und dabei ein hohes Alter erreichten, wurde charakterisiert durch den Satz „Was in Legenden und Sagen immer wiederkehrt vom Leben im Paradies, hat einen realen Hintergrund, der aber erst dann glaubhaft wirkt, wenn man von der Schädigung durch die Abkehr von einer naturnahen Kost erfährt."

Die sauren Gartenfrüchte sind Kulturzüchtungen der Sumerer und darum nur rund 6000 Jahre alt. Die Natur hat dem forschenden Menschen unserer Zeit sehr wenig Material überlassen für eine lückenlose Rekonstruktion der kulturgeschichtlichen Entwicklung des Homo sapiens. Die Krankheiten müssen zu der Zeit begonnen haben, als es dem Menschen gelungen war, mit Hilfe des Feuers Gefäße herzustellen. Er bewahrte Nahrung darin auf, die in Gärung überging und zur Bildung der beiden Gärungssäuren Milchsäure und Essigsäure führte. Das mag vor 100000 Jahren gewesen sein. Die Menschen haben diese durch Gärung verdorbene Nahrung, weil sie vielleicht nichts anderes hatten, doch verzehrt. Aber es ist ihnen schlecht bekommen. Bakterien werden, wie man weiß, von diesen beiden Gärungssäuren sofort getötet. Es dauert Jahre, bis der Mensch, nachdem er sich mit allen möglichen Krankheiten herumgeplagt hat, schließlich auch diesen Säuren erliegt. Als die Sumerer die sauren Gartenfrüchte herangezüchtet hatten, nahm die schädigende Einwirkung der Säuren weiter zu.

Wenn wir uns nun von den geschichtlichen Irrwegen der Menschheit abwenden und danach forschen, wo schon früh die richtige Erkenntnis Platz griff, führt die älteste Spur nach Indien, dem Land der gesunden Zähne. Dort bestehen Volkssitten, die über 3000 Jahre alt sind und mit Erfolg die Zahnkaries fernhalten. 1956 habe ich in Zusammenarbeit mit indischen Regierungsstellen darüber Untersuchungen angestellt. In Indien ist die Neutralisation der Säuren in der Mundhöhle von altersher üblich. Die Betelblätter sind dabei nicht das Wichtigste, sondern der in sie gestreute Kalk. Viele Autoren schreiben über die Ursachen der Zahnkaries - aber bis heute ging keiner nach Indien, um sich an Ort und Stelle zu informieren. Touristen brachten wohl die Pocken mit, aber nicht das Wissen, wie man die Zähne auf Lebenszeit gesund erhält.

Sucht man weiter nach Spuren in früherer Zeit, die die Schädigung durch Säuren anzeigten, stößt man auf die Bibel, und in Sprüche 10, Vers 26, steht:

„Wie der Essig den Zähnen tut...“. Das Alter der Sprüche schätzt man auf 700 v. Chr. Damit wäre die Weisheit immerhin schon 2700 Jahre alt. Der Spruch mag sogar viel älter sein, denn wer sich mit vergleichender Religionswissenschaft befaßt hat, weiß, daß die Bibel ein Transkript von viel älteren Religionsschriften ist. Viele Menschen lesen zwar in der Bibel- aber dieser Vers in 10/26 wurde von einem AAM-Anhänger gefunden - sonst wäre er wohl unbekannt geblieben.

Von dieser vorchristlichen Dokumentation kommt dann ein sehr weiter Sprung bis in die Gegenwart. Das Buch des Zahnarztes Dr. Schlenker, St. Gallen, aus dem Jahr 1882 ist nur in einem Exemplar in einer deutschen Bibliothek und in einigen Exemplaren in der Schweiz vorhanden. Es hätte dazu führen können, daß die Zahnkaries um die Jahrhundertwende verschwunden wäre, wenn zu Schlenker ein befähigter Chemiker hinzugetreten wäre. So aber werden heute noch Jahr um Jahr Milliarden von den Krankenkassen an die Zahnärzte gezahlt - und dabei gehen die Zähne doch verloren. Das Buch von Schlenker kam ans Tageslicht, als ein Zahnarzt, der von der AAM gehört hatte, mit einem Kollegen in München darüber korrespondierte. Dem Zahnarzt in München war das Buch Schlenkers bekannt. Nachforschungen, die ich bei den Nachkommen Schlenkers vorgenommen hatte, ergaben, daß diese kein Buch ihres Großvaters besaßen - statt dessen aber Karies hatten.

Auf der Stufenleiter der Literatur über Säureschäden kommt dann das in Spanisch erschienene Buch des argentinischen Arztes Dr. Sack in Rosarie „Dieta alcalina“, das ein in Berlin lebender AAM-Anhänger von seinem Aufenthalt in Spanien mitbrachte. Es ist wohl das einzige Exemplar in Deutschland. Nach meinen Informationen in den Fünfziger Jahren durch das deutsche Konsulat in Rosarie lebte Dr. Sack damals noch. Zu dieser Dokumentation gehört noch eine Mitteilung von Dr. phil. Dr. med. Inge Krumbiegel, Hamburg: „Größere Mengen unreifer Früchte schädigen die Zähne durch Kalkentzug.“ Auch bei säurefressenden Tieren (Kühe mit Silofutter) werden wir immer ein schwarzes Gebiß feststellen.

Im Jahre 1923 gab ein damals in Breslau lebender Gärtner, Walter Barnert, eine winzige Schrift heraus, in der er feststellte, daß die sauren Gartenfrüchte die Sehkraft schädigten. Diese winzige vergilbte Schrift wurde mir in den Fünfziger Jahren aus der Schweiz von einer alten Vegetarierin zugesandt. In den USA kam vor einigen Jahrzehnten ein Buch auf den Markt „Complete Life Building“ mit einigen Passagen über den Unwert der Säuren der Früchte, insbesondere der Zitrusfrüchte.

Wer sich der Mühe unterzieht, die gesamte Ernährungsliteratur bezüglich der Bewertung der Säuren zu untersuchen, wird feststellen müssen, daß nirgends klare Konzeptionen dargelegt

werden. Es ist daher nicht verwunderlich, wenn sich die Menschen nur noch mit Krücken - Kaukrücken, Sehkrücken, Hörkrücken, Gehkrücken - dahinschleppen, lange ehe sie das Alter von 75 Jahren erreicht haben.
Noch täglich liest man alle möglichen Ansichten über Ernährungsfragen, die einer wissenschaftlichen Kritik nicht standhalten.

Wissenschaftliches Skelett der Anti-Acid-Methode

Wir hörten wiederholt, daß die Gesundheit bzw. Krankheit des Menschen von den Säuren abhängig ist, die er mit der Nahrung aufnimmt. In der Terminologie der Ionisation ausgedrückt: von der Menge und Konzentration der H-Ionen. Die exakte Kenntnis der Ionisation ist zum Verständnis der Anti-Acid-Methode erforderlich. Außer den Säuren gibt es noch einen zweiten Faktor, durch den die Gesundheit laufend beeinflußt wird. Dies ist die erhitzte Stärke, in der AAM-Literatur kurz „Kleisternahrung" genannt.

Aus beiden Faktoren ergibt sich die Grundforderung für eine richtige Ernährung: Säurefreiheit der Nahrung in Form der Rohkost, zusammengefaßt: säurefreie Rohkost! Keines der heute bestehenden anderen Ernährungssysteme kennt diese Grundforderung.

Zur Anpassung an die heute übliche Ernährung wurden die Toleranzen mit den Toleranzgrenzen entwickelt, die nicht überschritten werden dürfen. z. B. gilt ein Säurewert von höchstens 5 pH bei kontrollierter Mengenaufnahme noch als tragbar. Von Kleisternahrung werden für den gesunden Menschen bis zu 50 % bei jeder Mahlzeit gerade noch geduldet. Verhältnismäßig wenig andere Faktoren wirken sich außerdem noch ungünstig auf den Gesundheitszustand aus, wie z.B. der Mangel an Bewegung, Mangel an reiner Luft, vorübergehende Unterkühlung der Körpertemperatur und nicht zuletzt erbliche Belastungen, z.B. ungleichartige Rhesus-Faktoren (Rh-Faktoren) der Eltern, deren Folgen auch durch den Blutaustausch nicht restlos beseitigt werden können.

Die Säureeinwirkung erzeugt Schäden, die unter drei Sammelbegriffen zusammengefaßt werden können:

1. Die Entmineralisierung
2. Die Deposition - Ablagerung von Stoffen, die normalerweise ausgeschieden werden müssen
3. Der Verlust der natürlichen Immunität gegen alle Infektionskrankheiten

In den Sammelbegriff zu 1. fällt die verbreitetste Krankheitserscheinung, die Zahnkaries, die ohne weiteres durch Umschaltung auf die AAM-Ernährungsweise beseitigt werden könnte. Weitere Krankheiten zu 1. sind die Schädigungen der Blutgefäßwandungen in jeder Erscheinungsform wie Krampfadern, Hämorrhoiden, offene Beine usw., Altersknochenbrüche, Leistenbrüche, Bandscheibenschäden.

In den Sammelbegriff zu 2. fallen alle Ablagerungskrankheiten wie Rheuma, Arthritis, Gicht, alle Steinablage-

rungen, Verlust der Filtrationsfähigkeit der Nieren als Ausgangspunkt vieler Krankheiten, zu denen die Kreislaufstörungen gehören, Schädigungen des Seh- und Hörvermögens, Starkrankheiten, Arteriosklerose mit den Endstadien Herzinfarkt und Schlaganfall.
In den Sammelbegriff zu 3. gehören alle Infektionskrankheiten, angefangen von der einfachen Erkältung bis zu den schweren Seuchen wie Typhus, Pest und Cholera.

Die laufend richtige Ernährung nach der AAM macht frei von allen Krankheiten - auf Lebenszeit! Bei Erkrankungen mit bereits bestehenden anatomischen Veränderungen können diese zwar nicht mehr voll rückgängig gemacht werden, aber die Besserungen durch Übergang zu AAM sind gewaltig und von Dauer.

Verhängnisvolle Wirkung von Säuren bei Pflanzen und Tieren

In den vergangenen Jahren sind von mir umfangreiche Experimente mit Säuren an Pflanzen und Tieren gemacht worden, die beweisen, daß die Einwirkungen aller Säuren von einem bestimmten pH-Wert an vernichtend sind. Die Pflanzen gingen ein, die Tiere starben! Dies schreibe ich nicht, um einen sehr umfangreichen Bericht zu geben, sondern um jedermann die Möglichkeit anzuzeigen, selbst experimentell festzustellen, daß die Säuren vernichtend wirken.

Ich habe mit folgenden Säuren, die heute bei der menschlichen Ernährung eine große Rolle spielen, experimentiert:

Milchsäure
Zitronensäure
Apfelsäure
Essigsäure.

Es sei bemerkt, daß in vielen sauren Früchten sowohl Zitronensäure als auch Apfelsäure - Acidum malicum - vorkommen. Die Experimente wurden dabei mit verschieden starker Konzentration, also mit unterschiedlichen pH-Werten, durchgeführt. Verschiedene pH-Werte erreicht man durch Verdünnung des konzentrierten Saftes. Sanddorn hat den pH-Wert 1,5. Durch Verdünnung können Werte von 3 oder 4 erreicht werden. Die starken Milchsäurekonzentrationen liegen bei 2,5-3,5. Zitronensäure zeigt den Wert 2,5 bei Verwendung von Zitronensaft.

Versuche mit Pflanzen

Die Pflanze nimmt bekanntlich Flüssigkeit mit den Wurzeln aus dem Boden auf. Meine Versuchspflanzen erhielten Begießungen mit verdünnter Milchsäure vom pH-Wert 3,5. Schon nach zwei Tagen begann das Absterben der Pflanze. Wurde die Milchsäure auf pH-Wert 4,5 verdünnt, trat das Absterben nach ca. 6-7 Tagen ein. Beim Begießen mit Milchsäure vom Wert 5,5 ging die Pflanze nach 10-12 Tagen ein. In der zweiten Versuchsreihe wurden Pflanzen mit Zitronensaft begossen. Beim Begießen mit normalem Zitronensaft, wie er von „fortschrittlichen Frauen" am Salat verwendet wird, starben die Pflanzen bereits nach zwei Tagen ab. Sonst war es genau wie bei der Milchsäure.

Die zahlreichen Versuche mit Essigsäure in Form des handelsüblichen Essigs und der Apfelsäure aus frisch gepreßten Boskopäpfeln zeigten dieselben Resultate. Wurden Sanddornbeeren gepreßt und damit die Pflanzen begossen, so gingen diese in ca. 12-24 Stunden zu Grunde, wenn die Wurzeln getroffen wurden. Da nach dem Gesetz der Ionisation bei Wärme der pH-Wert zunimmt, waren die Zeiten bei Wärme noch verkürzt. Alle Pflanzen gingen ein, ob es nun Petersilie, Salat oder Blumen waren. Jedermann kann sich selbst mit Eigenversuchen überzeugen.

Versuche mit Tieren

Die Tiere meiden allgemein die Säuren. Wenn man einem Hund ein Glas saurer Milch hinhält, so schnuppert er nicht einmal, sondern dreht sofort den Kopf weg. Eine Katze nimmt keine saure Milch an. Futter, das mit Zitronensaft gesäuert wurde, wurde weder von Hunden noch von Katzen oder Vögeln angenommen. Gibt man Zitronensaft in das Trinkgefäß eines Kanarienvogels, so trinkt er nicht. Bei diesen Versuchen wurde Zitronensaft verwendet in der Konzentration, wie er in der Zitronenlimonade vorhanden ist. Bitte messen Sie selbst mit dem Indikatorpapier. Die Versuche mit Fischen verliefen für diese alle tödlich, da die Tier ja nicht aus dem Aquarium entweichen konnten. Die Fische mußten in ein kleines Gefäß gesetzt werden, um die entsprechenden Konzentration leicht herstellen zu können. Bei der Konzentration von pH-Wert 3 Zitronensaft starben die Fische innerhalb weniger Stunden. Warmwasser-Aquarienfische starben noch schneller als die einheimischen Elritzen. Die Fischversuche waren sehr kostspielig, weil es selten gelang, eine durch Säure zerstörten Fisch noch zu retten.

Kühe, die mit Silofutter, also mit milchsaurem Futter, gefüttert wurden, bekommen Zahnkaries und damit auch Zahnschmerzen. Die Veterinärmedizin empfiehlt daher, das Silofutter mit kohlensaurem Kalk zu neutralisieren. Dies ist die AAM bei Tieren.

Fazit

Es ist seit langem bekannt, daß Säuren zur Haltbarmachung von Speisen verwendet werden, denn Säuren töten die Bakterien im Behälter. Aber sie töten auch nach und nach den Esser (saure Gurken, saure Heringe usw.) Die Bakterien sterben schnell, aber der Mensch stirbt nach und nach und unter Schmerzen nach vielen Krankheiten, die ihren Ausgang von der Säureaufnahme hernehmen. Die Schleimhäute des Mundes und des Dünndarms reagieren alkalisch = basisch. Diese basische Reaktion ist ein Abbild der Gesundheit des betroffenen Menschen.

Es ist ein verhängnisvoller Irrtum, zu glauben, man müsse bei einer Grippe oder dergleichen die Bakterien durch Applikation von Säuren in der Mundhöhle töten. Die Abwehrtätigkeit kommt vielmehr von den weißen Blutkörperchen, die sich in der Mundhöhle und speziell in den Mandeln aufhalten, um eindringende Bakterien aufzufressen.

Wer heute noch davon redet, daß durch irgendwelche Milchsäurepräparate eine keimtötende Wirkung oder eine entzündungshemmende Wirkung im Körper erzielt werde, stellt eine falsche Behauptung auf. Das Gegenteil kann wissenschaftlich bewiesen werden.

Es ist ebenso falsch, solchen Präparaten eine günstige Wirkung auf die Darmflora zuzuschreiben. Gemäß einer

Feststellung von Prof. Friedemann und Prof. Brass in dem Lehrwerk „Anatomie für Schwestern“ ist der Dünndarm beim gesunden Menschen frei von Bakterien. Bereits im Dünndarm vollzieht sich der gesamte Verdauungs- und Aufnahmevorgang. Er ist vom Dickdarm durch die Bauhinsche Klappe getrennt. Die Bakterien des Dickdarms spielen für die Verdauung keine Rolle mehr.

Darum lasse man sich bei der Anpreisung von sauren Milchprodukten nicht irreführen. Man denke immer an die schädigende, ja tötende Wirkung dieser milchsauren Präparate bei den Experimenten an Pflanzen und Tieren.

Man lasse sich auch nicht mit dem Ausdruck „der Säuremantel der Haut“ bluffen. Es ist klar, daß die Poren das Ausscheidungssystem Nr. 2 des Körpers sind. Ausgeschieden werden Säuren, also muß dadurch ein Säuremantel entstehen, der gleichzeitig die Haut schützt.

Das Milchsäureproblem

Die Säuren, die der Mensch mit der Nahrung zu sich nimmt, sind entweder Gärungssäuren, von denen es zwei Arten gibt (Essigsäure und Milchsäure) oder die Fruchtsäuren. Hier befassen wir uns mit der Milchsäure, weil sich in bezug auf die Milchsäure haarsträubende Anschauungen bei Medizinern wie bei Laien gebildet haben.

Wenn ich mich mit den Ansichten der Milchsäure- Apostel auseinandersetze, so geschieht dies nicht etwa, um sie zu bekehren, denn sie werden in pseudowissenschaftlicher Weise ihre Lehren weiter vertreten, und was ihnen an wissenschaftlicher Erkenntnis fehlt, das ersetzen sie durch Polemik. Meine Aufsätze haben den Zweck, den Gesundheitssucher zur Skepsis zu veranlassen, wenn ihm etwas vom gesundheitlichen Wert der Milchsäure erzählt wird.

Die Frage, wie alt der Verzehr von saurer Milch ist, muß dahin beantwortet werden, daß dieser Verzehr eingesetzt haben dürfte, als der Mensch es mit Hilfe des Feuers fertiggebracht hatte, sich Gefäße zu schaffen, in denen er Nahrungsmittel, also auch Milch, aufbewahren konnte. Wie weit dieser Zeitpunkt zusammenfällt mit der Nutzung der Kuh als Milchspender, wird wohl niemals festgestellt werden können. Aber auf einige tausend Jahre kommt es in den Millionen Jahren der menschlichen Evolution sowieso nicht an. Jedenfalls ist die Milch in den hergestellten Gefäßen immer sauer geworden, genau wie heute. und der Mensch hat sie zu seinem Nachteil verzehrt.

Gesäuertes Gemüse, bei dem durch die milchsaure Gärung Milchsäure aus dem Milchzucker entsteht, hat der Mensch herstellen können, nachdem er das Kochsalz kannte; denn ohne Kochsalz kann man eben kein Sauerkraut herstellen.

Als der Mensch noch im Paradies lebte - nach AAM-Anschauung war das die Zeit, als er noch Rohköstler war, der frei von allen Krankheiten lebte - gab es noch keine Milchsäure, weder in Form von Sauermilch noch von Sauerkraut. Daß man tatsächlich ohne Sauermilch und Sauerkraut, auch ohne Sauergurken und Mixed Pickles, krankheitsfrei leben kann, wird von der AAM seit Jahren in der Praxis bewiesen. Man hat die bessere Gesundheit und empfindet keinen Verlust, wenn man Säuren meidet. Ich erinnere aber gerne an die Antwort der dänischen Krebsforscherin, Frau Dr. med. Nolfi, gegenüber dem 1982 verstorbenen Schweizer Autor und Lebensreformer Prof. Zimmermann auf dessen Frage nach Sauermilch: „Geben Kühe Joghurt?" - Es ist bekannt, daß in geschichtlicher Zeit die Landbevölkerung durch die Jahrhunderte bis in unsere Tage hinein fast täglich zum Abendessen saure Milch gegessen hat, weil sie eben täglich im Betrieb anfiel. Ich verbrachte einen guten Teil meiner Jugendzeit bei meiner bäuerlichen Verwandtschaft und erinnere mich noch sehr wohl der sauren Milch, die mir stets zuwider war.

Wenn in neuerer Zeit der Konsum von Sauermilch in Form von Dickmilch, Joghurt, Bioghurt usw. wieder zugenommen hat, dann ist es darauf zurückzuführen, daß die Molkereien erkannt haben, daß sich bei entsprechender Werbung gute Absatzmöglichkeiten für saure Magermilch ergeben.

Die Umwandlung von frischer Milch in saure Milch vollzieht sich, chemisch betrachtet, auf folgende Weise: Die frische Milch von der Kuh enthält den Milchzucker , den das Kalb unbedingt zu seiner Ernährung braucht. Sobald aber die Milch steht, gelangen aus der Luft die Erreger der milchsauren Gärung in die Milch, zersetzen den Milchzucker Stunde um Stunde und Tag um Tag, bis zum Schluß kein Milchzucker mehr in der Milch vorhanden ist, sondern nur noch die Milchsäure. Saure Milch ist also eine kohlehydratarme Milch. Geht man nun nach AAM-Regeln dazu über, die saure Milch zu neutralisieren, so entstehen aus der Milchsäure milchsaure Salze, sogenannte Laktate, die der Körper sehr gut verwerten kann, insbesondere das Kalzium-Laktat. Wird aber die Milchsäure vor dem Genuß nicht neutralisiert, so entzieht sie beim Durchgang durch den Körper diesem Mineralstoffbestände, insbesondere den phosphorsauren Kalk aus den Knochen und den weichen Geweben. In dem Maße, wie der Milchsäure gewisse gesundheitliche Eigenschaften zugesprochen wurden, ergab sich für die Milchsäure-Befürworter die Notwendigkeit, diesen gesundheitlichen Wert der Milchsäure wissenschaftlich, und sei es auch nur pseudowissenschaftlich, zu begründen.

Waerland, der 1950 nach Deutschland kam, brachte die schwedische Langmilch mit, die er als besonders gesund empfahl. Dr. Kuhl folgte nun auf den Pfaden Waerlands und schob die Milchsäure als krebstherapeutisches Mittel in den Vordergrund seiner Propaganda. Die Milchsäuretherapie als Krebstherapie wurde darauf von mehreren Sanatorien aufgenommen, u.a. von Prof. Zabel, Dr. Issels, Dr. Kempe in Hahnenklee. Wieviel Krebskranke überhaupt durch die Milchsäuretherapie geheilt worden sind, ist unbekannt. Bekannt ist aber, daß Krebskranke trotz der Milchsäuretherapie an Krebs gestorben sind.

Der Dreh von der Rechts- und Linksmilchsäure

Was muß der Laie über Rechts- und Linksmilchsäure wissen? Zum vollen Verständnis dieser beiden Begriffe gehören exakte Kenntnisse der Gesetze der Optik, insbesondere der Polarisationslehre. In einem sogenannten Polarisationsapparat werden in einem polarisierten Lichtstrahl Kristalle verschiedener Art untersucht, um festzustellen, ob ein solches Kristall sich bei Drehung des Analysators als rechtsdrehend oder linksdrehend erweist. Diese Methode ist bereits alt, und man untersucht auf diese Weise z. B. die verschiedenen Zuckerarten. Wann man zuerst Milchsäurekristalle untersucht hat, steht nicht genau fest, doch wird in Meyers Lexikon von 1939 erwähnt: „Die Milchsäuregärung besteht in einer Zerlegung des Milchzuckers unter Wasseraufnahme in Rechtsmilchsäure“. Bei solchen Milchsäuregärungen entstehen aber nach anderen Forschungen sowohl Rechts- als auch Linksmilchsäure. Ein Gemisch von Rechts- und Linksmilchsäure bezeichnet man als Racemat. Die Racemate sind optisch inaktiv, d.h. sie bewirken keine Drehung des polarisierten Lichtes. Man kann also ungefähr sagen, daß beim Verzehr von milchsauren Erzeugnissen Racemate aufgenommen werden und daher der Streit um die Drehung der Milchsäuren müßig ist. Wesentlich aber ist, daß jede Milchsäure den Mineralstoffbestand des Körpers mindert. Diese Eigenschaft hat die Milchsäure gemeinsam mit allen anderen Säuren, die chemisch stärker sind als die Phosphorsäure. Aus diesem Tatbestand ergibt sich auch, daß die Milchsäure keine Sonderstellung unter den aufgenommenen Säuren einnimmt. Prüft man die vorliegende Literatur kritisch, so findet man, daß die Begriffe Milchsäure und milchsaure Salze durcheinander geworfen werden. Es besteht aber ein gewaltiger Unterschied zwischen Acidum lacticum und Calcium lacticum, zwischen Milchsäure und milchsaurem Kalk. Chemisch betrachtet ist dies der gleiche Fehler, wie wenn man Salzsäure mit dem Kochsalz gleichsetzt.

Man hat viel darüber gelesen, wie man durch Milchsäure die Darmflora günstig beeinflussen könne. Was ist daran wahr? Überhaupt nichts! Wir zitieren aus dem Buch von Prof. Dr. Friedemann und Prof. Dr. Brass: „Der Dünndarm des gesunden Menschen ist frei von Bakterien!“ Da aber am Ende des zweiten Teils des Dünndarms, des Ileums, die Verdauung und Aufnahme der Nährstoffe bereits vollzogen ist, wäre der Versuch sinnlos, dort Bakterien, also die Darmflora, zu beeinflussen, wo gar keine Darmflora vorhanden ist. Die Bakterienwelt des Dickdarms ist sehr reichhaltig in vielen Arten vertreten. Da aber beim gesunden Menschen der Durchgang des Darmbreies nur einige Stunden dauert, so ist auch hier keine Beeinflussung der Darmflora nötig. Bei richtiger Ernährung ist die Darmflora des Dickdarms sowieso in Ordnung! Es ist also nirgendwo im Bereich des Verdauungstrakts ein gesundheitlicher Vorteil durch Aufnahme von Milchsäure zu erkennen.

Von der Literatur, die sich mit der

Milchsäure und den Milchsäureerzeugnissen befaßt, muß an dieser Stelle noch einiges zitiert werden. In der Zeitschrift Diaita, Jahrgang 1969 Nr. 213, findet sich ein Aufsatz von *Prof. Dr. Kandler* vom Botanischen Institut der Universität München mit dem Thema „Was wissen wir heute über die Laktobazillenflora des Darms und deren Bedeutung für den Menschen?“ Ich zitiere hieraus folgenden Satz, mit dem ich nicht einverstanden bin: „Zur Förderung der Milchsäureflora im Darm trägt ganz allgemein eine milchsaure bzw. laktosereiche Diät bei, wobei Sauermilch eine seit Jahrhunderten bekannte günstige (?) Wirkung hat, obwohl die darin enthaltenen Milchsäurebakterien nicht der Darmflora angehören.“ *Prof. Dr. Fritz Eichholtz* hat eine Schrift zur Milchsäurefrage herausgegeben, aus der wir ersehen, daß er sich auch für Milchsäure ausspricht. Um 1971 machte der in der DDR lebende Dr. med. Seeger durch einen Aufsatz in der Naturheilpraxis „Die suggerierte Angst vor der Milchsäure“ Ausführungen zum Milchsäureproblem, die ich durch einen offenen Brief erwiderte.

Die generelle Meinung über den hohen gesundheitlichen Wert der Milchsäure wurde durch Forschungen des Dresdener *Prof. Manfred von Ardenne* widerlegt, der bei seinen Tierversuchen feststellte, daß das Herz den Säuretod stirbt, wenn im Zellgewebe ein pH-Wert von 6,2 - also im aciden Bereich - erreicht ist, der auf eine entsprechende Milchsäurekonzentration zurückzuführen ist. Die Behauptungen, daß angesäuerte Milch leichter verdaulich sei als frische, also süße Milch, ist nicht richtig. Wenn dem so wäre, dann müßte die Kuh ihrem Kalb nicht süße, sondern angesäuerte Milch liefern; ebenso müßte die Muttermilch dem zu stillenden Kind nicht süß von der Brust, sondern angesäuert gereicht werden.

Sicher wird der Kampf um das Milchsäureproblem noch einige Zeit toben. Es gibt aber schon genug Stimmen, die sich ungünstig über die Wirkung der Milchsäure aussprechen. Mir liegt ein Bericht aus der Apothekerzeitung vor über Versuche mit Milchsäure der *Prof. Pitts* und *McClure* in den USA, betitelt: „Angstanfälle durch Milchsäure“.

Zum Thema Milchsäure-Therapie erhielt ich die Mitteilung des praktischen Arztes *Dr. med. Otto Kraus*, Würzburg, der berichtete : „Selbst vor 6 Jahren an einem Ca erkrankt, und durch die Erfahrungen bei vielen Ca-Kranken bin ich ein Gegner der Säureverabreichung, vor allem aber der Milchsäure-Therapie geworden. Würden sich die Ärzte mehr um Ernährungsprobleme kümmern, so würde sehr bald erkannt werden, daß zwischen Krebs und saurer Ernährung eine Relation besteht, und außerdem würde bald erkannt werden, daß die wahre Krebsprophylaxe nur heißen kann: Sich biologisch richtig ernähren! Das aber heißt, sich neutral ernähren!“

Wenn wir nun auf Grund einer langjährigen Erfahrung feststellen, daß die

Milchsäure keine gesundheitlichen Vorteile bietet, sondern im Zusammenwirken mit den anderen Säuren, welche die meisten Menschen täglich mit der Nahrung aufnehmen, gesundheitliche Nachteile bringt, so muß sich das irgendwie in der Praxis bewahrheiten. Wir sehen, wie sich die Menschen mit Krankheiten belastet durchs Leben schleppen, wie sie am Schlaganfall oder Herzinfarkt sterben, wie ihre Knochen nach und nach durch die Säuren ausgehöhlt werden, so daß sie bei geringer Belastung brechen. Wir sehen das Versagen der Verdauungsorgane, wir hören von einer Million Diabetikern in der Bundesrepublik, wir sehen weiter , wie die Denkkraft der Menschen früh im Leben nachläßt, weil die Blutgefäßwandungen mit Cholesterin ausgekleidet werden, wenn die Mineralstoffe durch die Säuren dem Körper entzogen werden, und wir wissen als Säuregegner andererseits, daß wir mit all diesen Erkrankungen, die von der Medizin fälschlicherweise als Alterserscheinungen bezeichnet werden, nichts zu tun haben. Wer früh genug im Leben zu der einzig biologisch richtigen Ernährung, der säurefreien Ernährung, übergeht, hat keine Krankheiten zu befürchten und beweist die Richtigkeit der AAM-These: Nichts spricht so sehr für die Richtigkeit einer These auf gesundheitlichem Gebiet wie der gesundheitliche Erfolg!

Die Erkenntnisse über die richtige Ernährung sind heute so weit fortgeschritten, daß jeder sich das Wissen aneignen kann, um frei von Krankheiten zu leben und dementsprechend die biologischen Alterungsstadien viel langsamer zu durchlaufen als derjenige, der sich biologisch falsch ernährt. Wer allerdings glaubt, ihm seien von den biologischen Gesetzen keine Grenzen gesetzt, und er dürfe tun und lassen was er will, dem beweisen die Naturgesetze, daß sie die stärkeren sind.

Warum zeigt sich nach Einnahme von Obstessig zunächst eine gesundheitliche Besserung, die bald wieder nachlässt?

Das biologisch richtige Verhältnis zwischen Kalium-Ionen und Natrium-Ionen im Organismus ist ein wesentlicher Gesundheitsfaktor.

Alles organische Leben auf der Erde, sowohl im vegetabilen als auch im animalischen Bereich, ist aufgebaut auf den Grundelementen, die von der Chemie im Laufe der letzten Jahrhunderte festgestellt worden sind. Durch das Zusammenwirken dieser Elemente ist organisches Leben erst möglich. Manche Elemente übernehmen bei dem Aufbau organischen Lebens Hauptfunktionen, während andere Elemente (Spurenelemente) nur unterstützende Funktionen erfüllen. Die Existenz aller Wirbeltiere (Fische, Vögel, Säugetiere - wobei der Mensch bei den Säugetieren einzuordnen ist) beruht auf dem Zusammentreten der Elemente Kalzium und Phosphor. Ohne diese Elemente könnte der Mensch, wie in den vorausgegangenen Abschnitten wiederholt erläutert, nicht existieren! Andere Elemente spielen eine nicht weniger wichtige Rolle. Das Chlor und das Natrium sind für die Verdauungsvorgänge von fundamentaler Bedeutung, und wiederum kann der Organismus dieses Chlor und Natrium nur in der Form des Kochsalzes, und auf keine andere Weise, aufnehmen. Wenn nun in Büchern geschrieben steht „Kochsalz schädigt Ihre Gesundheit!“, so ist das Unsinn. Würde es auf der Erde kein Fluor geben, so wären alle Menschen ohne Zähne, weil der Zahnschmelz eine chemische Verbindung - das Hydroxylapatit - ist, das viel säureresistenter ist als das gewöhnliche Dentin = Zahnbein, das nur aus phosphorsaurem Kalk besteht und von den Säuren viel schneller zersetzt wird als der Zahnschmelz.

Bei der weiteren Betrachtung der Elemente, die für den Aufbau eines jeden Organismus' notwendig sind, stoßen wir auf das Kalium. Es ist zwar ein naher Verwandter des Natriums, aber es hat noch bestimmte andere Funktionen zu erfüllen, die uns im einzelnen heutzutage noch nicht genau bekannt sind. Kalium und Natrium sind Leichtmetalle (spez. Gewicht K 0,87 - Na 0,97), die aber nicht frei vorkommen, sondern nur in Verbindung, da sie als freie Metalle sofort oxydieren und weiter Hydroxyde daraus entstehen. Diese Hydroxyde sind die stärksten Basen, die wir kennen. Sie sind die tragenden Bestandteile der mineralischen Heilquellen basischer Art. Überall in der Welt, wo sich natürliche Lager von Kochsalz, also Chlornatrium, vorfinden, findet sich das Kalium in entsprechenden Verbindungen darüber gelagert. Dort wird auch das Kalisalz gewonnen, nachdem man in früherer Zeit, als man den Wert des Kaliums für die Pflanzenwelt noch nicht kannte, diese Salze abräumte, um an das Chlornatrium zu gelangen. So ist auch der Name „Abraumsalze" für diese Kalisalze entstanden. Alle Salzlager dieser Art sind Meeresablagerungen, und wenn man die Salze dieser Lager wieder mischen würde, so hätte man tatsächlich wieder Meersalz. So aber wird bis auf den heutigen Tag in den Salinen Kochsalz = Chlornatrium aufbereitet, während die Beimischung von Chlorkalium in mancher Hinsicht zweckmäßiger wäre.

Welche Funktionen nun die Kaliumverbindungen, in der Terminologie der Ionisation kurz als K-Ionen bezeichnet, im pflanzlichen wie im animalischen Organismus erfüllen, ist trotz aller Forschungsarbeiten noch nicht restlos geklärt und wird auch bei der Schwierigkeit solcher Untersuchungen in nächster Zeit nicht voll geklärt werden können. Für die Praxis ist es wichtig zu wissen, welche Funktionen das Kalium im pflanzlichen und animalischen Organismus ausübt, in welchen Verbindungen, sowohl organischer als auch anorganischer Art, die Kalium Ionen auftreten, und welche biologische Nachteile sich ergeben, wenn das Verhältnis Kalium zu Natrium irgendwie gestört ist. Die biologische Forschung hat schon vor längerer Zeit den Mineralstoffgehalt des Meerwassers und des Blutserums festgestellt und Vergleiche dabei gezogen. Hier die Tabelle über den Gehalt an wichtigen Mineralstoffen des Meerwassers und des Blutes:

	Cl	Na	Mg	Ca	K	Br	J	F
Meerwasser =	19	10,5	1,270	0,41	0,38	0,06	0,002	0,0014
Blutserum =	3,5	3,4	0,025	0,10	0,21	0,01	0,00013	0,0004

Chemische Symbole:

Chlor	=	Cl	Kalium	=	K
Natrium	=	Na	Brom	=	Br
Magnesium	=	Mg	Jod	=	J
Kalzium	=	Ca	Fluor	=	F

Sicher sind die so ermittelten Werte Durchschnittswerte, die Schwankungen unterliegen. Dabei dürften die Blutwerte größeren Schwankungen unterworfen sein als die Meerwasserwerte.

Auf alle Fälle zeigt aber der Vergleich, daß gewisse Relationen vorhanden sind, die den in der Evolutionslehre allgemein anerkannten Satz stützen, daß alles Leben, das sich heute auf dem Lande vorfindet, zu irgendeiner Zeit in den Millionen von Jahren der Evolution dem Meerwasser entstiegen ist. Der Solnhofener Urvogel, ein Fossil halb Fisch halb Vogel, war schon um die Jahrhundertwende bekannt. Ebenso klar ist für den in der Evolutionslehre Geschulten die Tatsache, daß in der geologischen Evolution des Erdballs eine Zeit bestanden hat, in der das Meer den gesamten Erdball bedeckte und überhaupt kein Land vorhanden war. Also kam alles aus dem Meer. Die Blutflüssigkeit zeigt darum in ihrer Zusammensetzung Ähnlichkeit mit dem Meerwasser.

Zweifelsohne haben sich im Laufe der Jahrmillionen Unterschiede im Bedarf und Gehalt an Kalium und Natrium der Land- und Seepflanzen entwickelt. Die Landpflanzen besitzen demgemäß einen höheren Gehalt an Kalium-Ionen, während die Seepflanzen einen höheren Gehalt an Natrium-Ionen aufweisen. Bei der Suche nach der Funktion des Kaliums im pflanzlichen Organismus hat die Beobachtung ergeben, daß die Kalium-Ionen bei der Bildung der pflanzlichen Kohlenhydrate irgendwie eine Rolle spielen, die man noch nicht genau kennt. Wenngleich die Pflanze das Kalium aus dem Erdboden in Form der Kalisalze der verschiedenen Arten aufnimmt, so ist doch nicht bekannt, ob die Pflanze die Kalium-Ionen nun an pflanzliche Säurereste, wie der Chemiker den übrigen Bestandteil der Säuren bezeichnet, bindet, zu denen die H-Ionen das Korrelat bilden. Es ist durchaus denkbar, daß in der Pflanze aus dem Chlorkalium oder dem salpetersauren Kalium zitronensaures Kalium, apfelsaures Kalium oder weinsaures Kalium gebildet wird.

Das Vorhandensein von weinsaurem Kalium in alten Weinfässern, Cremor tartari genannt, läßt diesen Schluß zu. Es mag angenommen werden, daß das Kalium in der Pflanze in solchen organischen Verbindungen vorkommt, die wir selbst noch gar nicht kennen, weil sie sich schon bei geringer Erhitzung zersetzen. Es fällt jedenfalls auf, daß z. B. Kartoffelwasser stärker basisch ist als der vorher gemessene rohe Kartoffelsaft. Die Zersetzung dieser organischen Kaliumverbindungen wird ganz klar bewiesen, wenn man Pflanzen, wozu auch Holz jeder Art gehört, verbrennt. Mißt man den pH-Wert solcher Asche, so ergibt sich immer ein stark basischer Wert, der bei 10-12 der internationalen pH-Wert-Skala liegt. Extrahiert man aus solcher Holzasche die Kaliumverbindungen, so erhält man die Pottasche, und das ist die Kalilauge. Bei Meerpflanzenverbrennung würde man auf diese Weise Natronlauge bekommen.

Die Pflanzenfresser unter den Tieren - bei den Menschen sind es die reinen Vegetarier - haben nach dem Gesagten eine sehr hohe Kaliaufnahme. Dementsprechend haben sie ein starkes Bedürfnis, Natrium-Ionen, kurz gesagt Kochsalz, aufzunehmen. Die Landwirtschaft gibt den Kühen, und vor allem dem Weidevieh, daher Salzlecksteine, die ebenfalls aus Kochsalz, also aus Natrium-Ionen + Chlor bestehen. Die Tiere sind gierig, ihren Natrium-Ionen-Mangel zu decken. Kluge Jagdbesitzer lokken mit Salzlecksteinen Rehe und Hirsche in ihr Revier. Das Tier ist also auch auf dem Gebiet der Chemie ein Lehrmeister des Menschen! Bei Weidegang ist im tierischen Organismus ein sehr hoher Kaliumbestand vorhanden, aber es fehlt an Natrium, Kalzium, Phosphor und Magnesium.

Wenn wir aus solchen Versuchen und Betrachtungen in der Tierwelt nun die richtigen Schlüsse ziehen, so ergibt sich:

Der Vegetarier hat einen zu hohen Bestand an Kalium in seinem Körper und muß daher zusätzlich Chlornatrium = Kochsalz aufnehmen.

Der Fleischesser, der also viel mit Chlornatrium = Kochsalz gewürztes Fleisch ißt und wenig Gemüse, hat einen zu geringen Bestand an Kalium in seinem Körper und muß demgemäß Kalium aufnehmen.

Überprüft man die Meinungen der Reformer, so stellt man fest, daß diese genau verkehrt liegen. Die Vegetarier, die Kochsalz benötigen, um ihr Natriumdefizit auszugleichen, nehmen keines, und die Fleischesser, die zuviel Natrium im Körper haben, nehmen kein Kalium auf, um das biologisch richtige Verhältnis zwischen Kalium und Natrium herzustellen. Experimente des Verfassers haben ergeben, daß die Leistungsfähigkeit des Menschen, seine Vitalität, überhaupt sein gesundheitliches Befinden in erheblichem Maße davon abhängt, ob das Mineralstoffverhältnis im Körper harmonisch ist. Sicher spielt dabei neben dem Verhältnis von Kalium und Natrium das Vorhandensein anderer Elemente eine Rolle. Dies zu beachten ist wesentlich. Bei Ohsawa dreht sich alles um die beiden Elemente Kalium und Natrium, um Yin und Yang (Basen und Säuren), obwohl er an anderer Stelle von der Mutation von chemischen Elementen im Hühnerkörper berichtet. Immerhin ist festzustellen, daß neben allen anderen Faktoren, die die Güte des Schlafes beeinflussen, auch das Verhältnis zwischen Kalium-Ionen und Natrium-Ionen zu berücksichtigen ist. Im Absatz „Richtig schlafen nach der Anti-Acid-Methode“ wurde daher der Zusatz aufgenommen, daß zum guten Schlaf auch das richtige Verhältnis von Kalium-Ionen zu Natrium-Ionen gehört.

Wie man das bewerkstelligt?

Der Chemiker mischt seinem Kochsalz eine Prise Chlorkalium bei, der Reformer kauft sich Meersalz, in dem Kalium-Ionen sind. Der Reformer nimmt, wie jeder andere Allesverzehrer, süße (saure) Gartenfrüchte, die nach den obigen Ausführungen eben Kalium in organischen Verbindungen enthalten, zu sich.

Ein Mensch, der sich über viele Jahre biologisch richtig ernährt, bekommt ein sicheres Gefühl, was ihm jeweils fehlt, und so ist er, seinem Gefühl folgend, leicht in der Lage, auch sein Mineralstoff-Gleichgewicht wieder herzustellen, wenn sich einmal ein Ausschlag nach der einen oder anderen Seite bemerkbar macht. Wer gar einen eigenen Garten hat und sich aus eigener Erzeugung ernährt, muß dafür sorgen, daß auch der Boden stets einen ausreichenden Kaliumgehalt hat. Versäumt er dies, so zieht er Pflanzen heran, die selbst Kaliummangel haben. Man erkennt solche Pflanzen daran, daß sie „kriechen", statt Standfestigkeit aufzuweisen. Der Landwirt sollte dies wissen, der Hobbygärtner weiß es zumeist nicht. Ein Kali- und Kalziummangel führt gerade beim Obst zu Pilzbefall. Man findet dann gewöhnlich an solchem Obst Fusicladium = Schorf und Monilia = Fruchtfäule. Darum wird zum Spritzen geraten, wodurch natürlich der Mineralstoffmangel in den Zellen nicht behoben wird.

Wer nun einige chemische Kenntnisse besitzt und diese Ausführungen in sich aufgenommen hat, kann unsere Frage fast selbst beantworten: „Warum zeigt sich nach der Aufnahme von Obstessig zunächst eine gesundheitliche Besserung, die bald wieder nachläßt?"

Mit dem Obstessig führt man dem Körper die fehlenden Kalium-Ionen zu, wodurch das Verhältnis Kalium - Natrium bei Personen, die an Kaliummangel leiden, richtiggestellt wird. Das ist die kleine Besserung. Da nun aber der Obstessig nicht neutralisiert wird (von pH 3-3,5 auf pH 5-5,5), entzieht er, genau wie jede andere saure Nahrung, dem Körper das Kalzium. Kalziummangel ist im Organismus so ungefähr das Schlimmste, was man sich denken kann. Man bedenke, wieviele Krankheiten die Folge des Kalziummangels sind! Eines Tages sind sogar die größten Knochen morsch, porös geworden. Wenn sich dann der Betreffende nur auf die Bettkante setzt, so erleidet er schon einen Schenkelhalsbruch, und der Arzt stellt stirnrunzelnd fest: Osteoporose (durchlässige, löchrige Knochen)! Das ist keine Alterserscheinung, sondern die Folge jahrzehntelanger saurer Ernährung.

Es wird jedem klar sein, wenn er diesen Abschnitt durchgearbeitet hat, daß man nicht in Gramm festsetzen kann, was als die ideale Menge der Kalium-Aufnahme anzusprechen wäre. Das hängt vom vorhandenen Defizit ab, weiter von der Menge des täglich aufgenommenen Natriums und vom Körpergewicht des einzelnen, schließlich von der körperlichen Arbeit, die er je Tag zu leisten hat, und von der individuellen Ernährungsweise. Ähnlich wie der Essig wirken sich Bio-Strath, Biotta-Säfte und milchsaure Gemüse aus.

Dr. Jarvis: „5 x 20 Jahre leben" - Ein Buch zum Thema „Obstessig"

An dieser Stelle möchte ich kurz auf ein Buch eingehen, dessen Autor dem Obstessig eine überragende Rolle bei der

Gesunderhaltung des Menschen einräumt.

Dr. Jarvis war Arzt in der kleinen Stadt Barre im USA-Staat Vermont, der bei der Zählung von 1960 nur 389000 Einwohner hatte. Der Originaltitel: Folk Medicine - A Vermont Doctor's Guide to Good Health (Volksmedizin - Eines Vermont-Arztes Führer zu guter Gesundheit). Jarvis untersucht und vermittelt Bräuche und Ansichten der Vermonter, deren zentrale Aussage lautet: „Die minimale Lebensspanne eines Tieres beträgt das Fünffache der Entwicklungszeit. Wenn man von dieser Norm ausgeht, müßte die Lebenserwartung des Menschen 5 x 20 = 100 Jahre sein." Hiervon hat der Übersetzer seinen provozierenden, programmatischen Titel abgeleitet: „5 x 20 Jahre leben". Die verschiedenen Kapitel des Buches behandeln nicht nur die Wirkung der Apfelsäure auf die Gesundheit des Menschen. Jarvis sieht als wesentlich für die Erhaltung der Gesundheit die Aufnahme folgender Substanzen an, denen er jeweils ein Kapitel widmet:

1. Kali - in seinen Verbindungen
2. Jod - in seinen Verbindungen
3. Honig
4. Meeresalgen
5. Rizinusöl - äußerlich angewendet

Das Wesentliche beim Apfelessig ist, daß Jarvis ihm einen hohen Gehalt an Kaliverbindungen zuspricht. Sind diese Kalisalze aber im Apfelessig vorhanden, dann müssen sie auch in den Äpfeln selbst sein. Man müßte also auch 100 Jahre alt werden können, wenn man täglich Äpfel ißt.

Den Kapitalfehler macht Jarvis mit seiner Annahme, daß Eiweiß zu einer Alkalinität des Organismus führe und man diese durch Zufuhr von Säuren bekämpfen müsse. Er sagt :

„An increased daily intake of protein would not be harmful if the increased alcalinity of the blood it producted was offset by a corresponding increase of acid in organic form."

Das heißt: Eine vermehrte tägliche Aufnahme von Eiweiß wäre nicht schädlich, wenn die dadurch bewirkte verstärkte Alkalinität des Blutes durch eine entsprechend vermehrte Aufnahme von Säuren in organischer Form ausgeglichen werden könnte.

Mit dieser These setzt sich Dr. Jarvis in Widerspruch zu allen Erkenntnissen der Wissenschaft über die Bildung von Harnsäure im tierischen und also auch im menschlichen Körper. Da seine ganze Theorie aber auf dieser falschen Basis aufgebaut ist, müssen alle weiteren Deduktionen ebenfalls falsch sein. Und sie sind es dann auch! - Natürlich spielt die Menge der aufgenommenen Säuren eine gewisse Rolle. Jarvis empfiehlt nur zwei Teelöffel auf ein Glas Wasser vor der Mahlzeit. Dadurch werden zwar auf kurze Sicht nicht so schwere Schäden verursacht, aber bestimmt auf Dauer.

Es ist bezeichnend, daß Jarvis nirgends in seinem Werk etwas über den Zahngesundheitszustand der Vermonter aussagt, obwohl gerade dies das Kriterium für die Säureeinwirkung auf den Organismus ist. Mit der Ionisation ist Jarvis jedenfalls nicht vertraut. Er benutzt wohl ein Reagenzpapier (Squibb's Nitrazine Paper), mit dem man nur die mittleren pH-Werte von pH 4,5 bis pH 7,5 messen kann. So bleibt nach der sauren Seite alles bei 4,5 stehen. Es gibt bei ihm keine sauren Werte darunter, obwohl die Zitrone bei pH 2 und der Apfelessig vermutlich bei 2,5 -3 liegen. In den statistischen Angaben des Anhanges findet man, daß Bier mit 4,5 pH genauso sauer ist wie Zitronen. Auch der Behauptung, daß der Arbeiter sein Glas Bier deshalb trinke, weil er Verlangen nach etwas Saurem habe, können wir nicht zustimmen.

Im Anhang E gibt Jarvis eine Tabelle der pH-Werte, bei denen bestimmte Krankheitserreger am besten gedeihen. Sie liegen alle bei etwa 7-7,5. Das menschliche Blut muß aber stets einen pH-Wert von 7,35 halten, um gesundes Blut zu sein. Wenn Abweichungen auftreten, schaltet der Körper automatisch auf Sicherheitsmaßnahmen. Jarvis ist anscheinend unbekannt geblieben, daß nur bei diesem, dem normalen pH-Wert die weißen Blutkörperchen - also die Freßzellen für die Bakterien - vital sind. Sinkt der pH-Wert nach der sauren Seite ab, so verlieren sie ihre Vitalität, und die Herde breiten sich schnell aus.

Jarvis hat nicht nur über die Menschen in Vermont berichtet, sondern auch über das Verhalten der Tiere. Dabei kam er zu Feststellungen, die unseren Erfahrungen diametral gegenüberstehen. Er schreibt von Hühnern, die keinen Weizen fressen mögen. Hierzulande weiß man, daß Weizen von den Hühnern bevorzugt wird. Jarvis berichtet von den Kühen, daß sie mit Vorliebe saure Gräser fressen und basische Pflanzen meiden. Genau das Gegenteil kann man in Europa beobachten!

Insgesamt steckt in den Vermonter Bräuchen viel Richtiges und viel Falsches. Im Kapitel „The Instincts of Childhood" berichtet Jarvis darüber, was die Vermonter Kinder am liebsten essen. Und siehe da, sie schätzen basische Kost genauso wie saure. Sie mögen nämlich: rohe Kartoffeln, rohe Möhren, rohe Erbsen und rohe grüne Bohnen - alles basische Nahrungsmittel.

Dann essen sie Saures: Rhabarber, Beeren, grüne Äpfel, wild wachsende Weintrauben. Sie essen Kochsalz aus den Viehtrögen und trinken Wasser daraus, kauen Heu und stecken Seetang in die Tasche, um es in der Schule zu kauen. Die grünen Blätter von Bäumen und Sträuchern, in Vermont ebenfalls gegessen, sind wieder stark basisch.

Man sollte annehmen, daß Jarvis die verschiedenen Dinge, von denen sich die Vermonter vorzugsweise ernähren, nach den pH-Werten klassifiziert hätte. Da er es nicht tat, befaßte er sich offenkundig nicht allzusehr mit den pH-Werten der natürlichen Lebensmittel. Manches aus der Feder von Dr. Jarvis deckt sich mit anderen Beobachtungen; aber das betrifft nicht das Säure-Basen-

Problem. Er berichtet zum Beispiel, daß Warzen verschwinden, wenn man sie täglich mit Rizinusöl einreibt, oder daß ein Regenwurm stirbt, wenn man ihn in Apfelessig legt, woraus er den Schluß zieht, daß alle Bakterien durch Säuren abgetötet werden. Richtig! Aber der Mensch stirbt leider auch; es geht nur langsamer, weil ein größerer Organismus zur Abtötung größere Mengen Säure braucht.

Säureaufnahme bedeutet für den Menschen nichts anderes als langsamen Selbstmord! Wer sich durch ein solches Buch dazu verleiten ließe, nähme Schaden an seiner Gesundheit, den er kaum wieder gut machen könnte.

Säure- und Basenbildung und ihre Wirkung im Verdauungstrakt

Der Verdauungsapparat spaltet aus dem mit der Nahrung auf genommenen Kochsalz (NaCl) unter Einwirkung von Wasser (H_2O - für die Erklärung dieses Vorgangs jedoch besser geschrieben H-OH)

1. eine Säure, und zwar Salzsäure HCl
2. eine Base, und zwar Natriumhydroxyd NaOH

In den Magen wird die Salzsäure geschickt, in den Dünndarm die Base. Die im Magen abgegebene Säure entspricht genau der Menge der im Darm abgegebenen Base. Man sagt: Jedem H-Ion im Magen entspricht ein OH-Ion im Darm. Die Salzsäure tritt nur dann im Magen auf, wenn Speise in den Magen gelangt. Sie wird aus den Drüsen in der Magenwandung eingespritzt. Über den Geruchs- und Geschmackssinn wird dieser Vorgang allerdings bereits eingeleitet, sobald wir die Speise sehen, riechen oder schmecken. Niemals wird Säure fortlaufend im Magen gebildet. Im leeren Magen ist also keine Salzsäure vorhanden. Eine basische Absonderung im Magen findet nicht statt. Analog - mit umgekehrten Vorzeichen - sind die Vorgänge im Dünndarm. Dort wird die Base der Nahrung nur zugegeben, wenn Speisebrei aus dem Magen über den Pförtner in den Zwölffingerdarm und anschließend in den Dünndarm gelangt.

Im Magen wirken auf das aufgenommene Eiweiß drei Wirkstoffe ein: Salzsäure, Labferment und Pepsin. Eine Verarbeitung der Fette findet im Magen nicht statt, ebenso nicht die Umwandlung der Kohlenhydrate. Die Fette werden von der Gallenflüssigkeit bearbeitet. Güte und Menge der Gallenflüssigkeit hängen vom Gesundheitszustand der Leber ab. Wenn zu viel Fett mit der Nahrung aufgenommen wird, schickt der Verdauungstrakt auch Galle in den Magen. Hat man den Magen überladen, so kommt es zum Erbrechen, wobei in krassen Fällen die Galle miterbrochen wird.

Die weitere Bearbeitung des Speisebreies im Darm erfolgt von der basischen Seite her, also von dem unter Punkt 2 aufgeführten Na-OH. Wir brauchen darum von dem Kochsalz sowohl das Chlor als auch das Natrium.

Wenn wir jetzt - und das ist der springende Punkt - mit der Speise irgendwelche Säuren zuführen, z. B. Milchsäure oder Zitronensäure, so zerstören wir das Gleichgewicht zwischen Cl und Na, also zwischen Säure und Base. Wir haben zuviel Säure im Magen. Dieses Zuviel an Säure wandert mit der Nahrung in den Darm und frißt dort unsere Base restlos auf. Infolgedessen ist der Darm nicht mehr in der Lage, den Speisebrei von der basischen Seite her zu bearbeiten, denn der basische Wert ist durch das Zuviel an Säure ausgelöscht. Nicht genug, daß eine richtige Bearbeitung des Speisebreies im Darm nicht mehr erfolgen kann: Die zuviel eingebrachten Säuren fressen auch noch die Schleimhäute von Magen und Darm an. Die Folgen sind Magen- und Darmschleimhautentzündung, Magengeschwür und Darmgeschwür.

Durch die Auslöschung des basischen Wertes erhalten wir einen sauren Darmbrei, der, wenn er nicht allzu sauer ist, von den Darmzotten noch aufgenommen wird. Dadurch wird das Blut gesäuert. Der Körper weiß sich im Wege der Automation zunächst dadurch zu helfen, daß er seine alkalischen Reserven im Blut und in den Geweben mobilisiert. Er macht zu diesem Zweck Kalzium flüssig, da es die reichlichste basische Reserve ist, die er besitzt, und wirft es den Säuren entgegen. Das Kalzium neutralisiert zwar die Säuren, aber nun ist ein Verlust an Kalzium entstanden. Wenn dieser Vorgang Tag um Tag und Jahr um Jahr fortgesetzt wird, so entsteht der bekannte Kalziummangel der sauer lebenden Menschen. Dabei spielt es keine Rolle, ob jemand Vegetarier oder Allesverzehrer ist. Beide werden krank. Ursache aber ist die Säureaufnahme mit der Nahrung. Die sich ergebenden Folgekrankheiten sind sehr zahlreich.

SCHEMA DES DURCHLAUFS DER NAHRUNG DURCH DEN VERDAUUNGSTRAKT UND DES DURCHLAUFS DER NÄHRSTOFFE DURCH DEN ORGANISMUS

MUNDHÖHLE MIT GEBISS

Vorzerkleinerung fester Nahrung und Einspeichelung.

SPEISERÖHRE

MAGEN

Weitere mechanische Zerkleinerung der Nahrung bei gleichzeitiger chemischer Umwandlung durch Salzsäure, Pepsin, Lab. Umwandlung von Stärke in Zucker durch Hydrolyse und von Eiweiß in Peptone. Werden eiweißhaltige Produkte tierischer Herkunft (Fleisch, Wurst, Fisch, Milch, Käse) und stärkehaltige Produkte gleichzeitig verzehrt, kann u. U. durch zu hohe Säurebildung die Umwandlung von Stärke in Zucker unterbunden werden. Das Mengenverhältnis ist ausschlaggebend.

BAUCHSPEICHELDRÜSE (PANKREAS)

Gibt außersekretorisch den Pankreassaft in den Zwölffingerdarm ab und innersekretorisch das Insulin an das Blut zur Regulierung des Blutzuckerspiegels.

ZWÖLFFINGERDARM

Einmündung des Gallengangs und Zufuhr der in der Leber erzeugten Galle sowie des in der Bauchspeicheldrüse erzeugten Pankreassaftes zur Nahrung. Feinstverteilung der Fette durch die Galle.

1. TEIL DES DÜNNDARMS = JEJUNUM

Weitere Verarbeitung der Peptone zu Aminosäuren, Neutralisierung der Salzsäure des Magens durch die basischen Darmdrüsen. Saurer Darmbrei aus dem Magen wird nach Passieren der Säuresperre des Magens wieder neutral und ist keimfrei.

2. TEIL DES DÜNNDARMS = ILEUM

Im Ileum erfolgt die Aufnahme der verflüssigten Nährstoffe über die Darmzotten, genannt Osmose.

DARMZOTTEN

3500 Darmzotten pro Quadratzentimeter! Auf der Darmseite Darmflüssigkeit, auf der Kreislaufseite Blutgefäße und Lymphgefäße. Zucker, Aminosäuren, Mineralstoffe, Vitamine gehen ins Blut, Fettstoffe in die Lymphbahn.
Am Ende des Ileums erfolgt Lagerung des ausgesogenen Darmbreis vor der Bauhinschen Klappe.

DICKDARM

Er ist beim gesunden Organismus während der meisten Zeit leer und mit Luft gefüllt, weil durch den After Verbindung mit der Außenluft besteht. Nach jeweiliger Öffnung der Bauhinschen Klappe Durchtransport durch den Dickdarm und Ausstoßen der Exkremente aus dem After.

LEBER

Von den Darmzotten bringt das Blut über den Pfortader-Trakt Zucker, Aminosäuren, Mineralstoffe, Vitamine und Flüssigkeit - aber auch die aufgenommenen Säuren zur Leber, wo die Speicherung von Zucker in Form von Glykogen = Leberstärke stattfindet, das nach Bedarf in Zucker zurückverwandelt und zur Erhaltung des Blutzuckerspiegels abgerufen wird. (Störung des Vorgangs = Diabetes.) In der Leber Entgiftung und Neutralisation von Säuren, dabei Bildung von Gallengrieß, evtl. Gallensteinen.

Bluttransport zu den Zellen

Das Blut bringt die Aminosäuren und den Zucker zu allen Zellen des Körpers. Dort erfolgt Verbrennung des Zuckers und des Fettes zur Erzeugung von Energie und Wärme.

Vorgänge in den Zellen

Aufbau von neuen Zellkernen aus dem Eiweiß (Aminosäure) und Abtransport von zerfallenem Eiweiß an das venöse Blut. Bei der Verbrennung entsteht Kohlendioxyd (CO_2), das an das Blut abgegeben wird. Die Zellen erhalten vom Lungenblutstrom Sauerstoff zur Verbrennung.

Lungen

Austauschorgan zur Ausscheidung von Kohlendioxyd in die Luft und zur Aufnahme von Sauerstoff mit der Luft - Atmung.

Lymphsystem

Es steht mit dem Blutkreislaufsystem in Verbindung durch den Milchbrustgang = Ductus thoracicus, der in das venöse Blutgefäßsystem mündet. Das Lymphgefäßsystem transportiert Fett von den Darmzotten zum Blutgefäßsystem und dient dem Abtransport von verbrauchtem Material aus den Zellen; zugleich filtern die Lymphknoten die Lymphe.

Nieren und Poren

Nieren und Poren sind Ausscheidungsorgane des Körpers. Zerfallenes Eiweiß (Harnstoff und Harnsäure), überschüssige Mineralstoffe werden in den Nieren aus dem Blut ausgefiltert. Über das Porensystem Ausscheidung, teils gasförmig, teils flüssig, von Säuren (Harnsäure, Milchsäure usw.). Bildung des Säuremantels der Haut (dient zur Abwehr von Schadstoffen).

Transport und Verwertung der Nährstoffe im Organismus

Ergänzungen zu „Schema des Durchlaufs der Nahrung durch den Verdauungstrakt“

Wenn die mit der Nahrung aufgenommenen Nährstoffe Eiweiß, Fette, Kohlenhydrate (KH = Stärke und Zucker) im Verdauungstrakt in körpereigene Stoffe umgewandelt sind, beginnt ein sehr komplizierter und noch längst nicht klar erforschter Vorgang der Verteilung und des Verbrauchs dieser Stoffe, worauf dann der Abtransport der Abfallprodukte über die Ausscheidungsorgane erfolgt.

Bei diesen Vorgängen spielt das Blut als Transportorgan die wichtigste Rolle. Das Blut hat an den verschiedenen Stellen des Körpers unterschiedliche Aufgaben zu erfüllen. Demgemäß zeigt die Analyse auch eine ganz verschiedene Zusammensetzung. Es ist nicht etwa so, daß im Blutstrom alles durcheinander fließt, also Eiweiß, Fette und Kohlehydrate, Mineralstoffe, Vitamine und Spurenelemente. Die einzelnen Blutkörperchen erfüllen ganz bestimmte Funktionen, indem sie sich mit „ihren“ Stoffen beladen und diese genau dort abladen, wo sie benötigt werden.

Wie wir bei Bienenvölkern und Ameisenstämmen beobachten, daß eine gewisse Arbeitsteilung innerhalb der Völker besteht, so können wir auch annehmen, daß sich die Blutkörperchen in „Arbeitsteilung“ beladen und entladen. Ein kompliziertes Nervensystem meldet jeweils den Bedarf der einzelnen Organe und Körperteile an ganz bestimmten Bausteinen = Baustoffen an. Dann wird im Wege der Automation vom Blut das herangeführt, was gerade benötigt wird - also Fett oder Kohlehydrate in Form von Zucker oder, wenn viele Zellen durch erhöhte Muskeltätigkeit zerfallen sind, Eiweiß (Aminosäuren). Es kommt darauf an, daß die Nährstoffe in einem ausgewogenen Verhältnis mit der Nahrung zugeführt werden, denn Mangel an irgendeinem Stoff kann nicht durch erhöhte Zufuhr eines anderen Stoffes ausgeglichen werden. Fehlt es an Eiweiß, kann man diesen Fehlbedarf nicht durch eine erhöhte Zufuhr von Fett oder Zucker ausgleichen.

Der Kern einer jeden Zelle wird von einem Eiweißkörper gebildet. Würde das Eiweiß in der Nahrung fehlen, würden sich erhebliche Schäden zeigen, auch wenn noch so viel Zucker und Fett vorhanden wären. Andererseits würde eine zu hohe Eiweißaufnahme zu einem starken Anteil an den Eiweißzerfallsprodukten führen, die als Harnsäure und Harnstoff bekannt sind. Die Nieren und die Poren können nicht jede Menge dieser beiden Stoffe ausscheiden, und die nicht ausgeschiedenen Mengen bleiben im Körper zurück und erzeugen Krankheitserscheinungen, die neben dem Rheuma vor allem in den Arthrosen in Erscheinung treten. Die Chirurgie ist heute stolz darauf, Hüftgelenke und Kniegelenke dadurch wieder bewegungsfähig zu machen, daß der mit Ablagerungen bedeckte Gelenkknochen herausgeschnitten und durch ein künstliches Gelenk ersetzt wird, aber dies bleibt ein Behelf. Es muß gar nicht erst so weit kommen.

Die richtige Menge Eiweiss

Über die Menge Eiweiß, die der Mensch täglich benötigt, bestehen die verworrensten Ansichten. Der mit keinem chemischen Wissen beschwerte Laie liest daher, bald hier bald da, Ansichten, die sich völlig widersprechen.

Die unsinnige Formel

Vor Jahren wurde eine Formel überall nachgedruckt, nach der ein Mensch pro Tag und Kilogramm Eigengewicht mindestens 1 g Eiweiß zu sich nehmen solle, um gesund zu bleiben. Für ältere Menschen wurde diese Menge sogar mit 1,2 g angegeben. Da nun alle eiweißhaltigen Nahrungsmittel mehr oder weniger Wasser enthalten, ist gemäß der Formel natürlich das Vielfache der empfohlenen Trockensubstanz mit den Nahrungsmitteln aufzunehmen. Milch enthält ca. 86% Wasser und ca. 3,5% Eiweiß, so daß ein Liter Milch ca. 35 g Eiweiß enthält. Milch ist das wasserreichste Nahrungsmittel. Bei manchen anderen Nahrungsmitteln ist das Verhältnis zwischen Wasser und Eiweißtrockensubstanz günstiger. Die einzelnen Werte der Trockensubstanz kann man Tabellenwerken entnehmen. Wenn ein Mensch nun 60 kg wiegt, müßte er täglich 60 g Eiweiß aufnehmen; wiegt er 70 kg, wären es 70 g. Hat jemand ein erhebliches Fettdepot (Schmerbauch, Hüften), würde sich nach dieser Formel die aufzunehmende Eiweißmenge steigern, nur weil der betreffende Mensch noch 30 oder 40 Pfund Fett extra mit herumschleppt. Andererseits nimmt die Formel gar keinen Bezug auf die diversen variablen Größen, die den Eiweißbedarf maßgebend mitbestimmen und die nachstehend noch erläutert werden. Die Formel ist daher Unsinn!

Das Verhältnis der Nährstoffe zueinander

Es ist eine dem Ernährungsphysiologen bekannte Tatsache, daß die drei Nährstoffe Eiweiß, Fette, Kohlehydrate in einem ganz bestimmten Verhältnis zueinander stehen müssen, damit der optimale Gesundheitszustand erhalten bleibt. Ein Vertauschen der einzelnen Nährstoffe gegeneinander ist nicht möglich, obgleich man dem Laien sehr häufig in Wort und Schrift derartiges vorsetzt. Jeder der drei Nährstoffe erfüllt bestimmte Funktionen im Organismus. Ihre chemische Zusammensetzung aus den diversen Grundelementen kann aus „Chemische Grundlagen der AAM" entnommen werden. Hier sei nur betont, daß das Eiweiß, im Gegensatz zu Fetten und Kohlehydraten, das Element Stickstoff als wesentlichen Baustein in sich trägt.

Die Funktionen der einzelnen Stoffe

Fette und Kohlehydrate dienen der Wärme- und Energieerzeugung im Körper und werden, wie in den „Chemischen Grundlagen“ erläutert, zu Kohlendioxyd verbrannt. Die Verbrennung erfolgt in den einzelnen Zellen des gesamten Körpers. Das Blut ist das Transportmittel, das den Brennstoff zu den Zellen trägt und nach der Verbrennung das Kohlendioxyd zur Lunge bringt. Von dort wird es in die Luft ausgeschieden.

Anders ist es beim Eiweiß. Das zugeführte Eiweiß dient dem Aufbau von Eiweißkörperchen in den Zellen. Es ist seit langem bekannt, daß jeder Muskel bei Betätigung der Abnutzung unterliegt, d.h. es zerfallen Eiweißkörper zu Harnsäure, worauf die Zellen durch entsprechende Eiweißzufuhr wieder aufgebaut werden müssen. Den gleichen Vorgängen unterliegen auch die Blutkörperchen. Befindet sich der Körper in Ruhe, ist der Zellzerfall viel geringer als bei Beanspruchung der Muskulatur durch Bewegung. Analoge Vorgänge spielen sich natürlich bei den Denkvorgängen im Gehirn ab. Beim Aufbau eines wachsenden Organismus muß die für die zusätzliche Neubildung von Zellen benötigte Menge an Eiweiß außerdem berücksichtigt werden.

Der Bedarf an Eiweiss

Nach dem vorstehend Erläuterten ist klar, daß der Eiweißbedarf zu allen Zeiten eine sich stets verändernde Größe ist. Es gibt unendlich viele Zwischenstufen der Muskelbeanspruchung - von schwacher Bewegung bis zu stärkster Beanspruchung wie z.B. beim Bergsteigen -, und dementsprechend schwankt natürlich auch der Eiweißbedarf. Er muß darum täglich dem Verbrauch angepaßt werden. Im Gegensatz zu Fetten und Kohlehydraten, die im Körper gut gespeichert werden können, kann Eiweiß nur gering gespeichert werden. Das ist ein sehr wesentlicher Punkt der Ernährungsphysiologie, der leider den Wissenschaftlern wie den Ärzten nicht bekannt zu sein scheint, denn sonst würden sie ihren Patienten andere Diätvorschriften geben, als man es heutzutage immer wieder hört. Bei vollkommener Bettruhe geht der Eiweißbedarf so stark zurück, daß der Kranke fast überhaupt kein Eiweiß braucht. Man muß sich bei dieser Erkenntnis wundern, wie die Kranken mit Eiweiß überfüttert werden, was den Heilungsprozeß sehr hinauszögert, ja in vielen Fällen unmöglich macht und zu Verschlimmerungen der Krankheiten führt.

Wenn wir vom mittleren Eiweißbedarf ausgehen, den wir mit der Zahl X bezeichnen wollen, so ergibt sich folgendes Bild: Bei Ruhe sinkt diese Größe mindestens auf die Hälfte zurück, bei außergewöhnlicher Beanspruchung steigt sie auf das Doppelte oder noch mehr an. In algebraischer Darstellung ergibt sich also ungefähr:

Ruhe,	mittlere,	& starke Tätigkeit
X/2	X	2X,

d.h. zwischen dem minimalen Verbrauch und dem maximalen Verbrauch kann der

Eiweißbedarf auf das Vierfache ansteigen. Dies erhellt den Irrtum der vorgenannten Formel.

Wenn wir uns klarmachen, wie der Zivilisationsmensch unserer Zeit seine Eiweißaufnahme einrichtet, so ergibt sich, daß er z.B. an Festtagen, wenn er sehr wenig Muskelbeanspruchung hat, erhebliche Mengen an Eiweiß zu sich nimmt, während er an anderen Tagen der erheblichen Beanspruchung wenig zu sich nimmt. Erfahrungsgemäß erhöhen sich allein aus dieser falschen Eiweißaufnahme die Erkrankungen besonders nach den Festtagen. Unsinnig ist auch, dem alternden Menschen eine erhöhte Eiweißaufnahme zu empfehlen. Zahlreiche Erkrankungen des Alters, wie z.B. die Prostata-Hypertrophie, gehen auf Eiweißüberernährung zurück.

Die Kunst, die jeder Mensch erlernen muß, ist die, seine Eiweißaufnahme seinem biologisch bedingten Bedarf anzupassen.

Es ist wesentlich, die Eiweißaufnahme auf die Mahlzeiten richtig zu verteilen. Frühstück, Mittagsmahlzeit, Abendmahlzeit erfordern aus biologischen Gründen einen verschiedenen Anteil an Eiweiß. Das Frühstück ist reicher an Eiweiß zu gestalten als das Mittagessen, und das Abendessen soll wenig bis fast kein Eiweiß enthalten. Hier deckt sich die ernährungsphysiologische Feststellung vollkommen mit dem bekannten Spruch: Frühstücke wie ein König, iß zu Mittag wie ein Fürst, iß zu Abend wie ein Bettler.

Schäden durch übermässige Eiweissaufnahme

Nimmt der Körper zu viel Eiweiß auf, so ist der Organismus überlastet, und die Zerfallsprodukte des Eiweißes, wie Harnstoff und Harnsäure, können über die Ausscheidungsorgane Nieren und Poren nicht restlos ausgeschieden werden, weil die Organe nur für bestimmte Mengen dimensioniert sind. Der Körper ist infolgedessen mit einem Überschuß an Harnsäure belastet, den er aus seinem Flüssigkeitshaushalt ausscheiden muß. Er hilft sich, indem er die Harnsäure „einlagert“. Daraus entstehen die mannigfaltigsten Krankheiten.

Die Zahl der Menschen mit eingelagerter Harnsäure im Körper geht in die Millionen. Je mehr Säure jeder Art, die mit der Nahrung aufgenommen wird, noch hinzutritt, desto stärker werden die Harnsäureablagerungen. Es sei in diesem Zusammenhang noch betont, daß es keine Rolle spielt, aus welcher Nahrung das Eiweiß stammt, das im Übermaß aufgenommen wird. Fleisch ist allerdings aus dem Grunde am ungesundesten, weil im Fleisch bereits die Zerfallsprodukte des betreffenden tierischen Organismus enthalten sind. Lange Versuchsreihen und praktische Fälle haben gezeigt, daß auch eine zu hohe Milcheiweißaufnahme in Verbindung mit Säuren zu Schädigungen führt.

Andere Versuchsreihen ergaben, daß ein

Zuviel an Getreideeiweiß, Hülsenfruchteiweiß, Pilzeiweiß ebenfalls zu Störungen führt. Jeder Pferdeknecht weiß zwar, daß er seinem Pferd nicht nur Hafer sondern auch Häcksel geben muß, wenn das Pferd gesund bleiben soll, aber wo sind die Menschen, speziell die Ärzte, die aus solchen Beobachtungen die Konsequenz ziehen? Nach dem Gesagten ist klar, daß auch Vegetarier an Rheuma leiden können, denn sie machen oft den großen Fehler, sich nur nach der Art des Eiweißes, nicht aber nach der Menge zu richten.

In der heutigen Zeit der Eiweißüberernährung geht ein guter Teil aller Krankheiten auf das Konto „Zuviel Eiweiß". Wird in der Jugend zuviel Eiweiß aufgenommen, werden die Menschen zwar einen Kopf größer als die vorangegangene Generation, was aber nur in Grenzen vorteilhaft ist. Wird aber im Alter zuviel Eiweiß aufgenommen, entstehen bittere Krankheiten des Alters. Bei Männern kann es zur Prostata-Hypertrophie führen und bei Frauen zu Krebs. Das Blut erhöht in solchen Situationen im Wege der Automation seinen pH-Wert, der normal 7,3 ist, nach der basischen Seite. Wesentliche Erhöhungen des Blut-pH-Wertes müssen stets als Reaktion auf ein saures Zellmilieu gedeutet werden. Wird dieser erhöhte pH-Wert festgestellt, ist es höchste Zeit, die Eiweißzufuhr zu reduzieren. Die übermäßige Zufuhr von Kohlehydraten und Fetten führt zwar auch zu Verfettungserscheinungen, die aber nicht so schwerwiegend sind wie die Krankheiten aus dem Eiweißüberschuß. Es ist klar, daß bei schwerer körperlicher Arbeit die Eiweißaufnahme höher sein muß.

Schäden durch zu geringe Eiweissaufnahme

Eigene Versuchsreihen, die über Jahre durchgeführt wurden, haben ergeben, daß auch zu geringe Eiweißaufnahme zu Schädigungen im Organismus führt. Man findet in manchen Büchern Behauptungen, daß der Mensch z.B. nur von Pellkartoffeln existieren könne. Solche Ansichten sind nicht haltbar. Eine zu geringe Eiweißaufnahme äußert sich zuerst im Auftreten von Kopfschmerzen. Man kann diese Erscheinung durch sofortige Einnahme von leicht verdaulichem Eiweiß, wie etwa frische, rohe Milch, ein rohes Ei oder in Wasser roh aufgelöstes Sojamehl kupieren, wenn der Krampfzustand im Gehirn nicht schon zu weit fortgeschritten ist. Kopfschmerzen dieser Art sind nämlich nichts anderes als ein Krampfzustand. Viele Menschen bezeichnen sie als „vom leeren Magen kommend". Ganz unrecht haben sie damit nicht. In Wirklichkeit ist es der Mangel an Eiweiß, der durch das Warnsignal „Schmerzen" gemeldet wird. Ein weiteres Symptom der zu geringen Eiweißaufnahme ist das Nachlassen der Leistung der Muskulatur. Dies macht sich für den genauen Beobachter zuerst bei der Leistung der Augenmuskulatur bemerkbar.

Schlussfeststellung

Wenn man die Menge des Eiweißes nach der anfangs gegebenen Formel errechnet, ergibt sich im Vergleich zu den Feststellungen des bekannten Ernährungsphysiologen Ragnar Berg die doppelte Menge. Das wäre aber nur der Fall, wenn der sogenannte „ideale Mittelfall", den es in der Praxis kaum geben kann, herangezogen würde. Es ist also genauso falsch zu sagen, „l g je 1 kg Körpergewicht" wie etwa „0,5 g je 1 kg Körpergewicht". Die aufzunehmende Menge bleibt immer eine variable Größe. Je richtiger, je harmonischer wir an einem Tag oder in einer Zeit die Menge treffen, um so wohler werden wir uns fühlen.

Es gibt im übrigen noch bestimmte Anzeichen, aus denen man erkennen kann, ob die Eiweißaufnahme zu hoch ist. Diese Anzeichen rangieren in einer Skala von meist nicht oder wenig beachteten Dingen bis zu schweren Erkrankungen. Wenn Pickel auf der Haut erscheinen, ist das immer ein Zeichen der zu hohen Eiweißaufnahme.

Wenn Mandelentzündungen auftreten, ist das bereits ein ernster zu nehmendes Symptom, und beim Auftreten von Infektionskrankheiten jeder Art ist das Maximum der Schädigungen erreicht. Siehe: „Die AAM macht immun gegen Infektionskrankheiten".

Was das prozentuale Verhältnis der drei Hauptnährstoffe Eiweiß, Fette, Kohlehydrate zueinander anbelangt, sei hier betont, daß das Eiweiß den geringsten Anteil hat, dann folgt das Fett. Die Kohlenhydrate sollen mehr ausmachen als Eiweiß und Fett zusammen. Dieses prozentuale Verhältnis wird durch die Leistungsfähigkeit unserer Verdauungsorgane bestimmt, und Abweichungen von dieser Norm wirken sich ungünstig auf unseren Organismus aus.

DER ALKOHOLFAKTOR

Die Betrachtung des Problems der richtigen Eiweißaufnahme kann zu schweren Fehlern führen, wenn nicht der Alkoholfaktor berücksichtigt wird, der nachstehend erklärt wird. Alkohol läßt das im Darm bereits durch den Verdauungsvorgang verflüssigte Eiweiß wieder gerinnen und macht es auf diese Weise unverdaulich, so daß es von den Darmzotten nicht mehr aus dem flüssigen Darminhalt aufgenommen werden kann. Siehe dazu: Erklärung über Peptone usw. in „Saure Gärung des Darminhaltes". Diese Erkenntnis ist von weittragender Bedeutung! Wer sich von der Eiweißgerinnung durch Alkohol mit einem Versuch überzeugen will, separiere etwas rohes Eiweiß von einem Ei in ein Glas und gebe Alkohol in Form von Schnaps, Weinbrand etc. hinzu. Sofort wird man eine Trübung feststellen, die anzeigt, daß der Gerinnungvorgang eingesetzt hat. Genau der gleiche Vorgang findet im Darm statt.

Nun kann eine bestimmte Menge Alkohol auch nur eine bestimmte Menge Eiweiß binden. Je nach Mengenverhältnis der beiden Stoffe bleibt ein Überschuß von dem einen oder anderen bestehen. Diese Eiweißgerinnung, die auch gleichzeitig ein Festhalten des Alkohols durch das Eiweiß bedeutet, erklärt sehr einfach, warum manche Menschen, wie man sagt, „viel vertragen können", während andere nach der Aufnahme von wenig Alkohol sofort nachteilige Wirkungen verspüren. Nicht nur das geronnene Eiweiß, sondern auch der vom Eiweiß gebundene Alkohol gehen nicht in den Blutkreislauf über. Ausschlaggebend ist darum das im Darm bereits vorhandene verflüssigte Eiweiß. Auf diese Weise wird auch das Geheimnis des oft so unterschiedlichen Alkoholgehaltes erklärt. - Es ist alles einfach, wenn man es erst weiß!

Die Zahl der Menschen, die ganz ohne Alkohol leben, also den Alkoholfaktor nicht in Rechnung zu stellen brauchen, ist äußerst gering. Die Zahl der strikten Abstinenzler dürfte weniger als ein Prozent der erwachsenen Bevölkerung ausmachen. Es gibt aber eine größere Anzahl von Menschen, die nur von Zeit zu Zeit etwas Alkohol aufnehmen. Gerade für diese ist das Wissen um den Alkoholfaktor sehr wichtig, wenn sie sich vor Schädigungen bewahren wollen.

Der Alkoholgenuß gestattet und bedingt eine höhere Eiweißaufnahme. Vom ökonomischen Standpunkt aus wäre dazu zu sagen, daß diese Eiweißaufnahme, die durch den Alkohol wieder gebunden wird, eine nutzlose ist, die eingespart werden könnte. Wenn andererseits ein Mensch, der Antialkoholiker ist, zuviel Eiweiß aufnimmt, ist er den Krankheiten, die durch Eiweißüberernährung entstehen, stärker ausgesetzt als der Alkoholtrinker. Dies erklärt, warum Alkoholtrinker eine geringere Neigung zur Krebserkrankung zeigen als Nichtalkoholiker.

Die Alkoholtrinker nehmen in der Tat weniger Eiweiß in den Blut- und Säftekreislauf auf und gelangen auf diese Weise nicht in das „saure Milieu", weil ihre Harnsäurebelastung geringer ist.

Die Quintessenz der Eiweiß-Alkohol-Koagulation, wie man chemisch die Eiweißgerinnung nennt, ist also einfach. Wenn man sich in den Finger schneidet und auf die blutende Wunde ein Läppchen mit Alkohol legt, hört die Blutung sofort auf: Eiweißgerinnung und dadurch Verschluß der Blutgefäße. Wenn man zuviel Alkohol trinkt, tritt eine teilweise Schädigung durch Gerinnung von Eiweiß im Körper ein, und über das sensible Nervensystem entsteht der Spasmus im Gehirn. Trinkt jemand Alkohol in großen Mengen, tritt die Alkoholvergiftung ein. Durch sie wird in erheblichem Maße Bluteiweiß zum Gerinnen gebracht. Alkoholvergiftung führt bekanntlich zum Tode. Wenn aber jemand den Alkohol schon im Darm durch Eiweiß abfängt, ist der Alkohol bereits dort unschädlich gemacht, und es treten keine Beschwerden auf. Bei den geschilderten Fällen handelt es sich im Prinzip immer um denselben Vorgang.

Übersicht über den Eiweissgehalt verschiedener Produkte in Trockensubstanz und über Alkoholprozente in Volumenprozente diverser alkoholischer Getränke

je 100g enthalten	g Tr.	h
Vollmilch	4	2
Quark je nach Molkerückstand	ca.17	2
Kochkäse	20	2,5
Harzer Käse	34	3,5
Hartkäse wie Edamer, Tilsiter	28	4,5
Hartkäse wie Emmentaler, Gouda	30	6
Erdnüsse	20	3
Haselnüsse	14	3
Walnüsse	16	3
Linsen, Erbsen, Bohnen roh	20-22	2
Hefeflocken roh	25	1,5

je 100g enthalten	g Tr.	h
Pilze roh	3-5	1,5
Pilze erhitzt ca.	20	3
Getreide roh, gekeimt	12	2
Brot ca.	10	2
Eier, 2 Stück, 100 g, roh	13	1
Eier, gekocht, erhitzt	13	3
Frisches Fleisch, frische Wurst ca.	18-22	2
Fleisch, Wurst erhitzt, geräuchert	30-40	4
Fische	12-19	2
Gänsefleisch ca.	18	8
Sojamehl, roh	35	1

Gehalt an Eiweiß in Trockensubstanz = Tr.
Verflüssigungszeit im Verdauungstrakt = Stunden = h

Alkoholprozente in Volumenprozenten alkoholischer Getränke

Bier	3,5	- 5
Apfelwein	5	- 6
selbstgemachte Obstweine	10	-15
Rotwein je nach Jahrgang	8	- 9
Weißwein je nach Jahrgang	11	-12
Sekt - Schaumwein	10	-12
Weißwein, Spätlese	16	-18
Ausländische Weißweine wie Bordeaux	14	-18
Ausländische Süßweine	14	-18
Tokayer	20	-22
Liköre	28	-32
Weinbrand	38	
Branntwein	32	-38
Zwetschgenwasser, Kirschwasser, Whisky	45	-50

Übliche Abfüllmengen und deren Alkoholgehalt in ccm

1 Glas Bier	0,25 l ca.	12,5
1 Flasche Bier	0,50 l	25
1/2 Flasche Weißwein	0,35 l	38
1 Flasche Weißwein	0,70 l	76
1/2 Flasche Spätlese	0,35 l	63
1 Gläschen Weinbrand	0,25 l	7,6

Die Bindungsformel

7 g Eiweiß Tr. binden ca. 10,5 ccm Alkohol.
Verhältnis also 2 : 3
Beispiel:
120g Soja = 6 Eßlöffel = 42g Tr.
binden den Inhalt
einer halben Flasche Spätlese = 63 ccm.

„NICHT DAS FETT, SONDERN DIE EIWEISS-ÜBERERNÄHRUNG FÜHRT ZU HERZINFARKT, ARTERIOSKLEROSE, STOFFWECHSELSTÖRUNGEN, PROSTATA-HYPERTROPHIE!"

Diese Feststellung macht *Prof. Dr. Lothar Wendt*, Facharzt für innere Krankheiten, Professor an der Johann-Wolfgang-von-Goethe-Universität in Frankfurt/M. (Mit persönlicher Genehmigung von Herrn Prof. Dr. Lothar Wendt dürfen wir seine Forschungsergebnisse über das Eiweiß zur Ergänzung der Koch'schen Resultate hier aufzeichnen.)
Prof. Wendt stellte in umfangreichen Untersuchungen fest, daß die Erhöhung des Blutdrucks und die Entwicklung des Herzinfarkts eine Folge von *Eiweißüberernährung und Eiweißstoffwechselstörungen* sind. Bei den meisten Europäern ist das Fleisch der wichtigste Eiweißlieferant. Je reicher der tägliche Tisch mit Fleisch, Wurst und allem, was sonst noch vom Tier herrührt, gedeckt ist, desto höher steigt der Eiweißanteil im Blut, desto größer wird die Zahl der roten Blutkörperchen und desto schwerer rollt das Blut durch die Adern. Ganz besonders sind die Korpulenten, die Übergewichtigen, gefährdet, die gerne essen und sich überessen. So hat denn auch der Fleischkonsum in den letzten Jahren sehr zugenommen (speziell von Schweinefleisch). Aber das tierische Eiweiß von Milch und Milchprodukten ist genauso gefährlich. Bisher war man überzeugt, daß es keine Gesundheitsschäden durch ein Überangebot an Eiweiß gäbe. Aber der Umsatz von Quark hat sich in den letzten Jahren um 56% erhöht, derjenige von Joghurt sogar um 216%.
Welche Folgen hat dies für den Körper? Prof. Wendt: Jede einzelne der nach Billionen zählenden Körperzellen will beköstigt werden, will atmen und verdauen - genau wie wir, nur im Miniformat. Für den Antransport der Nährstoffe und des Sauerstoffs zu den Zellen, sowie für den Abtransport von Zellmüll und Schlacken stehen rund fünf Millionen fleißige Kleinstlaster in Form der roten Blutkörperchen zur Verfügung. Alle Straßen des Blutes durch den Körper beginnen im Herzen mit der 50 cm langen Aorta. Diese Hauptstraße verzweigt sich in die Arterien, die von einigen Zentimetern bis zu einem halben Meter lang sind. Die kleinsten Arterien verästeln sich weiter zu den wenige Millimeter langen Arteriolen. An diese schließt sich das dichte Wegenetz der Kapillaren (Haargefäße) an.
Die Wände dieser Kapillaren haben nach Prof. Wendt vier hochwichtige Aufgaben:

Eine Zellschicht der Wände bildet eine Kläranlage für die Substanzen, die vom Blut herangeführt werden. Eiweiße werden hier umgebaut und auf der durchlässigen Membran bis zur weiteren Verwendung gespeichert. Automatisch wird von hier aus die Durchlaufmenge des Filterstromes nach dem Bedarf im Versorgungsbereich gesteuert. Der Blutdruck kann dank der angelagerten Eiweißspeicher ausgeglichen werden. Das Speichereiweiß wird durch das Gewebe in transportables Eiweiß umgewandelt und steht zur Verfügung.

Übersteigt nun das Eiweiß, das wir unserem Körper zuführen, ständig die Eiweißnachfrage in den Geweben, kann infolge dauernd vermehrter Eiweißauflagerung deren Durchlässigkeit vermindert werden. Dadurch wird jedoch die Ernährung der Zellen im Versorgungsbereich vermindert. Als Notmaßnahme erhöht der Organismus den Blutdruck. So entwickelt sich aus der Eiweißüberernährung allmählich der Bluthochdruck. Und dieser ist der Risikofaktor Nr. 1 für allerlei beginnende schwere bis schwerste Krankheiten, auch für den plötzlichen Tod durch Herzinfarkt, oft ohne nennenswerte Vorwarnung. Man sollte jedenfalls auf erste Warnsignale achten und entsprechend reagieren.

Bei diesen Warnsignalen ist die tägliche Fleischration zu verringern; besser noch einen Monat lang streng vegetarisch zu leben. In dieser Zeit sollte man nichts vom Tier konsumieren: Verzicht auf tierisches Eiweiß, also auch auf Milch und Milchprodukte wie Quark, Joghurt, Käse usw., auch keine Eier, natürlich kein Fisch, keine Muscheln, Krebse und andere Meerestiere.

Sollte Prof. Wendts Hinweis auf die Gefahr der Eiweißüberfütterung zu denken geben, dann ebenfalls die Tatsache, daß alle großen Lehrer und Erzieher der Menschheit Vegetarier waren und das „Fleischfasten“ als heilende und vorbeugende Maßnahme gegen die Krankheiten der Völlerei seit Jahrtausenden immer wieder empfohlen haben.

Erläuterungen zur AAM-These: Tägliche H-Ionen-Aufnahme (Säuren) = OH-Ionenaufnahme (Basen)

Bei der biologischen Betrachtung der Aufnahme von H-Ionen (Säuren) und OH-Ionen (Basen) ist nicht nur ihre mengenmäßige Aufnahme zu berücksichtigen, sondern auch weitere Faktoren, die sich auf den Ausgleich bzw. die Ausscheidung der H-Ionen (Säuren) im Organismus selbst auswirken.

Der wesentliche Faktor ist die Bewegung.

Die meisten animalischen, terrestrischen Wesen besitzen zur Fortbewegung Beine, zum Teil auch Flügel. Andere, wie Schlangen und Würmer, bewegen sich durch die Windungen des gesamten Körpers fort. Immer bleibt die Bewegung ein dominierender Faktor, der seit urdenklichen Zeiten im Leben eine Rolle spielt. An dieser Stelle soll die Bewegung bezüglich der Säurenausscheidung betrachtet werden. Es handelt sich um die Ausscheidung der im Organismus entstandenen Säuren, die nicht durch Basen neutralisiert werden. Hierfür sind zwei Organe zuständig: erstens die Nieren und zweitens das Porensystem. Das zweite System wird meistens zu gering eingeschätzt. Aber es ist eine Tatsache, daß die Ausscheidung von Säuren durch die Poren bei entsprechender Steigerung der Bewegung temporär höher werden kann als die durch die Nieren. Durch das Porensystem ist die Möglichkeit gegeben, die Säuren über den „sauren Schweiß" auszuscheiden, so daß bei nicht ausreichender Basen-Aufnahme noch eine Regulierung der Säuren-Abgabe erfolgen kann. Dieser Faktor wirkt darum auf die Grundthese - H-Ionen-Aufnahme = OH-Ionen-Aufnahme - ausgleichend ein. Wie zeigt sich praktisch diese Ableitung von H-Ionen nach außen? Dazu ist zunächst festzustellen, daß sich bei Kindern die Säureeinwirkung nur als Zahnkaries bemerkbar macht. Die überschüssige H-Ionen-Menge wirft das Kind durch dauernde Bewegung über das Porensystem ab. Bei erwachsenen Personen ist teils infolge sitzender Berufstätigkeit und teils infolge Trägheit bei zunehmender Körperfülle und fortschreitender Alterung die Ausscheidung von H-Ionen durch Bewegung stark herabgesetzt. Zwangsläufig müssen Menschen, denen die notwendige Bewegung fehlt, ins saure Milieu geraten. Bei alten Menschen ist darum unbedingt die Forderung nach einer erhöhten Aufnahme von Basen (OH-Ionen) zu stellen. Daran denkt normalerweise niemand. Der Mensch unserer Zeit ist weiter mit Einflüssen belastet, die ihm zunächst einen psychischen Schaden zufügen. Doch dabei bleibt es nicht. Im Kapitel „Säureerzeugung durch seelische Belastung" ist erläutert, wie sich die psychische Belastung in Säurebelastung umsetzt, also in Erzeugung von H-Ionen.

So ergibt sich ein weiterer Faktor, der sich in diesem Fall als eine Belastung bei der H-Ionen-Ausscheidung auswirkt. Bekanntlich findet der Umsatz des Eiweißes vornehmlich in den Zellen statt. Die Abfallstoffe - wieder die H-Ionen (Säuren) - müssen durch das Blut abgeholt und abtransportiert werden. Ist aber im Laufe des Lebens bei saurer Ernährung bereits Arteriosklerose (= Auskleidung der Blutgefäßwandungen mit Cholesterin) eingetreten, vermindern sich die Vorgänge der Osmose, und es können nicht mehr dieselben Mengen H-Ionen abtransportiert werden wie bei gesunden Blutgefäßwandungen. Mithin erkennt man hier einen weiteren Faktor, der sich ungünstig auf die Ausscheidung der H-Ionen auswirkt. Wer diese Zusammenhänge begriffen hat, dem ist klar, daß die Grundgleichung: H-Ionen-Aufnahme = OH-Ionen-Aufnahme durch fördernde und schädigende Faktoren beeinflußt wird, die stets bei der Ernährung zu berücksichtigen sind. Offenbar spielt aber die Bewegung die größte Rolle, und hier wird am meisten gesündigt. Eine AAM- Forderung lautet seit eh und je: Vier Stunden am Tag Bewegung unter freiem Himmel - aber allermindestens zwei Stunden! Wer glaubt, sich mit einigen Minuten körperlichen Trainings am Morgen im Zimmer „gesundtrimmen" zu können, befindet sich in einem verhängnisvollen Irrtum. Die Ausscheidung der H-Ionen (Säuren) über die Ausscheidungsorgane ist ein Prozeß, der an jedem Tag Zeit, ja viel Zeit erfordert.

Handhabung des Indikatorpapiers

Wie kann man den Stärkegrad von sauren oder basischen Produkten messen?

Der Chemiker benutzt zum Nachweis und Messen von Säuren und Basen das Indikatorpapier. Es ist ein mit einer Farbkombination aus verschiedenen Farbelementen präpariertes Papier, das beim Eintauchen in eine zu prüfende Flüssigkeit anzeigt, ob dieselbe sauer, neutral oder basisch ist. Man mißt mit dem Indikatorpapier den pH-Wert, d.h. den Stärkegrad einer Säure oder Base. (pH = pondus Hydrogenii = lateinisch: das Gewicht des Wassers. Gemeint ist das Gleichgewicht des Wassers, nämlich das Gleichgewicht zwischen H-Ionen und OH-Ionen.) Auf der Farbskala, die dem Indikatorpapier beigegeben ist, vergleicht man den festgestellten Farbwert mit der Skala und liest dann die Zahl ab, die unter der entsprechenden Verfärbungsnuance steht.

Die Universal-Indikatorpapiere verfärben sich nach der sauren Seite rot, nach der basischen Seite über grün bis blau und schwarz. Die Farbskala reicht von 1 bis 14. Von 1 bis 7 reagieren die Säuren und von 7 aufwärts die Basen. 7 ist der Neutralpunkt. Je stärker eine Säure ist, um so intensiver ist die Rotfärbung, und je stärker eine Base ist, um so intensiver die Blau- bis Schwarzfärbung. Salzsäure, unsere stärkste Säure, zeigt ein starkes Rot mit pH l, Zitronensäure zeigt pH 2, Sauerkraut und andere milchsaure Erzeugnisse einen Wert von 2 bis 4. Je nach Art und Konzentration der Säuren ergibt sich ein hoher oder niedriger pH-Wert. Der Saft aus frischem grünem Salat zeigt einen pH-Wert von 7 bis 7,5. Frisch gepreßter Gemüsesaft 7 bis 7,4. Frischer Löwenzahnsaft, Spitzwegerichsaft und andere Wildkräutersäfte haben pH-Werte von 7,3 bis 7,9. Passugger Medizinal (Fortunatus), Vichy-Wasser, Wildunger-Helenen haben pH-Werte um 8. (Diese basischen Heilwässer enthalten als aktive basische Substanz doppelkohlensaures Natron.) Natronlösung zeigt je nach Konzentration Werte von 7-10.

Wenn man Früchte testen will, schneidet man eine Frucht in zwei Teile, legt einen Streifen Indikatorpapier dazwischen und preßt die beiden Teile zusammen. Man wird immer wieder staunen, wie sauer viele Früchte sind; vor allem, wenn sie unreif, also zu früh geerntet werden, was ja beim heutigen Handelsobst durchweg der Fall ist.

Anmerkung H.F.

Es ist für jeden wichtig, sich mit der Handhabung des Indikatorpapiers vertraut zu machen und eine gewisse Zeit hindurch eigene Tests, besonders mit Obst, durchzuführen. Die im Teil IV,

„Chemische Grundlagen der AAM“ von Hans Hess aufgestellte Testreihe über die verschiedenen Gemüse, Nüsse, Samen, Fett, Getreide, Brot und Obstsorten usw. gibt nur allgemeine Werte an, die variabel sind, weil jedes lebende Produkt in seiner Qualität und damit auch in seinem pH-Wert von der Güte seines Wachstumsstandorts, der Witterung, der Lagerqualität und Lagerzeit sowie vom Transport abhängig ist. Es ist darum unbedingt empfehlenswert, besonders Obst immer wieder zu testen. (*Siehe auch „Säurefreie Gerichte“.*)

Anmerkung des Vier Flamingos Verlages:

Die von Vier Flamingos vertriebenen pH-Teststreifen umfassen den Meß-bereich von pH 5,2 bis 7,4. Eine Messung von starken Säuren ist so mit diesen Teststreifen nicht möglich, die Farbskala reicht auch nur von gelb = sauer bis dunkelblau = basisch. Außerdem sind die Streifen nur zur Messung des Urin-pH-Wertes geeignet, Messungen von Früchten oder anderen Flüssigkeiten ergeben oftmals falsche Werte. Näheres entnehmen Sie bitte dem Buch „Revolution in der Küche“ vom Vier Flamingos Verlag.

ERLÄUTERUNGEN ZUM NEUTRALISATIONSVERFAHREN NACH AAM

Man muß wissen, daß man eine Neutralisation grundsätzlich nur mit Karbonaten durchführen kann. Die Kohlensäure ist schwächer als die Gärungssäuren (Milchsäure und Essigsäure) und die Fruchtsäuren (Zitronensäure, Apfelsäure und Weinsäure) und auch als die heute zugelassenen Konservierungssäuren wie die Benzoesäure. Das typische Kennzeichen einer Neutralisation mit einem Karbonat ist das Aufsteigen von Blasen beim Zusammenbringen des Karbonats mit einer der genannten Säuren. Zu beachten ist, daß ein Mineralstofferzeugnis, das keinerlei Karbonate enthält, für die Neutralisation nicht geeignet ist.

Welches sind nun die Karbonate, mit denen man neutralisieren kann?

1. Kalziumcarbonat = $CaC0_3$
   = kohlensaurer Kalk
2. Natriumcarbonat = $NaHC0_3$
   = Natron
3. Kaliumcarbonat = $KHC0_3$
   = Kalium bicarbonicum
4. Magnesiumcarbonat = $MgC0_3$
   = kohlensaures Magnesium
5. Ammoniumcarbonat = $(NH_4)_2C0_3$
   = Hirschhornsalz

Warum wird zuallererst das Kalzium genommen? Die Frage ist einfach zu beantworten: weil unser Knochengerüst aus phosphorsaurem Kalk besteht. Wenn wir die anderen Karbonate zum Neutralisieren benutzen, so führen wir dem Körper kein Kalzium zu, sondern ein anderes Salz einer Gärungs- oder Fruchtsäure. Es geht aber gerade um das Kalzium, weil unsere Nahrung sowieso arm an Kalzium ist. Es muß darauf hingewiesen werden, daß der Ausdruck „verkalkt" falsch ist - es muß vielmehr heißen: „entkalkt"! Der weiße Stoff, den der Organismus in den Adern einlagert, ist eben kein Kalk, wie man um die Jahrhundertwende annahm, sondern Cholesterin.

Einige Schwierigkeiten macht die Neutralisation bei kolloidalen Flüssigkeiten. Was ist das überhaupt? Es sind die Flüssigkeiten, die durch trübes, milchiges Aussehen gekennzeichnet sind. Der kohlensaure Kalk ist nicht wasserlöslich, sondern schwimmt nur im Wasser. Kommt er in eine kolloidale (klebrige) Flüssigkeit, so kann er sich nur schwer unter sehr viel Rühren mit der Säure vereinigen. In solchen Fällen fügt man zunächst $CaCO_3$ und nach einigem Rühren noch etwas Natron hinzu, das als leicht lösliche Substanz mit einem pH-Wert über 7 die restliche Neutralisation ermöglicht. An die Stelle von kohlensaurem Kalzium kann zur Neutralisation auch ein anderes kohlensaures

Salz, das leichter löslich ist als das Ca, treten. Die Neutralisation geht bei Natrium und Kalium zwar schneller vor sich, aber dem Organismus wird kein Ca geboten, das er zuallererst benötigt.

Welches sind nun die wichtigen kolloidalen Flüssigkeiten? Zuerst ist die saure Milch zu nennen (süße Milch braucht man ja nicht zu neutralisieren) und dann die trüben Säfte wie z.B. trüber Apfelsaft. Ob und bis zu welchem pH-Wert man neutralisiert hat, prüft man mit dem Indikatorpapier nach.

Oft wird gefragt, wie man sich bei sauren Fruchtsäften, die an sich rot sind, verhalten soll. Dafür hat die chem. Industrie Spezial-Indikatorpapier entwickelt, die in bestimmten Bereichen der Säure keine Rotfärbung, sondern eine andere Farbe zeigen. Wo Oxalsäure auftritt, neutralisiert man mit Natron. Oxalsäure sollte gemieden werden. Starke Oxalsäureträger sind z. B. Rhabarber, Sauerampfer und Tomaten.

Bei jeder Neutralisation muß sorgfältig gerührt werden!

Anmerkung H.F.

Fred W. Koch bediente sich vorwiegend der Neutralisation der Säuren durch $CaC0_3$ - Kalzium-Karbonat (kohlensaurer Kalk) - und wies seine Schüler entsprechend ein. Nach neueren Erkenntnissen war dies ein Irrtum, und ich möchte schon an dieser Stelle jeden eindringlich davor warnen, diese allerdings recht praktische Vereinfachung bei der Nahrungszubereitung zur täglichen Gewohnheit zu machen. $CaC0_3$ bringt die Verdauungssäfte durcheinander und stört somit den gesamten Verdauungsablauf. Kohlensaurer Kalk ist anorganisch und die Mineralstoffbeigabe nur einseitig (bei allen Karbonaten). Schädigend wirkt sich die Zerstörung von Vitamin B aus, z.B. B_1 = Thiamin und B_2 = Riboflavin und Niacin. Vitamin B_2-Mangel führt zu Schleimhautveränderungen. Niacinmangel führt zu Verwertungsstörungen der Hauptnahrungsstoffe Kohlenhydrate, Fett und Eiweiß. Darum muß die Devise für uns heißen: Möglichst von der reinen, gottgegebenen Rohkost leben, einschließlich Getreide und Nüsse, und das saure Obst meiden. Wertvolle Hinweise in dieser Richtung können Sie auch aus der pH-Wert-Meßreihe von Hans Hess im Teil IV dieses Buches erhalten.

Berechnung der maximal zulässigen Säureaufnahme

Es ist für jeden, der seine Gesundheit schätzt, wesentlich, daß er sich Rechenschaft darüber gibt, wieviel Säuren und Basen er täglich zu sich nimmt, und daß er weiß, wie er dieses Verhältnis messen und ausgleichen kann. Als oberster Grundsatz hat zu gelten, daß nicht mehr Säuren aufgenommen werden als Basen. Das heißt also, daß per Saldo die Nahrung zum mindesten neutral sein muß. Ist die Nahrung sogar basisch, so ist das ein Vorteil, weil die interne Säureerzeugung auch noch kompensiert werden muß. Was benötigt man zur Berechnung der Säureaufnahme?

1. Indikatorpapier
2. Eine Waage
3. Einen Meßzylinder für das Messen von Flüssigkeiten.
4. Die hier angegebene Umrechnungsskala.

Skala für die Umrechnung

Bekanntlich gibt die Skala über die Säuren- und Basenwerte, also die pH-Werte, Zahlen von 1 bis 14 an. Meist laufen die Skalen aber nur bis 10 oder 11, weil man mit dem Universalindikatorpapier eine Farbänderung bei basischen Werten über 10 oder 11 nicht erzielen kann. Es gibt aber auch Spezial-Indikatorpapiere bis 13 mit genau erkenntlicher Werteinteilung. Für die Berechnung der Säuren- und Basenaufnahme ist die fortlaufende Zahlenreihe ungeeignet. Ich habe daher ausschließlich für diesen Zweck eine Reihe aufgestellt, die allen Ausgleichsrechnungen zugrunde gelegt wird:

	pH-Wert	Rechnungszahl
	0	-7
	1	-6
	2	-5
sauer	3	-4
	4	-3
	5	-2
	6	-1
neutral	7	0
	8	+1
	9	+2
	10	+3
basisch	11	+4
	12	+5
	13	+6
	14	+7

Der Nullpunkt dieser Reihe entspricht dem Neutral-Punkt 7 der pH-Werte. Die Skala reicht vom Neutralpunkt 0 ausgehend bis zu -7 (= pH-Wert O) und bis zu + 7, dem höchsten basischen Wert (= pH 14).

Wenn man mit dem Indikatorpapier einen sauren Wert von 2 gemessen hat, z.B. bei Zitronensaft, wird für unsere Rechnung ein Wert von minus 5 in der zweiten Reihe abgelesen und bei unserer Berechnung verwendet. Ebenso wird ein basischer Wert von, sagen wir, 8 mit + 1 bewertet und in unserer Rechnung eingesetzt.

Nun kann man mit der Berechnung der aufzunehmenden Säuren- und Basenwerte beginnen. Wir wiegen ein Pfund Äpfel oder Apfelsinen ab und berücksichtigen natürlich den Abfall. Wenn mit dem Indikatorpapier bei den Äpfeln ein Wert gemessen wurde, so nehmen wir aus der 2. Skala den entsprechenden Wert, also z.B. gemessen 3 umgewandelt in -4. Diesen Wert von -4 multiplizieren wir mit dem Gewicht. Der Einfachheit halber nehmen wir im Beispiel an, daß es genau 500 g Äpfel waren. So ergibt die Berechnung:

-4 x 500 = -2000

Diese Zahl bezeichnen wir als Meßzahl der H-Ionen (Säuren) für die getestete Menge. Die H-Ionen sind ja so unendlich klein, daß in dieser Menge Millionen und Abermillionen vorhanden sind. Daher der Ausdruck Meßzahl. Dieser Meßzahl von -2000 muß nun eine basische Zahl, also mit dem Vorzeichen +, gegenübergestellt werden. Die basischen Werte unserer Nahrung reichen aber nicht so hoch, wie die sauren in die Tiefe reichen.

Die stärksten Basen in unserer Nahrung sind die basischen Heilwässer. Aber auch diese zeigen nur einen pH-Wert von maximal 9. Darüber hinaus darf man sowieso nicht gehen, weil dann die Basen ätzend wirken. Der pH-Wert 9 wird nun nach der Tabelle umgeformt in +2. Wenn man jetzt die Meßzahl -2000 kompensieren will, so müßte man 1000 g des Mineralwassers trinken, also einen ganzen Liter, denn +2 x 1000 = +2000. Aus diesem Beispiel geht hervor, daß wir zweckmäßigerweise den sauren pH-Wert durch Neutralisation auf eine niedere Zahl bringen. Also wird -4 durch Neutralisation auf -2 gebracht. Dadurch wird bei gleichbleibender Apfelmenge die Meßzahl auf - 1000 reduziert. Darum brauchen wir auf der basischen Seite nicht mehr die Zahl +2000, sondern nur noch +1000.

Gemüse- und Kartoffelwasser sind basisch, wenn sie frisch sind. Wir müssen für jede saure Frucht, die wir essen, entsprechende Mengen Basen zu uns nehmen. Unser Körper kann keine besonders starken Säuren vertragen und auch keine großen Mengen. Es ist darum sehr wichtig, daß man sich durch solche Experimente klar macht, wie weit in der heutigen Zeit die Nahrungsaufnahme nach der sauren Seite verschoben ist. Wie bereits erwähnt, sind unsere gesamten sauren Früchte Kulturzüchtungen und haben dem Menschen während der Millionen Jahre langen Evolution nicht zur Verfügung gestanden. Der basische Geschmack, der analog dem sauren vorhanden ist, ist den meisten Menschen unbekannt. Es bedarf einer gewissen Schulung und Übung, den basischen Geschmack eines Stoffes festzustellen. Der saure Geschmack ist nicht einladend, darum übertüncht man ihn mit Zucker. Gäbe es den Zucker nicht, so würden viel weniger Säuren verzehrt.

Das Indikatorpapier zeigt einige Unvollkommenheiten. Spezial-Indikatorpapiere ermöglichen die Feststellung von halben Dezimalwerten wie 0,5, 1,5, 2,5 usw. Auch das Ansprechen der Indikatorpapiere, besonders nach der basischen Seite hin, bietet einige Schwierigkeiten. Wenn wir einen Streifen Indikatorpapier in trockenem Zustand betrachten, zeigt er 5 an, und wenn wir ihn in blankes Wasser werfen, zeigt er meist nicht den Nullwert 7, sondern bleibt bei 5 stehen. Wenn wir jetzt einen Tee, der basisch ist, messen, müssen wir in vielen Fällen die Differenz zwischen dieser 5 und 7 berücksichtigen. Der Tee ist dann nicht 7 also neutral, sondern +2, was beachtet werden muß. Nach der sauren Seite arbeiten die Papiere besser. Zur Feststellung von pH-Werten hat man auch Meßgeräte konstruiert, mit denen die pH-Werte nach dem Stromdurchgang durch die Flüssigkeit gemessen werden. Statt der Milliampere-Skala ist eine pH-Wert-Skala eingebaut. Aber auch diese teuren Meßgeräte zeigen Fehler, insbesondere bei Nahrungsmitteln ; denn der Stromdurchgang richtet sich in fettigen Emulsionen und kolloidalen Lösungen nicht nur nach der Ionisation, sondern auch nach den anderen genannten Widerständen. Für den Laien ist darum die Feststellung mit dem Indikatorpapier immer noch das einfachste Mittel.

DIE UMWANDLUNG VON KOHLENSAUREM KALK = $CaCO_3$ BEIM ZUSAMMENTREFFEN MIT ORGANISCHEN SÄUREN

Wenn wir zu einer organischen Säure (Milchsäure, Zitronen säure, Apfelsäure, Essigsäure usw.) kohlensauren Kalk hinzufügen, sehen wir beim Umrühren, daß Blasen aus der Flüssigkeit aufsteigen. Was bedeutet das? - Der kohlensaure Kalk ist von der Säure zersetzt, d.h. aufgespalten worden. Die Säure hat das Kalzium des kohlensauren Kalkes an sich gerissen, und das aufsteigende Gas ist das Kohlendioxyd - fälschlich auch Kohlensäure genannt - das in die Luft entweicht. Wir haben also in der Flüssigkeit nach Ablauf des Vorgangs keinen kohlensauren Kalk mehr, sondern ein Salz, das aus dem Kalzium und der betreffenden Säure besteht. Die Säure hat sich umgewandelt in ein Salz, das neutral reagiert. Das kann man mit dem Indikatorpapier leicht messen.

Der Vorgang vollzieht sich nach folgender chemischer Gleichung:

Kohlensaurer Kalk + Milchsäure	= Milchsaurer Kalk + Kohlendioxyd
Kohlensaurer Kalk + Apfelsäure	= Apfelsaurer Kalk + Kohlendioxyd
Kohlensaurer Kalk + Zitronensäure	= Zitronensaurer Kalk + Kohlendioxyd
Kohlensaurer Kalk + Essigsäure	= Essigsaurer Kalk + Kohlendioxyd

Die Salze der organischen Säuren werden vom Körper aufgenommen und beim Aufbau seiner Knochen verwertet.

Der Vorgang der Umsetzung ist bei allen Säuren der gleiche. Manche Leute glauben, wenn sie kohlensauren Kalk mit einer Säure gemischt verzehren, würden sie ihn in sich aufnehmen. Das ist aber nicht der Fall, weil die Umwandlung bereits erfolgt und das Kohlendioxyd in die Luft gestiegen ist.

Bitte also keinen kohlensauren Kalk einnehmen, denn die Magensäure würde hierdurch neutralisiert. Wir brauchen aber die Magensäure für die Verdauung.

ANMERKUNG H. F.:

An dieser Stelle darf ich noch einmal darauf hinweisen, daß $CaC0_3$, kohlensaurer Kalk, anorganisch ist und nach neueren chemisch-wissenschaftlichen Erkenntnissen den normalen Ablauf der Verdauungsfunktionen stört. Es werden z. B. verschiedene Vitamine der B-Gruppe zerstört, so B_1 = Thiamin und B_2 = Riboflavin und Niacin. Vitamin B_2-Mangel führt zu Schleimhautveränderungen. Niacinmangel führt zu Verwertungsstörungen der Hauptnahrungsstoffe Kohlenhydrate, Fett und Eiweiß. Darum muß die Devise heißen: Einordnung in die Naturgesetze.

Selbstherstellung von fruchtsaurem Kalk aus kohlensaurem Kalk und sauren Früchten

Wer sich jahrelang sauer ernährt hat, leidet an Kalkarmut. Sie ist die Ursache vieler Krankheiten! Es gibt zwei Möglichkeiten, eine Kalkanreicherung des Organismus herbeizuführen:

1. Die Einnahme von fertigen Kalkpräparaten mit Kalziumsalz-Mischungen
2. Die Einnahme von selbstgefertigten Kalziumsalzen aus sauren Früchten jeder Art.

Der chemischen Zusammensetzung nach werden die Fruchtsäuren eingeteilt in:

1. Acidum citricum = Zitronensäure
2. Acidum malicum= Apfelsäure
3. Acidum tartar = Weinsäure

Alle drei Säuren in verschieden starkem Verhältnis, kommen in fast allen sauren Früchten vor. Wenn man saure Früchte neutralisiert, indem man kohlensauren Kalk zugibt, werden aus den drei Säuren die Kalziumsalze der betreffenden Säuren gebildet. Dabei entweicht aus dem kohlensauren Kalk das Kohlendioxyd = CO_2 in die Luft. Wir erkennen diesen Vorgang an dem Schaum oder der Blasenbildung beim Rühren.

Es bilden sich also aus der Zitronensäure zitronensaurer Kalk, aus der Apfelsäure apfelsaurer Kalk und aus der Weinsäure weinsaurer Kalk. Auf gleiche Weise kann man natürlich auch aus Milchsäure milchsauren Kalk = Calcium lacticum und aus Essigsäure essigsauren Kalk = Calcium aceticum herstellen.

Wesentlich ist, daß die Neutralisation der Säuren bis zum Neutralpunkt - pH-Wert 7 - durchgeführt wird. Wird durch Zugabe von zu wenig kohlensaurem Kalk nur eine Teil-Neutralisation erreicht, ist die Säure bestrebt, beim Durchgang durch den Körper noch weiteres Kalzium an sich zu ziehen. Ist aber die Neutralisation völlig durchgeführt, kann der Körper aus diesen neutralen Salzen - im Verein mit der Phosphorsäure bzw. deren Salzen - phosphorsauren Kalk an den Stellen einbauen, die phosphorsauren Kalk benötigen.

Die Durchführung der Neutralisation

Man zerkleinert die sauren Früchte zunächst zu einem Brei, indem man die Früchte und Beeren wie Johannisbeeren und Stachelbeeren usw. zerdrückt bzw. zerquetscht und dann mit dem Indikatorpapier den pH-Wert mißt. Färbt sich das Indikatorpapier tief rot, ist viel Kalk nötig. Nach der Kalkzugabe mißt man erneut. Zeigt sich noch eine Gelb- oder gar Rotfärbung, muß man unter Umrühren erneut Kalk zugeben, bis das Indikatorpapier den pH-Wert 7 anzeigt. Der Geschmack leidet unter der Neutra-

lisation auf den Neutralpunkt - er wird fade. Die Neutralisation ist aber erst bei fadem Geschmack erreicht.
Bei den Steinfrüchten zerquetscht man das Fleisch wie bei den Beeren, bei Äpfeln halbiert man die ungeschälten Äpfel, schneidet das Kerngehäuse heraus und raffelt nun die Hälften, bis man nur noch die Schalen in der Hand hat. Man legt sie zur Seite. Den Brei, der sich rasch braun färbt, neutralisiert man wie beschrieben. Bei Birnen verfährt man in gleicher Weise, wenn sie sauer sind. Bei Weintrauben wird durch Zerquetschen und Aufpressen in einen Saftbeutel Traubensaft erzeugt, der dann neutralisiert wird. Man rechnet bei Beeren, je nach vorhandener Säure, ca. 3 - 5 g Kalk auf 100 g Beeren, bei Äpfeln, je nach Säure, etwa die Hälfte. Maßgebend ist immer der Test mit dem Indikatorpapier.

ANMERKUNG H.F.:
Ich muß vor der Selbstherstellung und dem Verzehr der Kalziumsalze aus sauren Früchten und kohlensaurem Kalk warnen. Hierbei ist die gleiche Beeinträchtigung des reibungslosen Verdauungsvorgangs zu erwarten, wie sie als Anmerkung nach dem Absatz „Die Umwandlung von kohlensaurem Kalk = $CaCO_3$ beim Zusammentreffen mit organischen Säuren“ geschildert wird. Die Vitamine der B-Gruppe werden zerstört.

Chemisches Verhalten von basischen Heilquellen und Neutralisatoren bei leerem und vollem Magen

Wer jemals in einem Heilbad mit basischen Quellen zur Kur gewesen ist, weiß, daß die Brunnenhallen nur zu ganz bestimmten Zeiten zum Trinken der Heilquellen geöffnet sind, und zwar eine Stunde vor der Mittagsmahlzeit und eine Stunde vor der Abendmahlzeit. Wenige Kurgäste fragen, warum dies so angeordnet ist, obgleich es einen guten Sinn hat. Die Erklärung ist eine einfache Sache.

Alle basischen Wässer sind durch den Bestand an OH-Ionen (Basen) gekennzeichnet. Die Wirkung auf den Organismus ist verschieden, je nachdem ob sie in den leeren oder vollen Magen gelangen (siehe Schaubilder). Im leeren Magen ist keine Salzsäure (HCl). Eine laufende Abgabe durch die Salzsäuredrüsen im leeren Magen wäre biologischer Unsinn. Wenn die basische Quelle in den leeren Magen gelangt, haben wir eine basische Flüssigkeit im Magen, die als wesentlichen aktiven Bestandteil doppelkohlensaures Natron enthält. Das hat zwar die chemische Formel $NaHCO_3$, zerfällt aber stets bei Auflösung in Wasser zum Teil zu Natriumhydroxyd, wobei ein Teil der Kohlensäure entweicht, nach der Gleichung

$$NaCHO_3 = NaOH + CO_2$$

Dies kann leicht im Experiment gezeigt werden. Wenn man etwas Natron in heißes Wasser gibt, schäumt es kurz auf. Dieses Aufschäumen wird durch die entweichende Kohlensäure = CO_2 verursacht. Die Heilquelle fließt, soweit sie erwärmt getrunken wird, ohne Zeitverlust über den Zwölffingerdarm in den Dünndarm, der infolge der basischen Absonderung der Drüsen bereits basisch ist, wenn die Darmschleimhäute gesund sind. Wird die Quelle kalt getrunken, wird sie in kurzer Zeit im Magen erwärmt und geht genau wie die warme Quelle in den Dünndarm über.

Wir haben also im Falle des leeren Magens dort keine Neutralisation von Salzsäure, die sogar unerwünscht wäre. Die zugeführten OH-Ionen (Basen) gelangen vielmehr sofort in den Dünndarm zur Verstärkung der aus den Dünndarmdrüsen abgegebenen OH-Ionen und wirken günstig auf den Speisebrei des Dünndarms ein. Falls eine saure Gärung im Darminhalt des Dünndarms besteht, die immer als krankhaft anzusprechen ist, reduzieren die OH-Ionen die saure Reaktion des Dünndarms. *Siehe: „Die saure Gärung des Darminhaltes“.* Durch diese Verstärkung der basischen Reaktion des Darminhaltes wird bewirkt, daß die Darmzotten im zweiten Teil des Dünndarms - Ileum - eine wirklich basische Flüssigkeit an das Blut und damit an die Organe weitergeben. Es ist darum klar, daß das Trinken der Quellen nur bei leerem Magen zweckdienlich ist. Wer das Problem erfaßt hat, wird ohne weiteres einsehen, daß es sinnlos ist, während einer Kur in einem Kurort mit basischen Quellen in der Pension oder im Kurhotel Nahrung zu sich zu nehmen, die reich an Säuren ist. Diese Säuren heben die basische Wirkung der Heilquellen auf. Badeärzte sollten das wissen und an die Patienten weitergeben.

Im gefüllten Magen ist neben den anderen Drüsenabsonderungen Salzsäure = HCl vorhanden. Trifft die Base der Quelle mit der Salzsäure im Magen zusammen, findet eine Neutralisation der Salzsäure statt. Der basische Wert der Quelle geht verloren, genauso wie der saure Wert der Salzsäure.

Die Neutralisation vollzieht sich nach der Gleichung:

$$Na\text{-}OH + H\text{-}Cl = Na\text{-}Cl + H\text{-}OH\ (H_2O)$$

Es entwickelt sich dabei Natriumchlorid, Kochsalz genannt, und außerdem entsteht Wasser. Das Kochsalz wandert mit dem Darminhalt weiter, wird zum Teil von den Darmzotten aufgenommen und über die Nieren ausgeschieden; zum anderen Teil verläßt es mit den Exkrementen den Darm. Bei Aufnahme der Quelle in den vollen Magen ist eine ordnungsgemäße Verarbeitung des Speisebreis nicht gegeben, denn die saure Verarbeitung des Speisebreies im Magen ist eine dringende Notwendigkeit. Die Salzsäure des Magens hat die Aufgabe, alle der Nahrung anhaftenden Bakterien abzutöten. Außerdem spielt sie bei der Bearbeitung des Eiweißes im Magen in Verbindung mit dem Lab und dem Pepsin und bei der Bearbeitung der Stärke in der „Hydrolyse" eine wichtige Rolle.

Was bezüglich der Aufnahme von basischen Quellen erklärt wurde, gilt sinngemäß auch für die Aufnahme der Neutralisationsmittel. Vom Standpunkt der Ionisation besteht kein Unterschied zwischen der Aufnahme von basischen Quellen oder irgendwelchen geeigneten Neutralisatoren. Die zweckmäßigsten Neutralisatoren sind der kohlensaure Kalk = $CaCO_3$ und das Natron = $NaHCO_3$. Die Neutralisatoren dürfen niemals für sich allein genommen werden, sondern dienen lediglich der Neutralisation von Fruchtsäuren und Gärungssäuren. *Siehe: „Selbstherstellung von fruchtsaurem Kalk" und „Chemische Umwandlung des kohlensauren Kalks beim Zusammentreffen mit Säuren".*

Fehler bei der Anwendung von $CaCO_3$ wirken sich genauso negativ aus wie das Trinken von basischen Quellen bei vollem Magen. Es sei hier kurz erläutert, wie sich die Umsetzung von kohlensaurem Kalk bei gefülltem Magen nach der Gleichung:

$$CaCO_3 + 2\,HCl = CaCl_2 + H_2O + CO_2$$

vollzieht. Das entstehende $CaCl_2$ = Kalziumchlorid ist wasserlöslich und verläßt den Organismus auf dem oben geschilderten Weg. Die bei der Zersetzung im Magen entstehende Kohlensäure = CO_2 verläßt den Magen über die Speiseröhre und den Mund. Das ist das jedermann

bekannte „Aufstoßen“!
Man muß also eine Nahrung zu sich nehmen, die nahe dem Neutralpunkt, nach der Ionisation pH 7, liegt. Basische Quellen zeigen einen pH-Wert von ca. 8 und liefern zusätzliche OH-Ionen, die ein übersäuerter Organismus zur Minderung der H-Ionen benötigt.
Daraus geht hervor, daß man in der Ernährungslehre nur dann zu klaren Anschauungen gelangen kann, wenn man exakte chemische Kenntnisse erwirbt. Diese sind leider nicht bei den zahlreichen Reformschriftstellern zu finden, die eine mehr oder weniger große Anhängerschaft mit ihren unwissenschaftlichen Aufsätzen beglücken und dadurch verhindern, daß im Bereich der Reform wesentliche gesundheitliche Fortschritte erzielt werden. In der Medizin ist es nicht besser. Auch hier fehlen die chemischen Kenntnisse als Grundlage für eine zweckmäßige Behandlung der vielen Krankheiten, die sich als Folge langzeitlich saurer Ernährung ausbilden.

SCHAUBILD 1 leerer Magen	SCHAUBILD 2 voller Magen
Kein HCl vorhanden Durchgang von Na-OH ohne chemische Veränderung	HCI vorhanden Umwandlung von Na-OH in NaCl und H-OH (H_2O)
Dünndarm//	Dünndarm//
Zusätzliche OH-Ionen	übernommenes NaCl läuft durch
Diese OH-Ionen werden von den Darmzotten in den Blutkreislauf übernommen und wirken der Versäuerung entgegen.	Das NaCl wird teilweise in den Blutkreislauf übernommen und zum anderen Teil mit dem Kot ausgeschieden.

Übersicht über die pathogenen Faktoren in der heutigen Ernährungs- und Lebensweise

1. Die Säureaufnahme mit der Nahrung, soweit die Säuren stärker sind als das an das Kalzium gebundene Phosphat in den Knochen und Geweben. Dies betrifft vor allem die Fruchtsäuren wie Zitronensäure, Apfelsäure usw., ferner die Gärungssäuren wie Essigsäure, Milchsäure usw.
2. Die Säurebildung aus jeder Form von Zucker, Fruchtzucker, süßen Früchten, Trockenobst, Bienenhonig usw., wenn nicht die AAM-Regeln angewendet werden.
3. Erhitzte Nahrungsmittel, insbesondere erhitzte Stärke. Dazu gehören die gekochten Gemüse und die Kartoffeln in jeder Form, die gekochten Cerealien und Brot, vom Weißbrot bis zum Vollkornbrot. Die AAM läßt 50% des Gewichts bei jeder Mahlzeit zu. Diese Toleranz wurde durch Tierversuche ermittelt.
4. Die zu hohe oder zu niedrige Eiweißaufnahme.
5. Die zu geringe Aufnahme lezithinhaltiger, vegetabiler Nahrung. Siehe: *„Die Herzinsuffizienzen und ihre Folgekrankheiten"*.
6. Körperfremde Konservierungsmittel und Süßstoffe wie Benzoesäure, Sorbinsäure, Natriumnitrit, Süßstoff Cyclamat, Spritzgifte, kunstgedüngte Produkte usw.
7. Nikotin.
8. Die habituelle = gewohnheitsmäßige Aufnahme von Koffein, die im Laufe der Zeit zur Herzinsuffizienz führt.
9. Alkohol, ohne Kenntnis der Gegenmaßnahmen. Siehe: *„Die richtige Menge der Eiweißaufnahme"*.
10. Das Trinken von gechlortem Wasser.
11. Der Mangel an Mineralstoffen in der Nahrung.
12. Der Mangel an Vitaminen und anderen Wirkstoffen.
13. Die mangelnde Bewegung im allgemeinen und die zu geringe Tätigkeit mancher Muskelgruppen, im besonderen der Bauchmuskulatur (Folgen von Bruchleiden).
14. Die mangelnde Blutzirkulation, z.B. durch Aufenthalt in fußkalten Räumen und durch sitzende Lebensweise.
15. Der Mangel an reiner Luft, insbesondere in den Städten (giftige Abgase).
16. Der Mangel an Sonne.
17. Zu hoher oder zu niedriger Feuchtigkeitsgehalt der Luft.
18. Die Lärmeinwirkung während des Tages und der Nacht.

19. Die Beunruhigung des Schlafes.
 Siehe: „Gut und richtig schlafen".
20. Die seelische Belastung.
21. Die Strahlenschädigung - Röntgenstrahlen, Radioaktivität, pathogene Standorte durch Erdverwerfungen, Wasseradern, Globalgitternetz u.a.
22. Heterogene = nicht zueinander passende Erbanlagen der Eltern wie unpassende Rhesusfaktoren usw.

Wichtigster pathogener Faktor sind die Säuren. Die weitreichende Wirkung erstreckt sich von Zahnkaries bis zur Osteoporose, vom einfachen Rheuma bis zur vollendeten Arthritis und Arteriosklerose sowie den Steinbildungen.

Darum: *Einordnung in die Gesetzmäßigkeit der Natur, um frei von Krankheiten durchs Leben zu gehen!*

Manche Menschen sind aufgrund ihrer Erbanlagen gegen bestimmte pathogene Faktoren widerstandsfähiger als andere. Aus der Summe der einwirkenden pathogenen Faktoren ergibt sich der jeweilige Krankheitszustand. Es ist darum falsch zu sagen, daß eine geringe Menge eines pathogenen Stoffes keine Wirkung ausübe. Wie auf einer Waage jeder Gewichtstein zählt, so zählt auch jeder pathogene Faktor.

Die Süss-Sucht

Vor Jahren las ich einen kurzen Zeitungsbericht über eine alte Frau in Nordschweden, die noch im Besitz eines völlig unversehrten Gebisses war, wobei erwähnt wurde, daß sie nie in ihrem Leben Zucker gegessen habe. Ich war darüber nicht weiter verwundert. Mir fiel beim Lesen ein Zitat von Schiller ein:

Wohl dem, der frei von Schuld und Fehle,
Bewahrt die kindlich reine Seele.
Ihm dürfen wir nicht rächend nah'n,
Er wandelt frei des Lebens Bahn.

An dem Lebensweg des Menschen stehen drei große Warnschilder: *Zucker - Säuren - Kleister*. Wer diese drei Warnschilder stets beachtet, geht frei von allen Krankheiten durchs Leben. Zwischen der heute üblichen und einer biologisch richtigen Ernährung klafft eine so gewaltige Kluft, daß zunächst Brükken gebaut werden mußten, um die Rückführung zu ermöglichen. Diese Brücken werden in der AAM-Terminologie Toleranzen genannt. Dabei spielt auch das Zuckerproblem eine wichtige Rolle, da die Reformer ebenso wie die Allesverzehrer der Süß-Sucht verfallen sind und konfuse Vorstellungen über den Wert der verschiedenen Zuckerarten bestehen. Die Funktionen, die der Zucker in der Biologie zu erfüllen hat, sind den wenigsten bekannt.

Das Wort Sucht bedeutet ein gieriges Verlangen nach irgend etwas, ohne das der Süchtige nicht auszukommen glaubt. Man bezeichnet einen Menschen als süchtig, wenn er bestimmte Rauschgifte (englisch: dope) zu sich nimmt. Nimmt er Alkohol in großen Mengen zu sich, ist er alkoholsüchtig ; ist er passionierter Raucher, ist er nikotinsüchtig ; kann er ohne Bohnenkaffee nicht auskommen, ist er koffeinsüchtig. Wenn jemand nicht ohne Zukker oder Süßstoff auskommen kann, ist er süßsüchtig.

Bei den Rauschgiften tritt, ebenso wie bei Nikotin und Koffein, nach dem Abklingen der Wirkung ein Gefühl des Unbefriedigtseins und der Energielosigkeit ein, die sogenannte Depression. Diese veranlaßt den Süchtigen, erneut eine Dosis seines „Rauschmittels" einzunehmen. Das typische Rauschmittel älterer Frauen ist das Koffein, der Bohnenkaffee, ohne den sie nicht leben können, obwohl Koffein nach und nach das Herz zugrunde richtet.

Alkohol ist kein körperfremder Stoff, weil im Verdauungstrakt Alkohol, wenn auch in geringen Mengen, erzeugt und dann im Organismus verbrannt wird. Auch Zucker ist kein körperfremder Stoff, weil der tierische Organismus aus der gesamten Stärke zunächst im Verdauungstrakt Zucker erzeugt, um überhaupt die Stärke verwerten zu können. Hätte der Zucker nicht den bekannten Süßgeschmack, sondern wäre er geschmacklos wie die Stärke, gäbe es kein Problem der Süß-Sucht. Warum der Zucker diesen spezifisch süßen Geschmack hat, läßt sich biologisch einfach erklären. Der Zucker erfüllt in der Pflanzenwelt zwei wichtige Aufgaben. Die erste ist, die Stärke durch Umwandlung in Zucker transportabel zu machen. Umgekehrt kann die Pflanze den Zucker stapeln, indem sie ihn in Stärke umwandelt. Die Kartoffel z.B., die ein Stärkespeicherer ist, wandelt Stärke beim Keimen in Zucker um, ebenso das Getreidekorn. In der Industrie wird diese Umwandlung von Stärke in Zucker in großem Maße betrieben, vor allem bei der Alkoholherstellung. Brot aus gekeimtem Getreide schmeckt süß, vorausgesetzt, es wird anschließend einer Gärung unterworfen. Das ursprüngliche Simonsbrot, wie es von Major Simons vor über 50 Jahren hergestellt wurde, war ein Brot aus gekeimtem Getreide ohne Gärung; sehr fest, aber von süßem Geschmack. Die unreife Banane enthält zunächst Stärke und schmeckt nach nichts. Beim Reifen wird die Stärke in Zucker umgewandelt, daher schmeckt die reife Banane süß.

Die Pflanze kann in ihren Früchten auch Säure in Zucker umwandeln. Das ist ein Vorgang, der bis heute nicht geklärt werden konnte. Unreife Früchte sind stets sauer und reife süß. Beim Zerfallen der Früchte tritt durch die Gärung des Fruchtzuckers wieder Essigsäure auf. Einige Pflanzen wandeln den erzeugten Zucker nicht in Stärke um, wie z.B. Zuckerrohr und die Zuckerrübe, ebenso das Süßholz. Andere Früchte sind so süß und dabei trocken, wie die Datteln, daß der Zucker durch Gärung nicht zerstört werden kann. Die zweite biologisch wichtige Aufgabe des Zuckers bei den Pflanzen ist, soweit sie Insektenblütler sind, das Anlocken der Insekten, damit sie beim Suchen nach der Zuckernahrung die Bestäubung vornehmen. Wäre in den Blüten der Insektenblütler kein Zucker, würde kein Insekt die Bestäubung vornehmen, und die Pflanze würde sich nicht durch Samen fortpflanzen können. Der Zucker der Blüte ist also die Grundlage für die Symbiose zwischen Pflanze und Insekt. Daß einige Pflanzen auch die Umhüllungen der Samen - die Früchte - mit Zucker versehen, um den Verzehr durch Tiere anzuregen, zielt auf das Weitertragen der Samen ab.

Man muß sich darüber im klaren sein, daß zwischen Insektenblütlern und Insekten seit undenklichen Zeiten ein symbiotisches Verhältnis besteht, in dem der Mensch nie eine Rolle gespielt hat. Die spezifische Eigenschaft des Zuckers - der süße Geschmack - ist die Grundforderung, die er aus biologischer Sicht zu erfüllen hat, um in Form des Nektars die hungrigen Insekten anzulocken. Die meisten Insekten speichern den Nektar nicht, sondern leben, wie z- B. die Schmetterlinge, „von der

Hand in den Mund" und sterben im Herbst, wenn für Nachkommenschaft gesorgt ist. Nur die Bienen speichern den Nektar, indem sie ihn umarbeiten und mit Ameisensäure versetzen, damit er nicht in Gärung übergehen kann, und sie nähren sich davon, solange es draußen keinen frischen Nektar gibt.

Wann der Mensch zuerst darauf gekommen ist, den Bienen Honig zu rauben, wird man nie feststellen können. Er ist über Millionen von Jahren nackt gegangen und konnte sich nicht gegen die Bienen wehren. Honig tritt darum in der Kulturgeschichte erst auf, nachdem der Mensch sich durch Kleidung gegen die Angriffe der Bienen schützen konnte. Vom braunen Bären wird berichtet, daß er die Nester der wilden Bienen zerstört, um sich an ihrem Honig gütlich zu tun. Der Bär ist durch sein Zottelfell gegen die Angriffe der Bienen geschützt, und so kann er eben rauben.

Um die Jahrhundertwende stand noch in den Lesebüchern der unteren Schulklassen das Gedichtchen :

In Polen brummt ein wilder Bär:
Ihr Bienen, gebt den Honig her!
Denn ich bin groß und ihr seid klein
Ihr sollt mir wahrhaftig nicht hinderlich sein!

Auch die Frage, seit wann sich der Mensch von süßen Früchten ernährt, kann nicht beantwortet werden. Man muß bedenken, daß es vor der Zeit der Sumerer, also vor rund 6000 Jahren, vermutlich nur wenige Früchte gab, die ein für den Menschen ergiebiges Quantum an Zucker enthielten. Er hat in vorhistorischer Zeit am „süßen Leben" nur einen geringen Anteil gehabt. Dafür aber behielt er seine Zähne auf Lebenszeit! Ohne Zähne wäre er dem rauhen Leben nicht gewachsen gewesen.

Da sich nach den Gesetzen der Genetik die Organe über sehr lange Zeiten nicht ändern, ist der menschliche Organismus nicht darauf abgestellt, sich süß zu ernähren. Neben dem Zucker steht die Essigsäure, die unsere Zähne zerfrißt. Jede Art Zucker wird bei der Temperatur, die in der Mundhöhle herrscht (37°C) in 15 bis 20 Minuten zu Essig umgewandelt. Die geringen Zuckerreste, die zwischen den Zähnen und in den Kronen der Molaren zurückbleiben, erzeugen genug Säure, um im Laufe der Jahre den Zahnschmelz und anschließend in viel kürzerer Zeit das Zahnbein (Dentin) zu zerstören.

Bekanntlich kann der Organismus Zukker in Fett umwandeln. Ein erhöhter Zuckergenuß, wie er in unserer Zeit üblich ist, führt bei immer geringer werdender körperlicher Tätigkeit zu Übergewicht. Darum hat man Süßstoffe entwickelt, die zwar süß schmecken, aber keine Kalorien liefern. Das bekannteste Süßmittel, aus Teer gewonnen, ist das Saccharin. Dann trat das Sorbit dazu, und zum Schluß kam das Zyklamat. Auch diese Stoffe sind gesundheitsschädlich. Die Diabetiker, deren Bauchspeicheldrüse durch acide Falschernährung nicht mehr richtig arbeitet, sollen durch die künstlichen Süßstoffe in die Lage versetzt werden, weiterhin süß zu leben. Aber die körperfremden Süßstoffe bewirken nur den schnelleren Untergang der Diabetiker.

Die Statistiken über den Zuckerverbrauch zeigen, daß er von Jahrzehnt zu Jahrzehnt gewaltig zugenommen hat. Unzählige Speisen enthalten Zucker, z.B. Pudding und Kuchen. Geschmolzener Zucker wird zu Bonbons verarbeitet, mit Zucker wird Schokolade erzeugt; Zucker kommt in den Likör und in den Süßwein, und als Massenkonsumartikel wird heute das Speiseeis gereicht.

Süßigkeit zur Anlockung der Insekten als Blütenbestäuber ist biologisch begründet. Es gibt aber keine Begründung dafür, daß man die Kinder bereits mit Süßigkeiten füttert. Jeder Erwachsene, der sich mit einem Kind anfreunden will, reicht ihm etwas Süßes. Aber auch viele Frauen (und Männer!) - gerade diejenigen, die ihre Zähne längst ihrer Süß-Sucht geopfert haben - essen mit Vorliebe einen Eisbecher.

Man kann beobachten, daß die Reformer mehr Süßigkeiten verzehren als die Allesverzehrer - Der Reformer süßt bereits am Morgen sein Müsli. Er genießt saure Sachen, die gesüßt wurden, und er ist ein Hauptverzehrer von süßen Früchten wie Datteln, Feigen und Rosinen, ohne zu wissen, wie er den Schäden durch den Zucker entgegenwirken kann. Ein Fleischverzehrer dagegen liegt mit seinem Geschmack nicht in der süßen Richtung, so daß seine Zähne etwas länger halten als die des Süßverzehrers.

Es steht außer Zweifel, daß das Problem der Süß-Sucht auch eine psychologische Seite hat. Der süße Geschmack des Zukkers wirkt bei vielen Menschen entspannend. Der Gesichtsausdruck des Menschen ändert sich bei der Aufnahme von Süßigkeiten, genauso wie er sich beim Verzehr von Sauerkraut oder sauren Gurken ändert. Im Sprachgebrauch werden viele Dinge als süß bezeichnet, die irgendwie das Gemüt angenehm berühren. Die Biologie aber hat die Aufgabe, die Zusammenhänge in der organischen Welt zu erforschen und daraus Nutzanwendungen zu ziehen, die auf lange Sicht ein Leben in Gesundheit ermöglichen.

Fazit dieser biologischen Betrachtung ist, daß Zucker für Insekten bestimmt ist und der Mensch ihn nur dann mit aller Vorsicht genießen darf, wenn er die Umsetzung des Zuckers in Säure kennt und die Verhaltensmaßregeln beachtet, die ihn vor gesundheitlichen Schädigungen durch Säuren bewahren.

Der Leser könnte die Frage stellen: Kann Zucker dem Insekt schaden? Antwort: Nein, denn das Insekt hat ein Chitin-Skelett. Chitin enthält weder Kalzium noch Phosphat; es besteht aus einer stickstoffhaltigen Verbindung.

„Ich esse was mir schmeckt“ oder sich biologisch richtig ernähren

Ein Arzt sagte einmal zu mir: „Ich esse, was mir schmeckt!“ Ich antwortete ihm darauf: *„Ich esse, was mir bekommt“*

Mit dem Ausspruch „Ich esse, was mir schmeckt“ bekundet jeder, der ihn im Munde führt, daß er keinen Wert auf biologisch richtige Ernährung legt. Es soll schmecken - alles andere spielt keine Rolle. Das ist gesundheitlicher Fatalismus und Ignoranz der Erkenntnisse der Ernährungschemie, der Ernährungsphysiologie, der Evolution und der Genetik. Unwissenheit im Bereich der Naturwissenschaften führt zu jenem falschen Standpunkt, der sich im Laufe des Lebens bitter rächt. Wer glaubt, er könne sich über die Naturgesetze hinwegsetzen, muß seine Vermessenheit bezahlen - bezahlen mit Krankheit und vorzeitigem Tod.

Die erschreckende Unwissenheit vieler Mediziner über die Zusammenhänge zwischen biologisch richtiger Ernährung und Gesundheit sowie biologisch falscher Ernährung und Krankheit, ist die beste Garantie dafür, daß Menschen, die vom Arzt Gesundheit auf Lebenszeit erwarten, bitter enttäuscht werden. Die Ärzte selbst leiden an allen Krankheiten, die ihre Patienten haben, und sie sterben an denselben Krankheiten. Das wird bestimmt noch Jahrzehnte so bleiben, denn an den Universitäten wird biologisch richtige Ernährung nicht gelehrt, ja nicht einmal danach geforscht. Woher sollen also die Ärzte das Wissen bekommen? Wenn irgend ein Arzt aufgrund seiner eigenen Beobachtungen an sich oder seinen Patienten den Weg zur biologisch richtigen Ernährung findet, so ist er bestimmt ein weißer Rabe, der im stetigen Widerspruch mit seinen Kollegen lebt.

Auf dem Gebiet der Naturwissenschaften gibt es keine Demokratie. Nicht das ist richtig, was die Mehrheit für richtig hält, sondern das, was mit den Naturgesetzen übereinstimmt!

Wenn der Mensch sich über eine Anzahl Jahre herkömmlich, also biologisch falsch, ernährt hat, kommt er früher oder später in das Stadium, in welchem er entweder von Schmerzen geplagt wird oder feststellt, daß bestimmte Organe versagen. Die Schmerzen zwingen ihn zum Handeln. Es ist natürlich der größte Unsinn, wenn er seine Schmerzen durch Einnahme von Analgetika zu beseitigen versucht, statt nach den Ursachen zu forschen. Wenn als Folge seiner Falschernährung die Muskelkontraktilität seiner gesamten Muskulatur nachläßt, so macht sich dies zuerst bei der Kontraktilität des Ziliarkörpers, der die Augenlinse wölbt, bemerkbar. Er schaltet dann nicht seine Ernährung um, sondern geht zum Augenarzt und läßt sich eine Brille verschreiben, obwohl es längst erwiesen ist, daß man bei biologisch richtiger Ernährung auch mit 75 ohne jede Brille lesen kann.

Wenn die Behandlung beim Kassenarzt nicht geholfen hat, geht er zum Heilpraktiker, um dort nach Hilfe zu suchen. Nur wenige Heilpraktiker können ihm sagen, daß er sich, um gesund zu werden, als erstes biologisch richtig ernähren muß. Beim weiteren Suchen gelangt er zur Reformbewegung, die darauf aufmerksam macht, daß zwischen gesunder Ernährung und Gesundheit Zusammenhänge bestehen. Den Weg zur vollkommenen Gesundheit kann man ihm aber auch nicht zeigen. Er wird dann auch Reformhauskunde in dem Glauben, daß alles, was aus dem Reformhaus kommt, gesund sei. Aber er findet die Gesundheit auch dort nicht, wenn er selbst nicht weiß, daß er seine Nahrung nach den neutralen pH-Werten 5,5 bis höchstens 8 ausrichten muß. Er wird zu leicht die falschen Produkte einkaufen. Um sich gesund zu ernähren, muß man Kenntnisse über die Ionisation besitzen. Die AAM lehrt, daß man früh im Leben beginnen muß, sich biologisch richtig zu ernähren, um wirklich frei von allen Krankheiten zu leben.

Wenn der AAM-Neuling die Grundelemente der Anti-Acid-Methode erlernt hat, ist er immer noch nicht am Ziel. Er muß ja die Krankheiten, mit denen er beladen ist, durch eine biologisch richtige Ernährung ausheilen. Dazu gehören weitere Kenntnisse der Ernährungschemie und der Ernährungsphysiologie. Er muß lernen, daß - abgesehen von den Säuren, die er mit der Nahrung aufnimmt - auch noch die interne Säureerzeugung eine wesentliche Rolle spielt. Dabei muß unterschieden werden zwischen der natürlichen Säureerzeugung, wie sie in jedem animalischen Organismus stattfindet und der krankhaften Säureerzeugung.

Wesentlich ist ferner, daß zu große Mengen Nahrung, die bei einer Mahlzeit aufgenommen werden, die Magen- und Darmmuskulatur übermäßig belasten, wodurch Ermüdung eintritt, weil das Blut für das Gehirn nicht zur Verfügung steht, sondern für die Bearbeitung der Speisen im Magen und Darm benötigt wird. Eine zu konzentrierte, raffinierte Nahrung enthält zu wenig Ballast und führt zur Atrophie der Darmmuskulatur, weil die Peristaltik des Darmes nicht genügend betätigt wird.

Daß die Verdauungssäfte (Fermente) vom Organismus nicht in beliebiger Menge erzeugt werden können, sondern nur für eine bestimmte Menge Nahrung ausreichen, wird von den wenigsten Menschen berücksichtigt. Das Verhältnis der Magensäure zu den basischen Säften des Mundspeichels und des Dünndarms spielt eine wesentliche

Rolle. Ich erinnere daran, daß die Säure des Magens - also die Salzsäure - aus dem Kochsalz entwickelt wird, wobei die Salzsäure im Magen und die Natronlauge im Dünndarm und in geringen Mengen im Speichel auftreten. Das Mengenverhältnis zwischen der Salzsäure des Magens und der Na-OH-Verbindung des Dünndarms ist genau ausgeglichen nach der Formel:

Summe der H-Ionen =
Summe der OH-Ionen.

Wird dieses Verhältnis durch Aufnahme von starken Säuren (Fruchtsäuren und Gärungssäuren) mit der Nahrung gestört, tritt im Dünndarm die gefährliche saure Gärung des Darminhaltes auf, die zur Zerlegung der aufgenommenen Kohlehydrate in Essigsäure oder Milchsäure führt, woraus sich eine große Zahl von Säurekrankheiten im gesamten Organismus entwickelt. Gefürchtete Krankheiten dieser Art sind die Bandscheibenschäden und die Osteoporose. Würmer (Askariden = Spulwürmer) können nur in einem sauren Milieu im Darm existieren.

Die Salzsäure des Magens dient nicht nur der Bearbeitung des Speisebreies bei der Umwandlung und Verflüssigung der festen Bestandteile, sondern sie hat auch eine weitere wichtige Funktion zu erfüllen. Bekanntlich enthält die aufgenommene Nahrung unzählige Bakterien und Krankheitskeime der verschiedensten Art. Wenn diese Krankheitskeime über den Magen hinaus in den Darm gelangen, entstehen je nach Art der Krankheitserreger Krankheiten, von denen die Infektionskrankheiten (Seuchen) die gefürchtetsten sind. Aber auch die Grippe gehört zu den Erkrankungen, die vom Darm herkommen. Gelangen die Krankheitserreger in den Magen, werden sie durch die Säuresperre der Magensalzsäure abgetötet, und der Mageninhalt wird - bei richtiger Ernährungsweise - keimfrei an den Dünndarm weitergegeben. Wird aber mit der Nahrung viel Flüssigkeit aufgenommen, so wird die Salzsäure des Magens verdünnt und hat nicht mehr die keimtötende Wirkung. Getränke jeder Art dürfen nur vor den Mahlzeiten aufgenommen werden, niemals während oder direkt nach dem Essen. Wer glaubt, daß sogenannter „Tischwein“ zur Mahlzeit gehöre, begeht einen grundlegenden Ernährungsfehler, der Ursache einer Infektionskrankheit sein kann.

Die Fehler der AAM-Anhänger - besonders der AAM-Neulinge

Die Menschen dieser Zeit sind mit vielen Vorstellungen belastet. Es ist nicht leicht, sich heute wieder in die Gesetzmäßigkeit der Natur einzuordnen. Von denen, die in der AAM ausgebildet werden, werden viele nur partielle Anhänger, die in ihren Ernährungs- und Lebensgewohnheiten mehr oder weniger von den Regeln der AAM abweichen. Die Folge ist, daß diese partiellen Anhänger - wie auch Neulinge - ab und zu erkranken. Sie müssen den Arzt oder Zahnarzt in Anspruch nehmen und können kaum für die AAM werben. Die Erkrankungen liegen aber nicht daran, daß die AAM nur bedingt richtig ist, sondern daran, daß diese AAM-Anhänger ab und zu gegen die Grundregeln verstoßen.

Wenn man nach den sachlichen Gründen sucht, warum so viele Fehler gemacht werden, so zeigt sich, daß bei den meisten AAM-Neulingen chemische Kenntnisse fehlen. Selbst bei Menschen mit gehobener Bildung sind sie nur unzureichend vorhanden. Zur vollkommenen Beherrschung der Ernährungsprobleme gehören weiter Kenntnisse der Physik, ferner der Anatomie und der Physiologie, also des medizinischen Wissenschaftszweiges, der sich mit der Funktion der Organe befaßt. Fragen der Physiologie sind sehr eng mit Fragen der physiologischen Chemie verknüpft, deren Beherrschung selbst bei Ärzten vielfach zu wünschen übrig läßt.

Der häufigste Fehler ist die falsche Anwendung des Neutralisationsmittels für Säuren, des kohlensauren Kalks - $CaCO_3$. Da die meisten Menschen gewöhnt sind, Medikamente einzunehmen, übertragen sie diese Gewohnheit auf die AAM und nehmen prompt $CaCO_3$ ein. Das ist grundfalsch. Wenn $CaCO_3$ in den gefüllten Magen gelangt, wo Salzsäure vorhanden ist, so wird diese neutralisiert und kann ihre Funktion nicht mehr ausüben. Im Magen entsteht ein Salz, $CaCl_2$ - Kalziumchlorid, das mit der Nahrung in den Darm weiterwandert, zum Teil über die Darmzotten in den Kreislauf aufgenommen und zum andern Teil mit den Exkrementen ausgeschieden wird.

Viele Anfänger begehen weiter den Fehler, sämtliche Nahrungsmittel mit $CaCO_3$ zu bestäuben, was wieder grundfalsch ist, da ja neutrale Nahrungsmittel keine Neutralisation benötigen. - Jedem Neuling wird gelehrt, wie er durch das Messen mit dem Indikatorpapier den pH-Wert selbst feststellen kann und daß er neutralisieren muß, um nahe an den Neutralpunkt = pH 7 der internationalen pH-Wert-Skala heranzukommen. Neutralisiert er aber bis zum Neutralpunkt, erhält er einen faden Geschmack.

Viele Neulinge glauben, durch eine Überdosis von $CaCO_3$ könnten sie basische Werte erzeugen, d.h. einen pH-Wert erreichen, der über pH 7, also etwa bei pH 8 oder 9, liegt. Man kann niemals eine Säure durch Zusatz eines Neutralisationsmittels wie $CaCO_3$ in eine Base umwandeln, sondern mit der Neutralisation nur ein neutrales Salz erreichen. Wo sollten - in der Terminologie der Ionisation gesprochen - durch ein solches Verfahren die OH-Ionen herkommen? Basische Werte erreicht man nur aus dem Bereich der Gemüsepflanzen und von den basischen Heilquellen. Man sollte nach dem Studium dieses Buches wissen, daß es ein Unterschied ist, ob ein Nahrungsmittel bei der Aufnahme neutral oder sauer ist. Man muß aber auch wissen, daß jede Form des Eiweißes - ganz gleich, ob es sich um Eiweiß aus animalischem oder vegetabilem Bereich handelt - bei der Aufnahme neutral ist, bei der Verwertung im Körper aber zu Harnsäure zerfällt, also ein saures Endprodukt abgibt. Da Fälle vorgekommen sind, daß Neulinge Fleisch mit $CaCO_3$ bestreut haben, muß dies erklärt werden.

In der physiologischen Chemie gilt, daß die Ausfällung, also Kristallisation von Harnsäure bzw. von harnsauren Salzen im Organismus, um so stärker ist, je mehr Säuren, die stärker sind als die Harnsäure - das sind generell die Fruchtsäuren und die Gärungssäuren - im Organismus auftreten. Ausfällung von Harnsäure und harnsauren Salzen, das ist zumeist harnsaures Kalium oder Natrium, kenntlich an der rötlichen Färbung, bewirkt die Bildung von Kristallnadeln, die, wenn sie in den Muskeln sitzen, wie Stecknadeln auf die Nerven einwirken und Schmerzen hervorrufen. Werden größere Mengen von solchen harnsauren Salzen deponiert, zumeist dort, wo das Blut infolge Abkühlung langsam fließt, also in den Fingern und an den Fußgelenken, bilden sich Knoten, die man gewöhnlich als Gichtknoten anspricht. Wer harnsäurebelastet ist, muß ganz auf die Fruchtsäuren verzichten und ebenso auf Gärungssäuren = Milchsäure (Yoghurt) und Essigsäure, bis die Depots durch eine rein basische Ernährung abgebaut sind. Das dauert längere Zeit. Wenn man nicht mit solchen Depots belastet ist, wird man an sich selbst feststellen können, daß man bei gesteigerter Aufnahme von eiweißreicher Nahrung nicht von den Nadeln der Harnsäure gestochen wird. Das ändert sich aber, wenn Säuren der genannten Arten mit aufgenommen werden.

Viele leiden unter einer sauren Gärung des Darminhaltes. Dabei wird der mit der Nahrung aufgenommene Zucker im Darm zu Essig vergoren. Es entstehen Gase aus Kohlendioxyd = CO_2, aber auch entweder Essigsäure oder Milchsäure, die über die Darmzotten in den gesamten Organismus gelangen und wiederum zur Bildung von Harnsäuredepots beitragen. Alle diese Ausfällungen vollziehen sich nach den Gesetzen der Ionisation, die ein wesentlicher Bestandteil der modernen theoretischen Chemie ist. Neben solchen milchsauren Erzeugnissen wie Yoghurt ist das mit Sauerteig vergorene Brot, vor allem das am meisten gegessene Bäckerbrot, aber auch das mit Sauerteig (auch Buttermilch) hergestellte Reformbrot, die Basis für die saure Gärung des Darminhaltes. Man kann an sich selbst den Versuch machen, wie lange es dauert, bis nach dem Genuß solchen Brotes die saure Gärung beginnt, d.h. sich Gase bilden. Solange die Gase der Gärung, die aus CO_2 bestehen, im oberen Teil des Dünndarms nicht entweichen können, blähen sie die Därme auf, die auf die Organe des Leibes drücken, dadurch Unbehagen verursachen und im besonderen nachts den Schlaf durch Blähungsträume (Schreckträume) stören.

Gartenbesitzer sind fast stets säurekrank, denn sie leben zumeist von den sauren Gartenerzeugnissen und verzehren verhältnismäßig wenig von den basischen Produkten, d.h. von den Gemüsen. Besonders gefährdet sind diejenigen, die auch oxalsäurehaltige Gartenerzeugnisse kultivieren wie Rhabarber oder Sauerampfer, denn die oxalsauren Salze (Oxalate) sind noch schwerer löslich als die harnsauren Salze und führen zur Verstopfung der feinen Filterkörperchen der Nieren.

Das Problem der *Kleisternahrung* (jede Form der erhitzten Stärke) als Grundproblem der Verstopfung zwingt zur Reduktion der Aufnahme verkleisterter Stärke.

Neben den Fehlern, die bezüglich der Säuren gemacht werden, gibt es noch eine Reihe von Fehlern bei anderen Problemen. Da steht an erster Stelle die *übermäßige Nahrungsaufnahme*. Grundsätzlich gilt der Satz: Nahrungsaufnahme = Energiebedarf. Der Energiebedarf ist an jedem Tag und auch für jedes Individuum verschieden. An Tagen der Ruhe ist er logischerweise geringer als an Tagen schwerer körperlicher und geistiger Beanspruchung. Man muß weiter wissen, daß erhitzte Nahrung - ganz gleich ob gekocht, gedünstet oder gebacken - einen geringeren Nährwert hat als rohe Nahrung. Bei roher Nahrung benötigt man nur ungefähr 1/3 dessen, was man bei erhitzter Nahrung braucht. Schließlich muß das Verhältnis zwischen den drei Hauptnährstoffen Eiweiß, Fette, Kohlenhydrate (Stärke und Zucker) harmonisch sein. Man kann dazu sagen, daß die Mengen etwa im Verhältnis des goldenen Schnittes stehen sollten. Das ist ein Gesetz der geometrischen Mathematik. In Zahlen kurz angedeutet:

3	5	8
E	F	K

Dabei ist noch zu berücksichtigen, daß die Abendmahlzeit möglichst wenig Eiweiß enthalten soll. Zucker (Stärke -

Kohlehydrat) wird in Form von Glykogen in der Leber gespeichert. Nimmt man aber Stärke (Zucker) im Übermaß zu sich, besonders am Abend, hat man am darauffolgenden Morgen durch die daraus resultierende erhöhte Insulinausschüttung der Bauchspeicheldrüse ein Leeregefühl im gesamten Körper. Der Blutzuckerspiegel fällt als Folge stark ab. Fett wird an allen möglichen Stellen des Körpers gespeichert, vor allem im Unterhautfettgewebe, aber Eiweiß nur gering auf der Basalmembran der Zelle und Intima der Gefäßwand. Nimmt man besonders am Abend zu reichlich eiweißhaltige Nahrung zu sich, wird die Nierentätigkeit überfordert, und es kann am Morgen zu Nierenschmerzen kommen. Jeder sollte sich die Frage stellen: „Wann wird die Lokomotive geheizt - wenn sie den Zug gezogen hat oder wenn sie den Zug ziehen soll?" Die Antwort wird stets richtig gegeben. Wenn wir aber reformerische Ernährungssysteme überprüfen, sehen wir in dieser Hinsicht sehr viel Falsches. Z.B. liegt bei Waerland die eiweißreiche Abendmahlzeit der Kruska vollkommen falsch. Zu wenig Beachtung wird der Tatsache geschenkt, daß die Nahrung auch ausreichende Mengen *Lezithin* enthalten muß. Die Herzinsuffizienzen, mit denen viele belastet sind, sind u. a. die Folge des Lezithinmangels. Herzinsuffizienz kann auch als Folge der Gefäßveränderung durch toxische Belastung nach Diphtherie, Scharlach, sich häufig wiederholenden Anginen usw. auftreten, besonders nach Zuständen, bei denen der erkrankte Organismus nicht zur Ausheilung gekommen ist.

Die verschiedenen Kohlsorten wie Weißkohl, Rotkohl und Grünkohl blähen, wenn sie nicht auf biologisch einwandfreiem Boden gewachsen sind. Sie liegen meist am Neutralpunkt, pH-Wert 7, und wirken kräftigend und gesundheitsfördernd. Wer aber noch nicht ausgeheilte Därme hat, sollte sie ganz meiden.

Hierher gehört noch ein Thema, das oft falsch angegangen wird, die Erkältungskrankheiten. Hierüber ist an anderer Stelle alles Wesentliche gesagt. Bei der Nahrungsaufnahme hat man darauf zu achten, daß Getränke und Flüssignahrung stets vor den festen Stoffen zu sich zu nehmen sind. Die Magensalzsäure würde sonst so sehr verdünnt und damit geschwächt, daß die desinfinzierende Wirkung bei der aufgenommenen Nahrung in Frage gestellt wäre.

Es folgen noch weitere, allgemeingültige Regeln: Zunächst ist die *Bewegung im Freien* ein wichtiger Faktor zur Gesunderhaltung. Gymnastikübungen im Zimmer in der Großstadt haben fast keinen Wert. Jeder Mensch sollte sich an jedem Tag vier Stunden lang im Freien bewegen, eine Zeit, die nur die Arbeiter in den Außenberufen Gärtner, Landwirte, Waldarbeiter, Maurer usw. erreichen können. Zwei Stunden ist aber das absolute Minimum; wer darunter bleibt

schädigt sich auf Dauer und verkürzt damit sein Leben. Die Erhaltung der Beweglichkeit und Wendigkeit ist wesentlich, um Freude an der Bewegung zu haben!
Eine Rolle spielt auch das richtige Verhältnis der Kalium-Ionen zu den Natrium-Ionen im Organismus.
Die partiellen Fleischesser müssen wissen, daß rohes Fleisch schädlicher ist als erhitztes und daß der biologische Fleischfresser die Knochen seines Beutetieres mitverzehrt. Da der Mensch dies nicht kann, ist er eben kein biologischer Fleischfresser. Das Fleisch von Masttieren hat in seinen Muskeln mehr Harnsäure als das Fleisch von Tieren mit normaler Bewegung.
Wer die vorstehend aufgeführten Regeln beachtet und die aufgezeigten Fehler vermeidet, gelangt am schnellsten zur vollkommenen Gesundheit. Anatomische Veränderungen im Körper, die durch falsche Ernährungs- und Lebensweise bereits entstanden sind, können nur schwerlich noch rückgängig gemacht werden. Wenn eine biologisch richtige Ernährung mit Erbanlagen für die Erreichung eines hohen Alters zusammentrifft, ist die Voraussetzung für ein langes Leben in Gesundheit gegeben.

Anmerkung H. F.:

Wer sich ganz einordnet in die Naturgesetze, d.h. wer seine Nahrung zwischen den pH-Werten 6 und 8 wählt, was gleichbedeutend ist mit einer Nahrung aus Wurzeln, Salaten (grünen), Gewürzkräutern, Kohlsorten, Keimlingen, frischer Milch und süßen, rohen Obstsorten (ab pH-Wert von 5,0), dem wird der uns zugedachte gesundheitliche, geistige und seelische Segen zuteil. Er hat die beste Chance, ein froher, gesunder und leistungsfähiger Mensch zu werden. Vor allzu vielem Neutralisieren mit kohlensaurem Kalk ($CaCO_3$) muß an dieser Stelle noch einmal gewarnt werden. Kalziumkarbonat ist anorganisch. Die Nieren werden durch allzu viele Mineralstoffe in ihrer Filtertätigkeit überlastet.

Die Abendmahlzeit

Wie wir in den weiteren Ausführungen sehen werden, ist der reibungslose Gesamtablauf im Organismus nur dadurch möglich, daß die Leber speichert und nach Bedarf die erforderlichen Nährstoffe abgibt, wenn im Wege der Automation über das Nervensystem die jeweiligen Abrufe erfolgen. Allerdings speichert die Leber nicht alle Nährstoffe, die aufgenommen werden. Daraus ergibt sich die Forderung, daß der Organismus sich während seiner Ruhestunden nicht damit herumquälen soll, unnötige Nährstoffe bis zur Ausscheidung durch die Nieren durchzuschleusen. Ich erinnere an die Grundgleichung: Nahrungsaufnahme = Energiebedarf.

Betrachtet man diese Gleichung genauer, findet man, daß die Nahrungsaufnahme auf die Nährstoffe hin untersucht werden muß, weil die einzelnen Nährstoffe verschiedene Funktionen zu erfüllen haben und ein Nährstoff nicht beliebig durch einen anderen ersetzt werden kann, wie man dies leider so häufig zu lesen und zu hören bekommt. Als ich ein zehnjähriger Junge war, sagte mir einmal eine ältere Dame, als ich sie fragte, wie lange sie schlafe: „Ja Junge, weißt Du, im Alter schläft man nicht mehr so gut wie in der Jugend - man wacht nachts häufig auf und liegt dann wach im Bett!“ Ich vergaß diesen Ausspruch der alten Dame nie, hatte aber immer wieder darüber nachgedacht, woran dies liegen könne. Als ich als junger Mann von 20 Jahren mit wenig Geld in der Tasche sogenannte Eßlokale aufsuchte, um dort ein Bier zu trinken, sah ich, was andere Menschen dort konsumieren. Ich stellte fest, daß begüterte Gäste warme Abendmahlzeiten zu sich nahmen, die aus einer Fülle von Fleisch, erhitzten Gemüsen, Pilzen usw. mit Sauce und Kartoffeln bestanden. Dazwischen wurde reichlich getrunken. Damals dachte ich als noch biologisch unerfahrener junger Mann, daß es doch eine herrliche Sache sein müsse, solche Dinge wie aus einem Füllhorn zu genießen. Dann fiel mir aus der Geschichtsstunde ein, daß sich angeblich die alten Römer mit einer Pfauenfeder im Halse kitzelten, um den Magen zu entleeren und um möglichst viel und oft essen zu können.

Im Laufe der Jahre erkannte ich die fundamentale Wahrheit des Satzes, daß die Natur sich nicht betrügen läßt und demgemäß jedes Verhalten, das gegen die Naturgesetze verstößt, unter Strafe stellt. Es ist nicht wahr, daß die Krankheiten unvermeidbar sind - ja, daß sie dazu dienen, den Menschen seelisch zu läutern. Je mehr ich mich nach meinem

Chemiestudium mit den Problemen der Biologie befaßte, um so klarer wurde mir, daß für den Menschen sehr genau begrenzte Bestimmungen bezüglich der Ernährungs- und Lebensweise bestehen, die Tag für Tag und Jahr für Jahr eingehalten werden müssen, wenn man keine gesundheitlichen Schäden erleiden will.

Untersuchen wir also die Abendmahlzeit, denn sie ist von größter Wichtigkeit für den Schlaf, insbesondere für die Schlaftiefe und damit die Erholung des Organismus. Ist die Abendmahlzeit biologisch falsch, trägt sie den biologischen Bedürfnissen nicht Rechnung, so geht das auf Kosten der Schlaftiefe und damit der Erholung. Außer der Ernährung wirken noch viele andere Faktoren auf den Schlaf ein. *Siehe: „Gut und richtig schlafen“.*

Es ist jedermann bekannt, daß eine Aufregung schlafstörend wirkt. Das Schlimmste auf seelischem Gebiet ist wohl der Kummer, d.h. die seelische Dauerbelastung. Wenn wir die Fälle der seelischen Belastung ausschließen, bleibt als wichtigster Faktor für den Schlaf die Ernährung, insbesondere die Abendmahlzeit. Ist in dieser Beziehung alles in Ordnung, schläft man gut. Ist vieles falsch, ist der Schlaf unruhig; man schläft nur leise und wacht öfter auf. Eine reichliche Mahlzeit, die den Magen füllt, bedeutet in der Praxis Müdigkeit, denn die Magenmuskulatur braucht viel Blut, um die im Mund vorzerkleinerte Nahrung zu zerreiben. Man schläft verhältnismäßig bald ein. Aber was folgt im Laufe der Nacht? Nach drei bis vier Stunden wacht der vollgeladene Schläfer gewöhnlich zum ersten Mal auf - liegt wach, schläft wieder ein, wacht wieder auf. Erst gegen Morgen schläft er noch einmal ein. Wie sind diese Vorgänge ernährungsphysiologisch zu erklären?

Die gesamte stärkehaltige Nahrung, wie Reis, Hirse, Hafer, Buchweizen usw., aber auch Kartoffeln, muß im Verdauungstrakt in Zucker umgewandelt werden, ehe die Darmzotten diesen über den Pfortaderkreislauf der Leber zuführen können. Dort wird er auf Abruf als Leberstärke (Glykogen) gespeichert. Die Mitarbeit der Bauchspeicheldrüse (Pankreas) durch die Insulinerzeugung ist im Beitrag *„Die Zuckerkrankheit“* dargestellt. Über den Blutkreislauf wird von dem in Zucker zurückverwandelten Glykogen im Wege der Automation jeweils nur so viel abgerufen, wie zum Verbrauch, vor allem zur Erwärmung, in den Zellen benötigt wird. Die Leber kann aber, das ist der springende Punkt bei diesem Vorgang, nicht jede Menge Zucker in der Form von Glykogen speichern, sondern dieser Speicherung sind bestimmte Grenzen gesetzt. Ist die Leber mit Glykogen gesättigt, nimmt sie keinen Zucker mehr ab - dabei spielt wieder das Nervensystem eine wichtige Rolle - und als Folge davon verlangsamt sich die Saugtätigkeit der Darmzotten- Der Zucker bleibt im Darmbrei liegen und beginnt zu gären. So erfolgt bei Überfüllung der Leber mit Glykogen im Laufe der Nacht eine saure Gärung des Darminhaltes. *Siehe: „Die saure Gärung des Darminhaltes"*. Die durch Gärung im Darm erzeugte Säure gelangt zur Leber, sobald die Darmzotten wieder in Tätigkeit treten, wo die Säuren neutralisiert werden. *Siehe: "Gallensteine sind Säurekrankheit"*. Daß bei jeder Gärung Gas (Kohlendioxyd = CO_2) entsteht, ist bekannt. Die sich im Darm sammelnden Gase pressen das Zwerchfell hoch, und so entstehen durch Druck auf das Herz die sogenannten Blähungsträume, die stets zum Erwachen führen.

Daraus ergibt sich, daß es nicht nur darauf ankommt, daß der Magen vor dem Schlafengehen leer ist, sondern daß auch der im zweiten Teil des Dünndarms = Ileum vorhandene Speisebrei nur noch so viel Zucker enthalten darf, wie die Leber während der Nacht aufnehmen kann. Es wird jedem einleuchten, daß Getreidebrei (Kruska) als Abendmahlzeit völlig verkehrt ist, da er im Laufe der Nacht eine Zuckerbelastung für den Darm und die Leber darstellt, die zu einer Störung des Organismus führen muß. Weil die Verweilzeiten der Getreidebreie sehr hoch sind, erfolgt die Übernahme des Zuckers durch die Leber und den Organismus erst gegen Morgen, und der Organismus erfährt dabei Verspätung.

Die Nacht ist die natürliche Reinigungszeit für den Körper, während der die Nieren das Blut filtern müssen. In dem Waerlandschrifttum findet sich ein Bild, auf dem Waerland auf einer Tafel die „Period of Elimination" - gemeint ist der Morgen - aufzeigt. Im Waerlandsystem ergibt sich aus der verspäteten Aufnahme von Stärke eine verspätete Period of Elimination = Ausscheidungsperiode. Die biologische Forderung muß aber lauten: Wenig oder gar keine Kohlehydrate am Abend, damit die Leber die Zufuhren an Zucker speichern kann und andererseits die Nieren genug Blut zur Filterung bekommen. Bei den Lehrgängen wurde durch Befragung der Teilnehmer immer festgestellt, daß diejenigen, die aus Gewohnheit zur Abendmahlzeit noch viel Kohlehydrate (Brot usw.) aufnahmen, schlechter schliefen als die, welche die Aufnahme drosselten.

Bei der abendlichen Eiweißaufnahme muß man bedenken, daß der Körper den Haupteiweißverbrauch während des Tages durch die Muskelarbeit hat. Nur Kinder und Heranwachsende können das Eiweiß auch während der Nacht zum Wachstum verwerten.

Nimmt aber der Erwachsene zur Abendmahlzeit noch Eiweiß in irgendeiner Form (Tiermuskeln, Milchprodukte, Eier usw.) auf, belastet er den Organismus. Das Überangebot an Eiweiß, das nicht verwertet werden kann, wird schließlich in Form von Harnstoff und Harnsäure von den Nieren ausgeschieden, wobei sich bei Überlastung der Nieren häufig am Morgen Nierenschmerzen zeigen. Können die Nieren die Arbeit nicht schaffen, verbleiben harnsaure Salze im Organismus. Daraus entstehen die Ablagerungen harnsaurer Salze, die zu Rheuma, Gicht und Arthritis führen. Solche Ablagerungen können durch Aufnahme basischer Heilquellen und basischer Gemüse als Rohkost beseitigt werden.

Bei der Eiweißaufnahme nimmt der Alkoholtrinkende eine Sonderstellung ein. Er muß zur Unschädlichmachung des Alkohols einen Vorrat an verflüssigtem Eiweiß im Darm haben, um zu verhindern, daß der Alkohol in die Blutbahn gelangt und dann das Bluteiweiß in Anspruch nimmt. Die Folgen der Anreicherung des Blutes mit Alkohol sind landläufig bekannt. Wer bei irgendeiner Gelegenheit abends Alkohol trinken will oder aus gesellschaftlichen Gründen dazu gezwungen ist, muß ein kluger Rechner sein, um die Mengen Eiweiß und Alkohol in Einklang zu bringen. Anleitungen dazu werden in *„Die richtige Menge der Eiweißaufnahme"* gegeben. Hat jemand in Erwartung des Alkoholgenusses Eiweiß aufgenommen, so muß er es auch durch Alkohol ausgleichen. Fällt aber aus irgendeinem Grund der Alkohol aus, ergibt sich der Ausweg, das zu viel vorhandene Eiweiß durch Bewegung zu verbrauchen. Hier bietet sich z.B. der Tanz als eine Lösung an.

Zu den Funktionen der Leber gehört die Speicherung von Flüssigkeit. Der Blutkreislauf kann nur eine bestimmte Menge davon aufnehmen. Es muß eine elastische Pufferstelle geben, die plötzlich auftretende Flüssigkeitsmengen aufnimmt und nach Bedarf weitergibt. Diese Pufferstelle ist die Leber. Wird nun aus dem Blut durch die Nieren eine bestimmte Menge Harn ausgefiltert, so wird wieder Blut zur Ergänzung des Bestandes von der Leber angefordert. Hat man aber am Abend zu viel getrunken, ganz gleich von welchem Getränk, wird die Leber auch von der Flüs-sigkeitsseite her überlastet. Folglich sollte man zur Abendmahlzeit nur wenig trinken. Es ist ohnehin besser, die Getränke vor der Mahlzeit zu nehmen, um die Magensäure nicht zu verdünnen.

Das mit der Nahrung aufgenommene Fett läuft nach medizinischer Auffassung nicht über die Leber, sondern es wird von den Darmzotten dem Lymphsystem zugeführt. Zu fette Speisen am Abend führen bereits im Magen durch Erzeugung von Sodbrennen zu Störungen. Man sollte auch hier einen Riegel vorschieben.

Schließlich bleibt noch als vierter Nährstoff das Lezithin zu erwähnen, das zwar über die Leber läuft, aber nicht gespeichert werden kann. Wird zur Abendmahlzeit eine zu lezithinreiche Kost aufgenommen, was aber selten vorkommt, ist der Körper übervitalisiert und findet ebenfalls keine Ruhe. Mangel an Lezithin dagegen kann in der Nacht zu Schlafstörungen führen, weil dann dem Nervensystem die nötigen Aufbaustoffe fehlen.

Zusammenfassend ist festzustellen: Dem Menschen sind in seiner Ernährung und Lebensweise überall Grenzen gesetzt, die nicht überschritten werden dürfen. Tagsüber kann ein Zuviel an Nährstoffen durch Bewegung ausgeglichen werden, aber bei Nacht ist diese Möglichkeit nicht gegeben. Wenn es auch heißt: „Frühstükke wie ein König", so ist doch die Lebenshaltung in der ganzen zivilisierten Welt mehr auf die Abendmahlzeit eingestellt. Wo liegt hier der Ausweg aus einer biologisch falschen Ernährung? Sehr einfach: bei den Schlafmitteln, denn es gibt nur diesen Ausweg. Da sich aber die Natur nicht betrügen läßt, so ist der dauernde Gebrauch von Schlafmitteln eine weitere Schädigung, die zur Gesamtabnutzung des Organismus führen muß.

Die Ernährung des Kleinkindes nach der Anti-Acid-Methode

Es ist leichter, ein Kind von Geburt an richtig zu ernähren, als einen erwachsenen Menschen, der sich lebenslang falsch ernährt hat, auf einen anderen Standpunkt umzustellen. Das neugeborene Kind wird allgemein als „Säugling“ bezeichnet. Die Neugeborenen aller Säugetiere sind in der ersten Zeit des Lebens sehr hilflos. Der menschliche Säugling demonstriert dies auch jeden Tag vor der Menschheit. Viele Säugetiere kommen blind zur Welt. Fast allen wird vom Muttertier ein Nest bereitet: der Kinderwagen und die Wiege sind nichts spezifisch menschliches.

In dem modernen Werk der Tierkunde von Zoodirektor Dr. Grzimek kann man lesen, daß sich die Jungen der Menschenaffen mit ihren Krallen im Fell des Muttertieres festhalten und so von den Affenmüttern fortgetragen werden. Man weiß seit langer Zeit, daß die Elefanten ihre Babies mit dem Rüssel durch das Dickicht tragen. Die Menschenaffen säugen ihre Jungen laut Angaben im „Grzimek“ drei bis vier Jahre. Der menschliche Säugling kann sich nicht einmal mit den Händen an der Mutter festhalten. Er ist auf dauerndes Liegen angewiesen. Sicher hat die menschliche Mutter in vorhistorischer Zeit vor der Geburt ein Nest gebaut. Mit der Geburt eines Jungen setzt bei allen Säugetieren die Milcherzeugung ein. Die Nahrung, die von der Natur für den Säugling geschaffen wurde, ist die Milch, und zwar die Muttermilch! Diese Milch ist naturnotwendig, weil die Säuglinge zahnlos zur Welt kommen. In dem Maße, wie die Zahnbildung fortschreitet, vollzieht sich die Umwandlung in der Ernährung von der reinen Milchnahrung zur Normalnahrung.

Der Säugling durchläuft die einzelnen Stadien der Gebißbildung. Es ist wichtig, einiges darüber zu wissen. Im sechsten bis siebten Monat erscheinen beim Säugling als erste Zähne des Milchgebisses die beiden unteren, mittleren Schneidezähne; im achten bis neunten Monat die oberen Schneidezähne. Im zehnten bis zwölften Monat kommen die weiteren unteren Schneidezähne durch, so daß zu diesem Zeitpunkt alle acht Schneidezähne vorhanden sind. Im zwölften bis 15. Monat wird auf beiden Seiten - oben und unten - der erste Backenzahn des Milchgebisses sichtbar, im 15. bis 20. Monat der Eckzahn und im 20. bis 24. Monat der zweite Backenzahn des Milchgebisses, so daß dann das Milchgebiß mit 20 Zähnen komplett ist. Mit zwei Jahren spätestens ist also das Gebiß voll ausgebildet, mit dem die gleiche Nahrung aufgenommen werden kann, wie sie die Erwachsenen zu sich nehmen. Der erste Backenzahn des bleibenden Gebisses erscheint gewöhnlich im sechsten bis siebten Lebensjahr, zuweilen sogar schon früher. Die Gesunderhaltung dieses ersten bleibenden Zahnes ist von außerordentlicher Bedeutung für das spätere Leben!

In der Ernährung sind die drei Stadien zu unterscheiden :

1. Völlige Zahnlosigkeit bis zum sechsten bis siebten Monat
2. Zunahme des Gebisses vom sechsten bis 24. Monat
3. Komplettes Milchgebiß ab 24. Monat

Noch um die Jahrhundertwende stillten die Mütter ihre Kinder zum größten Teil, bis die ersten Schneidezähne entwickelt waren. Solange es noch keine Gummilutscher gab, konnte auch noch keine Milchflasche in Aktion treten. Die beste Nahrung für den Säugling ist und bleibt die Muttermilch. In der heutigen Zeit kommen die Kinder in dieser Hinsicht zu kurz. Zu früh tritt die Kuhmilch an die Stelle der Mutterbrust. Die Frage, inwieweit die Kuhmilch weniger wert sei als die Muttermilch, ist immer umstritten gewesen. Da es aber so gut wie keine Ammen mehr gibt, und eine Rückkehr zu einer längeren Stillzeit kaum denkbar ist, so bleibt die möglichst frische verdünnte Kuhmilch als sogenannte Vorzugsmilch vom selben Tag die beste (zweite) Kindernahrung für das Kleinkind. In dem Maße, wie das Kind heranwächst und das Gebiß sich entwickelt, erhebt sich die Frage nach der optimalen Beinahrung.

Solange es noch aus der Flasche ernährt wird, kommen frisch gepreßte Pflanzensäfte in Frage von Erzeugnissen, die nicht sauer, sondern basisch sind. Dazu gehören: Brennessel, Giersch, Wegerich, Schafgarbe usw. Aus dem Bereich der Wurzelgemüse: Möhrensaft, Petersilienwurzelsaft, Schwarzwurzelsaft, Rote-Beete-Saft, Knollenfenchelsaft usw. Später werden diese Pflanzensäfte durch fein gemahlene, fein geraffelte oder gewiegte Massen ersetzt, die dem Kind „gefüttert" werden können.

Bei der Aufnahme der Cerealien - der Getreidearten - ist in gleicher Weise zu verfahren. Zunächst werden fein gemahlene Vollkornmehle mit Wasser verrührt, so daß sie sogar durch die Flasche gegeben werden können. Die verschiedenen Getreidesorten müssen mindestens 1/4 Stunde im möglichst kalten Wasser stehen bleiben, damit das unverträgliche Phytin in Lösung gehen kann. Es ist wesentlich, daß diese wässerigen Breie schmackhaft gemacht werden durch einen Zusatz aus Gewürzpflanzen. Man kann den Cerealiensäften damit einen Pfefferminzgeschmack, einen Kümmelgeschmack, einen Fenchelgeschmack, Anisgeschmack oder Petersiliengeschmack, auch einen Majorangeschmack geben. Es sollte in jedem Fall zart gewürzt werden. Will man dem „Futter" etwas Fett zugeben, wird den Säften etwas Butter oder Leinöl beigerührt (nur geringe Mengen Fett sind zuträglich). Hat man keine Gewürzpflanzen in frischem Zustand zur Verfügung, kann durch Überbrühen von Tees der Geschmack erzeugt werden. Von den Cerealien wählt man Weizenvollkorn, Roggenvollkorn, Hafervollkorn, Dinkelvollkorn und Reis. Die heutigen Haferflocken sind zumeist erhitzt und rechnen zur Klei-sternahrung, die zur Verstopfung führt. Maismehl ist nicht überall zu haben, kann aber auch verwendet werden.

Wenn sich das Gebiß weiter entwickelt hat, können aus den Cerealien rohe Breie, die im heißen Wasserbad leicht angewärmt werden müssen, mit dem Löffel gefüttert werden, und zwar so lange, bis das Kind einen Löffel in der Faust halten kann. Auch hierbei ist die Lösung des Phytins zu beachten. Für die Kinderfaust konstruierte Löffel sind heutzutage auf dem Markt. Das Ziel muß sein, das Kind so bald wie möglich an selbständiges Essen zu gewöhnen. Ist das Gebiß ausgebildet, treten an die Stelle der feingemahlenen Körner schließlich die gekeimten Dinkel-, Weizen- und Roggenkörner und ferner die gekeimten Linsen und Kichererbsen, die wegen des Lezithingehaltes besonders wertvoll sind. Vom Obst wird man alle sauren Früchte ausschalten (stets den pH-Wert messen) und nichtsaure Früchte wie reife Birnen oder Bananen verwenden. Dies sollte man aber erst dann tun, wenn man dem Kind die Mundspülung nach jeder Mahlzeit beigebracht hat.

Es ist klar, daß alle süßen Plätzchen und ähnliches nicht zugelassen sind. Kinder sind nicht allzu begierig auf süße Sachen, wenn sie nicht verwöhnt, besser gesagt verdorben worden sind. Sie essen mit Vergnügen sogar in Scheiben geschnittene rohe Kartoffeln.

Solange die Kinder klein sind, ist es leicht, sie wie beschrieben zu ernähren. Schwieriger wird die Sache, wenn an die Stelle der reinen Rohkosternährung das Brot tritt. Brot, das mit Sauerteig bereitet wird, wird von der AAM ohnehin abgelehnt. Selbst Hefebrot wie Grahambrot, Leinsamenbrot, ist nur beschränkt zugelassen, weil alle erhitzten Cerealien die Ursache der Verstopfung sind.

Ein wertvolles Nahrungsmittel, sowohl für Kinder als auch für Erwachsene, ist das Sojamehl, das bei der Umstellung von reiner Milchernährung auf andere Nahrung eine wichtige Rolle spielen sollte. Es kann mit den Getreidemehlen gemischt, aber auch allein gegeben werden. In früheren Zeiten hat es auch Erbsmehl in gleicher Feinheit gegeben, das dem Sojamehl dem Nährwert nach ungefähr gleichkommt. Auch die Nüsse sind eine wertvolle Kindernahrung. Sobald man Breie füttern kann, sollte man aus Nüssen Nußmehl herstellen. Wertvoll an Nährstoffen ist auch der Leinsamen, den man - wie die Nüsse - in einer kleinen elektrischen Mühle mahlen kann. Fertige Kindermehle enthalten allgemein die gleichen Nährstoffe, wie sie vorstehend beschrieben wurden. Man findet darin Mehl aus Reis, Gerste oder Mais. Soweit Zucker beigemischt ist, wird dies von der AAM abgelehnt! Frisch geschrotete Mehle sind immer am wertvollsten und darum vorzuziehen.

Die Nachteile jeder Zuckerbeimischung, ganz gleich ob es sich um Traubenzucker, Milchzucker , Fruchtzucker, weißen Zucker oder auch Rosinen handelt, sind zu groß und wiegen die geschmacklichen Vorteile bei weitem nicht auf: Zu leicht wird durch diese süßen Sachen der Karies Vorschub geleistet und unter Umständen kommt es zu Darmgärungen. Die verschiedenen Zuckerarten, auch Honig und Rosinen, führen im Kindesalter leicht zur Süß-Sucht. Werden die süßen Sachen dem Kleinkind ferngehalten, zeigt es auch kein Verlangen danach. Man bedenke, daß gesunde Zähne viel mehr wert sind!

Schließlich sei noch die Frage erörtert, wieviel Nahrung man dem Kind geben muß. Die Antwort ist einfach: Das Kind selbst bestimmt, wieviel Nahrung es will. Es weiß, wann es Hunger hat und wann es satt ist. Man soll niemals ein Kind zum Essen zwingen! Gänse zu stopfen wird als grausam bezeichnet, also soll man es auch nicht bei Kindern tun. Das Kind meldet sich von selbst, wenn es Nahrung benötigt, auch wenn es noch so jung ist und nur schreien kann.

Anmerkung:

Bei der Beigabe von Pflanzensäften zur Milchflasche wird empfohlen, sehr vorsichtig auszuprobieren, ob die Säfte wie Brennesselsaft, Giersch, Wegerich, und Schafgarbe vom Kind überhaupt angenommen werden. Jedenfalls sollten diese Säfte zunächst versuchsweise in sehr kleinen Mengen beigegeben werden. Die Säfte der Wurzelgemüse werden erfahrungsgemäß von allen Kindern gerne genommen. H. F.

Die Wirkungen des Koffeins

Es ist oberste Aufgabe der Biologie, die Bedingungen zu finden, unter denen die Lebewesen zu einer optimalen Entfaltung gelangen, d. h. bei gleichbleibender Gesundheit ein höchstmögliches Alter erreichen. Daß dabei die Ernährung die größte Rolle spielt, wurde schon zu Beginn unseres Jahrhunderts richtig erkannt. Abgesehen von der Ernährung spielen gewisse Faktoren eine gesundheitsfördernde Rolle, z. B. die Bewegung, oder andererseits eine nachteilige Rolle, wie z. B. die Aufnahme von irgendwelchen Giften. In neuerer Zeit hat sich das Rauschgift in zunehmendem Maße in den Vordergrund der Betrachtung geschoben, während die bekannten Gifte Nikotin, Alkohol und Koffein die Gemüter weniger erregen. Nikotin steht für die AAM außerhalb jeder Diskussion - über Alkohol wurde im Zusammenhang mit dem Eiweiß bereits berichtet. Hier soll nun zu den Wirkungen des Koffeins Stellung genommen werden:

Die größten Mengen Koffein werden in der Form des Bohnenkaffees aufgenommen, wenngleich man wissen sollte, daß auch der Tee Koffein - früher häufig als Teein bezeichnet -, ferner die Yerba-Mate (Matetee) und die Kolanuß Koffein enthalten. Die Wirkung des Koffeins ist stets die gleiche. Kaffeebohnen enthalten 1-1,5 % Koffein, schwarzer Tee bis zu 5 %, Matetee 0,3-1,5 % und die Kolanuß 1,5 %. Das Koffein ist ein pflanzliches Alkaloid mit der chemischen Formel $C_8H_{10}N_4O_2$ und kann auch auf synthetischem Wege gewonnen werden. Aus rohen Kaffeebohnen kann es mit Hilfe von Äther, Benzin, Benzol, Tetrachlorkohlenstoff, Chloroform extrahiert werden. Die Extraktion gelingt jedoch nicht vollständig, und so ist der Ausdruck „koffeinfrei" in chemischer Hinsicht unrichtig. Der Ausdruck „koffeinarm" ist genauer. Nach der „Kaffeeverordnung" darf als koffeinfreier Kaffee nur der Kaffee bezeichnet werden, der höchstens einen Koffeingehalt von 0,08% besitzt. Koffeinarmer Kaffee darf nach dieser Verordnung höchstens einen Koffeingehalt von 0,2 % besitzen. Bei der Gesamtaufnahme an Koffein ist zu berücksichtigen, wie viele Tassen man von diesem „koffeinfreien" Kaffee trinkt und weiter, wie stark er zubereitet wird. Ein gänzliches Freisein des Kaffees von Koffein gibt es also nicht.

Die Analyse des gerösteten Bohnenkaffees lautet:

20 - 30,0 % Rohfaser,
12 - 17,0 % Eiweiß,
11 - 13,0 % Fett,
4 - 7,0 % Gerbsäure,
1 - 1,5 % Koffein,
0,2 % Zucker.

Der angenehme und wirklich aromatische Geruch von frisch geröstetem Bohnenkaffee stammt von den Röststoffen, von denen man rund 30 verschiedene chemisch isoliert und untersucht hat. Diese Röststoffe haben mit dem Koffein gar nichts zu tun, und das angenehme Aroma verschwindet fast ganz mit dem Aufbrühen des Kaffees. Mit Recht sagen daher viele Kaffeetrinker, daß der Geruch des Kaffees für sie angenehmer sei als das Trinken selbst. Je länger gerösteter Bohnenkaffee lagert, besonders im gemahlenen Zustand, um so mehr verflüchtigen sich die Röststoffe, und der letzte Rest der Röststoffe macht sich im zubereiteten Kaffee nicht mehr bemerkbar.

Die typische Wirkung des Bohnenkaffees ist bedingt durch das in ihm enthaltene Koffein. Dieses ist hier genauer zu untersuchen. Wenn man sich durch die wissenschaftliche Literatur durchgearbeitet hat, erkennt man, daß die Feststellungen nur sehr oberflächlich sind und es an einer tiefgründigen Untersuchung fehlt. Fast nichts findet man über die Nachwirkungen des Koffeins auf den gesamten Organismus und seine Organe. Hier sei zunächst das wiedergegeben, was man als besondere Eigenschaften des Koffeins festgestellt hat: Koffein regt Herztätigkeit, Stoffwechsel und Atmung an; der Blutdruck sowie die Körpertemperatur steigen, die Blutgefäße im Gehirn erweitern sich etwas, verengen sich aber in den Eingeweiden. Durch die bessere Durchblutung verscheucht es die Müdigkeit, begünstigt den Gedankenablauf, läßt das Schlafbedürfnis verschwinden, hebt die Stimmung. Als nachteilige Wirkung bei bestimmten Erkrankungen wird die Einwirkung bei Schlaflosigkeit, Gicht, hohem Blutdruck, Koronarsklerose und Arterienverkalkung genannt.

Was sagt die AAM zu diesen Feststellungen? Das Wohlbefinden des Menschen hängt von der Leistungsfähigkeit des Herzens ab, denn von der Herzleistung sind alle anderen Organe abhängig. Darum ist es wichtig, daß das Herz seine Funktion mit ausreichender Energie ausführt. Es ist eine Binsenwahrheit, daß ein Pferd seinen Wagen nur ziehen kann, wenn es die richtige Nahrung in ausreichender Menge bekommt und genug Zeit zum Ausruhen hat. Dasselbe gilt sinngemäß für das Herz, aber nur die wenigsten Menschen berücksichtigen diese Tatsache. Das Herz kann seine Leistung dadurch steigern, daß es entweder kräftiger oder häufiger schlägt (Erhöhung des Pulsschlages). In beiden Fällen steigt der Blutdruck, und es erfolgt eine bessere Durchblutung der Organe. Dies hat aber nur dann Sinn, wenn sich im Blut alle Aufbaustoffe befinden, die die Organe zu ihrer Funktion benötigen. Sind sie im Blut nicht verfügbar, hat die Steigerung der Herztätigkeit wenig Wert. Die Aufbaustoffe können nur dann im Blut sein, wenn die Ernährung biologisch richtig ist. Es kommt darauf an, daß jede Mahlzeit die erforderlichen Aufbaustoffe in ausreichender Menge enthält, da bestimmte Aufbaustoffe im Organismus nicht auf Vorrat gespeichert werden können. Dabei ist der Lezithingehalt der Nahrung für das Herz wie für alle anderen Organe wichtig. Was geschieht nun, wenn statt biologisch richtiger Ernährung und Ruhe irgendein Fremdstoff herangezogen wird, um die Herztätigkeit anzuregen? Der medizinisch Bewanderte weiß, daß man Gifte wie Digitalis und Strophantin anwendet, um die Herztätigkeit anzufeuern, was aber nur zu einer weiteren Schwächung und zum Verschleiß des Herzens führt. Im gegebenen Beispiel mag es bei schwerer Herzinsuffizienz eine Frage der Dosierung sein. Das Mittel, zu dem heutzutage jeder greifen kann, wenn die Herztätigkeit nachläßt, ist das Koffein des Bohnenkaffees. Es wirkt als Beschleuniger des Herzens; infolgedessen steigt der Blutdruck auch bis zum Gehirn, und die erhöhte Blutzufuhr führt zu einer Steigerung des Wachseins. Die Blutgefäße im Gehirn werden geweitet, und so funktioniert die Denkfähigkeit besser.

Die nächste Frage ist, wie lange diese erhöhte Herztätigkeit anhalten kann. Offenbar solange, wie noch Koffein auf das Herz einwirkt. Die Wirkung bleibt auch in der Ruhelage und selbst nach dem Einschlafen bestehen und beeinträchtigt die Schlaftiefe. Hier liegt also der Nachteil des Koffeins. Infolge der geringen Erholung während des Schlafes ist der Kaffeetrinker am nächsten Tag nur in den Morgenstunden hellwach. Die Leistungsfähigkeit läßt ziemlich schnell nach und das Herz fällt in der Leistung wieder zurück. So wird erneut zum Bohnenkaffee gegriffen. Das sich nach Ruhe sehnende Herz wird wieder angefeuert, worauf sich der geschilderte Vorgang wiederholt. Dies setzt sich über Jahre fort. Dabei wird das Herz in seiner Leistung immer schwächer.

Wer sein Herz auf diese Weise mißhandelt, muß versagen, sobald man von ihm eine größere Anstrengung verlangt. Soll er eine Strecke steil bergauf gehen oder einen Aussichtsturm besteigen, ist er nach kurzer Zeit „restlos fertig“. Wenn Menschen behaupten, sie könnten so viel und so starken Bohnenkaffee trinken, wie sie wollten, ohne nachteilige Wirkungen zu verspüren, ist das stets ein Beweis dafür, daß das Herz schon stark heruntergewirtschaftet ist, ohne daß sich der Betreffende seiner labilen Gesundheit bewußt ist. Der habituelle (gewohnheitsmäßige) Kaffeetrinker, der sein Herz bereits geschwächt hat, ist unter bestimmten Umständen besonders gefährdet, vor allem dann, wenn er schon Cholesterinablagerungen in seinen Blutgefäßen hat. *Siehe: „Wie verhütet man Schlaganfall“.* Es genügt dann eine Steigerung der Herztätigkeit durch Kaffeegenuß und womöglich eine seelische Erregung oder körperliche Anstrengung, um an irgendeiner Stelle ein Kapillar zum Bersten zu bringen. Ist der durch Blutung verursachte Schaden im Gehirn oder an den Herzmuskeln erheblich, tritt der Tod ein. In solchen Fällen wirken mehrere Faktoren zur Herbeiführung des Lebensendes zusammen. Habituelle Kaffeetrinker sind auch durch Witterungseinflüsse gefährdet. Plötzliche Schwankungen des Luftdrucks, insbesondere starkes Fallen - sei es, daß man sich in größere Höhen begibt oder durch Gewitter oder Föhneinbruch in eine Zone niederen Luftdruckes gerät - führen dazu, daß der äußere Druck auf den Körper geringer wird und dementsprechend der innere Druck im Körper relativ ansteigt. Dieser Kaffeetrinker ist auch gefährdet, wenn er sich beim Baden in sehr kaltes Wasser begibt. Das sofort eintretende Zusammenziehen der Blutgefäße bewirkt eine Blutdruckerhöhung, der das Herz nicht gewachsen ist. Ohnmachtsanfälle sind stets ein Zeichen geschwächten Herzens. Das Herz pumpt nicht genug Blut ins Gehirn, und Blutleere im Gehirn erzeugt die Ohnmacht.

Der habituelle Kaffeetrinker hat die Möglichkeit, sich entweder jedesmal eine Dosis Kaffee einzuverleiben, wenn das Herz beginnt, in seiner Leistung abzufallen, oder er muß aus der Erkenntnis heraus, daß sein schwaches Herz mit dem Kaffeetrinken zusammenhängt, sich wieder von der Koffeinaufnahme freimachen. Das Freiwerden von Koffein ist nicht so einfach. Es ist fast genau so schwer wie das Freiwerden von den Rauschgiften. Gibt jemand das Kaffeetrinken auf, stellt er fest, daß er in einen Zustand der Depression gerät, der mindestens einen Tag, meist aber mehrere Tage anhält. Während dieser Zeit ist er zu keiner effektiven Arbeit fähig. Sicherlich mag er in diesem Zustand der Depression routinemäßige Arbeiten mit halber Kraft ausführen, aber es fehlt ihm einfach die Vitalität. Die meisten Menschen können diesen Depressionszustand nicht überwinden, sondern kehren zum Kaffeetrinken zurück.

Im Grunde genommen ist zwischen dem Rauschgift und dem Koffein kein fundamentaler Unterschied. Es ist ein stetiger Wechsel zwischen gehobener Stimmung und Depression.

Wieweit ein gesunder Mensch den gelegentlichen Genuß von Bohnenkaffee verkraften kann, hängt davon ab, ob er am nächsten Tag stark beansprucht wird oder mit „halber Kraft voraus" seine Arbeit verrichten kann. Sicher haben viele Menschen, ohne die genauere Einwirkung des Koffeins auf den Organismus zu kennen, bereits dem koffeinarmen Kaffee den Vorzug gegeben. Der Konsum an Bohnenkaffee ist gewaltig gestiegen, wie die Übersicht, die uns von der Oberzolldirektion zur Verfügung gestellt wurde, hervorgeht:

Wer ein hohes Alter in voller Gesundheit erreichen will, muß sein Herz ge-

Jahr	verkaufte Menge	Verkaufspreis *
1885	88.835 kg	11.304.393,- Sfr
1930	13.655.276 kg	251.265.433,- Sfr
1950	25.261.399 kg	115.012.121,- Sfr
1970	60.466.664 kg	274.609.434,- Sfr
1976	57.782.938 kg	338.762.382,- Sfr

sund erhalten und daher auf den Bohnenkaffee und andere koffeinhaltige Produkte verzichten.

* Diese Zahlen gelten für die Schweiz

GUT UND RICHTIG SCHLAFEN

Jeder sollte das alte Sprichwort kennen:

Wer früh aufsteht, sein Brot verzehrt,

wer lange schläft, den Gott ernährt!

Zur Erklärung des Sprichwortes: Nur im Schlaf vollzieht sich der Wiederaufbau, die Regeneration des Organismus. Nur im Schlaf lagert auch der Körper Fett zwischen Muskeln und Haut im Unterhautfettgewebe ein. Daher rührt das gute Aussehen nach dem Schlaf. Das Tier, das am meisten schläft, ist das Schwein. Es wird fetter als andere Tiere. Es kommt für den, der zunehmen will, nicht darauf an, möglichst viel zu essen, sondern viel und tief zu schlafen. Nicht nur die Länge des Schlafes, sondern auch die Tiefe spielt eine wesentliche Rolle. Auf eine Formel gebracht heißt das:

Erholung = Schlafdauer x Schlaftiefe.

Bei jedem Menschen ist der Schlaf zu Beginn am Tiefsten und verliert an Tiefe mit zunehmender Regeneration. Über die Schlafdauer gehen die Meinungen auseinander, aber eine Schlafdauer von sieben bis neun Stunden sollte ausreichend sein. Die beste Zeit des Schlafes ist zweifellos die Zeit der Dunkelheit. Die Theorie des „Naturschlafs" (20 bis 24 Uhr) hat nur wenige Anhänger. Menschen mit viel Nachtarbeit schädigen sich gesundheitlich! Das Geheimnis des Frühaufstehens ist nicht der gestellte Wecker, sondern das frühe Zubettgehen! Uns interessiert in erster Linie die Schlaftiefe.

Die Schlaftiefe wird von folgenden Faktoren beeinflußt:

1. Physikalische Beschaffenheit des Schlafraumes und des Bettes.
2. Physiologische Vorgänge im Körper während des Schlafes.
3. Psychische (seelische) Verfassung.

1. Physikalische Beschaffenheit des Schlafraumes und des Bettes

Eine wesentliche Rolle spielt die sogenannte relative Feuchtigkeit der Luft des Schlafraumes, die am besten mit dem Hygrometer kontrolliert wird. Die günstigste relativer Feuchtigkeit liegt bei 60-65%. Steigt die Feuchtigkeit auf 70% an, ist die Luft bereits stärker mit Feuchtigkeit gesättigt, und die Poren können nicht mehr genügend Feuchtigkeit an die Luft abgeben. Bei 80% ist die Störung bereits derart stark, daß nur noch Halbschlaf besteht. Durch die Ausschaltung der Porenausdünstung werden die Nieren überlastet. Wer schon durch Falschernährung funktionsuntüchtige Nieren hat, wird darum im Schlaf durch zu hohe Feuchtigkeit doppelt beeinträchtigt. Sinkt die relative Feuchtigkeit unter 50%, ist die Aus-

trocknung der Haut zu stark und es kommt zu einer Reizung der Hautnerven, die die Schlaftiefe beeinträchtigt. Die Feuchtigkeit des Raumes spielt also eine wichtige Rolle.
Die günstigste Schlafraumtemperatur liegt zwischen 14-18 Grad. Sinkt die Temperatur ab, erhöht sich automatisch die relative Feuchtigkeit. Aus dieser Betrachtung ergibt sich, daß das Schlafen bei geöffnetem Fenster dann ungesund ist, wenn dabei die relative Feuchtigkeit über 65% ansteigt. Dr. Jarvis wies in seinem Buch darauf hin, daß Tiere die einzuatmende Luft „vorwärmen", indem sie die Schnauze in das Fell, bzw. den Schnabel in das Gefieder stecken.
Das Bett soll so beschaffen sein, daß weder eine zu starke Wärme durch zu gute Isolation erzeugt, noch der Körper durch den Kältereiz im Schlaf gestört wird. Die richtige Wahl ist wichtig, vor allem bezüglich der Anpassung an die Jahreszeit bzw. Außentemperatur. Wesentlich ist, daß auch Nacken und Kopf während des Schlafes bedeckt sind. Reichlicher Haarwuchs erübrigt eine Mütze. Die Schlafmütze hat aber ihre Berechtigung, genauso wie das Halstuch. Wer die Bedeckung von Kopf und Hals, besonders beim Schlafen im Kalten, nicht beachtet, ernährt sein Gehirn schlecht, weil sich die Blutgefäße stets zusammenziehen, wenn sich irgend ein Teil des Körpers abkühlt. Am andern Tag ist man durch die schlechte Ernährung des Gehirns im Schlaf geistig weniger leistungsfähig. Die Bedeckung von Kopf und Hals darf nicht zu warm sein, und es darf keine Strangulation eintreten. Man beachte diese wichtige Regel, besonders im Winter und beim Schlafen in kaltem Raum!
Zur richtigen physikalischen Beschaffenheit des Schlafzimmers gehört die Abschirmung gegen optische und akustische Reize. Eine Verdunkelung des Schlafraumes muß möglich sein, da Licht auch durch die geschlossenen Augenlider auf die Sehnerven wirkt und den Schlaf stört. In den Ländern des Nordens mit den kurzen Sommernächten haben alle Schlafzimmer eine Verdunkelung. Wenn auf Reisen keine Verdunkelung angetroffen wird, ist eine selbstgefertigte Augenblende, die aus dunklem Stoff besteht und an den Ohren mit Gummiband gehalten wird, zweckmäßig. Die akustische Abschirmung gegen Geräusche jeder Art - vorbeifahrende Züge, Straßenverkehrslärm, Hundegebell, Vogelgezwitscher usw. - ist genauso wichtig. Man erreicht die Abschirmung durch Eindrücken von leicht angefeuchtetem Seidenpapier in die Ohren, wenn man Oropax einsparen will. Daß Fliegen und Schnaken den Schläfer sehr belästigen können, ist bekannt. Abhilfe durch Beseitigung solcher Störer ist immer nötig.

2. Innere physiologische Wirkungen

Am gefährlichsten für die Schlaftiefe sind die Blähungen. Sie drücken auf das Zwerchfell und damit auf das Herz sowie auch auf die anderen Organe und erzeugen Blähungsträume, die Situationen schaffen, in denen der Schläfer Angst auszustehen hat, bis er schließlich aufwacht. Dann ist der Schlaf allein durch die seelische Beunruhigung gestört, und es dauert längere Zeit, bis man wieder einschläft. Die Ursache der Blähungen ist in den meisten Fällen die „saure Gärung des Darminhaltes". Diese saure Gärung muß unbedingt in der in besagtem Abschnitt beschriebenen Weise beseitigt werden, weil sonst ein erholsamer Schlaf nicht möglich ist. Blähungen verursachende Speisen und Getränke sind bei der letzten Mahlzeit unbedingt zu meiden, wenn man Wert auf guten Schlaf legt. Ein voller Magen belastet den Schläfer ebenfalls. Der Magen sollte beim Zubettgehen bereits leer sein. Solange der Magen noch einen Inhalt hat, bewegt sich die Magenmuskulatur und verursacht Unruhe. Das richtige Verhältnis zwischen Kalium und Natrium im Organismus ist ein Faktor, der zur Beruhigung des Organismus beiträgt. Siehe die Behandlung des Themas „Essig". Die Flüssigkeitsaufnahme sollte am Abend gering sein. Wer trinken will, sollte es bereits früher am Tage tun! War am Tag aus irgendwelchen Gründen die Eiweißaufnahme zu gering, kann sich ein Eiweißmangel in der Nacht schlafstörend auswirken. *Siehe dazu: „Die richtige Menge der Eiweißaufnahme"*.

Auf die Entleerung des Mastdarmes vor dem Schlafengehen ist zu achten, weil Kotmassen darin, die ausgestoßen werden sollen, Beunruhigung schaffen.

Die Nervenernährung ist wichtig, wenn man einen ruhigen Schlaf wünscht. Eine lezithinreiche Nahrung ist für die Geistesarbeiter unbedingt erforderlich. Lezithinreich sind die Leguminosen (Hülsenfrüchte), vor allem Soja, dann folgen die Linsen. Eier seien noch erwähnt, enthalten aber auch sehr viel Eiweiß. Die bekannten Nervenaufpeitschungsmittel Koffein und Teein wirken auch im Schlaf beunruhigend. Wenn Personen behaupten, daß die Stoffe ihnen nichts anhaben, so ist das immer der Beweis dafür, daß sie durch den habituellen Gebrauch unempfindlich geworden sind und große Mengen vertragen - Gewöhnung des Körpers an Gifte. Aber das Nervensystem hat dann stets Schaden gelitten. Coca-Getränke, die koffeinhaltig sind, wirken wie Kaffee.

3. Psychische = seelische Verfassung

Auch die seelische Verfassung ist für den Schläfer sehr wichtig. Das angeborene Temperament spielt eine Rolle. Phlegmatiker fallen am schnellsten in den Schlaf. Sanguiniker, Choleriker und Melancholiker sind von der Natur schlechter bedacht, weil bei diesen Temperamenten die Erlebnisse des Tageslaufs längere Nachwirkungen haben. Jeder, der zu den letzteren Typen gehört, muß bestrebt sein, die innere Ruhe vor dem Schlaf - also die seelische Zufriedenheit - zu finden. Kommenden Ereignissen, z. B. Reisen, soll man nach

Möglichkeit mit Gelassenheit entgegensehen. Vor Examen (Prüfungen) ist allerdings der Schlaf meist stark beeinträchtigt. Schlafmittel sind auf jeden Fall zu meiden. Es gibt ein natürliches Mittel, die periphere Ableitung. Darunter versteht man eine mit handwarmem Wasser (25°C) vorzunehmende partielle Abwaschung und Abtrocknung der einzelnen Körperteile und Gliedmaßen, ein Teil nach dem andern. Sie hilft meist auch bei unterbrochenem Schlaf in der Nacht. Von den zur Einreibung empfohlenen venenerweiternden Mitteln kann als unschädlich der Hamamelis-Extrakt empfohlen werden, mit dem man die Herzgegend einreibt. Baldriantee - oft empfohlen - ist nicht jedermanns Sache. Man merke sich für das Wohlbefinden: *Guter Schlaf ist ebenso wichtig wie Nahrung!*

Anmerkung H. F.:
Das Bett sollte keinen pathogenen Standort haben, d. h. nicht den Strahlungen von Erdverwerfungen, Wasseradern oder dem Globalgitternetz ausgesetzt sein, weil sonst Krankheiten auftreten können. Gustav Freiherr von Pohl hat sich intensiv mit diesem Problem befaßt und legte seine Forschungsergebnisse bereits 1932 in einem Buch nieder. Der Verlag „Fortschritt für alle" in Feucht legte das Buch 1978 unter dem Titel: „Gustav Freiherr von Pohl, Erdstrahlen als Krankheits- und Krebserreger" neu auf. Ich empfehle, sich auch darüber zu informieren. Das Bett sollte außerdem mit einem metallfreien, also einem Holzrost ausgestattet sein. Zum erholsamen und gesundheitsfördernden Schlaf gehören Matratzen aus Naturfasern wie Kapok oder Roßhaar sowie Decken aus Wolle oder Seide mit Bezügen aus Naturfasern (Baumwolle, Bourrette-Seide).

Der Anti-Acid-Anhänger auf Reisen

Der AAM- Anhänger sieht sich auf Reisen oft großen Schwierigkeiten gegenüber, die ihn aber nicht davon abhalten sollten, seinen Grundsätzen treu zu bleiben. Wie macht man das? Man nimmt kohlensauren Kalk ($CaCO_3$) mit, am besten in einem Tablettenröhrchen, das immer griffbereit in der Tasche ist. Ißt man im Gasthaus, muß man leider feststellen, daß die gesamte Rohkost, die man bekommt, im „sauren" Zustand verabreicht wird.

Wie verfährt man im einzelnen:

a) Salate

Kopfsalat, Endivien- oder Feldsalat, gemischter Salat aus Tomaten und Gurken, Bohnensalat und ähnliche Salate - alle sind entweder mit Essig oder Zitrone angemacht - mit Sahne die allerwenigsten.

Bei Essig und Zitrone muß die überschüssige Säure durch Überstreuen mit $CaCO_3$ und Umwenden mit der Gabel neutralisiert werden. Vorsicht, zu viel kann schaden, daher zunächst ein kleineres Quantum nehmen und probieren, evtl. ein zweites Quantum zugeben. Wenn saure Sahne zum Anmachen verwendet wurde, braucht man nur dann zu neutralisieren, wenn die Sahne bereits alt und die Milchsäurebildung dementsprechend weit fortgeschritten ist. Saure Gurken und Mixed Pickles läßt man unberührt liegen, ebenso Rhabarberspeisen jeder Art.

b) Saure Kompotte

Sie sind wie Salate zu neutralisieren. Man muß sie auch dann neutralisieren, wenn die Säure durch Zusatz von Zukker oder anderen Süßstoffen verdeckt worden ist. Als saure Kompotte sind anzusprechen: Stachelbeerkompott, Johannisbeerkompott, Sauerkirschenkompott. Auch Kompotte aus Pflaumen sind evtl. zu neutralisieren, da die meisten Pflaumen als Handelsobst unreif gepflückt werden. Speisen, die unter Verwendung saurer Früchte oder saurer Fruchtsäfte hergestellt sind (rote Grütze mit Johannisbeeren oder dergleichen) sind zu neutralisieren. Kuchen mit Sauerkirschen ist zu meiden, dagegen Kuchen mit Süßkirschen zu empfehlen. Puddings mit Zitrone müssen neutralisiert werden. Desgleichen ist Vorsicht bei Himbeersaft geboten, da er an und für sich sauer ist und häufig noch einen Zusatz von Zitronensäure erhalten hat wegen der Haltbarkeit. Quarkspeisen: Wenn der Quark alt ist, enthält er zu viel Milchsäure und muß neutralisiert werden. Joghurt muß unbedingt neutralisiert werden, da Joghurt ein Milchsäurekonzentrat ist. (Besser meiden!)

c) Getränke

Alle mit Zitronensäure hergestellten Getränke sind nach Möglichkeit zu meiden oder es ist ein Teil der Säure zu neutralisieren. Saure Weine sind gewöhnlich billige Weine. Sie sind zu meiden. Wenn schon Wein, dann eine Sorte mit geringem Säuregehalt. Solche Sorten sind teuer, was beweist, daß saure Weine gering bewertet werden.

Anmerkung H. F.:

Besser ist: Selbstverpflegung; dann weiß man mit Sicherheit, daß man ein gutes Ernährungsfundament hat. Ich nahm auf meine beiden großen Flugreisen halb um die Welt auf die Philippinen eine sogenannte „Futtertasche" mit. Sie enthielt für die Verpflegung von zwei Personen für 3 Wochen:

- 4 leichte Campingteller
- 1 flache Campingschale
- 2 Tuppergefäße mit Deckel
- 2 Bestecke, 1 kleines Teesieb
- 2 Löffel extra, 1 Küchenmesser
- 1 Rohkostreibe (Bircherraffel)
- 2 Thermosflaschen
- 1 kleine Gemüsebürste
- 2 kleine Küchenhandtücher
- 6 Beutel mit Schafgarbe-, Brennessel-, Thymian-, Löwenzahn- und Johanniskrauttee
- 3 große Dosen Leinöl (waren im Koffer)
- 3 Beutel Demeter Hafer-, Gerste- und Weizenflocken
- 6 Päckchen Studt Knäckebrot (im Koffer)

Auf den 24-Stunden-Flug gingen ferner mit:

- 4 süße Äpfel
- 1 größerer Beutel Haselnüsse
- 1 größerer Beutel Mandeln
- 1 gewaschener Kopfsalat in einer Plastiktüte, ebenso verpackt:
- 2 gelbe Rüben, 2 Kohlrabi, 2 Rettiche

Die Rohkost wurde im Flugzeug gerieben und fertig gemacht. Es geht alles, wenn man will. Auf dem Rückflug der ersten Reise hatten wir im Warteraum des Flugplatzes von Seoul (Südkorea) viele ernsthaft interessierte Zuschauer. Es gab interessante Gespräche. Gustav Gattiker war mit von der Partie.

In Manila kaufte ich täglich im Supermarkt um die Ecke frische Wurzeln und Salate ein, dazu die herrlichen Papayas (basisch) und Mangos (basisch). Wir hatten Hotel mit Frühstück gebucht. Zum Frühstück bestellten wir täglich frisch geriebene Kokosflocken mit Papayas, Mangos und Bananen. Ein fürstliches Frühstück, wahrlich. Wir ließen uns abgekochtes heißes Wasser aufs Zimmer bringen und legten die Kräutertees nach Wahl einfach kurze Zeit hinein, siebten ab, und schon war der Tee fertig. Die rohen Wurzeln und der Salat wurden im Bad gewaschen und zubereitet und auf dem Zimmer verzehrt. Wir aßen tüchtig Knoblauch dazu, um Infektionen vorzubeugen. Ab und zu bestellten wir im Hotel eine Salatplatte mit Reis. Aber die eigene Rohkost schmeckte besser.

In der Bundesrepublik und in der Schweiz findet man in den meisten größeren, aber auch kleineren Städten Reformhäuser oder Alternativläden und am Rande der Ortschaften biologische Gärtnereien, in welchen man biologisch einwandfreie Frischgemüse, Obst, Nüsse und Getreide einkaufen kann. Fährt man mit dem Wagen, ist die Selbstverpflegung sowieso kein Problem. Aber auch mit dem Zug geht es, wenn man will. Man muß allerdings vorher gut planen und sich gut informieren. Sucht man Freunde oder Bekannte auf, kann man immer mit Unterstützung rechnen. Gleichzeitig weckt man Interesse an der gesunden Lebensweise und hilft dadurch den Mitmenschen. Es wirkt wie ein ins Wasser geworfener Stein, und wie der Wellenkreis vergrößert sich der Interessentenkreis. Außerdem macht es Freude, Pionier zu sein. Wer macht mit?

Teil II

Schäden im menschlichen Körper durch acide Lebensweise

GESUNDE ZÄHNE AUF LEBENSZEIT

Diese Zeilen wurden geschrieben, nachdem ich 15 Jahre lang die Ursache des Zahnverfalls in vielen Ländern studiert und Berechnungen über den Verlust an menschlicher Energie durch ihn und seine Folgen angestellt hatte. Ungeheuer sind auch die Aufwendungen, die alljährlich erforderlich sind, um den Zahnzerfall zu bekämpfen, rechnet man doch, daß 98% aller Menschen daran leiden.

Ehe ich die wirkliche Ursache fand, erlebte ich an mir selbst die verschiedenen Stadien, wie sie jedem Leser bekannt sind: Zahnschmerzen, Aufbohren des Zahnes, Plombieren des Zahnes, herausfallen der Plombe nach einigen Jahren, erneutes Plombieren, Überkronen und zum Schluß Extraktion, d.h. Ausziehen des Zahnes. Man vergesse dabei nicht die vielen Schmerzen! Ich fing früh genug im Leben an, den Zahnzerfall genau zu beobachten, und fand, daß es nur eine Ursache gibt. Durch ihre Beseitigung konnte ich bei mir selbst dem weiteren Fortschreiten des Zahnzerfalls Einhalt gebieten. Ich habe seitdem niemals mehr an Zahnschmerzen gelitten oder einen weiteren Zahnschaden gehabt.

I. GEGENWÄRTIGE ANSICHTEN ÜBER ZAHNZERFALL

Die verschiedenen Ansichten über die Ursachen des Zahnzerfalls (Karies) sind wohl bekannt. Einige sollen hier kurz erwähnt werden: Bakterien im Munde, Weichheit der Zähne auf Grund einer ererbten Disposition, verfeinerte Nahrung, Vitaminmangel, ungenügende Kautätigkeit, mangelhafte Zahnreinigung, Genuß von Kohlehydraten usw. Nirgendwo in der hygienischen Literatur findet man eine klare Feststellung, daß die Hauptursache das Vorhandensein von Säuren im Mund ist.

II. EINE KURZE VORLESUNG ÜBER CHEMIE

Einige chemische Kenntnisse sind erforderlich, um die im Mund vor sich gehenden Prozesse zu verstehen. Auch hier wirkt die gemeinsame Eigenschaft aller Säuren: Sie zerstören chemische Verbindungen, die mit schwächeren Säuren gebildet worden sind. Um dies jedem Leser klar zu machen, sei erwähnt, daß kohlensaurer Kalk (Schlämmkreide) leicht durch Essig oder Zitronensäure zersetzt wird. Zitronensäure ist im Zitronensaft enthalten; Essig, so wie er in Haus und Küche verwendet wird, ist eine verdünnte Lösung von Essigsäure. Nimmt man etwas Schlämmkreide und gießt Zitronensaft darauf, entsteht ein lebhaftes Aufbrausen. Dieser Vorgang ist chemisch so zu erklären: Der kohlensaure Kalk wird durch die Zitronensäure zersetzt, die Kohlensäure (CO_2) entweicht als Gas unter Bildung von Blasen in die Luft. Zum Schluß ist der gesamte kohlensaure Kalk von der Zitronensäure zersetzt worden.

Kalzium-Phosphat, auch phosphorsaurer Kalk genannt, aus welchem das Zahnbein (Dentin) unserer Zähne besteht, wird ebenfalls mit Leichtigkeit durch Essig oder Zitronensäure zersetzt. Ein Laborversuch, der von jedermann leicht zu Hause gemacht werden kann, veranschaulicht diesen Zersetzungsvorgang von Knochen und Zähnen durch Säuren.

Man nehme ein kleines Knochenstückchen oder einen ausgezogenen Zahn, lege ihn in ein Gefäß und gieße Essig oder Zitronensaft darauf. Dann verschließe man das Gefäß und stelle es einige Wochen zur Seite. Nach dieser Zeit sehe man nach, und man wird feststellen, daß das Knochenstückchen bzw. der Zahn vollkommen verschwunden ist. Die chemische Erklärung für diesen Vorgang ist folgende: Das Kalziumphosphat des Zahnes wurde durch die Säure zersetzt. Derselbe chemische Vorgang vollzieht sich durch Jahre hindurch ständig in Ihrem Mund. Die Säuren, die Sie mit Speisen und Getränken in Ihren Mund bringen, sind natürlich nicht so konzentriert wie die Säure des Laborversuchs, deswegen geht der Prozeß langsamer vor sich. *Aber das Endergebnis ist das gleiche:*

Auflösung der Zähne durch Säuren!

III. Säuren in Speisen und Getränken

Die am meisten in unseren Speisen und Getränken verwendeten Säuren sind Essig und Zitronensäure. Beide zerstören Kalziumphosphat. Je konzentrierter sie sind, desto größer ist ihre zerstörende Wirkung. Zitronensäure wird oft wegen des Gehalts an Vitaminen empfohlen, aber der Schaden, der durch die Zersetzung des Kalziumphosphats im Körper angerichtet wird, ist viel größer als der Nutzen durch die Zufuhr der Vitamine. Es gibt Früchte, die ebenfalls große Mengen an Säuren enthalten. Dazu gehören Grapefruits, saure Äpfel, Sauerkirschen, Stachelbeeren und Johannisbeeren. Auch ihr Genuß verursacht die Zerstörung des Kalziumphosphates der Zähne; es sei denn, daß die Säuren vorher neutralisiert wurden.

Über zwei weitere Säuren, die wir mit Speisen und Getränken zu uns nehmen, soll hier einiges gesagt werden: Milchsäure und Weinsäure. Milchsäure bildet sich beim Säuern der Milch und ist daher auch im Quark enthalten. Sie ist in normaler Konzentration bedeutend schwächer als die vorerwähnten Fruchtsäuren und Essig. Je älter saure Milch wird, um so mehr Milchsäure bildet sich.

Saurer Wein enthält anteilig Essigsäure und Weinsäure. Weine mit geringem Säuregehalt sind vorzuziehen. Man kann Wein natürlich auch mit chemischen Mitteln entsäuern, was hier jedoch nicht erörtert werden soll. Getränke, die Zitronensäure enthalten, sind für die Zähne schädlich.

An dieser Stelle muß wieder gesagt werden, daß Säuren nicht dadurch neutralisiert werden können, daß man Zucker hinzufügt. Zucker neutralisiert die Säuren nicht, sondern überdeckt nur den sauren Geschmack. Gelees und Marmeladen, die aus sauren Früchten hergestellt sind, enthalten ebenfalls viel Säure. Manchmal werden den Nahrungsmitteln Säuren zugesetzt, um sie haltbar zu machen. Man sollte solche Nahrungsmittel meiden oder die Säure neutralisieren, ehe man die Speise genießt. Saure Weintrauben enthalten viel Säure und munden daher sowieso nicht. Ich konnte oft beobachten, daß Kleingärtner, die Stachelbeeren, Johannisbeeren und Sauerkirschen ziehen, besonders schlechte Zähne hatten. Saure Gurken und Mixed Pickles enthalten Essigsäure in großen Mengen.

IV. Zucker in Speisen und Getränken

Zucker, chemisch zu den Kohlehydraten gehörig, spielt eine wichtige Rolle in unserer Ernährung. Viel ist schon über den Genuß von Zucker im Zusammenhang mit dem Gesundheitszustand der Zähne geschrieben worden. Aber niemals ist die wahre Ursache des Zahnzerfalls, soweit sie mit dem Genuß des Zuckers in Zusammenhang steht, klar herausgestellt worden. Wieder sind gewisse chemische Kenntnisse erforderlich.

Es ist allgemein bekannt, daß Zucker durch Hefe leicht zersetzt werden kann. Die dabei entstehenden Spaltungsprodukte sind Alkohol und Kohlensäure, jenes Gas, das den Kuchenteig hochtreibt und dadurch den Kuchen locker macht. Eine Zersetzung von Zucker ist auch der Gärungsvorgang im Wein. Dabei entweicht die Kohlensäure und der Alkohol verbleibt in der Flüssigkeit. Der Alkohol unterliegt jedoch sehr schnell der weiteren Zersetzung, wenn die Luft Zutritt hat. Das Ergebnis ist Essig.

Diese Tatsache ist von außerordentlicher Wichtigkeit, denn sie erklärt die Beziehungen, die zwischen *Zuckergenuß* und *Zahnzerfall* bestehen. Sooft Zucker in Speisen und Getränken genossen wird, bleiben geringe Mengen im Speichel zurück und unterliegen bei der im Mund herrschenden Temperatur sehr schnell der Zersetzung, wie vorher beschrieben worden ist. - Der Zucker wird zunächst aufgespalten in Alkohol und Kohlensäure, und der Alkohol wird weiter zu Essig. Dieser Essig greift das Kalziumphosphat der Zähne an. Der sich im Laufe der Jahre stetig wiederholende Vorgang bewirkt langsam aber sicher den Zahnzerfall. Es spielt keine Rolle, ob es sich um Rübenzucker, Rohrzucker, Traubenzucker oder Honig handelt. Alle Zuckerarten unterliegen dieser Zersetzung. Der einzige Ausweg ist, die Zuckerreste im Speichel des Mundes zu beseitigen, ehe die Gärung einsetzen kann, d. h. sofort nach dem Genuß des Zuckers, so daß die Gärung und anschließend die Bildung von Essigsäure vermieden wird.

Nach diesen chemischen Erläuterungen ist festzustellen: Die gemeinsame Ursache des Zahnzerfalls bei allen geschilderten Vorgängen ist das Vorhandensein von Säuren im Mund. Diese Säuren zersetzen das Kalziumphosphat der Zähne. Dabei ist es gleichgültig, ob die Säuren mit Speisen und Getränken direkt eingenommen werden oder ob sie im Mund durch Zersetzung gebildet werden.

V. Regeln

1. Vermeide Säuren in Speisen und Getränken.
2. Verhüte die Bildung von Säuren im Mund durch die Zersetzung von Zucker und zuckerhaltigen Speisen und Getränken.

VI. Der Zahn, sein Aufbau und seine Pflege

Der Zahn besteht aus einer äußeren Schicht, dem Zahnschmelz, und dem inneren Teil, dem Zahnbein oder Dentin. Der Zahnschmelz ist, chemisch gesehen, aus widerstandsfähigerem Material als der innere Teil. Er setzt sich zusammen aus Silikaten, Fluorverbindungen usw. und ist gegen den Angriff von Säuren widerstandsfähiger als das Zahnbein. Wenn erst der Zahnschmelz defekt geworden ist, so ist besondere Sorgfalt notwendig, um die Zerstörung des Zahnbeins durch Säuren zu verhindern. Hat ein Zahn bereits eine Füllung, kann die Säure am besten dort angreifen, wo die Plombe an das Zahnbein stößt. Dort dringt zunächst die Zuckerlösung in die Fuge ein und zersetzt von innen heraus das Dentin. Nach und nach wird die Fuge durch das Wegschmelzen des Zahnbeins weiter. Schließlich fällt die Plombe heraus. In den letzten Jahren hat man erfolgversprechende Versuche gemacht, den Zahnschmelz zu stärken, indem man dem Trinkwasser Fluorverbindungen zusetzt, die dem Aufbau des Schmelzes dienen. Teilweise verabreicht man auch Fluorsalztabletten. Die laufende Verabreichung von Fluortabletten oder der Genuß von fluoridiertem Trinkwasser kann jedoch die Bildung von Säuren und deren Einwirkung auf die Zähne nicht verhindern.

Zum Schluß seien noch einige Worte über die Bakterien im Mund gesagt, vor denen eine übertriebene Furcht besteht. *Prof. Pettenkofer* hat vor vielen Jahren bereits demonstriert, daß ein gesunder Körper Bakterien der bösesten Art aufnehmen kann, ohne zu erkranken. Wenn die Bakterien und Hefepilze im Mund keinen Nährboden haben (keine Substanzen vorfinden, die sie zersetzen können), sind sie machtlos. Zahnzerfall ist keine unvermeidbare Krankheit.

Ein denkwürdiges Buch des Schweizer Zahnarztes Dr. Schlenker, St. Gallen, aus dem Jahre 1882

Schon im Jahre 1882 veröffentlichte der Schweizer Zahnarzt Dr. Schlenker ein Buch: „Untersuchungen über das Wesen der Zahnverderbnis für Zahnärzte, Ärzte und gebildete Laien". (Das Buch befindet sich in der Universitätsbibliothek Freiburg.) Dr. Schlenker war Inhaber der Verdienstmedaille I. Klasse für Kunst und Wissenschaft, Mitglied der Academie Nationale in Paris und zahlreicher wissenschaftlicher Vereinigungen. In seinem 162 Seiten starken Buch schilderte Dr. Schlenker das Ergebnis seiner sehr exakten wissenschaftlichen Untersuchungen über die Einwirkung der meisten Säuren, Fruchtsäfte, Basen usw. auf die Zähne. Dieses Buch habe ich der Vergessenheit entrissen und war erstaunt darüber, wie genau die Untersuchungsergebnisse Schlenkers mit meinen eigenen übereinstimmen.

„Der weise Mann geht seiner Zeit voraus!"

Dr. Schlenker führte seine Untersuchungen in folgender Weise durch: Er brachte gezogene Zähne und von diesen hergestellte Dünnschliffe in die Säuren der Fruchtsäfte ein und stellte dann die Veränderungen, einschließlich der Gewichtsverluste, fest. Aus den Versuchsreihen Dr. Schlenkers gebe ich hier einige Beispiele wieder: Versuche mit rotem Johannisbeersaft, mit Zitronensaft, mit Birnensaft und mit Apfelsaft. Nachstehend die einzelnen Versuche:

Versuch Nr. 4: Roter Johannisbeersaft

(Ribes rubrum - Reaktion sehr stark sauer)

Nach fünf Minuten hat der Schmelz den Glanz verloren, und nach einer halben Stunde ist er total weiß. Nach einer Stunde ist er so aufgelockert, daß er mit dem Fingernagel abgekratzt werden kann. Die Wurzel läßt sich oberflächlich schwach schneiden. Gewichtsverlust: 1/200.

Der Schmelz des Schliffes beginnt abzubröckeln. An der Wurzelspitze sind die Wandungen der Zahnbeinröhrchen zerstört, so daß die Zahnbeinzellen total von ihnen isoliert sind, also die gleiche Wirkung wie bei schwach verdünnter Salz-, Salpeter- oder Chromsäure. Nach zwölf Stunden ist der Schmelz sehr leicht abzuschaben und die Wurzel läßt sich oberflächlich leicht schneiden. Verlust: 1/130.

Der Schliff ist vollständig entkalkt, der Schmelz größtenteils abgelöst und die zerstörte Partie des Schliffes läßt sich zusammenrollen. Die in der Grundsubstanz nur noch spärlich vorhandenen Dentinröhrchen sind ganz enorm er-

weitert. Nach 24 Stunden läßt sich die aufgelockerte Schmelzpartie vom Zahn gleich einer Rinde abheben, die Wurzel tief schneiden. Verlust: 1/30.
Vom Schliff ist nur noch die Grundwurzel zurückgeblieben und auch der vor der Einwirkung geschützte Teil ist infolge kapillarer Attraktion größtenteils entkalkt. Nach 48 Stunden Verlust: 1/10.

AUS VERSUCH NR. 12: BIRNENSAFT VON PYRUS

... Man sieht, daß der Saft der Birne anfänglich kaum einen deletären = verderblichen Einfluß äußerte ...
... Ganz anders ist die Wirkung des unreifen Birnensaftes. Hier ist die Reaktion schon von vornherein sehr stark sauer ...
...Nach zwölf Stunden läßt sich Schmelz abkratzen und hat 1/80, nach 24 Stunden 1/60 und nach fünf Tagen 1/10 Verlust. Ein Zahnschliff läßt sich schon nach einer Stunde biegen, in sechs Stunden ist er total entkalkt.

VERSUCH NR. 13: ZITRONENSAFT

(Von Citrus - Reaktion sehr stark sauer)
Nach einer Stunde ist der Schmelz schwach weiß und läßt sich mit dem Messer abkratzen. Schmelzoberhäutchen aufgelockert. Verlust 1/180.
Schmelz des Schliffes mikroskopisch weiß, und das Oberhäutchen ist noch in seiner Verbindung; Dentin transparenter. Dentinröhrchen zum Teil zerstört und schwach ausgedehnt.
Nach zwölf Stunden läßt sich der Schmelz mit dem Fingernagel abkratzen. Oberhäutchen ist abgehoben und die Wurzel schwach erweicht. Verlust: 1/80. Der Schmelz des Schliffes ist vom Dentin teilweise abgelöst, Dentinröhrchen zum Teil zerstört und wie zerfetzt. Der Schliff selbst läßt sich leicht biegen. Nach 24 Stunden ist der Schmelz kreideartig aufgelockert. Die Wurzel läßt sich oberflächlich leicht schneiden - Verlust: 1/40. Der Schliff ist total entkalkt und die Substanzen sind verschwunden. Nach 48 Stunden Verlust 1/20.

VERSUCH NR. 14: APFELSAFT VON PYRUS MALUS

(Unreifer Apfelsaft - Reaktion sehr stark sauer)
Von diesem Versuch, der umfangreich von Schlenker beschrieben ist, wollen wir nur folgende Sätze anführen: „... Nach 48 Stunden hat der Zahn Verlust 1/10
... Man darf a priori annehmen, daß das Essen von unreifem Obst den Zähnen ganz besonders schädlich ist."
Wir Anti-Acid-Anhänger kennen die vernichtende Wirkung der Fruchtsäuren an den Zähnen und finden hier in diesen Versuchen nochmals das bestätigt, was wir schon wissen.
Wer aber bisher in völliger Ignoranz über die Ursache der Zahnkaries und im naiven Glauben an die Zahnkaries als Zivilisationskrankheit gelebt hat, dem müssen die Augen nun aufgehen!

DAS ZEITALTER DER ZAHNKARIES LÄUFT AUS - VERBREITUNG FALSCHER ANSCHAUUNGEN ÜBER DIE UNSCHÄDLICHKEIT DER SÄUREN

Obgleich durch die Experimente des Zahnarztes Dr. Schlenker schon im vorigen Jahrhundert die schädigende Wirkung der Säuren auf die Zähne einwandfrei erwiesen wurde, fehlt es noch heute nicht an irreführenden Aufsätzen und Mitteilungen. Große Bevölkerungsteile übernehmen sie ohne Prüfung einfach als feststehende Wahrheiten. So las ich unter der Rubrik: „Unser Hausarzt meint" eine Nachricht über die Unschädlichkeit der Fruchtsäuren, die ich hier im Wortlaut wiedergebe:

KEIN SCHADEN FÜR ZÄHNE

„Zuweilen hört man die Behauptung, der Genuß saurer Früchte schade den Zähnen. Dazu nahm kürzlich der Bundesverband der Deutschen Zahnärzte folgendermaßen Stellung: „Nach dem Essen von sauren Äpfeln und Zitrusfrüchten fühlen sich die Zahnoberflächen rauh und stumpf an. Nach kurzer Zeit ist die Oberfläche jedoch wieder glatt. Nun wurden sowohl in Experimenten als auch an Versuchspersonen eingehende Untersuchungen durchgeführt, durch die geklärt werden sollte, ob durch den Genuß derartiger Früchte tatsächlich Schäden an der Schmelzoberfläche entstehen und wie diese, wenn sie wirklich entstehen, wieder ausheilen. Dabei hat sich ergeben, daß Fruchtsäuren zwar eine entmineralisierende Wirkung ausüben, daß aber in Anwesenheit von Speichel selbst im Elektronenmikroskop keine Oberflächenveränderung erkennbar ist. Der Speichel schützt durch Bildung eines organischen Films."

Über die genaue Durchführung dieser Versuche wurde nichts in Erfahrung gebracht. Ich bin aber sicher, daß wir bei Nachprüfung der Versuchsanordnung feststellen würden, daß viele Umstände nicht beachtet wurden, aus dem einfachen Grund, weil das umgekehrte Ergebnis - nämlich die Schädigung der Zähne durch die Fruchtsäuren - als Versuchsergebnis *„unbrauchbar"* gewesen wäre. Man hätte dann aus wissenschaftlicher Erkenntnis heraus gegen die Fruchtsäuren zu Felde ziehen müssen.

ZUR GESCHICHTE DER KARIES-VERHÜTUNG

Als im Jahre 1882 der Schweizer Zahnarzt Dr. Schlenker, St. Gallen, sein Werk „Untersuchungen über das Wesen der Zahnverderbnis für Zahnärzte, Ärzte und gebildete Laien" herausgab, war eigentlich der Zeitpunkt gekommen, von welchem ab die Zahnkaries hätte verschwinden müssen. Wenn man einen Zeitraum von rund 20 Jahren für die allgemeine Ausbreitung der Schlenker'schen Erkenntnisse ansetzt, so hätte die Zahnkaries bereits um die Jahrhundertwende so weit zurückgedämmt sein können, daß sie als Volksseuche praktisch bedeutungslos gewesen wäre. Worin bestanden die fundamentalen Erkenntnisse, die Zahnarzt Dr. Schlenker aus seinen umfassenden, sich über viele Jahre erstreckenden Experimente gewann?

Er erkannte als wichtigsten Punkt, daß die Säuren - gleich welcher Art - die Zähne zerstören. Er erkannte weiter, daß die Basen keinen zerstörenden Einfluß auf die Zähne ausüben. Als dritten wesentlichen Punkt erkannte er, daß Zucker jeder Art und in jeder Form sich in der Mundhöhle sehr schnell in Säure umwandelt und daher die gleiche Wirkung ausübt wie die sofort auf die Zähne wirkenden Säuren, die mit Speisen und Getränken aufgenommen werden.

Dr. Schlenker fand allerdings nicht den einzig richtigen Weg zur Verhütung der Zahnkaries, nämlich die Ausschaltung der starken Säuren aus der Nahrung. Er glaubte, die Zahnkaries durch reichliche Aufnahme von phosphorsaurem Kalk beseitigen zu können. In dieser Beziehung irrte er, wie man heute weiß. So war aus seinen wertvollen Versuchen von ihm nicht der Weisheit letzter Schluß gezogen worden. Das Buch von Dr. Schlenker, sowieso nur in geringer Auflage gedruckt, fand in der breiten Öffentlichkeit nicht die Aufnahme, die es eigentlich verdient hätte. Es blieb unbekannt, und nur wenige Exemplare sind heute noch in einigen Schweizer Bibliotheken zu finden. Ein einziges Exemplar konnte in einer deutschen Universitätsbibliothek festgestellt werden. Mit Unterstützung von Schweizer Regierungsstellen forschte ich nach den Nachkommen Dr. Schlenkers und nahm persönliche Kontakte mit ihnen auf. Dabei ergab sich, daß keiner der Nachkommen ein Werk des Großvaters besaß. Dr. Schlenker starb 1909, ohne daß in den zwischen 1882 und 1909 liegenden 27 Jahren noch weitere Arbeiten Schlenkers bekannt geworden wären. So geriet das Werk Dr. Schlenkers in völlige Vergessenheit, bis es zufällig von mir wiederentdeckt wurde.

Wo findet man gesunde Zähne in der Welt?

In der allgemeinen Gesundheitsliteratur findet man häufig Aufsätze über den Zahnzerfall, wie er bei den Primitiven auftritt, wenn sie mit der Kultur des Abendlandes in Verbindung kommen. Aber alle diese Aufsätze sind oberflächlich und zeugen nur von schlechter Beobachtung. Ich fand heraus, daß das eigentliche Land der gesunden Zähne Indien ist. Indien war zwar jahrhundertelang von England beherrscht. Viele Reisende sind durch Indien gezogen, aber es fand sich niemand, der das Phänomen der indischen Zahngesundheit genau untersucht und entsprechende wissenschaftliche Schlüsse aus diesen Untersuchungen gezogen hätte. Nach der Entwicklung der Anti-Acid-Methode nahm ich Verbindung mit indischen

Regierungsstellen auf, die mir zahlreiches statistisches Material über die Zahngesundheit in Indien zur Verfügung stellten. Die Durchforschung der indischen Ernährungssitten ergab, daß man in Indien jahrtausendealte Gewohnheiten übt, die - vom chemischen Standpunkt aus betrachtet - auf eine Ausschaltung der Säureeinwirkung auf die Zähne ausgerichtet sind. Es handelt sich vor allem um das „Betelkauen“.

Unter anderen Forschern, die versucht haben, hinter das Geheimnis der Zahnkaries zu gelangen, ist der verstorbene US - Zahnarzt *Weston Price* bekannt geworden. Er war zwar an vielen Plätzen der Welt auf der Suche nach gesunden Zähnen, gelangte aber niemals nach Indien. Das von Price herausgegebene Buch zeigt daher keine Lösung des Kariesproblems auf. Andere Forscher, die sich seitdem darum bemüht haben, waren genau so wenig erfolgreich wie Weston Price. In erster Linie deshalb, weil ihnen die unbedingt erforderlichen chemischen Kenntnisse fehlten. Die heute in den USA betriebene Fluoridierung des Trinkwassers kann wohl kariesmindernd wirken, erzielt aber keine völlig gesunden Zähne auf Lebenszeit. Nur in Gebieten der USA mit sehr erheblichen Bestandteilen an Fluorsalzen im Quellwasser wurden Menschen mit völlig intakten Gebissen gefunden. In diesen Gebieten war aber auch die Säureeinwirkung auf die Zähne gering.

WANN ENDLICH WERDEN WIR KLUG?

Es gibt öffentliche Einrichtungen, die durchaus daran interessiert und in der Lage sein müßten, auf breiter Front über die Erkenntnisse zur Bekämpfung der Karies zu informieren. Aber weder von den Schulzahnärzten noch von den Krankenkassen sind bisher entscheidende Impulse gekommen. So wird aus Unwissenheit und Ignoranz Raubbau an der Volksgesundheit getrieben.

Als einzige Möglichkeit bleibt daher die Aufklärung von unten nach oben. Mehr und mehr müssen Personen über die individuelle Aufklärung für eine kariesfreie Ernährungsweise gewonnen werden. Ihre Kariesfreiheit wird schließlich auch oben Eindruck machen.

WAS KANN EIN ZAHNARZT TUN, UM DER KARIES WIRKSAM ZU BEGEGNEN?

Nur wenn der Zahnarzt selbst die verheerende Wirkung der Säuren auf die Zähne kennt, erfährt und versteht, kann er seine Patienten von der Notwendigkeit der Abwehrmaßnahmen überzeugen.

Darum ist sehr zu bedauern, daß das Werk des Zahnarztes Dr. Schlenker, das eigentlich jedem heutigen Berufskollegen zugänglich sein sollte, nicht neu aufgelegt wurde.

Einige Laborversuche von Schlenker sollten nacherlebt werden. Nichts ist eindrucksvoller , als selbst mit anzusehen, wie ein Zahn zerfällt. So wird man wohl zwangsläufig zum Anhänger der AAM.

Da es sich um chemische Vorgänge handelt, ist dringend zu empfehlen, die Chemiekenntnisse aus der Schulzeit aufzufrischen und zu erweitern. Es genügt ja nicht zu sehen, was geschieht: Der Zahnarzt muß als Meinungsbildner seinen Patienten erklären können, warum die Säuren die inzwischen bekannte Wirkung haben.

Man stelle sich vor, daß nur ein Teil der praktizierenden Zahnärzte sich die Erkenntnisse der AAM zu eigen macht. Welche positive Wirkung auf die Volksgesundheit (weit über die Gesundheit der Zähne hinaus!) könnte das haben!

Die toten Zähne

Anatomie der Zähne

Das Milchgebiß besteht aus 20 Zähnen. Bereits im sechsten Lebensjahr erscheint hinter dem Milchgebiß der Zahn Nr. 6, der erste bleibende Zahn, der wie die Zähne 7 und 8 nur einmal im Leben kommt. Gerade die Molaren = Mahlzähne sind für die Kautätigkeit von fundamentaler Bedeutung. So gut wie nie findet sich ein älterer Mensch, bei dem der Zahn Nr. 6 in seinen vier Exemplaren (zwei unten und zwei oben) unbeschädigt ist. Jeder lebende Zahn wird laufend vom Blut durchflossen, und zwar in der gleichen Weise wie jedes andere Organ des Körpers. Eine Arterie tritt durch die Zahnwurzelspitze in den Zahn ein, verzweigt sich im Zahn zu einer großen Zahl von Kapillaren, die sich dann zu einer Vene zusammenschließen, durch die das Blut den Zahn wieder verläßt. Die Arterie bringt die Aufbaustoffe zum Zahn und die Vene trägt die Abfallstoffe fort, die schließlich über den großen Blutkreislauf zu den Nieren gelangen, wo sie ausgeschieden werden. Der Zahn atmet genauso wie jede andere Zelle des Körpers. Hat der Zahn, wie die Schneidezähne und der Eckzahn, nur eine Wurzel, so tritt nur eine Vene aus. Hat ein Zahn mehrere Wurzeln, tritt durch jede Wurzel eine Arterie ein und ebenso durch jede Wurzel aus. Der Zahn wird im Kiefer durch eine Zwischenschicht festgehalten - Periodontium - Wurzelhaut genannt.
Zum Schutz hat die Natur den Zähnen den schon erwähnten resistenteren Überzug gegeben, den *Zahnschmelz*, der chemisch eine Verbindung von Kalziumphosphat und Kalziumfluorid ist. Er wird als Hydroxylapatit bezeichnet. Das Innere des Zahnes - das Zahnbein = Dentin - besteht nur aus phosphorsaurem Kalk. Der Zahnschmelz hat eine etwas größere Resistenz gegen Säuren als das Kalziumphosphat des Zahnbeins. Die Güte des Zahnschmelzes hängt davon ab, wieviel Fluorsalze dem jugendlichen Körper während der Entwicklungszeit zur Verfügung standen. Selbst der beste Zahnschmelz hält dem Angriff starker Säuren auf die Dauer nicht stand und wird im Wege der Säureerosion zerlegt, worauf das darunter liegende Zahnbein schnell der Zersetzung durch die Säuren anheimfällt.

Physiologie der Zähne

Die Aufgabe der Zähne ist es, die Nahrung zunächst mit den Schneidezähnen und den Eckzähnen abzubeißen und diese Stücke mit den Praemolaren und Molaren zu zermahlen. Daneben ermöglichen die Schneidezähne beim Sprechen die Bildung bestimmter Konsonanten.

Die Schädigung der Zähne

Das menschliche Knochengerüst wird durch das Blut nach und nach aufgebaut. Es kann bei Notständen im Körper vom Blut wieder abgebaut werden (Osteoporose).

Der in der menschlichen Nahrung von heute reichlich vorhandene Zucker geht in der Mundhöhle in ca. 15 bis 20 Minuten in Essig über und übt dann auf die Zähne denselben schädigenden Einfluß aus wie der Essig selbst. Es kommt sowohl durch den Einfluß starker Säuren (Milchsäure, Fruchtsäuren, Apfelsäuren usw.) als auch durch die Zuckerreste im Speichel zur Säureerosion an den Zähnen. Lange bevor sich an einem Zahn irgendein Zahnschmerz bemerkbar macht, ist durch die Säuren eine Schädigung des Zahnschmelzes eingetreten. Damit ist aber vom biologischen Standpunkt aus noch keine Notwendigkeit gegeben, den Zahn plombieren zu lassen. Tritt aber dieser Fall ein, ist es höchste Zeit, die Einwirkung der Säuren auf die Zähne auszuschalten. *Der Zahn kann von innen regenerieren, solange er lebt!* Beim erwachsenen Menschen bildet sich aber Zahnschmelz nicht mehr neu. Nur die Wiedereinlagerung von phosphorsaurem Kalk über den Blutkreislauf ist möglich. Ein Zahn, dessen Schmelz einmal durch Säuren geschädigt worden ist, bleibt auf Lebenszeit durch die Säuren verwundbar. Die heute geübte Zahnbehandlung durch Ausbohren der betreffenden kariösen Stelle und Füllen mit einem Amalgam, Zement oder Porzellan ist biologisch falsch, denn nach einigen Jahren fällt unter der fortgesetzten Einwirkung der Säuren die Füllung (Plombe) heraus. Dann wird wieder Zahnbein herausgebohrt, wodurch die Schmerzempfindlichkeit so groß wird, daß der Nerv getötet werden muß. Dabei stirbt der Zahn, weil die Blutzufuhr unterbrochen wird; der Zahn ist zur Ruine geworden. Ein toter Zahn kann im kariösen Sinne nicht mehr schmerzen. An der Stelle unterhalb des toten Zahnes, an der sich die bei der Wurzel abgeschnittenen Blutgefäßenden befinden, können sich bei biologisch falscher Ernährung Eitererreger festsetzen und jene Säckchen bilden, die man als Granulome bezeichnet. Die Zersetzungsvorgänge erzeugen Harnsäure, die zu gesundheitlichen Störungen im Körper führen. Ist ein Eiterherd festgestellt, so wird der Zahn gezogen, und damit ist der Verlust vollständig. Bei Richtigstellung der Ernährung im biologischen Sinne kann der Körper solche Eiterherde zurückdrängen, so daß ein toter Zahn noch jahrelang Dienste zu leisten vermag, bis er schließlich durch das Einschrumpfen des Periodontiums wackelt und ohne Schmerzen ausfällt. Die Schwierigkeit liegt darin, die Ernährung immer biologisch zu gestalten, damit sich Eiterherde gar nicht bilden können. Eiweißüberschuß wirkt sich katastrophal aus. Die meisten Zähne werden auf die geschilderte Weise zu toten Zähnen gemacht. Es gibt jedoch auch andere Ursachen. Wenn z.B. ein Zahn gezogen wird, kann der Nachbarzahn zum toten Zahn werden, ohne daß der Betroffene etwas davon weiß. Durch einen Fall auf die Schneidezähne in der Jugend werden viele Zähne zu toten Zähnen. Beim Boxen erleiden vor allem die Bakkenzähne Schäden durch die Abtrennung der Blutgefäße. Ist ein Blutgefäß amputiert, so entsteht eine Staustelle, an der der Blutkreislauf unterbunden ist. Mitunter wird ein Blutgefäß zerstört, wenn beim Ziehen eines Nachbarzahnes der gesunde Zahn durch Gewaltanwendung in Mitleidenschaft gezogen wird. Ganz besonders ist dies zu befürchten, wenn steckengebliebene Wurzeln mit dem Wurzelheber entfernt werden. Da die Schneidezähne nur eine Wurzel haben, hängt alles im späteren Leben von dieser einen Wurzel ab. Gerade die Schneidezähne sind solchen Beschädigungen durch Stoß oder Fall am meisten ausgesetzt. Wenn sie durch die erörterten Umstände zu toten Zähnen geworden sind, kommt es bei biologisch falscher Ernährung zu den eitrigen Entzündungen. So erklären sich auf einfache Weise die Verluste der Schneidezähne, denen der Unwissende vollkommen ratlos gegenübersteht. Alle diese eitrigen Entzündungen können sich über viele Jahre erstrecken. Das Auf und Ab des Entzündungszustandes bildet gewissermaßen die Kurve der mehr oder weniger falschen Ernährung. Wenn sich an einem toten Zahn im Laufe der Jahre der Eiter einen winzigen Kanal durch Parodontium, Knochen und Zahnfleisch nach außen bahnt, bezeichnet man das als eine Zahnfistel. Sie ist das Anzeichen für eine eitrige Entzündung, aber auch eine Art Sicherheitsventil, durch das sich der Eiter bei stärkerer Entzündung entleeren kann. Die Entzündung des Parodontiums und der damit verbundene fortschreitende Schwund haben natürlich Rückwirkungen auf das Zahnfleisch. In den „Taschen“ wird sich Zahnstein festsetzen. Aber es ist sinnlos, ihn mit scharfen Instrumenten beseitigen zu wollen. Er wird immer wieder von neuem in den Taschen auftreten, und die Gefahr von Komplikationen wird durch die scharfen Instrumente erhöht.

Oft gehen bei dieser Behandlungsweise die Zähne noch schneller verloren. Wenn das Parodontium durch die eitrige Entzündung geschädigt ist, sinkt das Zahnfleisch an den betroffenen Stellen ab. Es sei hier noch einmal betont, daß das Absinken des Zahnfleisches nur eine Folge des Schadens am Parodontium ist und die Parodontose niemals mit einem Schwund des Zahnfleisches beginnt. Im Grunde genommen ist zwischen der Wurzelvereiterung eines Backenzahnes und der eines Schneidezahnes kein fundamentaler Unterschied, nur wird der Backenzahn nicht ebenso locker, weil er mit mehreren Wurzeln verankert ist. In beiden Fällen aber muß wie bei jedem Zellzerfall durch Eiterung eine erhebliche Harnsäurebildung im Organismus vorausgegangen sein. Die Harnsäure lagert sich in den Teilen des Körpers ab, in denen eine geringere Blutzirkulation besteht. Wenn man dem Patienten die Zähne zieht, an denen Parodontose oder Wurzelvereiterungen festgestellt wurden, so ist damit nichts erreicht. Denn bei fortdauernder biologisch falscher Ernährung werden neue eitrige Entzündungen an weiteren toten Zähnen auftreten, die dann wieder gezogen werden müssen. Bei einer sogenannten „Sanierung“ bleibt von den Zähnen zum Schluß meist nichts mehr übrig.

Wie ein Blick in die Lehrbücher der Zahnheilkunde beweist, weiß die Fachwissenschaft nichts von den Zusammenhängen zwischen biologisch richtiger Ernährung und Parodontose. Andererseits sind mir genügend Fälle bekannt, bei denen die Parodontose durch die Umstellung der Ernährung gestoppt wurde und Wurzelvereiterungen rückgängig gemacht werden konnten.

Das gelöste Problem der Parodontose

Ich möchte zu Anfang herausstellen, daß die Parodontose keine spezifische Zahnkrankheit ist, sondern eine eitrige oder entzündliche Erkrankung, wie sie überall im ganzen Körper auftreten kann und auch auftritt. Sie ist das Zeichen für eine akute Stoffwechselstörung.

Im Grunde genommen ist zwischen einer Blinddarmentzündung, einem Furunkel oder selbst einem eitrigen Pikkel und der Parodontose kein fundamentaler Unterschied. Jede lokale Behandlung solcher Erkrankungen berücksichtigt nicht die Tatsache, daß ihre Entstehung nur möglich war, weil das Blut infolge biologisch unrichtiger Ernährung in seiner Vitalität so geschwächt wurde, daß es mit den Bakterien nicht mehr fertig wurde. Daraus ergibt sieh, daß die Parodontose nicht örtlich behandelt werden kann. Darum muß die Hoffnung aufgegeben werden, daß man durch Massage des Zahnfleisches oder durch Verwendung irgendwelcher „parodontoseverhütender" Zahnpasten oder sonstiger Mittel das Leiden aufhalten oder stoppen könnte. Daraus ergibt sich, daß jeder Versuch des Zahnarztes, mit irgendwelchen lokalen Maßnahmen etwas gegen die Parodontose zu unternehmen, von vornherein zum Scheitern verurteilt sein muß. Der Zahnarzt kann dem Patienten, der wegen Parodontose zu ihm kommt, nur sagen: „Fangen Sie an, sich biologisch richtig zu ernähren" .

Ist die Ernährung biologisch richtig, so tritt auch beim Vorhandensein von toten Zähnen keine Parodontose auf weil dann das Blut in der Lage ist, die Bakterien wirksam zu bekämpfen. Es gibt eine Reihe von langjährigen Beobachtungen, die dies bestätigen.

Vor der weiteren Erörterung des Problems bedarf es zunächst einer Klarlegung der Begriffe. Das Wort Paradentose - bzw. das meist in der Wissenschaft gebrauchte Wort *Parodontose* - ist abgeleitet von dem *Parodontium,* neben dem noch das Wort *Periodontium* besteht. Das Wort *Parodontium* bzw. *Periodontium* wird in den Büchern der Zahnheilkunde mit „Wurzelhaut" übersetzt, wenngleich diese deutsche Bezeichnung nichts über den eigentlichen Zweck des Parodontiums erkennen läßt. Das Parodontium ist das Haltegewebe, durch welches der Zahn mit dem Kiefer verbunden ist. Der Zahn ist nicht in die Höhlung des Kiefers fest eingekeilt, sondern er wird durch dieses Haltegewebe, das eine gewisse Elastizität besitzt, gehalten. Die enge Verbindung zwischen dem Teil des Zahnes, der in der Zahnheilkunde als das Zement bezeichnet wird, und der Höhlung im Kiefer wird durch dieses Haltegewebe bewirkt, und von dem Zustand des Parodontiums hängt das Festsitzen des Zahnes ab. Es ist ein Irrtum, zu glauben, daß das Zahnfleisch den Zahn hält oder überhaupt halten könnte. Wenn das Parodontium durch sukzessive Eiterungsvorgänge nach und nach zerstört wird, fängt der Zahn an, locker zu werden. Ist dieser Zustand erreicht und das Parodontium erheblich zerstört, wird der Zahn bei einer starken mechanischen Beanspruchung ganz herausgedrückt oder er fällt von selbst heraus. Im Endstadium stellt man gewöhnlich fest, daß sich der Zahn um einige Millimeter gehoben hat. Die Parodontose bereitet im Gegensatz zur Karies kaum Schmerzen.

Der Zahnstein - Ursachen und Verhütung

Mit dem Zahnstein ist es wie mit der Karies. Kaum ein Zahnarzt kann erklären, wo das eine und das andere herkommen. Wir wissen auch hier die stichhaltige Antwort: Verantwortlich für Zahnstein ist die vom Menschen vorwiegend konsumierte Kleisternahrung !

Wie aber geht das vor sich? Wenn der Mensch tagsüber Kleisternahrung zu sich nimmt, schiebt sich ein Teil des Kleisters an der tiefsten Stelle des Mundes unter Mitwirkung des Speichels zwischen die unteren Schneidezähne. Ebenso lagert er sich an den hinteren Backenzähnen ab, während der Mensch liegt. Eine Voraussetzung muß erfüllt sein: Der Kleister kann sich nur dort ansetzen, wo die Zahnfläche rauh ist. Zahnflächen mit intaktem Schmelz sind glatt. Gefahr droht in folgenden Fällen:

1. Zähne, deren Zahnschmelz durch jahrelange Säureeinwirkung über weite Flächen bereits abgefressen ist.
2. Goldkronen. Es sieht zwar schön aus, wenn solch eine Goldkrone frisch aufgesetzt ist, aber das *Zahnfleisch liebt kein Metall!* Es zieht sich nach einer Reihe von Jahren von der Goldkrone zurück, und die rauhe Fläche des abgeschliffenen Zahnes, an die sich der Kleister festsetzen kann, liegt offen. Es ist allerdings eine Frage der Präparation und Modellierung der Krone und der Okklusion.
3. Zähne mit freiliegenden Zahnhälsen. Säuren schädigen nicht nur den Zahn selbst, sondern auch das Zahnfleisch. Wenn es laufend unter Säureeinwirkung steht, zieht es sich zusammen und weicht vom Zahn zurück. Dadurch wird ein Teil des Zahnhalses freigelegt, der nicht mit Schmelz bedeckt ist. An dieser rauhen Stelle kann sich Kleister festsetzen.

Der Kleister, der sich an den rauhen Stellen festsetzt, besteht zunächst aus erhitzter Stärke irgendwelcher Herkunft, von Kuchen, Brot, Nudeln, Kartoffeln usw. Dieser „weiche Zahnstein“ besteht also aus organischer Substanz, die sich unter Bakterieneinwirkung zersetzt. Dabei entstehen üble Mundgerüche. Der Speichel schickt aus seinen Vorräten Kalk in diese Kleisteransammlungen, der sich im Laufe der Zeit unter dem Einfluß der Kohlensäure der Luft in kohlensauren Kalk umwandelt, wie dies der Kalkmörtel an der Luft tut. Dadurch wird aus dem weichen Kleister ein fester Stein, der an dem Zahn haftet wie der Mörtel am Backstein. Der

Zahnarzt löst den harten Zahnstein mechanisch mit seinen Instrumenten, wie man den Mörtel von einem Backstein abkratzt.

Diese Methode ist schlecht, weil sie auch den Zahn selbst angreift. Wir müssen an eine andere Art der Auflösung denken, die nur von der basischem Seite her erfolgen kann. Dies geschieht durch pflanzliche Rohkost, und zwar von Pflanzen, die in ihrem Saft stark basisch sind. Bestimmte Wildkräuter sind stark basisch, wie die Bachbunge, eine Wasserpflanze, ferner das Scharbockskraut, das wegen seiner basischen Eigenschaften als bestes Skorbutmittel bekannt ist. Man muß diese Kräuter in genügenden Mengen möglichst langsam zerkauen. Dabei tritt eine gewisse Taubheit der Schleimhäute ein, die aber über Nacht wieder verschwindet. Danach brechen ganze Stücke des Zahnsteins einfach heraus. Schließlich hilft noch die Heilerde als Scheuermittel. Man nimmt einen guten Eßlöffel trockene Heilerde zusammen mit einer kleinen Messerspitze Natron in den Mund und bewegt die Masse hin und her. Nach fünf bis zehn Minuten spült man.

Leider hat der in den Steinwüsten der Großstädte lebende Mensch kaum die Möglichkeit, an Wildkräuter heranzukommen, die zudem oft geschützt sind. In diesem Zusammenhang möchte ich noch einmal auf das Beispiel Indien zurückkommen. Trotz ihrer ärmlichen Lebenshaltung haben die Inder die besten Zähne der Welt. Sie kauen Betelblätter, auf die sie ungelöschten gebrannten Kalk streuen. Sie haben dadurch dauernd eine basische Substanz im Munde - und tatsächlich keinen Zahnstein und keine Karies!

Die allgemeine Devise muß bei diesen Erkenntnissen lauten:

So wenig Kleisternahrung wie möglich aufnehmen!

Mehr basische - nicht etwa saure - Rohkost essen!

Leider essen die Reformer genauso gerne Kleisternahrung wie die Allesverzehrer und haben daher auch genauso viel Zahnstein. Mut dazu, von 100% Rohkost zu leben, haben die wenigsten. Sie meinen alle, sie müßten sterben, wenn sie ihre geliebte Kleisternahrung nicht mehr hätten, obgleich die Kleisternahrung keineswegs zur Urnahrung gehört. Also probieren Sie es: weniger Kleister - mehr Rohkost!

Der Mensch von heute ist ein verwöhnter Geselle. Es paßt ihm nicht, im Prinzip so zu leben, wie er auf Grund der Lebensweise seiner prähistorischen Vorfahren eigentlich leben müßte.

Man merke sich für den Alltagsgebrauch die Regel: Am Schluß jeder Mahlzeit noch etwas säurefreie Rohkost essen, damit ein Teil des Kleisters schon rein mechanisch wieder von den Zähnen entfernt wird.

Die zerebralen Spasmen - genannt Kopfschmerzen

Kopfschmerzen verspürt man manchmal im ganzen Kopf, manchmal nur in bestimmten Teilen. Sie sind im Prinzip ein Krampfzustand des Gehirns. Der Zustand wird durch Zusammenziehen bestimmter Teile des Gehirns verursacht. Als Folge wird der Blutdurchfluß durch die betroffenen Teile gehindert. Ausgelöst wird der Krampf dadurch, daß in irgendeinem Teil des Körpers etwas nicht in Ordnung ist. Zunächst muß der Ausgangspunkt, von dem die sensiblen Nerven die Meldung an das Gehirn geben, gesucht und die Ursache beseitigt werden. Dann kann man dazu übergehen, den Krampfzustand im Gehirn zu beseitigen. Sogenannte schmerzstillende Mittel bewirken nur eine Betäubung, beseitigen aber nicht die Ursache.

Die Ursachen der Kopfschmerzen und ihre Bekämpfung:

1. Eiweissmangel

In unserer Zeit der Eiweißüberernährung ist Eiweißmangel selten. Er kann aber auftreten, wenn man, ohne genügend Eiweiß vorher aufgenommen zu haben, an eine schwere körperliche Tätigkeit geht, z.B. Lastentragen, Bergsteigen, weite Wanderungen. Der Eiweißmangel muß durch Aufnahme von leicht verdaulichem Eiweiß beseitigt werden. Am besten ist das rohe Sojamehl. *Siehe: „ Die richtige Menge der Eiweißaufnahme“* .

2. Eiweissmangel als Folge von Alkoholgenuss

Die wenigsten wissen, daß die Kopfschmerzen nach Alkoholgenuß davon kommen, daß der Alkohol das Eiweiß bindet, wodurch ein Mangelzustand entsteht. Der Vorgang spielt sich im Darm ab. Trinkt jemand in großen Mengen Alkohol, tritt Alkoholvergiftung ein. Sie besteht darin, daß Bluteiweiß in erheblichem Maße zum Gerinnen gebracht wird. Alkoholvergiftung führt bekanntlich zum Tode. Auf den Säuregehalt der verschiedenen alkoholischen Getränke ist zusätzlich zu achten. Die Bindungsformel lautet: 7 g Eiweiß in Trockensubstanz binden ca. 10,5 ccm Alkohol. Verhältnis 2 : 3.

3. Lezithinmangel

Geistesarbeiter verbrauchen mehr Gehirnsubstanz als Handarbeiter. Infolgedessen kann ein Mangelzustand an Lezithin im Gehirn entstehen, der durch erhöhte Aufnahme von lezithinhaltiger Nahrung ausgeglichen werden muß.

Hülsenfrüchte wie Linsen, Erbsen, Bohnen, Sojabohnen, besonders in gekeimtem Zustand, sind am gehaltreichsten. *Siehe: „Gekeimte Hülsenfrüchte und andere*

Keimlinge". Aber auch alle Nüsse, gekeimtes Getreide, Milch und Eigelb enthalten reichlich Lezithin. Bei akutem Mangel empfiehlt sich die Einnahme von Lezithinpräparaten.

Wesentlich ist, daß bei der Behebung des Krampfes dafür gesorgt wird, daß der Blutzufluß zum Gehirn durch Warmhaltung des Nackens und des Halses gefördert wird. Der Nacken ist die kahle Stelle zwischen Kopf und Rumpf. Langes Haar hat also einen biologischen Sinn. Es deckt den Nacken. Wer kein langes Haar trägt, muß den Nacken durch einen wollenen Schal wärmen, besonders beim Schlafen im kalten Zimmer. Auch die Zipfelmütze früherer Zeiten und das Halstuch haben ihre Berechtigung. Vorübergehend kann man den Nacken mit einem feuchtheißen Umschlag - Kompresse - wärmen. Es ist klar, daß ein Mensch, der Kummer und Sorgen hat, im biologischen Sinn ein geistiger Schwerarbeiter ist, denn er grübelt dauernd über seine Lage nach und verbraucht dabei Nervensubstanz.

4. Migräne

Die Migräne gehört in den gleichen Bereich wie Nr. 3. Man versteht darunter Krampfzustände, die meist die vorderen Partien der Stirngegend befallen. Sie verschwinden bei totaler Entspannung.

5. Mangelhafte Blutzirkulation durch kalte Füsse

Auch hierdurch wird ein Krampfzustand im Gehirn erzeugt. Man muß die kalten Füße durch ein warmes Bad - evtl. Wechselbad - erwärmen und sich in einem Raum aufhalten, dessen Fußboden warm ist. Schon ein reiner Wollteppich sorgt für angenehme Bodenwärme.

6. Verdorbener Magen

Hat man verdorbene Speisen zu sich genommen, treten Kopfschmerzen auf. Bei frischer Rohkost kann das nicht vorkommen. Es ist erforderlich, daß der Magen entleert wird. Das einfachste Mittel ist Erbrechen. Es erfolgt meist sowieso automatisch. Ist ein Teil der verdorbenen Nahrung bereits an den Darm weitergegeben, so hilft Rizinusöl. Verdorbene eiweißhaltige Nahrung enthält Gifte (Ptomaine). - Vorsicht vor verdorbener Nahrung!

7. Krampfzustand durch Verstopfung - Kotzurückhaltung

Akute Verstopfung wird am besten durch 1 bis 2 Eßlöffel Rizinusöl beseitigt. Danach verschwindet meist der Kopfschmerz. Das Problem wird gelöst

a) durch die Reduktion der Kleisternahrung (erhitzte Stärke)
b) durch die Steigerung des Anteils an säurefreier Rohkost

8. Kopfschmerzen durch Gegenwind beim Marsch im Gelände

Muß man dauernd gegen heftigen Wind marschieren, krampft sich das Gesicht zusammen, und es entstehen nach einigen Stunden Kopfschmerzen. In diesem Fall muß man den Marsch abbrechen und einen geschützten Raum aufsuchen, der erwärmt ist. Horizontale Ruhelage ist gut. Als venenerweiterndes Mittel hilft auch das Bestreichen des Gesichts mit Hamamelis-Extrakt.

9. Kopfschmerzen durch harten Fall oder dergleichen

Eine plötzliche Erschütterung des Körpers ist auch nachteilig für das Gehirn. Starke Fälle dieser Art nennt man „Gehirnerschütterung“ . Hierbei ist absolute Ruhe erforderlich (horizontale Lage).

10. Kopfschmerzen bei Grippe

Die Grippe ist eine Infektionskrankheit. Bei biologisch richtiger Ernährung besteht eine natürliche Immunität gegen alle Infektionskrankheiten. *Siehe: „Darminhalt und Infektionskrankheiten“.* Die Grippe kann bei starkem Befall neben dem Fieber auch Kopfschmerzen erzeugen. Sie ist wie Erkältung zu behandeln. *Siehe: „Was tun gegen Erkältung bei nicht konsequenter Lebensweise?“* Danach verschwinden die Kopfschmerzen von selbst.

11. Kopfschmerzen durch starke Blumendüfte

Man sollte sich nicht in der Nähe von stark duftenden Blumen aufhalten bzw. muß die Blumen aus dem Zimmer entfernen. Selbst im Freien können Fliederbüsche oder Faulbäume Kopfschmerzen erzeugen. Empfindliche müssen solche Plätze meiden.

12. Kopfschmerzen bei Gehirntumor

Dies ist der schwerste Fall. Der Tumor wächst und drückt auf die Gehirnzellen. Es ist in den meisten Fällen ein hoffnungsloser Zustand. Mehr über Krebs, bzw. direkte und indirekte Ursachen, Heilung, echte Krankheitsvorbeugung, siehe: *„Die Lösung des Krebsproblems“.*

Allgemeines

Die Spasmen werden durch die lokale Anwendung von venenerweiternden Mitteln günstig beeinflußt. Das bekannteste pflanzliche Mittel ist der Hamamelis-Extrakt, von Schwabe als Hametum-Extrakt in den Handel gebracht. Die Hamamelispflanze ist ein amerikanischer Strauch. Dieselbe Wirkung haben komprimierende Mittel. Sie regen die Herztätigkeit an und steigern dadurch den Blutdruck. Das bekannteste Mittel dieser Art ist die Tasse Bohnenkaffee.

Säureerzeugung durch seelische Belastung

Der französische Professor der Naturwissenschaften, *Henri Becquerel* in Paris, hat den Satz geprägt:

La vie, c'est la victoire de l'ion OH sur l'ion H
La mort, c'est la revanche de l'ion H sur l'ion OH

deutsch :

Das Leben ist der Sieg des OH-Ions über das H-Ion.
Der Tod ist die Revanche des H-Ions an dem OH-Ion.

Das stimmt mit den Grundanschauungen der Anti-Acid-Methode genau überein. In den vorausgehenden Beiträgen wurde dargelegt, daß die Gesamtsäuremenge (die Gesamtmenge der H-Ionen), die der Organismus zu bewältigen hat, aus

- den mit Speisen und Getränken aufgenommenen Säuren und
- den im Körper gebildeten Säuren

besteht, die teils natürlichen, teils krankhaften Ursprungs sind. Die im Organismus gebildeten Säuren krankhaften Ursprungs gehen zumeist auf die Säureaufnahme mit der Nahrung zurück. *Siehe: „Die saure Gärung des Darminhaltes".*

Beim Zerfall von Eiweiß im Körper entsteht die Harnsäure, bei Tätigkeit der Muskeln Milchsäure. Im Schweiß ist, am Geruch deutlich zu erkennen, Ameisensäure enthalten. Es ist seit langer Zeit bekannt, daß bei jeder Muskeltätigkeit Säure entsteht, wodurch die Gesamtmenge an Säure im Körper ansteigt, die wiederum durch eine nachfolgende Ruhe ausgeschieden werden muß. Der Körper wird bei Tätigkeit sauer und in der Ruhe durch die Ausscheidung von Säuren basisch. Der kranke Mensch hat stets eine Übersäuerung. Deswegen legt man ihn ins Bett, gibt ihm Ruhe. Nun werden die Säuren ausgeschieden, vorausgesetzt, man überfüttert ihn während der Bettruhe nicht mit Eiweiß. Medikamente spielen bei diesem Entsäuerungsvorgang eine ganz untergeordnete Rolle. In vielen Fällen sind sie sogar schädlich.

Auf einen weiteren säureerzeugenden Faktor im Körper soll hier näher eingegangen werden: die Säureerzeugung durch seelische Belastung.

Aus Unkenntnis über den biologischen Vorgang haben die Psychologen die Zusammenhänge zwischen seelischer und physiologischer Belastung bisher so gut wie nicht untersucht. Man glaubt allgemein, daß zwischen dem Ablauf von psychischen und physischen Vorgängen keine Zusammenhänge bestehen, obwohl jeder psychische Vorgang an einen physischen Vorgang gebunden ist. In einfachen Worten heißt das: Bei jeder Wahrnehmung über unsere Sinnesorgane, bei jeder Erinnerung, bei jedem Denkvorgang spielen sich im Gehirn Vorgänge physikalischer und chemischer Natur ab, die mit einem Verbrauch an Energie und der Entstehung von Zerfallsstoffen verbunden sind. Das Wahrnehmen und Denken ist darum genauso zu bewerten wie die Leistung der Muskulatur - bei der Bewegung.

Bei den psychischen Vorgängen, die sich im Gehirn abspielen, spielt das Blut eine genauso wichtige und fundamentale Rolle, wie bei den Vorgängen in der Muskulatur. Für die Denkarbeit wird im Gehirn viel Blut benötigt. Andererseits benötigt im Verdauungstrakt der Magen mit seiner gewaltigen Muskulatur erhebliche Mengen an Blut. Das im Körper verfügbare Blut kann immer nur dorthin geschickt werden, wo es am dringendsten benötigt wird. Nach einer Mahlzeit, die viel Muskelarbeit des Magens erfordert, steht kein Blut für die Denkarbeit im Gehirn zur Verfügung. Wenn aber im Gehirn nicht genug Blut zur Verfügung steht, so leidet die Denkarbeit, und es tritt der Zustand der Ermüdung ein. Die Magenmuskulatur hat den Primat der Forderung an das zur Verfügung stehende Blut. Ist nicht genug Blut für die Magenarbeit verfügbar, wird die Verarbeitung des Mageninhaltes nicht in der vorgesehenen Zeit durchgeführt. Es tritt dann eine saure Gärung ein mit allen möglichen Folgekrankheiten. Hat das Herz infolge langer Falschernährung bereits eine Insuffizienz, so daß es die Pumparbeit nicht mehr ordnungsgemäß leisten kann, so treten einmal Störungen in der Denkarbeit - die einfachste Form ist die Müdigkeit - und zum andern in der Verdauungsarbeit ein.

Bei allen Formen der psychischen Belastung wird im Gehirn viel Blut benötigt. Es spielt dabei keine Rolle, ob es sich um konstruktive Denkarbeit oder um Ärger, Kummer, Trauer usw. handelt. Wichtig ist, diese Vorgänge zu kennen, um der automatischen Steuerung des Blutkreislaufes nicht noch Hindernisse in den Weg zu legen. Überall dort, wo im Körper Arbeit geleistet wird, also im Gehirn wie im Verdauungstrakt oder in der Bewegungsmuskulatur, entstehen Zerfallsstoffe aus zusammenbrechenden Zellen. Diese müssen vom Blut abtransportiert und neues Aufbaumaterial für die Bildung neuer Zellen herangebracht werden. Die Zerfallsstoffe sind, wie bereits erwähnt, Säuren. Wird das Gehirn stark beansprucht, entstehen große Mengen Säuren im Gehirn, die über den Kreislauf ausgeschieden werden müssen. Die konstruktive Denkarbeit, die ebenfalls Säure erzeugt, kann nach Belieben abgeschaltet werden, während die seelische Belastung durch Gemütsbewegungen zumeist nicht verdrängt werden kann, es sei denn, daß man den Körper, soweit er in gutem physischen Zustand ist, in Bewegung setzt und so das Blut aus dem

Gehirn herauszieht.
Die Beseitigung der seelischen Belastung von der psychischen Seite her ist schwieriger , zumal die Menschen nach den ererbten Anlagen auf seelische Belastung stärker oder schwächer ansprechen. Die sogenannten Temperamente spielen dabei eine wichtige Rolle. Der Melancholiker erzeugt bei der psychischen Belastung viel mehr Säure als der Phlegmatiker. Der Choleriker und der Sanguiniker stehen zwischen beiden. Wenn der Ärger des Cholerikers verraucht ist, wird sein psychischer Zustand wieder ruhig und die Säurebildung fällt zurück.
Seelische Belastungen können aus generellen oder individuellen Ursachen entstehen. Generelle Ursachen sind im weitesten Maße Menschenwerk und brauchten nicht zu sein. Wir denken dabei an die Kriege und an die Übervölkerung. Außerhalb des menschlichen Bereichs liegen generelle Ursachen seelischer Belastung wie Erdbeben, Überschwemmungen, Feuersbrünste, kurz Naturkatastrophen. Was die individuellen Ursachen seelischer Belastung anbelangt, so kann sich jeder bis zu einem gewissen Grad selbst helfen. Es sind aus dem Altertum philosophische Systeme bekannt, die zum Ziel haben, den seelischen Zustand des Menschen im günstigen Sinn zu beeinflussen, z.B. der Hedonismus, die philosophische Schule Epikurs, die Stoa, die den Gleichmut gegenüber den Geschehnissen lehrt, usw. Die Philosophen des Abendlandes mit Namen von Rang haben auf diesem Gebiet wenig geleistet. Man muß schon suchen, um Schriftsteller zu finden, die bestrebt sind, die seelischen Belastungen zu mindern. So erinnere ich mich an ein kleines Heftchen vom *Freiherrn von Feuchtersleben* „Zur Diätetik der Seele". Auch in deutscher Sprache erhältlich ist das Buch des Amerikaners *Dale Carnegie*: „Sorge dich nicht - lebe!" Allgemeinverständlich geschrieben, erscheint es mir als bestes Buch zur seelischen Entlastung.
Ein jeder muß sich selbst bemühen, die Säureerzeugung in seinem Körper durch seelische Entlastung von der psychischen Seite her zu verringern. Es gibt Fälle, wo das schwer ist. Denken wir an das Wort: „Es kann der Frömmste nicht in Frieden leben, wenn es dem bösen Nachbarn nicht gefällt". Bedenken wir ferner, daß sich die Regeneration des Organismus, die Säureausscheidung, vor allem während des Schlafes vollzieht - aber die seelische Belastung ist wiederum eine Ursache des schlechten Schlafes. Bei der Ausschaltung der internen Säureerzeugung spielt also die Minderung der seelischen Belastung eine wesentliche Rolle. Sie muß Hand in Hand mit der Minderung der Säureerzeugung aus den anderen bereits erläuterten Quellen gehen.

Die Herzinsuffizienzen (Herzschwächen) und ihre Folgekrankheiten

Das Herz steht in allerengstem Zusammenhang mit allen anderen Organen. Wenn das Herz funktionstüchtig ist, *sind alle anderen* Organe ebenfalls funktionstüchtig! Viele Erkrankungen, die von der Medizin als bloße Organkrankheit behandelt werden, sind in Wirklichkeit Folgeerscheinungen, die sich aus der Insuffizienz des Herzens ergeben. Wird diese beseitigt, so verschwinden automatisch die Erkrankungen anderer Organe und sogar viele weitere Störungen, deren Abhängigkeit von der Herzfunktion weder Medizinern noch Laien ausreichend bekannt ist. Die Zusammenhänge können allerdings auch umgekehrt liegen.

Das Herz hat bekanntlich als Muskel, der sich zusammenzieht und dehnt, die Aufgabe, den Blutkreislauf zu bewerkstelligen. Nicht genügend bekannt ist, daß der Blutfluß durch eine wunderbare Automation so gesteuert wird, daß das Blut jeweils dorthin geschickt wird, wo es gerade dringend benötigt wird. Jede Arbeit, die an irgendeiner Stelle im Körper geleistet wird, erfordert ja erhöhten Blutzufluß zu der betreffenden Stelle. Wird z.B. das Gehirn in Tätigkeit gesetzt, so wird vom Gehirn Blut benötigt. Darum wird das Blut über die Steuerung durch das Nervensystem zum Gehirn geleitet. Wird der Magen in Tätigkeit gesetzt, so geht das Blut dorthin, um die Magenmuskulatur zu befähigen, die erforderliche Arbeit zu leisten.

Man soll sich nicht etwa dem törichten Gedanken hingeben, daß der Körper so viel Blut habe, um alle ihm gestellten Aufgaben gleichzeitig zu erfüllen. Es geht immer nur das eine oder das andere. Aus dieser Überlegung ergeben sich weitreichende Einsichten bezüglich der Arbeitseinteilung, die man vorzunehmen hat. Es ist zwar jedem bekannt, daß es heißt: „Ein voller Bauch studiert nicht gern“, aber von diesem Sprichwort bis zur Überlegung, daß man, wenn man Blut für geistige Arbeit im Gehirn benötigt, nur eine Kost zu sich nehmen darf, die die Verdauungskräfte wenig in Anspruch nimmt, ist noch ein weiter Weg!

Die größte Entlastung gibt man dem Herzen, indem man in die horizontale Lage geht. Dadurch wird zunächst der Gegendruck des Blutes, den es nach dem physikalischen Gesetz der Schwere in allen Teilen unterhalb des Herzens bei aufrechter Stellung ausübt, beseitigt. Die Muskeln, die während des Stehens bzw. Gehens oder Sitzens in Anspruch genommen sind, werden entlastet, und das Blut in diesen Muskeln wird frei für andere Zwecke. Der Körper benutzt diese Entlastung der Muskeln in der Ruhelage sofort, um das freiwerdende Blut dorthin zu schicken, wo es Arbeit zu leisten hat: in die Nieren, in die Leber, in die Milz usw. Es erhellt aus diesen Überlegungen, daß die *Ruhe*, also die horizontale Lage, ein äußerst wichtiger Faktor in der Biologie ist. Wenn der Körper im Zustand der Ruhe noch in den Schlaf übergeht, wird auch das Blut im Gehirn in starkem Maße frei und kann zur Arbeit in den inneren Organen eingesetzt werden. Es muß einleuchten, daß es unsinnig ist, zu behaupten, der Körper richte sich nach der Uhr bezüglich des Ablaufs der Tätigkeiten in den einzelnen Organen. Vorstehende Darstellung zeigt in großen Umrissen die Wechselwirkung zwischen Herztätigkeit - Blutfluß - und Funktion der Organe. Wer diesen Zusammenhang leugnet und glaubt, sein Körper würde es schon ohne Berücksichtigung dieser Zusammenhänge schaffen, der unterliegt einer schweren Selbsttäuschung.

Man muß also dem Herzen so viel Ruhe wie möglich geben!

Aber damit ist nicht alles erreicht. Man muß dem Herzen auch die richtige Ernährung geben. In dieser Beziehung den richtigen Weg zu finden, war erst möglich, nachdem sich die Chemie mit den Bestandteilen unserer Nahrungsmittel befaßt hatte und es ihr gelungen war, die einzelnen Nährstoffe, die in den Nahrungsmitteln vorhanden sind, zu bestimmen. Es ist noch nicht lange her, daß die Chemie hier zu klaren Erkenntnissen gelangt ist. Noch heute wissen nur wenige etwas von diesen Dingen. Wenn man alle wissenschaftlichen Werke über die Zusammensetzung unserer Nahrungsmittel durchforscht, findet man meist nur die Unterteilung nach Eiweiß, Fetten und Kohlehydraten. In neuerer Zeit sind noch die Gehalte an Vitaminen und Mineralien hinzugefügt. Nach meinen Beobachtungen ist die Wirkung des Lezithins auf das Nervensystem so bedeutend, daß man diesem Nährstoff mehr Beachtung schenken muß, als es bisher geschehen ist. Nachgewiesen war schon vor langer Zeit, daß Gehirn- und Nervenzellen erhebliche Mengen an Lezithin enthalten, das zuerst im Jahre 1846 von Gosley aus dem Eidotter isoliert wurde. Wie das Lezithin im lebenden Organismus verarbeitet und verbraucht wird, ist bis auf den heutigen Tag nicht bekannt, trotz der hier und da geäußerten Vermutungen. Zweifellos spielt es im pflanzlichen wie im tierischen Organismus eine ausschlaggebende Rolle.

Meine Beobachtungen führten zu der Erkenntnis, daß Lezithin die eigentliche Herznahrung ist, die dem Herzen volle Funktionsfähigkeit verleiht.

Das Herz wird funktionsuntüchtig, wenn ihm laufend zu wenig Lezithin mit der Nahrung zur Verfügung gestellt wird. Es fällt in seiner Arbeitsleistung schon am ersten Tag zurück, an dem das Lezithin in der Nahrung fehlt. Die Nahrungszusammensetzung muß sicherstellen, daß immer eine ausreichende Menge Lezithin zur Verfügung steht. Der oft gebrauchte Slogan: „*Honig ist Herznahrung*" müßte vielmehr heißen: „*Lezithin ist Herznahrung*"!

Was ist eigentlich Lezithin? - Der Name wurde 1846 von seinem Entdecker Gosley geprägt, als er aus dem Eidotter eine gelblich-braune Masse isolierte. Seiner chemischen Zusammensetzung nach ist es ein komplizierter Stoff, der in verschiedenen Formen vorkommt, z. B. als Cholin-Lezithin und Cholamin-Lezithin. Die chemische Formel lautet: $C_{44}H_{30}NPO$. Daraus ist erkennbar, daß im Molekül Lezithin ein Atom Phosphor und ein Atom Stickstoff enthalten sind neben den Atomen Kohlenstoff, Wasserstoff und Sauerstoff. Man rechnet es zu den Lipoiden = fettähnlichen Stoffen, obwohl es mit eigentlichem Fett nichts zu tun hat. Die Strukturformel ist kompliziert, und es bildet, wie man es nennt, Riesenmoleküle.

Zur Bewertung des Lezithins für die Entwicklung organischen Lebens ist interessant, daß es in allen Samen und im Eidotter vorkommt. Die reichsten Träger an Lezithin sind die Samen der Leguminosen = Hülsenfrüchte, also Sojabohnen, Linsen, Erbsen, Lupinen, aber auch Raps und Nüsse, sowie in geringem Maße Getreide wie Weizen und Roggen. In der Butter kommt es vor und in geringen Mengen in anderen Substanzen. Reichlich vorhanden ist es im Kalbshirn, aus dem tierisches Lezithin gewonnen wird.

Die Ernährung mit natürlich vorkommendem Lezithin ist im Laufe der letzten Jahrzehnte stark zurückgegangen, weil der Verzehr von Hülsenfrüchten gewaltig nachgelassen hat. Der Konsum von Eiern mag ungefähr gleich geblieben sein. Gewisse Reformsysteme, wie z.B. das Waerlandsystem, müssen als ausgesprochen lezithinarm bezeichnet werden, denn Waerland lehnte bekanntlich nicht nur die Eier, sondern die Hülsenfrüchte ab. Ich habe bis heute nie einen Waerlandisten kennengelernt, der sich über längere Jahre einer ausgezeichneten Gesundheit erfreut hätte. Von den meisten kann man sagen, daß sie sowieso nur „ungefähr" nach Waerland leben.

Die AAM hat seit eh und je auf die Wichtigkeit der Lezithin enthaltenden Nahrungsmittel hingewiesen. *Siehe: „Wie man rohe Eier ißt"* und „*Gekeimte Hülsenfrüchte und andere Keimlinge*". Wer die Wirkung des Lezithins auf die Herztätigkeit untersuchen will, kommt am besten ans Ziel, wenn er die Herztätigkeit bei lezithinarmer Ernährung und gleichzeitig starker körperlicher Beanspruchung beobachtet. Daß bei solcher Ernährung auch das Nervensystem entsprechend lezithin-unterernährt wird, ist ein weiterer Punkt. Ein Ernährungsexperiment in umgekehrter Richtung, d. h. mit reichlichen Gaben von Lezithin, wurde von den *Prof. Dr. Mies* und *Dr. Pirlet* in Köln durchgeführt und ist in dem Aufsatz „*Über den Einfluß des Lezithins auf den Erholungsvorgang*", der in der Münchener Medizinischen Wochenschrift, Jahrgang 1958, Heft 52, gedruckt wurde, geschildert.

Da die Funktion des Herzens von der täglichen Lezithinzufuhr abhängig ist, schwankt die Leistung des Herzens an den verschiedenen Tagen, je nach Zufuhr. Von der bloßen Lezithin-Unterernährung bis - zur ausgesprochenen Herzinsuffizienz ergeben sich viele Zwischenstufen. Die über eine *längere Zeit fehlende* Lezithinzufuhr bei gleichzeitiger erheblicher Belastung führt aber stets zu einer ausgesprochenen Herzinsuffizienz. Man muß daher unterscheiden zwischen den leichteren und schwereren Stadien. Beobachtungen haben ergeben, daß mehr als die Hälfte aller Menschen unserer Zeit an Herzinsuffizienzen der verschiedenen Stadien leidet - in den meisten Fällen, ohne es zu wissen. Wer aber bis ins hohe Alter seine Vitalität erhalten will, für den ist es außerordentlich wichtig, den Einfluß des Lezithins auf die Herztätigkeit zu kennen.

Die leichteren Formen der Herzinsuffizienz

Ein Indiz für die leichtere Form der Herzinsuffizienz sind „ewig kalte Hände". Man braucht also gar nicht erst den Elektrokardiographen in Anspruch zu nehmen. Mehrmaliger Händedruck zu verschiedenen Zeiten und Gelegenheiten genügt. Stärkere Formen der Insuffizienz zeigen sich bei Belastung wie Treppensteigen usw. Die sogenannte Atemnot in solchen Fällen hat mit der Lunge eigentlich nichts zu tun, sondern geht zu Lasten der Herzinsuffizienz. Bei Insuffizienz tritt auch bei leichten Belastungen stets sofort ein Hitzegefühl auf. Herzinsuffizienz und niederer Blutdruck gehen natürlich Hand in Hand. Das eine ist die Folge des andern.

Die schweren Formen der Herzinsuffizienz

Tritt bei fortlaufendem Lezithinmangel eine Schwächung der Herzleistung ein, so äußert sich diese in Schmerzen. In der Brust treten Druckgefühle auf, die man als Enge der Brust - Angina pectoris - bezeichnet. Es handelt sich um Krampfzustände - Spasmen - die nachlassen, sobald der Körper in die horizontale Ruhelage gebracht wird. Eine Behandlung der Angina pectoris mit Nitroglycerinpillen oder eine Aufpeitschung des Herzens mit Digitalis oder Strophantin ist sinnlos, da damit die Lezithin-Unterernährung des Herzens nicht beseitigt werden kann.

Die Folgekrankheiten der Herzinsuffizienz

Viel schwerer als die Herzinsuffizienzen selbst wiegen die Folgekrankheiten, die oft als solche nicht erkannt werden:

Störungen im Verdauungstrakt

Eine häufig anzutreffende Folgekrankheit der Herzinsuffizienz! Die physiologisch-pathologische Erklärung: Wenn das geschwächte Herz nicht genug Blut in die Magenmuskulatur sendet, kann auch der Mageninhalt nach der Speiseaufnahme in bestimmter Zeit nicht verarbeitet werden. Der Magen gibt den schlecht verarbeiteten Speisebrei an den Zwölffingerdarm weiter, weil ein längeres Verweilen im Magen schnell zur sauren Gärung und damit zum Auswurf des Mageninhaltes führen würde.

Im Zwölffingerdarm und dem anschließenden oberen Teil des Dünndarms = Jejunum tritt nun eine saure Gärung ein. Die Gärungsgase blähen dann die Därme auf wie einen Ballon. Die hieraus entstehenden Schmerzen können sich bis zur Unerträglichkeit steigern. Dieser Zustand tritt gewöhnlich zwei Stunden nach der Nahrungsaufnahme ein. Die Schmerzen ziehen sich über mehrere Stunden hin, bis die Gase durch die Weiterbewegung des Darminhaltes über den Dickdarm entweichen können. Es ist sinnlos, einen solchen Kranken auf Magen- und Zwölffingerdarmerkrankungen zu behandeln, da die Ursache der Beschwerden beim Herzen und der geringen Blutzufuhr zum Magen zu suchen ist. Viele solcher Patienten werden in Unkenntnis der Sachlage geröntgt, weil ein Magen- oder Zwölffingerdarmgeschwür vermutet wird. Das Röntgenbild ist dann ohne Befund.

Das Problem ist durch die Beseitigung der Herzinsuffizienz einfach zu lösen. Man kann durch entsprechende Auswahl der Nahrung - selbst bei noch fortbestehender Herzinsuffizienz - die Gärung mindern bzw. verhindern und damit auch die Schmerzen. Die völlige Beseitigung der Verdauungsstörung setzt voraus, daß die Herzinsuffizienz abgeklungen ist. Mit der Störung der Verdauung gehen weitere Störungen im Allgemeinbefinden Hand in Hand. Da der Körper nur gärende, aber keine gesunde Nahrung im Darm hat, fehlt die Zufuhr von Nährstoffen. Der Körper ist gezwungen, seine Fettvorräte zu verbrennen, um den Energiebedarf zu dekken. Es kommt daher in erheblichem Maße zur Abmagerung. Die mangelnde Blutzufuhr erstreckt sich nun nicht nur auf den Magen, sondern auch auf die anderen Organe des Verdauungstraktes wie z. B. auf die Leber, das Pankreas usw. Die Gallenproduktion reicht nicht mehr aus und infolgedessen wird auch von dieser Seite her die Verdauung beeinträchtigt.

Störungen im Blutkreislauf und in der Muskulatur

Es ist ohne weiteres klar, daß bei Herzinsuffizienz das Blut nicht mit ausreichender Kraft durch die unteren Extremitäten - die Beine - hindurchgedrückt werden kann, wenn sich der Körper in vertikaler = aufrechter Stellung befindet. In den Zellen bleibt zu viel Flüssigkeit zurück; die Folge sind geschwollene Beine. Andererseits gelangt nicht genug Blut ins Gehirn. Daraus resultieren Müdigkeit, mangelnde geistige Aufnahmefähigkeit, Schwindelgefühl, Störungen des Balancevermögens in mehr oder minder starkem Grade und sogar Ohnmachtsanfälle.

Allgemein ermüdet die Muskulatur infolge der zu geringen Durchblutung schnell. Dies ist am auffälligsten bei der Augenmuskulatur. Bei Herzinsuffizienz läßt die an sich gute Sehkraft nach einigen Minuten stark nach, und nur nach einer Ruhepause ist die volle Sehkraft wieder vorhanden. Erstaunlich ist, daß sich bei Herzinsuffizienz der Abtransport von Harnsäure sehr langsam vollzieht und mitunter fast stockt. Siehe dazu den weiter unten geschilderten Fall.

Die Kontraktilität -Zusammenziehbarkeit der Muskeln - ist bei Herzinsuffizienz allgemein verlangsamt; infolgedessen bewegt sich der Mensch mit Herzinsuffizienz langsamer als ein gut mit Lezithin ernährter Mensch. Die Sprache ist ebenfalls verlangsamt und akzentlos. Der Kenner beobachtet das beim gealterten Menschen deutlich. Die eigentliche Alterung ist als eine Herzinsuffizienz anzusprechen. Weitere Erscheinungen treten hinzu, die durch die Säureaufnahme während des ganzen Lebens bedingt sind. Aus dieser Betrachtung ergibt sich der Schluß: Das Herz ist so funktionsfähig, wie es mit Lezithin versorgt und durch Ruhe regeneriert wird! Dabei bleibt zu berücksichtigen, daß ein großer Teil des Lezithins im Gehirn verbraucht wird und daß ein Körper mit starker geistiger Belastung längst nicht alles aufgenommene Lezithin für die Versorgung des Herzens verwenden kann. Der Mensch mit starker geistiger Belastung muß zwei Stellen mit Lezithin versorgen: Herz und Gehirn - und sollte diesem Umstand Rechnung tragen.

Zu den vorstehend besprochenen Störungen einige eklatante Fälle:

1. Eine Frau über Vierzig - in Gebirgsgegend im Ausland lebend, mit zartem Körperbau, überarbeitet durch anstrengende körperliche Tätigkeit - ist angeblich magenkrank. Sie wurde vom Arzt mit Vitamin U-Präparaten behandelt. Die Herzinsuffizienz wird erkannt. Es wird auf Ruhe und lezithinhaltige Nahrung umgestellt. Der Erfolg ist verblüffend, die Schmerzen klingen schnell ab, die Zwölffinger-Dünndarmgärung verschwindet

2. Ein Mann über Fünfzig hat sich durch Unterkühlung Rheuma in der Schulter zugezogen. Das Rheuma kann zum größten Teil durch Anwendung der physikalischen Therapie beseitigt werden, aber ein Rest bleibt über viele Monate bestehen. Es wird Herzinsuffizienz festgestellt und lezithinhaltige Nahrung gegeben. Der Erfolg ist ebenso verblüffend. Das Rheuma verschwindet restlos nach 14 Tagen.

3. Eine Frau über 50 hat Wasser in den Kniegelenken. Sie übt seit Jahren einen Stehberuf aus und ist seitdem belastet. Nach der Umstellung auf lezithinhaltige Nahrung erfolgt eine Besserung, obgleich im übrigen eine gesunde Lebens- und Ernährungsweise nicht befolgt wird.

4. Ein Fall aus der Zeitung: Ein Mann von zweiundsechzig, der mit den Söhnen eine Bergtour unternimmt, wird in den Bergen kraftlos zurückgelassen, damit Hilfe geholt werden kann. Die Hilfe kommt infolge eines

Unwetters zu spät. Der Mann erfriert. Er wäre nicht kraftlos geworden, hätte er lezithinhaltige Nahrung zu sich genommen.

Natürliche Lezithinvorkommen

Diese Zahlen sind wissenschaftlichen Werken entnommen, können aber nicht als absolut fehlerfrei gelten:

- Eidotter 2,7%
- Sojabohne 1,7%
- Süßlupine 2,2%
- Linse 1,3%
- Erbse 1,1%
- Weizenkeime 1,6%
- Weizenkorn 0,4%
- Buchweizen 0,5%
- Maronen 0,7%
- Butter 0,2%

Richtmengen für Lezithin pro Tag:

Gesunde Menschen 3 -5 g, bei körperlicher und seelischer Belastung 10 g, bei Herzinsuffizienzen: Je nach Schwere des Zustandes bis 20 g und Ruhe.

Lezithinpräparate

Pulverförmiges Lezithin verschiedener Firmen. Im chemischen Großhandel gibt es sogenanntes *Rohlezithin*, da Lezithin für zahlreiche andere Zwecke Verwendung findet.

DAS HERZ STIRBT DEN SÄURETOD!

Mediziner sind zuallererst Pathologen, die Krankheiten mit irgendwelchen Mitteln oder Behandlungsweisen kurieren wollen. Sie haben meist keine ausreichenden Kenntnisse auf naturwissenschaftlichem Gebiet, um wenigstens für sich selbst und ihre Angehörigen das Erforderliche zu tun, um frei von allen Krankheiten durchs Leben zu gehen. Dabei spielt es gar keine Rolle, ob ein Mediziner in Richtung der Allopathie, der Homöopathie, der Naturopathie oder allgemein in Richtung der aciden Reformerei wirkt. Biologisch falsch sind alle Richtungen; daher kommt es zur totalen Konfusion.

ANMERKUNG H. F.:
Abgesehen davon, daß inzwischen wenige Naturheilärzte und Heilpraktiker im In- und Ausland den richtigen Weg beschritten haben.

Immerhin ist in der Medizin in letzter Zeit ein Fortschritt zu verzeichnen, und zwar durch die Forschungsergebnisse des *Professor Manfred von Ardenne*, Dresden. Er hat Untersuchungen und Tierexperimente angestellt, die klar bewiesen haben, daß das *Herz den Säuretod stirbt, wenn der pH-Wert im Zellgewebe unter pH 6,2 sinkt.*

Zunächst: Wer ist Manfred von Ardenne? Ardenne ist, dies muß hervorgehoben werden, kein Mediziner. Geboren am 20.1.1907 in Hamburg als Sohn eines Offiziers. Abitur, Studium der Physik, Chemie und Mathematik in Berlin. Stellung in der Rundfunkgeräte-Industrie, Forschung auf dem Gebiet der Rundfunk und Fernsehtechnik, der Elektronen- und Ionenphysik. Entwicklung eines Universal- Elektronenmikroskops. Von 1945 bis 1955 Atomphysiker in der UdSSR. Nach Rückkehr Leiter eines Forschungsinstituts in Dresden, nebenamtlich Professor für elektronische Sonderprobleme und Kerntechnik, Mitglied der Akademie der Wissenschaften in Ostberlin.

Die Forschungen Ardennes sind durch eine Aufsatzreihe einer breiteren Öffentlichkeit bekannt geworden. Schon hier heißt es: Das Herz stirbt den Säuretod!

Meines Wissens ist bisher niemals eine Messung des pH-Wertes am schlagenden Herzen eines Versuchstieres vorgenommen worden. Wie ging nun Ardenne vor? Der wesentlichste Teil eines elektrischen pH-Meters ist die sogenannte Elektrode, die in die Flüssigkeit, deren pH-Wert gemessen werden soll, eingetaucht wird, worauf an der Skala des pH-Meters der pH-Wert abgelesen werden kann. Ardenne hat eine sehr winzige Spezialelektrode konstruiert, mit der am lebenden Herzen von Ratten pH-Werte gemessen wurden. Da jedes Zellgewebe einen schwach sauren pH-Wert hat, weil dort beim Umsatz Säure erzeugt wird, ergibt sich ein pH-Wert unter 7, während das Blut einen pH-Wert über 7 hat. Das Blut sorgt durch seine Alkalinität dafür, daß das Zellgewebe laufend wieder an den Neutralpunkt herangeführt wird. Da jeder Muskel bei der Bewegung Milchsäure erzeugt, fällt der pH-Wert ab, wenn nicht laufend eine entsprechende Zufuhr von frischem Blut zum Herzen stattfindet. Durch Drosselung der Blutzufuhr zum Herzen der Versuchstiere wurde der pH-Wert des Muskelgewebes gesenkt, und wenn eine Azidität von 6,2 (also von 0,8 unter dem Neutralpunkt 7) erreicht wurde, trat der Tod ein.

Mit anderen Worten: Das Herz stirbt den Säuretod, wenn der pH-Wert noch nicht einmal einen Grad vom Neutralpunkt entfernt ist. (Vergleichszahlen: Zitronensaft pH 2, Milchsäure in sauren Milchprodukten ca. pH 3 -4, Johannisbeersaft ca. pH 3 usw.) Darum muß der animalische Organismus zur Neutralisation der Gewebe laufend Alkalien flüssig machen und sie über das Blut den Geweben zuführen, damit nicht der Tod durch Übersäuerung eintritt. Ardenne hat sich mit seinen pH-Wert-Experimenten auf das Herz spezialisiert, weil es um die Erforschung des Herzinfarktes ging. Sicher werden aber alle Gewebe beim Absinken des pH-Wertes in gleicher Weise geschädigt. Das ist die fundamentale Erkenntnis, die auch zur Entwicklung der Anti-Acid-Methode führte.

Ardenne fand, daß das Absterben der Zellen zuallererst in der linken Herzkammer auftritt. Nach seiner Ansicht kommt es zunächst zum Absterben von wenigen Zellen in der linken Herzkammer; dieser Prozeß aber setzt sich beschleunigt fort, wenn die Zellen bei fehlendem Sauerstoff nicht mehr oxydieren, sondern vergären, wobei die Milchsäureerzeugung wesentlich ansteigt. (Dies ist die Warburg´sche These, über die bei der Erläuterung des Krebsproblems ausführlich referiert wird.) Das Blut hat einen schwankenden basischen pH-Wert, der generell mit 7,2 bis 7,4 angegeben wird. Bis heute hat man in der Medizin nicht erkannt, welche Bedeutung diesen Schwankungen beizumessen ist. Es dürfte aber vollkommen klar sein, daß der pH-Wert des Blutes steigen muß, wenn der pH-Wert des Muskelgewebes nach der aciden Seite absinkt. Man spricht von der umgekehrten Relation zwischen den pH-Werten des Blutes und der Muskelgewebe. Ebenso klar dürfte sein, daß sich der gesamte Organismus im pH-Wert senkt und wieder hebt, wenn das Blut für den Ausgleich gesorgt hat. Beim Ausgleich zwischen den einzelnen Partien des Körpers dürfte das Lymphgefäßsystem eine wesentliche Rolle spielen, die bis heute nicht erforscht ist. Bei einer Säurebelastung des Herzmuskelgewebes ist stets auch eine

Säurebelastung des gesamten Organismus anzunehmen. In diesem Zusammenhang ist nach den Quellen der Säurebelastung zu forschen, denn es ist nicht befriedigend, einfach festzustellen, daß die linke Herzkammer mit Milchsäure belastet wird, woraus der Herzinfarkt entstehen wird. Wenn man schon von den Säurequellen spricht, so muß hier überdacht werden, woher all die H-Ionen, die die Säuren repräsentieren, kommen. Daraus ergibt sich dann ein umfassenderes Bild, wobei neben den mit der Nahrung aufgenommenen H-Ionen diejenigen der internen Säureerzeugung zu berücksichtigen sind.

Bei der internen Säureerzeugung ist zwischen der normalen und der krankhaften Erzeugung von H-Ionen zu unterscheiden. Der krankhaften Produktion von H-Ionen ist besondere Aufmerksamkeit zu widmen, weil sie so groß werden kann, daß der Organismus das basische Material für die Neutralisation nicht mehr zur Verfügung stellen kann. *Siehe: „Die saure Gärung des Darminhaltes“.* Will man zu klaren Anschauungen über den pH-Wert der Herzmuskulatur gelangen, muß das gesamte Säureproblem in die Betrachtungen einbezogen werden.

In der AAM-Literatur ist der Zusammenhang zwischen Übersäuerung und Arteriosklerose längst erörtert. Ohne Übersäuerung gibt es keine Arteriosklerose, d. h. keine Einlagerung von Cholesterin in den Blutgefäßen. Es ist daher ein Streit um des Kaisers Bart, wenn die einen behaupten, der Herzinfarkt sei eine Folge des abgesunkenen pH-Wertes des Herzmuskels und die anderen dagegenstellen, daß der Herzinfarkt eine Folge der verschlossenen Blutgefäße sei. Sicher ist auf alle Fälle, daß bei der Verengung der Koronarkapillaren durch Cholesterinablagerungen die Versorgung der Herzmuskelgewebe mit Sauerstoff beeinträchtigt wird, wobei nicht nur der verminderte Querschnitt der Gefäße, sondern auch die durch das Cholesterin bedingte Herabsetzung der Permeabilität (Durchlässigkeit) eine Rolle spielen. Übersäuerung und Arteriosklerose gehören also eng zusammen.

Ardenne ist nach seinem oben geschilderten Werdegang kein Ernährungsforscher, und die verwickelten Probleme der Ernährungsphysiologie können ihm nicht bekannt sein, zumal sie der Mehrzahl der Ärzte nicht einmal bekannt sind. Aber die Feststellung Ardennes, daß das Herz den Säuretod stirbt, ist zweifellos richtig und eine Erkenntnis von weittragender Bedeutung.

Herzinfarkt - Schlaganfall - Cholesterinproblem - Hoher Blutdruck

Herzinfarkt und Schlaganfall gehören eng zusammen. Sie sind eigentlich überhaupt keine spezifischen Krankheiten, sondern nur Endstadien der Arteriosklerose. Arteriosklerose, das ist ein Doppelwort aus dem Griechischen, wobei skleros „hart" bedeutet, also Arterienverhärtung. Hartwerden bedeutet Brüchigwerden der Arterien. Die gesunde Arterie ist - wie überhaupt jedes Blutgefäß - elastisch. Der Vergleich mit dem Gummischlauch ist naheliegend. Solange der Gummischlauch elastisch ist, bricht er nicht; ist er hart geworden, bricht er bei geringem Druck, und aus der Bruchstelle fließt das Wasser aus. Derselbe Vorgang spielt sich auch im Körper ab, wenn ein Blutgefäß bricht und das Blut in die umgebenden Zellgewebe eindringt. Die Bruchstelle wird eventuell durch das gerinnende Blut wieder gedichtet, und es findet eine sogenannte Resorption = Wiederaufsaugung des Blutes statt. Wenn die Resorption fortschreitet, nehmen die Zellen ihre Tätigkeit wieder auf und die Gehirnzellen werden wieder funktionsfähig. Dann können auch die motorischen Nerven ihre Steuerung der Muskeln erneut übernehmen, und die bekannten Lähmungserscheinungen verschwinden mehr oder weniger. Andererseits kann es auch bei einer Verstopfung eines Gefäßes zur Mangeldurchblutung kommen und dadurch zum Ausfall einer Gehirnregion.

Eine restlose Wiederherstellung der Funktionen ist meist nicht möglich, wie man das an allen von Schlaganfällen Betroffenen beobachten kann. Wenn es beim Herzinfarkt nach der vorausgegangenen Koronarsklerose zu einem solchen Bruch oder einer Verstopfung der Herzkranzblutgefäße kommt, ist der Ablauf der Regeneration der gleiche, vorausgesetzt bei dem Betroffenen tritt das Herz nicht ganz außer Funktion. In beiden Fällen bleibt aber der Zustand der Arteriosklerose bestehen und damit auch die Gefahr eines erneuten Zusammenbruchs. Es sei hier betont, daß bereits viele Jahre vor dem Auftreten eines Herzinfarktes oder eines Schlaganfalls die Arteriosklerose vorhanden ist und sich in fortschreitender Ausbildung befindet, bis es bei einer Sonderbelastung des Blutkreislaufs zum Bruch kommt. Darum kommt es darauf an, es erst gar nicht zu einer Arteriosklerose kommen zu lassen.

Ich möchte darlegen, wie sich die Sklerose der Blutgefäße entwickelt und aus welchen Ursachen heraus sie sich bildet. Jeder sollte wissen, daß das Blut vom Herzen her über die große Schlagader = Aorta in einem sich stets weiter verästelnden Gefäßsystem der Arterien in den Organismus gepumpt wird, wobei die kleinsten Äste der Arterien schließlich in den Kapillaren, den allerfeinsten Blutgefäßen, enden. Nach Durchfließen der Kapillaren durch deren Wandungen nach den Gesetzen der Diffusion (gegenseitige Durchdringung von Gasen oder Flüssigkeiten) und Osmose (der Austausch von Stoffen zwischen Blut und Zellflüssigkeit) erfolgt, sammelt sich der Blutstrom wieder in einem gleichfalls verästelten System, dem Venensystem (venöses Blut), das sich zu den großen Venen zusammenschließt, die das Blut zum Herzen zurückbringen.

Die krankhafte Veränderung der Blutgefäße durch die Arteriosklerose ist durch zwei Zustände gekennzeichnet: einmal durch die Schädigung der Wandungen selbst, die zum Brüchigwerden führt, und zum anderen durch die Ablagerung eines Fremdstoffes, dem Cholesterin.

Wie kommt es zur Ablagerung des Cholesterins? Früher hatte man festgestellt, daß sich an den Blutgefäßwandungen eine weiße Masse ablagert. Weil man es nicht anders wußte und auch der Kalk weiß ist, hatte man diese Ablagerung als Kalk angesprochen. Daher rührt der bis heute gebräuchliche falsche Ausdruck „Arterienverkalkung". Dieser Ausdruck wird noch lange weiterleben, obwohl die Wissenschaft inzwischen herausgefunden hat, daß das Cholesterin eine den Fetten verwandte Masse ist, die im Körper auch wichtige Funktionen als Basis für die Hormonbildung zu erfüllen hat.

Man hat alle möglichen Lebensmittel auf den Cholesteringehalt untersucht, der tatsächlich sehr unterschiedlich ist. Manche Gesundheitssucher stellten ganz auf diejenigen Lebensmittel um, in welchen die geringste Menge Cholesterin enthalten ist: Sie sind dabei in die Irre gegangen! Selbst bei der geringsten Aufnahme von Cholesterin mit der Nahrung hat der Körper immer noch genug Cholesterin zur Verfügung, um es unter bestimmten Voraussetzungen in den Blutgefäßen abzulagern. Die Lösung des Ablagerungsproblems konnte darum von dieser Seite her nicht angegangen werden. Es war vielmehr zu fragen: Warum lagert der Körper unter bestimmten Umständen das Cholesterin in den Blutgefäßen ab?

Wenn infolge jahrzehntelanger Säureaufnahme die Mineralstoffbestände - in der Hauptsache das Kalzium in seinen Verbindungen - dahinschwinden, so gehen nicht nur die Zähne zu Bruch, sondern auch alle anderen Organe. Die Säuren entnehmen bei dem chemisch bedingten Sättigungsvorgang solange den Blutgefäßwandungen die Kalkverbindungen, bis sie brüchig werden. Entsprechend der bereits erwähnten Automation schaltet nun der Körper und beginnt, da er ja kein Kalzium mehr zur Verfügung hat, einen Ersatzstoff in den Blutgefäßen einzubauen. Dieser zur Verfügung stehende Ersatzstoff, der von den Säuren nicht angegriffen wird, ist das Cholesterin. So erklärt sich die Einlagerung des Cholesterins in den Blutgefäßen. Es ist klar, daß diese Verwendung eines Ersatzstoffes auf lange Dauer Nachteile mit sich bringt. Der Organismus gibt bei Entzug des lebenswichtigen Kalziums den Kampf nicht ohne weiteres auf.

Der Mensch will weiterleben, entsprechend der allgemeinen biologischen Ausrichtung aller Lebewesen, und so erreicht er mit der Einlagerung des Cholesterins zunächst eine Verlängerung der Lebenszeit. Stünde das Cholesterin nicht zur Verfügung, ginge der Körper durch die Einwirkung der Säuren auf die Blutgefäßwandungen noch viel schneller zugrunde. Das Cholesterin legt sich wie ein Schutzmantel auf die Wandungen der Blutgefäße, so daß von der Seite des Blutes her kein Angriff der Säuren auf die Wandungen mehr stattfinden kann. So hat das Cholesterin bei dem sich acid (sauer) ernährenden Menschen noch eine gewisse präventive Bedeutung.

Diese Ausführungen erhellen, daß die Bezeichnung Arterien*ver*kalkung irreführend ist - es müßte Arterien*ent*kalkung heißen. Daß die Arteriosklerose wie die anderen Krankheiten durch die H-Ionen-Erzeugung im Organismus - z.B. durch zu hohe Eiweißaufnahme, auch von pflanzlichem Eiweiß - begünstigt wird, ist bereits erörtert worden.

Die Arteriosklerose ist durch zwei Umstände gekennzeichnet: erstens durch das Brüchigwerden der Blutgefäßwandungen und zweitens durch die Verengung des Querschnitts der Blutgefäße. Bei gleichbleibendem Druck von der Herzseite muß sich bei Verringerung des Querschnittes der Druck steigern (hoher Blutdruck). Diese Drucksteigerung geht in den meisten Fällen mit der fortschreitenden Arteriosklerose Hand in Hand. Fällt die Leistung des Herzens ab, ist die Höhe des Blutdruckes kein sicheres Zeichen mehr für die fortschreitende Cholesterin-Ablagerung. Der Blutdruck fällt und steigt bei jedem Menschen laufend. In Ruhe ist er geringer als bei Aufregung irgendwelcher Art. Bekannt ist der Ausdruck: „Es wallt einem das Blut!" - Welche Spitzenbelastung die Blutgefäße aushalten können, hängt von dem arteriosklerotischen Zustand der Blutgefäße ab. Der eine bekommt einen Schlaganfall, wenn er sich beim Holzhacken besonders anstrengt, der andere bei irgendeinem Anlaß, der ihn seelisch besonders erregt (Streit, Ärger, Wut), auch durch überschwengliche Freude. Der Phlegmatiker ist besser dran als der Choleriker oder der Sanguiniker. Leute mit hohem Blutdruck müssen darum zum Phlegma streben.

Was ist von der anatomisch-physiologischen Seite her gegen die verengten Blutgefäße zu tun? Man kann Mittel anwenden, die das Blut verdünnen oder die Blutgefäße erweitern. Kälte zieht zusammen, Wärme dehnt aus. Übermäßige Wärme dagegen steigert den

Blutdruck. Mäßige Wärme ist deshalb angebracht. Zu den natürlichen Mitteln, die die Blutgefäße erweitern, gehören der Knoblauch und der Extrakt der Hamamelispflanze, bekannt als Hamamelis-Extrakt. *Siehe: „Die zweckmäßige Anwendung des Knoblauchs".* Auch Arnika fördert die arterielle Durchblutung.

Durch die blutgefäßerweiternden Mittel wird aber das Cholesterin nicht abgebaut. Diese Mittel müssen dauernd genommen werden, weil die Wirkung immer wieder ausläuft. Natürlich sind die zusammenziehenden Stoffe an Leuten mit hohem Blutdruck zu meiden. Dazu zählt in erster Linie der Bohnenkaffee, aber auch der Alkohol. Das Koffein übt eine Wirkung über viele Stunden aus, während der Alkohol nur auf kürzere Zeit wirkt. Alkohol, im Übermaß genossen, bringt den Körper zum Erliegen und zwingt automatisch zur Ruhe. Der Bohnenkaffee tut das nicht.

Das große Problem bleibt, wie man Cholesterinablagerungen rückgängig machen kann. Zunächst muß aber dafür Sorge getragen werden, daß die bestehende Cholesterinablagerung nicht durch Falschernährung weiter erhöht wird. Dies bedingt, daß man sofort und in jeder Beziehung säurefrei lebt. Weiter muß die Harnsäureerzeugung niedrig gehalten werden. Da wir beim Fleisch, das ja nur aus Tiermuskeln besteht, auch die Harnsäure des Tieres mit aufnehmen, ist die Eiweißaufnahme aus dem Pflanzenreich vorzuziehen. Milch und Milchprodukte nehmen eine Zwischenstellung ein.

Wirklich basische Pflanzennahrung ist wichtig (pH 7-8, Salate, Wildkräuter). Sie führt dem Körper das durch saure Nahrung entzogene Kalzium wieder zu.

Bis heute ist kaum etwas über Mittel bekannt, die das Cholesterin auf chemischem Wege auflösen können. Man weiß z.B., daß das Lezithin enthaltende Cholin eine solche Wirkung hat. Daher ist Lezithin zu empfehlen, mit dem man die Eiweißaufnahme reduzieren und gleichzeitig das Nervensystem besser ernähren kann.

ANMERKUNG:

Acid. fluoricum besitzt die Fähigkeit, Cholesterin in Lösung zu bringen. Werden aber dann die Venenwände oder Kapillaren nicht wieder brüchig?

Im Jahr 1965 wurden ein deutscher und ein amerikanischer Forscher, beide Chemiker, wegen ihrer Forschungen über das Cholesterinproblem mit dem Nobelpreis ausgezeichnet. Der für uns wichtige Punkt in ihren Forschungen war die Erkenntnis, daß der Körper das Cholesterin aus Essigsäure herstellt. Dies paßt zu der von mir häufig beobachteten Tatsache, daß auch acid lebende Vegetarier einen Schlaganfall erleiden können.

Ich habe schon einmal darauf hingewiesen, daß der Kopfstand zur Verhütung des Schlaganfalls von mir scharf abgelehnt wird. Denn es ist klar, daß der Bluthochdruck im Kopf noch steigt, wenn man sich auf den Kopf stellt. Man hat mir von einem älteren Mann berichtet, der sich auf seinen Spaziergängen oftmals auf den Kopf stellte. Eines Tages wurde er im Gelände tot aufgefunden.

ÜBER DIE DENKKRAFT

Daß die Arteriosklerose als Folgezustand acider Ernährung früh im Leben in stetiger Progression viele andere gesundheitliche Nachteile zeitigt, ist den wenigsten bekannt. Dieser Vorgang vollzieht sich sehr langsam im Laufe vieler Jahre. Er wird kaum beachtet, und man erklärt die Krankheitssymptome einfach als Alters- und Abnutzungserscheinungen. Unter den Nachteilen gesundheitlicher Art ist der Schwund der Denkkraft als eines der wichtigsten Symptome fortschreitender Arteriosklerose zu nennen. Was aber wird eigentlich unter dem Begriff „Denkkraft" verstanden? Wenn wir den korrelativen Begriff „Muskelkraft" erwähnen, ist wohl jedermann verständlich, was damit gemeint ist. Unter Muskelkraft versteht man das Vermögen der Muskulatur, eine bestimmte Kraft zu entwickeln, um eine Arbeit im Sinne der Physik zu leisten. Die Muskelkraft der einzelnen Menschen ist sehr verschieden. Das Muskelpotential eines jeden Menschen wie eines jeden Tieres wird durch die Erbanlagen bestimmt. Ein Löwe erreicht ein gewaltiges Muskelpotential, weil er von seinen Eltern entsprechende Erbanlagen übernimmt.

Während die Muskeln als Sitz der Muskelkraft ohne weiteres äußerlich feststellbar sind, ist das Vorhandensein von Denkkraft nur vom geschulten Anthropologen und Psychologen an den Kopfformen zu schätzen, denn der Sitz der Denkkraft ist das Gehirn. Was alles unter den Begriff der Denkkraft fällt, sei im folgenden kurz skizziert: Das Gehirn steht mit der Außenwelt durch die Sinnesorgane in Verbindung - man spricht z.B. von der Sehkraft. Über ein kompliziertes Nervensystem werden die Eindrücke der Sinnesorgane den Wahrnehmungszentren im Gehirn zugeleitet. Dort werden sie wahrgenommen und zugleich für spätere Zeiten im Gehirn deponiert. Aus dieser Deposition entsteht die Erinnerung. Die Fähigkeit, sich an vergangene Eindrücke zu erinnern, heißt Erinnerungsvermögen oder kurz: Gedächtnis. Das Gedächtnis bildet einen wesentlichen Teil der Denkkraft. Die Millionen von Eindrücken, die die Sinnesorgane laufend aufnehmen, werden im Gehirn verarbeitet, d.h. sie werden verglichen. Daraus entsteht die sogenannte Erfahrung. Auf Grund der Erfahrungen wird dann jeweils das Urteil gebildet. Hierbei kommt es häufig zu fehlerhaften Urteilen, und dann spricht man von Unlogik. Menschen mit fehlerfreier Urteilskraft sind gute Logiker oder man nennt sie schlechthin „intelligent".

Die Treffsicherheit des Urteils ist in weitestem Maße bedingt durch die Erbanlagen. Es wird nicht nur die Anlage zur Muskulatur, sondern auch die Anlage zur Denkkraft von den Eltern geerbt. Zum vollen Verständnis dieser Fakten gehören allerdings exakte Kenntnisse der Anthropologie und der Genetik. Mit einem veralteten Begriff aus früheren Zeiten hat die moderne Biologie auf Grund der gewonnenen Erkenntnisse aufgeräumt: mit dem Begriff des Instinktes, der angeblich Tier und Mensch trennen soll. Auch das Tier besitzt Denkkraft und kann denken. Auch auf psychologischem Gebiet besteht kein Unterschied zwischen Mensch und Tier. Das, was unbewußt im Gehirn des Tieres schlummert, ist die Erberinnerung, die genau so erblich übernommen wird wie die rein physischen Erbanlagen. Das gleiche gilt für den Menschen.

Eine wichtige Frage ist, ob die Denkkraft durch Denken gesteigert werden kann. Es ist bekannt, daß die Muskelkraft durch Gebrauch der Muskulatur wächst, während sie bei Untätigkeit zum Schwund der Muskulatur, der Atrophie, führt. Ebenso verhält es sich mit der Denkkraft, deren Leistung und Stärke durch Übung, d.h. durch Denken, gesteigert werden kann. Es ist richtig, daß in unseren Zeiten von vielen Menschen, die nur sogenannte Routinearbeit verrichten, verhältnismäßig wenig Denkkraft verlangt wird. Als der Mensch in früheren Jahrmillionen den Naturgewalten viel schutzloser gegenüberstand als heute, mußte er ein Vielfaches an Denkkraft aufbringen, um sich behaupten zu können. Diesen selektiv wirkenden Naturgewalten verdankt die Menschheit den geistigen Fortschritt. Denn Menschen mit geringer Denkkraft wurden von den Naturgewalten ausgerottet und geistig befähigtere überlebten.

Die Menschheit der historischen Zeit - das ist der Zeitraum von rund 6000 Jahren, für den schriftliche Überlieferungen erhalten sind, - zehrt von dieser selektiven Wirkung, und sie vergeudet nach und nach diese wertvollen Erbanlagen. Dieser Prozeß der Gegenauslese wurde durch die Entwicklung der vielen Individualphilosophien beschleunigt. Nach ihren Theorien unterliegt der Mensch nicht den allgemeinen biologischen Gesetzen; noch viel weniger erkannten oder anerkannten sie die Faktoren, die die Denkkraft beeinflussen. Man darf es als biologisch denkender Mensch gelassen aussprechen, daß die gesamten Individualphilosophien - weil sie eben biologisch falsch sind - keinerlei Wert besitzen.

Eine weitere Schuld an der sich dauernd vollziehenden Abwärtsbewegung der Denkkraft trifft die Medizin. Sie ist in dem fundamentalen Irrtum befangen, daß es durch Millionen von Jahren schon immer Krankheiten gegeben habe und daß erst die Weiterentwicklung der Medizin in den letzten Jahrhunderten den Menschen einer gesün-

deren Zukunft zugeführt habe.
Eine weitere Dokumentation mangelnder Denkkraft ist, wie schon erwähnt, der Gesundheitsfatalismus. Gemeint ist die Anschauung, daß Krankheiten etwas Unvermeidbares seien, denen sogar ein tieferer Sinn zuzusprechen ist. Dieser Aberglaube ist in den Kreisen der Medizin genauso verbreitet wie in allen Individualphilosophien. Dabei ist der Gesundheitsfatalismus nichts anderes als eine Form der Anarchie auf dem Gebiete der Biologie - Anarchie, begründet auf einem Mangel an Beobachtungs- und Denkfähigkeit.
Ein vor kurzem verstorbener Professor der Anthropologie führte in einem seiner vor 40 Jahren erschienenen Werk folgenden Satz an: „Eine gewisse Beobachtungsunfähigkeit fällt am Menschen unserer Zeit auf". Es ist richtig, daß das erstmalige Finden einer Wahrheit - so einfach sie auch immer sein mag - in einer Welt der Konfusion ein großes Maß an Denkkraft erfordert. Eine einmal aufgestellte These nachzuprüfen und ihre Richtigkeit festzustellen erfordert ein viel geringeres Maß an Denkkraft als der erste Alleingang.
Die Suche nach Gesundung zwingt den kranken Menschen, seine Denkkraft zu benutzen, nicht so sehr um das Problem der vollkommenen Gesundheit zu lösen, als vielmehr, um von seinen Schmerzen loszukommen. Ein Teil der Störungen im Organismus, aber leider nicht alle, machen sich zuerst in einer Meldung des sensiblen Nervensystems im Gehirn in Form des Schmerzes bemerkbar. Wer Analgetika benutzt, um Schmerzen loszuwerden, knebelt nur sein Nervensystem nieder, während sich die eigentlichen Krankheiten weiterentwickeln, weil die Ursachen nicht abgestellt werden. Es ist für den kranken Menschen auch wesentlich zu wissen, was er tun kann, um seine Denkkraft zu erhalten bzw. zu steigern. Ermüdung schaltet die Denkkraft nach und nach aus, wie jeder feststellen kann. Andererseits steigert guter, tiefer Schlaf die Denkschärfe. Demzufolge ist die Denkkraft am Morgen besser als am Abend. In dem Spruch: „Dem Gerechten gibt's der Herr im Schlaf!" steckt eine tiefe Wahrheit, denn die Denkkraft betätigt sich auch im Schlaf. Die Wichtigkeit einer richtigen Ernährung kommt in dem Spruch zum Ausdruck: „Ohne Phosphor kein Gedanke!" - Die Wege zur Steigerung der Denkkraft sind gewiesen, aber es gibt keine Patentmedizin, die man einfach einzunehmen braucht, um seine Denkkraft zu steigern.
Die Superklugen, die seelisch Unausgeglichenen und die suggestiv Belasteten sind aus psychischen Gründen nicht fähig, ihre Denkkraft zu steigern. Sie sind dazu bestimmt, in konfusen Vorstellungen weiterzuleben, bis sie von der Bühne des Lebens abtreten. Für die Zukunft ergibt sich ein ungünstiges Bild, da die Denkkraft insgesamt von Generation zu Generation abnimmt.

Schwund der Denkkraft durch Ateriosklerose

Cholesterin ist - wie erläutert - kein absolut schädlicher Stoff, vielmehr steht seit langem fest, daß der Körper das Cholesterin sogar in mannigfacher Beziehung im Verdauungsprozeß benötigt. Die Furcht mancher Menschen vor dem Cholesterin veranlaßt sie, überhaupt keine Nahrungsmittel aufzunehmen, die Cholesterin enthalten wie z.B. Eier oder Butter. Durch Forschungen an der Universität Münster wurde festgestellt, daß selbst die Pflanzenfette Cholesterin enthalten. Die von der AAM vertretene Ansicht, daß der Körper das Cholesterin nur dann als Austausch- bzw. Ersatzstoff in die Blutgefäße einlagert, wenn durch eine acide Ernährungsweise die Blutgefäßwandungen weitgehend entkalkt worden sind, läßt das Cholesterin sogar als notwendig erscheinen. Der Körper besitzt bei Mineralstoffmangel keine andere Möglichkeit, die brüchig gewordenen Blutgefäßwandungen abzudichten und zu stärken. Das Cholesterinproblem kann also in keiner Weise beunruhigen. Die Einlagerung von Cholesterin in die Blutgefäße bedingt zwangsläufig eine Verringerung des Querschnitts, und als Folge davon muß der Blutdruck steigen. Der überhöhte Blutdruck wiederum ist das Anzeichen für die Einlagerung des Cholesterins.

Man muß allerdings auch wissen, daß bei jedem Menschen der Blutdruck steigt und fällt je nach den auftretenden Belastungen. Seelische Erregungen treiben den Blutdruck genau so in die Höhe wie schwere körperliche Anstrengungen. Bei einem solchen akuten Anstieg des Blutdrucks ist bei Arteriosklerose sehr schnell der Brechpunkt erreicht. Der Punkt, an dem eine entkalkte Kapillare platzt, ist beim Platzen eines Hirnäderchens ein Schlaganfall oder beim Platzen einer Herzkranzkapillare ein Herzinfarkt. Bisher wurde das Augenmerk nur auf diese Erscheinungen gerichtet, und so sah man zunächst - abgesehen vom erhöhten Blutdruck - keine weiteren Nachteile der Cholesterineinlagerung. Es kann im übrigen bei Menschen mit Herzinsuffizienz vorkommen, daß der Blutdruck bei einem Arteriosklerotiker gar nicht allzu erhöht erscheint, weil bei der Schwäche des Herzens nicht der Normaldruck erzeugt wird, der zusammen mit den verengten Kapillaren erst den hohen Druck hervorbringt.

Die Einlagerung des Cholesterins vollzieht sich in sehr langen Zeiträumen, und so kommt man leicht auf den Gedanken, daß sie altersbedingt ist und als solche hingenommen werden muß.

Das ist eine gefährliche Fehlanschauung. Mir ist kein einziger Schlaganfall bekanntgeworden, nach dem eine völlige Regeneration eingetreten ist. Die Menschen können zwar weiter leben - aber sie bleiben Wracks auf Lebenszeit - acide Wracks.

Bei der Arteriosklerose vollzieht sich nicht etwa ein plötzlicher Übergang vom Gesundsein zum Kranksein. Man fühlt sich vielmehr bei fortschreitender Arteriosklerose zunächst noch so wohl, als sei man vollkommen gesund. Den Zustand zu untersuchen, der über die sukzessiv auftretenden Schäden schließlich zum Absinken der Gesamtfunktionen des Körpers führt, ist der Sinn dieses Kapitels. Zum richtigen Verständnis ist es notwendig, zunächst ein sehr wichtiges Naturgesetz aus dem Bereich der Physik zu erklären. Es handelt sich um das Gesetz der *Osmose*.

Unter Osmose versteht man den Durchgang von Flüssigkeiten durch eine poröse Membran = poröse Haut. Wenn man Wasser in einem irdenen Gefäß aufbewahrt, wandert es hindurch und verdunstet an der Oberfläche. Wenn ein Gefäß aber aus einem dichten Stoff wie Glas oder Metall besteht, erfolgt kein Durchgang. Das wesentliche der Membranen ist die Porosität. Solche Membranen finden sich überall im pflanzlichen und tierischen Körper. Flüssigkeiten, welche Lösungen von festen Stoffen wie Salzen, Zucker, Säuren usw. enthalten, werden auf dem osmotischen Weg transportiert. Bewirkt wird dieses Durchdringen durch Membranen durch den osmotischen Druck.

Das Aufsteigen des Saftes von den Wurzeln zu den Blättern vollzieht sich in allen Pflanzen im Weg der Osmose. Das Wasser verdunstet in den Blättern; dadurch entsteht eine Konzentration der gelösten Stoffe in den Zellen, und so wird laufend - der Schwerkraft entgegenwirkend - neuer Nährstoff von unten zu den Blättern transportiert, wo er für den Zellaufbau benötigt und weiterverarbeitet wird.

Der analoge Vorgang vollzieht sich in jedem tierischen Körper. Die Darmzotten mit ihren Membranen entnehmen aus dem flüssigen Darmbrei laufend Nährflüssigkeit, die sie im Wege der Osmose weiter an das Blut geben. Das Blut wiederum transportiert die Nährstoffe zu allen Organen des Körpers und gibt sie an die Zellen ab, die von den kleinsten Blutgefäßen umgeben sind. Es gibt keine einzige lebende Zelle im pflanzlichen wie im tierischen Körper, die nicht auf diese Weise versorgt wird. *Ohne Osmose keine Ernährung - kein Wachstum - keine Gesundheit.* Der Transport im Blut selbst wird auf sehr sinnvolle Weise vorgenommen. Es schwimmt keineswegs im Blut alles durcheinander, sondern man spricht von der sogenannten Carrier-Funktion = Trägerfunktion der einzelnen Blutkörperchen. Wenn nun dem Körper laufend Säure zugeführt wird, so holen die Carrier von überall her Mineralstoffe, um sie der Säureflut entgegenzuwerfen und dadurch eine Neutralisation zu bewirken. Der bekannte Vorgang der *Neutralisation* saurer Substanzen durch die Nahrungsmittel spielt sich im menschlichen und im tierischen Körper in der gleichen Weise ab. Die abgezogenen Mineralstoffe, die das Blut zunächst den Blutgefäßen entnimmt, müssen durch irgend etwas ersetzt werden, das dem Körper zur Verfügung steht - und das ist das Cholesterin, das der Körper nun einbaut.

Dies hat aber furchtbare Folgen! Das Cholesterin legt sich an die Aderwandungen und macht sie dicht. Aus einer durchlässigen Membran wird nun etwas Dichtes, eine Art Gummischlauch. Dies geschieht nicht von heute auf morgen, sondern im Laufe von Jahren und Jahrzehnten. Der Vorgang schreitet bei acider Ernährungsweise immer weiter voran.

Was ist die Folge dieser Abdichtung? Das Gesetz der Osmose kann sich nicht mehr vollziehen. Sicher werden beim Arteriosklerotiker schon beim ersten osmotischen Vorgang im Darm weniger Nährstoffe aus dem Darminhalt aufgenommen als beim gesunden Menschen. Die im Darmbrei verbleibenden restlichen Nährstoffe werden mit den Exkrementen ausgeschieden. Das Blut erhält damit weniger Nährstoffe zum Transport zu den Zellen. Auch die Kapillaren sind infolge der zunehmenden Cholesterinablagerung weitgehend undurchlässig geworden, und das Blut trägt die Nährstoffe im Körper herum, ohne sie abliefern zu können. Es geht zwar immer noch ein Teil an die Zellen, denn bei einem totalen Verschluß würde der gesamte Organismus zum Erliegen kommen. Dies ist auch die absolut einleuchtende Erklärung für den sogenannten Alterszucker. Der Zucker wird nicht ganz an die Zellgewebe abgeliefert und so landet er schließlich im Urin. Es ist klar, daß dieser Alterszucker mit der Insulinproduktion nicht in Verbindung steht.

Das Gehirn ist ein besonders stark mit Blutgefäßen durchzogenes Organ, denn Denkarbeit ist hochqualifizierte Arbeit und darum müssen die Gehirnzellen besonders gut mit Nahrung spezifischer Art versorgt werden. Das geschieht - nach den gegebenen Darstellungen - beim Arteriosklerotiker nicht mehr im ausreichenden Maße. Damit sind wir *beim Schwund der Denkkraft durch Arteriosklerose* angelangt. *Der Arteriosklerotiker hat ein unterernährtes Gehirn, obwohl er genug Nahrung aufnimmt.* Unterernährung des Gehirns kommt allerdings auch dann zustande, wenn die aufgenommene Nahrung in Bezug auf die einzelnen Nährstoffe nicht die richtige Zusammensetzung hat. Die oft gehörte Ansicht , daß die einzelnen Nährstoffe substituiert, also gegeneinander vertauscht werden können, ist eine Fehlansicht. Zwar können in ihrer chemischen Struktur gleiche Stoffe wie Stärke und Zucker vom tierischen Körper umgewandelt werden, aber es ist nicht möglich, etwa Eiweiß durch Fette zu ersetzen oder umgekehrt. Die AAM kennt Nährstoffe von Wichtigkeit für den Organismus: Kohlehydrate, Fette, Eiweiß und Lezithin. Das Gehirn ist der Hauptverbraucher des Lezithins, und so muß dem Gehirn stets ausreichend Lezithin zugeführt werden, wenn die Denkkraft erhalten bleiben soll. Bei Arteriosklerose kann auch das Lezithin nicht im Gehirn abgeliefert werden, weil es der Zustand der Kapillaren einfach nicht gestattet.

Krampfadern - Hämorrhoiden sind Säurekrankheiten

Zwischen Krampfadern und Hämorrhoiden besteht, pathologisch gesehen, kein Unterschied. Hämorrhoiden sind die Krampfadern des Afters. Die Krampfadern der Beine - Venenerkrankungen - werden von den Erkrankten meist nur als Schönheitsfehler angesehen, solange sie kein größeres Ausmaß erreichen. Hämorrhoiden aber verursachen bei fortgesetzt falscher Ernährungsweise unerträgliche Schmerzen. Wer an Hämorrhoiden leidet, ist schon wegen der Schmerzen gezwungen, seine Ernährung richtigzustellen. Alle Salben, Zäpfchen und sonstige Mittel helfen wenig. Ein paar Worte zur Anatomie der Venen und ihrer Erkrankungen: Das Blut fließt vom Herzen im Rhythmus des Herzschlages durch die Arterien zu den Feinblutgefäßen, den Kapillaren, an die sich für den Rückfluß des Blutes zum Herzen die Venen anschließen. Entsprechend dem stärkeren Druck, den die Arterien auszuhalten haben, sind die Wandungen der Arterien von der Natur mit größerer Stärke ausgestattet als die Venen. Damit das Blut in den Venen, insbesondere in der Aufrechtstellung, nicht laufend einen Rückdruck ausüben kann, haben die Venen die bekannten Venenklappen. Diese dienen als Rückschlagventile, um den Blutdruck des bereits gehobenen Blutes stufenweise aufzufangen. Wenn aber die Venen durch acide Ernährung erkranken, so dehnen und verkrümmen sie sich, und die Venenklappen können sich nicht mehr richtig schließen. Der Bluttransport funktioniert nicht mehr richtig, und es treten als Folge Erscheinung der Krampfadern weitere Schäden auf. Dabei ist ein einwandfreies Arbeiten der Blutzirkulation die elementare Voraussetzung für ein allgemeines Wohlbefinden. Natürlich unterliegt das in den Venen aufsteigende Blut dem physikalischen Gesetz der Schwere. Daher muß sich der Krampfadernbelastete häufig in die horizontale Lage begeben, um die Staubelastung während des Tages zu vermindern. Daß die direkte Umkehrstellung „Auf-den-Kopf-stellen“ mit Gefahren für alle Arteriosklerotiker verbunden ist, wurde bereits im Abschnitt *„Wie verhütet man den Schlaganfall?“* erklärt.

Wodurch entstehen die Krampfadern und die Hämorrhoiden? Hier muß man unterscheiden zwischen der wirklichen Entstehungsursache und der *Überbelastung* als auslösendem Faktor, nachdem die Venenwandung durch acide Ernährung bereits geschädigt worden ist. Bei richtiger Ernährung bleibt die Vene elastisch und kann auch gelegentliche Überbelastungen ohne weiteres aushalten. Wenn sich aber der Mensch sauer ernährt und durch zu hohe Eiweißaufnahme eine weitere Azidität im Organismus erzeugt wird, sind die Venenwände genauso in Gefahr wie jedes andere Organ, das durch Säuren geschädigt werden kann. Die Versorgung mit Mineralstoffen wird bei acider Ernährung ungenügend. Insbesondere tritt ein Mangel an dem so wichtigen Kalzium ein - ja, es wird sogar noch Kalzium aus den Venenwandungen abtransportiert, um z.B. das durch die Säuren belastete Blut wieder auf den richtigen pH-Wert (7,3) zu bringen. Das Kalzium wird auch hier von den Säuren aufgefressen!

Auch andere Umstände können zu einer Verminderung des Mineralstoffbestandes der Venen führen. Wenn der Körper irgendwo dringend Kalzium braucht, holt er es an einer Stelle weg, an der es noch eher entbehrlich ist. Daraus erklärt sich, daß im Stadium der Schwangerschaft Krampfadern auftreten. Das Kind im Mutterleib hat als werdende Generation das Primat der Forderung auf den gesamten Kalkhaushalt des Körpers der Mutter. Das Kalzium wird also aus den Venen abtransportiert, um das werdende Geschöpf zu versorgen. Mit Recht sagt man: Jedes Kind kostet die Mutter einen Zahn! Das ist, biologisch gesehen, der gleiche Vorgang des Abtransportes von Kalzium zugunsten des sich im Mutterleib entwickelnden Kindes wie der Abtransport aus den Venen. Alles andere, was sonst geschrieben wird, ist abwegig und zeugt von geringer chemischer Kenntnis.

Wie soll man zu einer Lebensweise gelangen, die die Bildung von Krampfadern und Hämorrhoiden verhindert? Anatomische Veränderungen, die durch Falschernährung aufgetreten sind, können nicht rückgängig gemacht werden. Eine Krampfader, die sich gedehnt hat, zieht sich nicht wieder zusammen und strafft sich nicht nach Richtigstellung der Ernährung. Sie behält den zuletzt vorhandenen Zustand. Aber eines wird erreicht durch die Richtigstellung der Ernährung: Es tritt keine weitere Verschlechterung ein und es kommt nicht zu dem Folgezustand, dem Krampfadergeschwür und den berüchtigten offenen Beinen. Mit den Hämorrhoiden ist es nicht anders. Alles herumschneiden nützt wenig, denn die verbleibenden Venen werden bei fortgesetzter Falschernährung auch wieder zu Krampfadern. Die Hämorrhoiden werden besonders belastet, wenn die Bauchpresse bei Verstopfung stark in Funktion tritt. Dem dabei auftretenden erhöhten Blutdruck in den Venen hält die geschwächte Venenwand nicht Stand, und so kommt es zu den Blutungen aus den Aftervenen. Der mit Hämorrhoiden Belastete muß dafür sorgen, daß er die Bauchpresse nicht durch Verstopfung übermäßig in Anspruch nehmen muß, um die Ausscheidung der Exkremente zu erzwingen.

Wie die Verstopfung auf die allein richtige Weise zu vermeiden ist, ist im Abschnitt „*Das gelöste Problem der Verstopfung*“ genau erklärt. Niemals sollte sie durch Aufnahme von Säuren, wie etwa durch Aufnahme von Milchsäure, erreicht werden. Wer sich nicht mit Krampfadern und Hämorrhoiden zeitlebens belasten will, ernähre sich nicht acid.

Gestörte Blutzirkulation

Außer der Ernährung gibt es eine Reihe von pathogenen = krankheitserzeugenden Faktoren. *Siehe: „Die pathogenen (krankmachenden) Faktoren in der heutigen Ernährung und Lebensweise“.* So traten bei AAM-Anhängern, die sich biologisch richtig ernährten, Krankheitserscheinungen auf, die zunächst nicht zu erklären waren. Die Symptome an inneren Organen boten keine Hinweise auf die eigentliche Ursache der Erkrankungen. Durch Eigenexperimente kam ich schließlich dahinter: Es war die gestörte Blutzirkulation, zurückzuführen auf den Aufenthalt in fußkalten Räumen und die daraus resultierenden „kalten Füße“. Darum gilt:

> Die Störungen der Blutzirkulation treten auch bei biologisch vollkommen richtiger Ernährung auf. Es ist nicht möglich, diese Erkrankungen durch Diät, durch Medikamente oder durch Anwendungen der physikalischen Therapie zu beseitigen, solange die Ursache der Störung nicht erkannt und abgestellt worden ist.

Der Mensch ist biologisch bei den Warmblütern einzuordnen. Er kommt wie die anderen Warmblüter (Säugetiere und Vögel) aus einem wärmeren Klima. Der Warmblüter ist dadurch charakterisiert, daß er, um lebensfähig zu bleiben, seine Bluttemperatur auf einer konstanten Höhe halten muß, im Gegensatz zu den Wechselblütern, zu denen die Fische, Amphibien, Insekten usw. gehören. Die von außen an den Warmblüter herantretenden Wirkungen der Abkühlung und Überhitzung werden durch ein sinnvolles Zusammenwirken des sensiblen und motorischen Nervensystems abgefangen. Wenn durch dauernden Wärmeentzug an den Extremitäten Füße und Hände die Temperatur des Blutes gefährdet wird, reduziert der Organismus durch Zusammenziehung der Muskulatur den Blutdurchgang durch die Glieder. Die Folge davon sind kalte Füße und evtl. kalte Hände. Die Füße sind deswegen besonders gefährdet, weil sich der Mensch unserer Zeit ohne Bewegung in Räumen aufhält, die zwar im oberen Teil, aber nicht am Fußboden geheizt sind. Durch Messungen wurde festgestellt, daß zwischen Fußbodentemperatur und Raumtemperatur in Gesichtshöhe eine Differenz von 10 Grad bestehen kann.

Wenn die kalten Füße im Winter nur eine unangenehme Erscheinung wären, die man in Kauf nehmen kann, so wäre das Problem von untergeordneter Bedeutung. Man würde auf den Frühling warten und hätte dann wieder Ruhe bis zum nächsten Herbst. Aber die Störungen des Blutkreislaufs durch die kalten Füße ziehen weitere Kreise und bringen den gesamten Organismus, insbesondere den Verdauungstrakt, in Unordnung. Daraus entstehen schwerwiegende gesundheitliche Schädigungen, die, wenn sie nicht rechtzeitig und richtig diagnostiziert werden, den gesundheitlichen Ruin bedeuten können.

Wie machen sich diese Störungen im Blutkreislauf in anderen Teilen des Organismus bemerkbar? Sie treten in der Form von Spasmen in den Organen des Verdauungstrakts auf, zumeist und zuerst im Magen. Dumpfe Druckschmerzen machen sich bemerkbar wie bei den Herzinsuffizienzen. Diese können so stark werden, daß man arbeitsunfähig wird. Es wäre verkehrt, wollte man diese Schmerzen durch Analgetika vertreiben; denn sie würden nach dem Verpuffen der Analgetika wieder auftreten, vermutlich in noch stärkerem Maße.

Viele Menschen, die über ihre inneren Organe nicht genau orientiert sind, nehmen an, sie seien leberleidend. Bei andern treten die Spasmen in den Nieren auf, und nun wird auf Nierenerkrankung behandelt. Welcher Arzt würde einen Patienten, der sich bei ihm wegen Magen- oder Nieren Beschwerden meldet, fragen: „Haben Sie häufig kalte Füße?“ oder: „Wohnen Sie in einer Parterre-Wohnung?“

Experimente ergaben, daß die Spasmen nicht sofort verschwinden, wenn ihre Ursache, die kalten Füße, beseitigt ist. Erst im Laufe einiger Wochen gehen sie nach und nach zurück. Oft verlagern sich die Spasmen. Wenn sie vom Magen wegziehen, treten sie im Blutkreislauf auf und zwar an der Körperschlagader, der Aorta. Sie sind dort genauso unangenehm wie überall sonst.

Wenn die befallenen Organe, besonders im Verdauungstrakt, nur noch schlecht funktionieren, wirkt sich das bald auf den Gesamtzustand aus. Der Erkrankte magert ab.

Man kann die kalten Füße durch keine andere Maßnahme dauerhaft bekämpfen: Der fußkalte Boden selbst muß beseitigt werden! Die alten Römer kannten bereits die Fußbodenheizung, wenn sie auch noch keine modernen Heizungssysteme hatten. Sie führten aus dem im Keller stehenden Ofen die Heizkanäle mit den Heizgasen unter dem Fußboden des darüber liegenden Raumes her, ehe diese in den Schornsteinen weitergeleitet wurden. Man kann das in alten Römerkastellen, z.B. in der Saalburg, heute noch feststellen. In unserer Zeit der Elektrizität ist es verhältnismäßig einfach, eine Fußbodenheizung zu installieren. Sie ist wohl die ideale Heizung. Viele Leute behelfen sich mit einem Teppich, aber dies ist nur eine halbe Lösung. Da ist eine elektrische Fußheizplatte oder ein elektrisch beheizter Fußsack schon besser.

Wenn andere pathogene Faktoren mit der Störung der Blutzirkulation zusammenwirken, kommt es zu den verschiedensten Erkrankungen. Es sind Fälle bekannt, wo bei falscher Ernährung und gestörter Blutzirkulation Hautkrankheiten, Ekzeme usw. auftraten, die nur durch die Beseitigung der Gesamtheit der pathogenen Faktoren verschwanden.

Die physiologische Erklärung für Spasmen liegt in der Verschiebung der Druckverhältnisse im Blut durch die Absperrung des Kreislaufs in den Extremitäten, wobei das Herz Belastungen aufzunehmen hat, die nicht jedes Herz „verkraftet". Analoge Druckverschiebungen treten auf, wenn jemand mit erhitztem Körper in kaltes Quellwasser springt, wobei die Herzbelastung in vielen Fällen zum sofortigen Tod führt.

Natürlich kann man die kalten Füße mit Wechselfußbädern nicht dauerhaft bekämpfen, denn die kalten Füße müssen zwangsläufig bei erneuter Abkühlung wieder auftreten.

DER pH-WERT DES SPEICHELS ALS GRADMESSER DER MAGENSÄURE

Die meisten Menschen, die sich irgendwie krank fühlen, ohne ein bestimmtes Organ zu nennen, an dem sie Schmerzen haben, erzählen etwas von der Magensäure, die bei ihnen nicht in Ordnung sei. Entweder sagen sie, daß sie zu viel oder zu wenig Magensäure hätten. Wenn sie zum Arzt gehen, wird ihnen irgend etwas verschrieben zur Behebung der angeblich fehlenden oder zu hohen Produktion der Magensäure. Da aber alle Einnehmerei nicht hilft, unterwirft sich der Patient der Tortur des Schlauchschluckens, damit man etwas Magensäure aus seinem Magen herausholen kann, um sie zu untersuchen. Die Magenaushebung, vor über 100 Jahren von Kussmaul entwickelt, ist auch heute noch im Schwung, obwohl man seit der Perfektion der Ionisation mehr über die Relation zwischen dem pH-Wert des Speichels und dem pH-Wert der Magensäure weiß. Man sollte vom heutigen Wissensstand aus an das Problem der richtigen Produktion der Magensäure herantreten. Dann würde man zu frappierenden Resultaten bei Magenerkrankungen kommen.

Die Kenntnis der Ionisation ist Voraussetzung. Entweder arbeitet man mit einem elektrischen pH-Wert-Meßgerät einem pH-Meter oder mit dem einfachen Indikatorpapier. Die Magensäure ist die Salzsäure mit der chemischen Formel H-Cl, bestehend aus einem Atom Wasserstoff und einem Atom Chlor. Der animalische Organismus - also nicht nur der Mensch, sondern auch alle Wirbeltiere - erzeugt die Salzsäure aus dem Chlornatrium (Kochsalz) mit der chemischen Formel Na-Cl. Es besteht aus einem Atom Natrium und einem Atom Chlor. Andere Säuren, die der Mensch mit der Nahrung in seinen Magen aufnimmt, können die Salzsäure nicht ersetzen.

Wird im animalischen Organismus aus Na-Cl unter hinzutreten eines Moleküls Wasser, Formel H-OH, Salzsäure gebildet, so fällt auch ein Atom Natrium an, das mit dem OH-Teil des Wassermoleküls eine Base bildet, chem. Formel Na-OH. Man liest zwar häufig in medizinischen Werken, daß die Base im Verdauungstrakt aus doppelkohlensaurem Natron bestehe. Das ist jedoch unrichtig. Bei der Auflösung von Natron in Wasser zerfällt eine bestimmte Menge zur Base Na-OH, was im Labor Versuch leicht zu zeigen ist. Nach der Ionisation muß jede Base einen OH-Bestandteil enthalten. Aus dieser Aufspaltung des Kochsalzes entstehen zwei neue Verbindungen, eine saure und eine basische. Die saure Verbindung, die Salzsäure, tritt über die Salzsäuredrüsen des Magens in den Magensaft ein, wenn dort Speisegut eintrifft, das chemisch bearbeitet werden muß. Bei leerem Magen wird die Salzsäure in den Magendrüsen gespeichert. Der basische Bestandteil dieser Zerlegung des Kochsalzes Chlornatrium tritt an zwei Stellen im Organismus auf:

1. im Mundspeichel in geringer Menge
2. im Dünndarmsaft - aus den Basendrüsen

Nach der Ionisation ergibt sich folgende Gleichung:

OH-Ionen im Mundspeichel + OH-Ionen im Dünndarmsaft = H-Ionen im Magensaft.

Aus dieser Gleichung ist zu erkennen, daß nach der Wiedervereinigung von Säure und Base die völlige Neutralität durch die Rückbildung in Kochsalz erreicht wird, nachdem Base und Säure chemische Arbeit bei der Verdauung geleistet haben. Das zurückgebildete Kochsalz geht zum Teil über die Darmzotten mit der dort aufgenommenen Nährflüssigkeit in das Blut über, zum Teil wandert es mit dem Darminhalt weiter und wird schließlich mit den Exkrementen ausgeschieden. Daraus ist klar zu ersehen, daß man die angeblich fehlende Magensäure nicht durch Zufuhr von Salzsäure ersetzen kann und auch nicht durch andere Säuren wie etwa Milchsäure oder Fruchtsäuren. Solche Säuren würden die Base Na-OH des Dünndarms aufzehren und statt eines neutralen einen sauren Darminhalt erzeugen. Die saure Gärung das Darminhaltes wäre damit perfekt. Hier liegt die Quelle einer Unzahl von Krankheiten.

Es ist noch nicht medizinisch erforscht, an welcher Stelle sich die Aufspaltung von Kochsalz in Säure und Base vollzieht. Ebenso ist nicht bekannt, wie der Transport dieser Säure und Base vor sich geht. Man spricht zwar von den Carrier-Funktionen der Blutkörperchen (Carrier = Träger), aber sie sind auch noch nicht erforscht, und es wird noch sehr viel Zeit vergehen, bis man diese Zusammenhänge im einzelnen kennt. Man darf annehmen, daß sich Spaltung und Transport in der angedeuteten Weise vollziehen. Es sei bei dieser Gelegenheit daran erinnert, daß das Blut an den verschiedenen Stellen des Organismus einen unterschiedlichen pH-Wert aufweist. Die Angaben über den pH-Wert schwanken daher in den medizinischen Werken. Vermutlich ist im Pfortadersystem, das die vom Blut übernommene Nährflüssigkeit zur Leber bringt, der pH-Wert eines sich acid ernährenden Menschen geringer als pH 7. Auch diese Erforschung stößt in der Praxis auf große Schwierigkeiten.

Was die Frage des Chlornatriums anbelangt, so wäre in diesem Zusammenhang noch zu untersuchen, inwieweit der Gegenspieler des Chlornatriums, das Chlorkalium, bei dieser Zerlegung und Zusammenfügung beteiligt ist. Es kann angenommen werden, daß vom animalischen Organismus auch ein bestimmter Anteil an Chlorkalium zur Zerlegung zu Salzsäure und Base verwendet wird. Denn nur, wenn im animalischen Organismus das Verhältnis zwischen Kalium und Natrium richtig ist, besteht vollkommene Harmonie, das heißt optimale Gesundheit. Prof. Dr. Hermann Römpp wies darauf hin, daß das Blut in seiner Zusammensetzung derjenigen des Meerwassers ähnelt.

Die vorstehenden Ausführungen ergeben den zwingenden Schluß, daß Mundspeichel und Dünndarmsaft auf der einen Seite und Magensäure auf der anderen Seite in enger Relation stehen. Wird viel Magensäure produziert, wird auch viel Base erzeugt. Ist die Magensäureproduktion gering, ist auch die Basenproduktion gering. Man kann also durch die Messung des pH-Wertes des Speichels Rückschlüsse auf die Magensäure ziehen. Dazu bedarf es natürlich eingehender Messungen und Beobachtungen. Damit entfällt die lästige Aushebung nach Kussmaul, die heute noch vielerorts geübt wird. Durch den Eigenversuch eines jeden Interessierten können wertvolle Beobachtungen gewonnen werden. Der Speichel muß zwar zu allen Zeiten basisch sein, aber im pH-Wert schwankt er erheblich: Er ist nicht an allen Stellen der Mundhöhle gleich. Zwischen den Zähnen und in den Kronen, wohin der Speichelfluß nicht gelangt, tritt sogar zeitlich ein saurer pH-Wert auf, denn die Ursache der Zahnkaries sind die Säuren. Die Messung des pH-Wertes des Speichels gestattet Rückschlüsse auf den Sättigungszustand. Ist man satt, fällt der pH-Wert zurück; wird man hungrig, steigt der pH-Wert des Speichels. *Siehe auch: „Säure- und Basenbildung im Verdauungstrakt“ „Zu viel und zu wenig Magensäure“.*

Die Beobachtungen der Vorgänge im Mundspeichel, die hier geschildert werden, vervollständigen das Bild. Es sei darauf hingewiesen, daß gewisse psychische Momente eine zu beachtende Rolle spielen. Logischerweise müssen diese Einflüsse, die sich auf die Magensäurebildung auswirken, auch den Mundspeichel beeinflussen. Der Volksmund hat schon vor sehr langen Zeiten aus dieser Erkenntnis Sprüche geprägt wie: „Da läuft einem das Wasser im Munde zusammen“ und umgekehrt: „Da bleibt einem ja die Spucke weg!“

Man sollte wissen, daß bei einer Entzündung der Magenschleimhaut die Absonderung der Salzsäuredrüsen erschwert ist. Die Drüsen sind dann überfüllt, die Produktion von Salzsäure wird automatisch eingestellt. Infolgedessen ist auch der Anfall an basischer Substanz im Munde gering. So hängt jeder Vorgang im Magen mit den Vorgängen im Dünndarm und in der Mundhöhle zusammen. Die Basen- und Säurebildung vollzieht sich nach dem alles im organischen und anorganischen Bereich beherrschenden Gesetz der *Polarität*.

Die Messung des pH-Wertes des Speichels gibt nicht nur Aufschluß über den Sättigungszustand des Individuums, sondern auch über seinen allgemeinen Gesundheitszustand. Dies läßt sich besonders gut ermitteln, wenn Personen gruppenweise untersucht werden. Dann zeigt sich, daß Personen, die eine gemeinsame Mahlzeit eingenommen haben, sehr erhebliche Unterschiede im pH-Wert des Speichels aufweisen. Man kann durch Vergleich der pH-Werte sehr leicht Rückschlüsse auf den allgemeinen Gesundheitszustand der einzelnen Teilnehmer ziehen. Im allgemeinen ist die Gesundheit die Vitalität um so besser, je stärker die basische Reaktion des Speichels ist. Derjenige, der regelmäßig den pH-Wert seines Speichels mißt, kann genau kontrollieren, ob er wieder etwas zu sich nehmen darf oder nicht. Ist die Reaktion nur schwach basisch, läßt er ohne irgendwelchen Schaden zu nehmen eine Mahlzeit ausfallen und wartet, bis die alkalische basische Reaktion steigt

Wer die pH-Werte seines Speichels regelmäßig kontrolliert, erspart sich viele Krankheiten, die daraus entstehen, daß mehr aufgenommen wird, als verkraftet werden kann. Dies gilt besonders in unserer heutigen Zeit der Prosperität, in der viele Krankheiten durch zu hohen Eiweißgenuß verursacht werden.

Zuviel und zuwenig Magensäure

Über das Thema Magensäure bestehen die verworrensten Ansichten. Darum möchte ich folgendes erläutern:

Zu viel Magensäure

In Wirklichkeit besteht gar kein Zuviel an Magensäure. Der daran Leidende nimmt entweder schwer verdauliche Speisen auf, die zu lange im Magen liegen, oder er ißt zu reichlich. Bei zu langem Verweilen im Magen dies ist in beiden Fällen so beginnt der Speisebrei von sich aus zu säuern. Es kommt zu saurem Aufstoßen, wobei Gärungsgase entweichen. Dieser Übelstand wird meistens mit Natron, gebr. Magnesia oder fertigen Präparaten bekämpft. Würde der Patient leicht verdauliche Speisen zu sich nehmen und außerdem seinen Magen nicht überlasten, verschwände dieser Zustand automatisch.

Zu wenig Magensäure

Es ist ganz verkehrt, Salzsäure oder andere Säuren zu verordnen.

- *Erste Möglichkeit:* Jemand kann wirklich zu wenig Säure haben, wenn man ihm einen Teil des Magens durch Operation weggeschnitten hat. Dieser Mensch bleibt in puncto Verdauung ein Krüppel auf Lebenszeit.
- *Zweite Möglichkeit:* Von den Drüsen wird zu wenig Magensäure abgesondert, wenn die Magenschleimhaut erkrankt ist. Die in die Magenschleimhaut eingebetteten Drüsen funktionieren dann ebenfalls nicht richtig. In diesem Fall muß die Magenschleimhaut ausgeheilt werden, worauf die Produktion der Magensäure von selbst wieder in Ordnung kommt. Die Ursache einer solchen Magenschleimhautentzündung ist in den meisten Fällen die laufende Aufnahme von starken Säuren mit der Nahrung mit pH-Werten unter 5.
- *Dritte Möglichkeit:* Die Unterfunktion der Magensäuredrüsen besteht darin, daß der Patient überfüttert ist, keinen Hunger hat und der Magen daher streikt. Das ist eine natürliche Reaktion. Man esse weniger, damit man wieder zu einem sich regelmäßig meldenden Hungergefühl kommt.
- *Vierte Möglichkeit:* Die Speisen sind nicht ansprechend und zu einförmig. Der Magen mag sie nicht, weil er nur das gern annimmt, was ihm durch Geruch und Geschmack empfohlen wird. Nur die Nahrung, die mit Lust und Behagen aufgenommen wird, regt die Magensäure zur Produktion der Verdauungssäfte an, zu denen

neben Pepsin und Lab auch die Salzsäure gehört.

Ein weiterer Punkt, der zu wenig beachtet wird, ist die psychische Verfassung. Zwischen seelischer Ruhe und guter Funktion des Magens und umgekehrt zwischen Erregung und schlechter Funktion des Magens bestehen sehr enge Zusammenhänge. Es sei erinnert an das Sprichwort:

Wer Sorgen hat und Braten ißt,
dem wird das Mahl nicht frommen.
Wer trocknes Brot mit Lust genießt,
dem wird es wohl bekommen!

Siehe auch: *„Die saure Gärung des Darminhaltes“ und „Säure- und Basenbildung und Wirkung derselben im Verdauungstrakt“*.

DAS MAGENGESCHWÜR (ULCUS VENTRICULI) UND DAS ZWÖLFFINGERDARMGESCHWÜR (ULCUS DUODENI)

Wenn man die medizinischen Werke der ganzen Welt über das Ulcus zusammenträgt und mit erheblichem Zeitaufwand durcharbeitet, steht am Ende eine große Enttäuschung. Man liest wohl viel über den Verlauf einer Geschwürerkrankung im Magen oder Zwölffingerdarm, über die Therapie und die chirurgische Behandlung usw., aber es wird nirgends erklärt, wie das Ulcus entsteht, aus welchen Ursachen sich die Entzündung entwikkelt und was demgemäß prophylaktisch zu tun ist, um eine solche Entzündung zu verhindern. Nicht einmal ein Versuch wurde in der gesichteten Literatur gemacht, sich mit dieser Entstehung zu befassen. Vermutlich würden , solche Versuche auch nicht zu einem greifbaren Ergebnis führen, weil der Medizin der Gedanke weitgehend fremd ist, daß fast alle Krankheiten nur die Folge einer biologisch fehlerhaften Lebens- und Ernährungsweise sind.

Zunächst sei hier eine kurze Übersicht über das Magen- und Zwölffingerdarmgeschwür, wie es in medizinischen Werken beschrieben wird, gegeben:

Das Magengeschwür ist grundsätzlich zu unterscheiden vom Magenkrebs. Während der Magenkrebs zumeist Personen über 40 befällt, tritt das Magengeschwür vornehmlich bei Personen unter 40 auf. Das erste Symptom eines Magengeschwürs sind Schmerzen in der Magengegend nach den Mahlzeiten. Man nimmt an, daß das Geschwür von der Magenschleimhaut aus in das Innere der Magenmuskulatur vordringt. Manche Geschwüre haben die Größe einer Erbse, andere die eines Fünfmarkstückes. Sie gehen trichterförmig in die Tiefe. Die oft geäußerte Ansicht, daß der erste Anlaß zur Ausbildung eines Magengeschwürs die Andauung, d.h. Selbstverdauung der Magenschleimhaut sei, ist umstritten.

Es ist verständlich, daß Schmerzen bei der Mahltätigkeit der Magenmuskulatur auftreten. Bedenklicher ist das Erbrechen, und noch beunruhigender sind Magenblutungen, die über den Mund entleert werden. Soweit darf es bei dem Verdacht auf Magengeschwür überhaupt nicht kommen, wenn nicht mit dem Schlimmsten, dem Wegschneiden eines großen Teils des Magens durch chirurgischen Eingriff, gerechnet werden muß.

In medizinischen Werken wird gesagt, daß ungünstige pathogene Einflüsse von außen die Entstehung eines Geschwürs fördern. Personen mit einer gewissen Empfindlichkeit des vegetativen Nervensystems seien besonders zum Magengeschwür disponiert. In einem amerikanischen Werk findet sich der Passus: *Es scheint klar zu sein, daß die Ursache für das Magengeschwür zumeist auf Faktoren der Umwelt zurückzuführen ist. Das Ulcus kam früher bei Hausangestellten vor, die schlecht bezahlt, mit Arbeit überlastet und sehr schlecht ernährt wurden. Seit der Zeit der gleichmäßigen Verteilung des Wohlstandes und von größeren Ruhepausen bei der Arbeit, der Erkenntnis vom Wert der Bewegung im Freien und der Entwicklung einer ausgeglichenen Ernährung, sind die Magengeschwüre sehr zurückgegangen.*

Der Tagespresse entnahm ich unter der Überschrift „Magengeschwüre durch Beat-Musik?", was *Prof. Domling, Erlangen* ermittelte: In erster Linie ist die Lautstärke (die hohe Phonzahl) als ungünstiger Faktor anzusehen. Auch Mozart - Sinfonien stören die Funktion. Die Magensäureproduktion wurde durch Aushebung gemessen ; sie war bei Einwirkung lautstarker Musik geringer als normal.

Das alles sind Hinweise darauf, daß gewisse Einwirkungen teils physischer, teils psychischer Art für den Gesundheitszustand der Menschen Bedeutung haben. Die Medizin weiß nicht oder ignoriert, daß alle Entzündungsherde im Organismus eine gemeinsame Ursache haben. Es gibt keinen einzigen Entzündungsherd im Körper, der nicht durch Erreger verursacht wird, die diese oder jene Krankheiten hervorrufen, wenn sie geeignete Lebensbedingungen zu ihrer Ausbreitung vorfinden. Solche Erreger sind überall und zu allen Zeiten vorhanden. So ergibt sich die Frage nach der Immunität des Körpers. Hierüber informiert ausführlich das Kapitel *„Darminhalt und Infektionskrankheiten"*.

Es gibt keinen wesentlichen Unterschied zwischen einer Mandelentzündung, einer vereiterten Zahnwurzel, einer Blinddarmentzündung, einer Nierenbeckenentzündung, einem Furunkel und einem als unbedeutsam angesehenen eitrigen Pickel. Es sei hier noch einmal gesagt, daß Eiter in den Herden eigentlich aus Anhäufungen von weißen Blutkörperchen besteht, die sich im Kampf gegen die Erreger an den entzündeten Stellen ansammeln.

Wenn im Magen solche Erreger zunächst in die Magenschleimhaut eindringen können und sich dann tiefer in die Magenmuskulatur einfressen, so ist davon auszugehen, daß die Magenschleimhaut bereits vorher nicht mehr gesund war. Nur in einer Schleimhaut, die pathogen verändert, d.h. entzündet ist, können sich Krankheitserreger ansiedeln. Die Gesundheit jeder Schleimhaut hängt zum einen von der Beschaffenheit des Blutes und zum anderen von den Angriffen schädigender Einflüsse von außen ab.

Ich weiß aus jahrzehntelanger Erfahrung, daß bei der heutigen herkömmlichen Ernährung Säuren schädigend auf die Schleimhaut einwirken. Gesunde Magenschleimhäute sind aber nicht säureempfindlich, denn sie sondern, wenn Speise in den Magen eingebracht wird, Salzsäure ab, wodurch sämtliche Krankheitserreger, die der Nahrung anhaften, abgetötet werden. Anders ist es schon, wenn durch erhebliche Flüssigkeitsmengen die Wirksamkeit der Salzsäure geschwächt wird. Dann werden die Bakterien nicht mehr abgetötet. Ist durch kontinuierliche Falschernährung erst einmal eine Gastritis, d.h. eine Entzündung der Magenschleimhäute aufgetreten, so können sich die Bakterien dort festsetzen, vermehren und dann tiefer eindringen. So entstehen die Herde, denn infolge des aufgequollenen Zustandes der mit Schleim belegten Schleimhäute ist die Abgabe der Salzsäure stark vermindert. Das erklärt die Bildung von Magengeschwüren, die sich dann sukzessiv in die Magenmuskulatur einfressen. Die Schmerzen steigen mit Ausbreitung des Geschwürs an und werden besonders stark, wenn die Magenmuskulatur zur Zerkleinerung der Speisen in Bewegung gesetzt wird. Das fortschreitende Magengeschwür führt durch die Zerstörung der Blutgefäße zu Blutungen, die aus der Mundhöhle austreten und im Stuhl nachweisbar sind. Im fortgeschrittenen Stadium kann außerdem eine Perforation (= Durchbruch des Eiterherdes) in die Bauchhöhle eintreten, die oft bald zum Tod führt.

Nur bei grober Vernachlässigung des sich entwickelnden Geschwürs, bzw. bei nicht rechtzeitigem Erkennen trotz der Symptome, kommt es zu den schweren Fällen, die eine Entscheidung über Leben und Tod bringen. Das ist nicht anders als bei Vernachlässigung einer Blinddarmentzündung.

Sicher aber bewegen sich viele Menschen über längere Zeit am Rande eines Magengeschwürs, während die Entzündung ständig ansteigt und absinkt im Gleichklang mit den pathogenen Faktoren.

Auch von der Medizin wird bei Magengeschwüren unbedingte Bettruhe gefordert. Aber mit Ruhe allein ist nichts erreicht, wenn nicht die anderen Faktoren, die zur Bildung des Ulcus führten, beseitigt werden. Sicher muß die Nahrung neutral sein und so feinkörnig, daß die Muskulatur nicht übermäßig beansprucht wird. Es ist bekannt, daß auch seelische Belastung zur Steigerung der Säureerzeugung im Organismus führt. Eine solche Azidität des Zellmilieus muß sich ungünstig auswirken, wenn der an einem Geschwür Leidende nicht von seinem Zustand abgelenkt wird.

Man muß verhüten, daß eine Gastritis auftritt. Sie ist am häufigen Aufstoßen zwischen den Mahlzeiten zu erkennen, denn das ist nichts anderes als ein Entweichen von Gasen, die von einer Gärung im Magen herrühren. Es ist für jeden wichtig zu wissen, daß bei starker geistiger Belastung oder bei schwerer körperlicher Arbeit (Bergsteigen) die Kost so leicht wie möglich sein muß, d.h. sie darf nicht aus Dingen bestehen, die der Magen stundenlang bearbeiten muß, um sie zu zerkleinern und flüssig

zu machen.
Ob ein Geschwür im Magen oder im Zwölffingerdarm auftritt, ist im Prinzip gleich. Lediglich die Symptome sind etwas verschieden, weil z.B. beim Zwölffingerdarmgeschwür das aus den zerstörten Blutgefäßen austretende Blut in den Darm gerät und im Kot nachweisbar ist. Die vorangehende Entzündung der Darmschleimhaut ist die gleiche wie bei der Gastritis und erfordert auch die gleichen Anwendungen mit entzündungswidrigen Mitteln wie Kamille, Leinöl, Leinsamen, Kohle, die bekanntlich Gase absorbiert und zugleich Bakterien tötet. Ferner ist die Vermeidung von Kälte von innen (durch kalte Getränke) und von außen (wollene Unterwäsche) dringend geboten. Ruhe ist immer fördernd, auch für die Nerven, die mit dem Magen zusammenspielen.

Wenn man orientiert ist über die Ursachen des Magengeschwürs, ist es kein Problem mehr, es völlig zu vermeiden. Erfreulicherweise sind Fälle von Magengeschwüren bei Menschen, die sich biologisch richtig ernähren, nie bekannt geworden. Wer sich für das Problem interessiert, wird vorsorglich alles tun, eine solche Erkrankung von vornherein auszuschalten. *Siehe auch: „Die saure Gärung des Darminhaltes" und „Darminhalt und Infektionskrankheiten"*.

Das gelöste Problem der Verstopfung

Neben der Karies gibt es kaum ein anderes Gesundheitsproblem, das beinahe jeden Menschen so betrifft, wie das der Verstopfung. Karies hat, chemisch gesehen, nur eine Ursache. Und so ist es auch mit der Verstopfung.

Jede Verstopfung geht auf das Konto „Kleisternahrung". So bezeichne ich grundsätzlich jede Nahrung, die verkleisterte Stärke in irgendeiner Form enthält. Die Stärke ist als Kohlehydrat der wichtigste Bestandteil unserer Nahrung. Ernährungsphysiologisch gesehen, ist die wesentliche Eigenschaft der Stärke, daß sie bei einer bestimmten Temperatur „verkleistert" , d.h. daß sie sich in eine klebrige Flüssigkeit umwandelt, wenn sie, in Wasser eingerührt, erhitzt wird. Diese Klebemasse hat die Eigenschaft, andere Teile zusammenzuhalten, wie das von jedem Leim bekannt ist. Wer etwas kleben will, stellt sich Kleister her. Je nach Herkunft der Stärke aus den verschiedenen Nahrungsmitteln ist der Verkleisterungspunkt verschieden. Die nachstehende Tabelle zeigt die Kleisterbildungstemperaturen einiger Stärkearten.

Kartoffeln	65^0 Celsius
Mais	75^0 Celsius
Reis	80^0 Celsius
Gerste	80^0 Celsius
Roggen	80^0 Celsius
Weizen	80^0 Celsius
Hafer	85^0 Celsius

Aus dieser Tabelle geht hervor, daß die Verkleisterung der Stärke weit unter dem Siedepunkt des Wassers erfolgt, lange bevor das Wasser überhaupt kocht. Grundsätzlich sind alle Stärke enthaltenden Nahrungsmittel, die über die aufgeführten Temperaturen erhitzt worden sind, „Kleisternahrung" . Dazu gehören auch Pellkartoffeln, Vollkornbrot, erhitzter Körnerbrei usw.

Bei der Kleisternahrung ist das prozentuale Verhältnis des Kleisters zu den übrigen Massebestandteilen zu beachten. Die Masse besteht in der Hauptsache aus der Zellulose, also aus pflanzlichem Zellstoff. Durch einen Vergleich mit dem Maurerhandwerk wird den Lesern das Bild noch klarer werden. Der Maurer benutzt zur Zubereitung des Mörtels ein Bindemittel, entweder ein kalkhaltiges oder ein zementhaltiges, und eine Masse, die zumeist aus Sand besteht.

Die Festigkeit der Bindung des Mörtels wird durch das Verhältnis des Bindemittels zur Masse bestimmt. Je mehr Zement oder Kalk anteilmäßig genommen wird, um so fester wird die Bindung. Dasselbe Gesetz gilt auch für die „Kleisternahrung". Je mehr verkleisterte Stärke auf die Gesamtmasse entfällt, um so fester ist die Bindung der Nahrung und somit auch der Exkremente. Daraus erhellt, daß ein Kuchen aus weißem Mehl eine größere Bindekraft des Darminhaltes erzeugt als ein Stück Vollkornbrot oder eine Kartoffel mit Schale. Nicht geändert wird dadurch die Tatsache, daß auch das Vollkornbrot und die Pellkartoffel verkleisterte Stärke enthalten und somit zur Kleisternahrung gehören.

Wenn wir den Durchlauf der Nahrung durch den Verdauungsapparat verfolgen, erkennen wir, daß der zunächst verhältnismäßig flüssige Nahrungsbrei aus Speisen, Getränken und Drüsenabsonderungen eine Verdickung erfährt, wenn die Flüssigkeit durch die Darmzotten des Dünndarms herausgenommen wird. Die Darmzotten sind die vielen Ausstülpungen aus der Darmwand, die die Aufnahmefläche des Darmes um ein Vielfaches vergrößern. Sie werden vom vegetativen Nervensystem gesteuert, d. h. sie können ihre Tätigkeit einstellen und aufnehmen, ohne einen Befehl vom Zentralnervensystem zu erhalten.

Es ist für viele Menschen ein Glück, daß die Darmzotten dem vegetativen Nervensystem unterstellt sind, denn sonst würden die heute lebenden Menschen noch viel kranker sein. Diese Einrichtung ist sozusagen die letzte Sicherung für den instinktlos gewordenen Menschen, dem man zu Unrecht die Bezeichnung „Homo sapiens" gegeben hat, wo doch die Bezeichnung „Homo ignorans" viel zutreffender wäre.

Wenn im Darminhalt Stoffe auftreten, die unserem Organismus nicht zuträglich sind, stellen die Darmzotten das fest, und es erfolgt über das vegetative Nervensystem mit einer gewissen Verzögerung die Einstellung der Saugtätigkeit. Der Darminhalt wird dann nicht mehr durch Flüssigkeitsherausnahme verdickt, sondern bleibt flüssig und verläßt den Darm in dieser Form. Bei völliger Drosselung der Zottentätigkeit wird der Stuhlgang sehr flüssig und man spricht vom Durchfall. Tatsächlich schützt der Durchfall den Menschen vor erheblicher Allgemeinerkrankung, wenn nicht gar vor dem Tode, weil durch die Abdrosselung der Darmzotten der Eintritt von Giften oder Krankheitserregern in das Blut verhindert wird. In diesem Fall wird auch aus dem Darmbrei keinerlei Nahrung mehr über die Darmzotten aufgenommen und der Nahrungsbrei fließt unausgenutzt aus dem Darm heraus. Zu den Giften gehören alle stärkeren und konzentrierten Säuren. Hieraus ergibt sich die ernährungsphysiologische Erklärung für die Wirkung der Säuren im Darm.

Säuren wirken als Abführmittel, weil sie von den Darmzotten als Gift bewertet und daher abgelehnt werden, auch wenn der Mensch es nicht wahrhaben will. Die Zahl der Abführmittel ist groß und die meisten enthalten Säuren, was jeder mit dem Indikatorpapier leicht nachprüfen kann. Auf manchen Abführmitteln ist angegeben, daß sie bei gleichzeitiger Einnahme von Natron oder kohlensaurem Kalk wirkungslos sind. Warum? Weil dann die bekannte Neutralisation der Säuren Eintritt. Es gibt Abführmittel, die stärkere Gifte enthalten und dementsprechend auch von den Darmzotten abgelehnt werden.

Beim Menschen, der sich gutbürgerlich oder mit Hausmannskost ernährt, ergibt sich folgender Wechselzustand: Verstopfung durch Kleisternahrung, danach Einnahme von Säuren zur Stillegung der Darmzotten und Auswurf des Darminhaltes. Dann dasselbe Spiel: Kleisternahrung - Säuren. Beides führt zu Dauerschädigungen des menschlichen Organismus. Schematisch ergibt sich folgende Kette:

Kleisternahrung -	Säuren -	Kleisternahrung -	Säuren usw.
⇓	⇓	⇓	⇓
Verstopfung	Auswurf	Verstopfung	Auswurf usw.
⇓	⇓	⇓	⇓
Schädigung	Schädigung	Schädigung	Schädigung usw.

Es wird eine endlos lange Kette der Schädigungen gebildet, wobei nach und nach einzelne Organe auf der Strecke bleiben. Den ersten Stoß durch die Säuren erhalten immer die Zähne, den zweiten die Magen- und Darmschleim-häute usw. Die Zahl der Menschen, die an einer durch Säuren hervorgerufenen Entzündung der Magen- und Darmschleimhäute leiden, ist viel größer, als allgemein angenommen wird. Wer nun glaubt, er könne unter Vermeidung der pharmazeutischen Abführmittel die durch die Kleisternahrung erzeugte Verstopfung beseitigen, indem er andere Säuren zu sich nimmt, ohne dabei seinen Organismus zu schädigen, der befindet sich im Irrtum. Milchsäure und Zitronensäure wirken auf die Darmzotten nicht anders als die anderen Säuren. Es ist anhand der Ionisation dargelegt worden, daß es keinen Unterschied in den Säuren nach ihrer Herkunft geben kann. Die als Krebsforscherin bahnbrechende dänische Ärztin, *Frau Christine Nolfi,* gab dem bekannten *Professor Werner Zimmermann* auf seine Frage, ob sie denn ihren Patienten Joghurt verordne, die sehr treffende Antwort:

„Geben Kühe Joghurt?“

Es ist bekannt, daß viele Reformer ihre Verstopfung durch das Essen von rohem Sauerkraut beheben, aber die Milchsäure des Sauerkrauts hat die selbe Wirkung wie die anderen Säuren.

Gärung - Fäulnis

Ihre Bedeutung für die Physiologie und Pathologie

Man weiß seit langer Zeit, woraus die Zellen sowohl der vegetabilen als auch der animalischen Lebewesen bestehen. In jeder Zelle sind neben vielen anderen Stoffen, die auch lebenswichtig sind, als wichtigste Bausteine die Kohlehydrate = Zucker, Stärke, Zellulose und die Eiweißstoffe enthalten. Damit der Bestand an all diesen Stoffen konstant bleibt, müssen sie stets durch „Nahrung" ergänzt werden. So nehmen alle Pflanzen und Tiere Nahrung auf, die durch den Verdauungsvorgang so umgewandelt wird, daß die jeweils dem individuellen Bedarf angepaßten Nährstoffe entstehen und den einzelnen Zellen zugeführt werden. Pflanzen nehmen ihre Nährstoffe durch zwei Organe auf: Erstens mit den Wurzeln aus dem Wasser des Bodens oder aus dem Wasser direkt und zweitens mit dem Blattwerk aus der Luft, indem das in der Luft vorhandene Kohlendioxyd unter der Sonnenmitwirkung (Photosynthese) in das Blattwerk übergeht und dort zunächst in Zucker umgewandelt wird. Was nicht verwertet wird, wird an die Umwelt zurückgegeben. Pflanzen geben den aus dem Kohlendioxyd anfallenden Sauerstoff an die Luft zurück, der von den Tieren zum Atmen benötigt wird. In der Natur besteht überall ein vollendeter Kreislauf zwischen Pflanzen- und Tierwelt, und nur durch die vom Menschen entwickelte Technik wird er überall und in jeder Weise gestört.

Bei der Rückgabe von nicht verwertbaren Stoffen an die Umwelt treten Zersetzungen und Auflösungen in einfachere chemische Verbindungen ein, die sich aber nur unter Mitwirkung von Kleinlebewesen, sogenannten Mikroorganismen, vollziehen können. Die Mikroorganismen, die die Kohlehydrate zerlegen, sind die Hefen (= Hefepilze), die Mikroorganismen, die das Eiweiß zerlegen, sind Bakterien. An der Zerlegung des Milchzuckers zu Milchsäure ist eine größere Anzahl von Bakterien beteiligt, von denen der Bacillus acidophilus am häufigsten genannt wird. *Die Zerlegung der Kohlehydrate wird grundsätzlich als Gärung, die Zerlegung des Eiweißes als Fäulnis bezeichnet.* Die Hefepilze können nur Zucker, nicht aber Eiweiß und die anderen Bakterien nur Eiweiß, nicht aber Zucker zerlegen. Im Verdauungstrakt der animalischen Wesen spielen sich die Zerlegungsvorgänge genau wie außerhalb des Verdauungstraktes ab. Bei der erhöhten Temperatur im Verdauungstrakt der Warmblüter vollziehen sich die Vorgänge in kürzester Zeit.

Was muß man über die Gärung wissen? Gären, im chemischen Sinn, kann nur Zucker, ganz gleich welcher Art. Wenn Stärke vorher in Zucker umgewandelt wird, kann auch sie vergoren werden. Soll Zellulose vergoren werden, so muß auch sie vorher in Zucker umgewandelt werden. Gewerbezweige, in denen die Gärung eine wichtige Rolle spielt, sind der Weinbau, die Brauerei, die Alkoholerzeugung, die Bäckerei, die Landwirtschaft, soweit die Silage von Futter betrieben wird, die Molkereibetriebe, soweit durch Umwandlung von Milchzukker in Milchsäure saure Milchprodukte und Sauermilchkäse erzeugt werden. Zur Einleitung der Gärung sind bestimmte Vorbedingungen erforderlich. Zunächst muß eine gewisse Menge Feuchtigkeit vorhanden sein. Eine stark eingedickte Zuckerlösung gärt nicht. Zunehmender Alkoholgehalt stoppt beim Wein die Gärung, und es bleibt ein Rest Zucker im Wein unvergoren. Auch starke Säuren verhindern die Gärung. Die Bienen versetzen den eingetragenen Honig mit der von ihnen erzeugten Ameisensäure, um die Gärung zu verhindern. Aber die Gärung verlangt ein saures Milieu. Im alkalischen Milieu ist eine Gärung nicht möglich. Auch Schimmelpilze verlangen ein saures Milieu. Sind die Lebensbedingungen für die Tätigkeit der Hefen gegeben, tritt die Zerlegung des Zuckers nach folgender chemischer Gleichung ein:

Zuckerlösung + Hefe = Alkohol + Kohlendioxyd

Das Kohlendioxyd entweicht in die Luft. Bei der Weingärung entweicht es über die Gärröhre, die gleichzeitig den Zutritt von Luft verhindert, aus dem Faß. Kommt nach Bildung des Alkohols Luft, also Sauerstoff, hinzu, so wandelt sich der Alkohol weiter um nach der chemischen Gleichung:

Alkohol + Sauerstoff = Essig

Nach diesen beiden chemischen Gleichungen spielt sich auch der Gärungsvorgang im Dünndarm ab, wenn die (krankhaften) Voraussetzungen für eine Darmgärung vorhanden sind. Ein Teil des im Darm erzeugten Alkohols geht über die Darmzotten in den Blutkreislauf über und wird in den Zellen verbrannt. Der andere Teil geht als Essig in das Blut über und schädigt den Organismus. Außerdem werden die Därme durch das Kohlendioxyd aufgetrieben, der Blähbauch entsteht, das Zwerchfell wird hochgedrückt und das Herz beeinträchtigt, wodurch in der Nacht der Schlaf unterbrochen wird. Bei der milchsauren Gärung ist der Vorgang ähnlich wie bei der essigsauren Gärung und vollzieht sich nach der chemischen Gleichung:

Milchzucker + Bakterien = Milchsäure + Kohlendioxyd

Da die gesamte Nahrung von Mensch und Tier mit Keimen aller Art, also auch mit Hefepilzen, behaftet ist, würde im Magen sofort eine saure Gärung einsetzen, wenn nicht durch die Salzsäure des Magens, die aus den Magendrüsen zu der Nahrung tritt, die Entkeimung des

Speisebreies stattfinden würde. Diese Säuresperre ist von weittragender Bedeutung für die menschliche und tierische Gesundheit. Sind die Magen Schleimhäute durch fehlerhafte Ernährung entzündet, so daß die Salzsäure aus den Salzsäuredrüsen nicht austreten kann, kann bereits im Magen eine Gärung auftreten. Das äußert sich nach den Mahlzeiten durch fortgesetztes Aufstoßen. Dieses Entweichen von Kohlendioxyd ist ein bedenkliches Anzeichen für den Beginn weiterer Säureerkrankungen. Ist die Salzsäure des Magens ausreichend stark, um die zugeführte Nahrung keimfrei zu machen, verläuft der weitere Verdauungsvorgang normal.

Unter bestimmten Umständen kann die Säuresperre des Magens nicht wirksam werden:

1. Wenn nach der Füllung des Magens Flüssigkeit irgendwelcher Art aufgenommen wird, wird die Salzsäure stark verdünnt und kann ihre Sterilisationsfähigkeit nur noch unvollkommen ausführen. Stets vor den Mahlzeiten, niemals während oder nach den Mahlzeiten trinken!
2. Wenn nach dem Essen basische Mineralwässer getrunken werden, die die Magensäure neutralisieren. Um dies auszuschließen, sind in allen Badeorten die basischen Heilquellen stets vor den Mahlzeiten, niemals danach geöffnet.
3. Wenn bei einer Mahlzeit sehr voluminöse Nahrung aufgenommen wird, wofür die zur Verfügung stehende Salzsäure nicht ausreicht. Dies trifft auch für zu große Rohkostplatten aus Gemüsen zu.

Wurde die Nahrung im Magen nicht keimfrei gemacht, beginnt sie bereits dort und weiter im Dünndarm zu säuern. Werden dann noch saure Flüssigkeiten zusätzlich getrunken, so wird der basische Bestand im Dünndarm durch die Säuren aufgezehrt, und es kommt zu der gefürchteten sauren Gärung des Darminhaltes. Die saure Gärung im Dünndarm zerstört zunächst unter erheblicher Säure- und Gasbildung den mit der Nahrung aufgenommenen und weiter den aus der Stärke umgewandelten Zucker, wodurch erhebliche Mengen Säure frei werden, die das Blut über den Pfortaderkreislauf der Leber zuführt. Die aufgenommenen Mengen Kohlehydrate können also nicht mehr der Ernährung des Körpers dienen, weil sie durch die Gärung im Dünndarm zersetzt worden sind. Bei der sauren Gärung werden auch die Schleimhäute des Dünndarms angegriffen, da diese von Natur aus auf ein basisches und nicht auf ein saures Milieu eingestellt sind. Säureerreger setzen sich im Dünndarm fest, und so muß jede weitere Nahrungsaufnahme dazu dienen, die Säureerzeugung durch Gärung von neuem in Gang zu bringen.

Dies ist die physiologische Erklärung

dafür, daß säurekranke Menschen mit entzündeten Schleimhäuten des Dünndarms während der Erkrankung keine Kohlehydrate aufnehmen dürfen. Bestimmte Stoffe erweisen sich als gärungswidrig und sogar als fäulniswidrig. Das sind zunächst die Fette und unter diesen vor allem das Leinöl und weiter die Kohle. Wer es durch eine biologisch falsche Ernährungsweise zu einer sauren Gärung des Darminhaltes gebracht hat, muß Vorsicht walten lassen und zunächst die saure Gärung im Dünndarm beseitigen, denn sonst durchläuft er alle Stufen der Übersäuerung, bis im sauren Milieu am Ende der Krebs auftritt. Wird er nicht vom Krebs zugrunde gerichtet, unterliegt er den vielen anderen Säurekrankheiten, die von der Cholesterinablagerung mit folgendem Schlaganfall oder Herzinfarkt bis zu den Bandscheibenschäden, der Arthrose und der Osteoporose reichen. Dies ist ein langer Leidensweg, den viele aus Unwissenheit und Nachlässigkeit gegenüber dem eigenen Körper beschreiten.

Es ist Unsinn zu behaupten, daß man durch die Zufuhr von bestimmten sauren Nahrungsmitteln die Darmflora günstig beeinflussen könne. Im Dünndarm kann es nach den Feststellungen von *Prof. Friedemann, Prof. Dr. Brass* und anderen keine Darmflora geben, die beeinflußt werden müßte. Der Dünndarm muß steril sein, damit die verarbeiteten Nährstoffe dem Blut im sterilen Zustand zugeführt werden können. Ist keine Sterilität vorhanden, schalten beim Auftreten von Bakterien der großen Seuchen sogar die Darmzotten ab, um ein Vordringen dieser Bakterien in den gesamten Organismus zu verhindern. Wer gesund leben will, der sorge dafür, daß im Dünndarm keine saure Gärung stattfindet.

Der Dünndarm ist vom Dickdarm durch die Bauhinsche Klappe getrennt. Im Dickdarm, der über den After mit Luft gefüllt ist, kann bei längerem Verweilen des Kotes Fäulnis auftreten. Normalerweise aber läuft der Kot durch den Dickdarm in verhältnismäßig kurzer Zeit, so daß bei gesunden Menschen Schädigungen durch Fäulnis nicht auftreten. Fäulnis ist wie vorstehend erklärt die Zersetzung von Eiweiß durch Bakterien. Dieser Vorgang ist wegen der Zusammensetzung des Eiweißes wesentlich komplizierter als die Gärung. Fäulnis vollzieht sich nicht im sauren, sondern im alkalischen Milieu. Bei der Fäulnis werden in Zwischenstufen zunächst die Alkaloide gebildet, von denen es eine ganze Reihe gibt. Zu ihnen gehört auch das Leichengift, als Ptomain bezeichnet. Am Ende der Fäulnis steht das Ammoniak, jene Stickstoff-Wasserstoffverbindung, die stark alkalisch ist und jedem in wäßriger Lösung als Salmiakgeist bekannt ist. Je eiweißreicher eine Nahrung war, um so stärker tritt das Ammoniak hervor, wie jeder feststellen kann, der einen Pferdestall betritt. Das im Mist jeder Art auftretende Ammoniak ist keineswegs wertlos. Es verbindet sich mit der Kohlensäure der Luft zu kohlensaurem Ammoniak, das in wäßriger Lösung in das Erdreich eindringt und den Pflanzen erneut als Nährstoff dient. Der über die Harnwege der animalischen Wesen ausgeschiedene Harnstoff zerfällt in der Luft unter Bakterieneinwirkung ebenfalls zu Ammoniak und wird nach der Umwandlung von den Pflanzen zum Aufbau des Zelleiweißes der Pflanzenzellen genutzt. So rundet sich der Kreislauf zwischen den pflanzlichen und animalischen Wesen ab. Bei der Fäulnis treten weitere Zersetzungsstoffe auf, da das Eiweiß auch Schwefel und Phosphor enthält. Der Schwefel wird umgewandelt in Schwefelwasserstoff (Geruch wie faule Eier) und der Phosphor in Phosphorwasserstoff, der sofort durch Selbstentzündung, wie in den Mooren, zu Phosphorpentoxyd verbrennt.

Die Gefahren für die Gesundheit liegen darum nicht auf der alkalischen, sondern auf der sauren Seite, zumal die Eigenerzeugung des animalischen Körpers an Säuren erheblich ist.

Die saure Gärung des Darminhalts

Auf ihrem Vernichtungszuge durch den Körper treffen die Säuren zunächst auf die Zähne und das Zahnfleisch. Das Zahnfleisch ist von Schleimhäuten überdeckt. Die Säuren wirken auf sie ein, indem zunächst eine Entzündung eintritt, deren äußeres Kennzeichen im fortgeschrittenen Stadium das Zahnfleischbluten ist. Ebenso wirken die Säuren auf die Schleimhäute des Magens und des Darmes. Hier kommt es schließlich zu Blutungen und weiterhin zu den berüchtigten Magen- und Darmgeschwüren. In allen Fällen setzen sich Bakterien in den Schleimhäuten fest, die alle weiteren Krankheiten verursachen. Die Säuren sind also die Voraussetzung für das Einnisten der Bakterien. Ihre Einwirkung auf die Schleimhäute auszuschalten, ist die erste Aufgabe. Es ist völlig verkehrt und aussichtslos, einen Feldzug gegen die Bakterien führen zu wollen. Bakterien können den Menschen, der sich biologisch richtig ernährt, sowieso nicht gefährden.

Über den Ablauf der Vorgänge im Magen und Darm sei hier kurz noch einmal folgendes erläutert: Die vom Gebiß unter Beimischung des Mundspeichels zermahlenen Speisen gelangen durch die Speiseröhre in den Magen, dessen Muskeln sich nach Aufnahme des Speisebreies in Bewegung setzen und das Mahlgut weiter zermahlen. Gleichzeitig werden aus den Magendrüsen die Verdauungssäfte hinzugefügt, von denen Salzsäure, Pepsin und Labferment die bekanntesten sind. Diese Magensäfte dienen wie alle Verdauungssäfte der chemischen Umwandlung der aufgenommenen Speisen. Pepsin und Salzsäure wandeln das Eiweiß zunächst in die Peptone um. Die im Magen-Darm-Kanal entstehenden Peptone werden vor der Resorption - Aufsaugung durch die Darmzotten - weiter zu den oft erwähnten Aminosäuren verarbeitet. Aus ihnen baut sodann der menschliche Organismus das körpereigene Eiweiß auf.

Grundsätzlich kann nur das von unserem Organismus aufgenommen werden, was im Verdauungstrakt von der festen Form in die flüssige umgewandelt worden ist. Alle Bestandteile, die nicht aufgelöst werden können, wandern über den Verdauungstrakt als Exkremente wieder aus dem Körper hinaus. Wenn der Magen seine Mahlarbeit vollzogen hat, wird der Speisebrei portionsweise an den Zwölffingerdarm weitergegeben, wo die Weiterverarbeitung unter Zufügung der von Leber und Bauchspeicheldrüse erzeugten Fermente erfolgt. Beim Weitertransport durch den ersten Teil des sich anschließenden Dünndarms (Jejunum) wird der Speisebrei mit weiteren Verdauungssäften vermischt, bis im zweiten Teil des Dünndarms (Ileum) die Aufnahme der umgewandelten Nahrung durch die Darmzotten erfolgt. Der ausgenutzte Speisebrei wandert durch den Dickdarm und wird schließlich ausgeschieden.

Was sich in Magen und Darm abspielt, ist ein vollendeter Prozeß der „Automation", d. h. alles vollzieht sich praktisch ohne eine Willenshandlung von selbst. Wenn heute so viel von der neuen technischen Errungenschaft der Automation und dem Elektronenhirn geschrieben wird, so sei hier bemerkt, daß es nirgendwo eine so vollendete Automation gibt wie im lebenden Organismus. Um dies klarer zu machen, möchte ich darauf hinweisen, daß die Muskulatur des Magens sich nicht in Dauerbewegung befindet, sondern sich jeweils nur einschaltet, wenn Speise in den Magen gelangt. Die Drüsen schalten sich schon vorher ein, sobald durch Auge und Geruchsinn über das Nervensystem entsprechende Wahrnehmungen weitergeleitet worden sind.

Wenden wir uns noch einmal der gestörten Verdauungstätigkeit im Darm zu, vor allem der sauren Gärung des Darminhaltes. Gewöhnlich laufen diese Störungen der Verdauungstätigkeit unter dem Namen der Dyspepsie oder des Darmkatarrhs. Zum Verständnis der Grundbegriffe „Gärung" und „Fäulnis" sei hier wiederholt, daß als *Gärung* grundsätzlich die Aufspaltung der Kohlehydrate durch Einwirkung von Mikroorganismen (Kleinstlebewesen) anzusehen ist, während analog die Aufspaltung der Eiweißstoffe durch andere Kleinlebewesen als *Fäulnis* zu bezeichnen ist. Eine Umwandlung durch die im Verdauungstrakt auftretenden Fermente ist nicht als Gärung anzusehen. Gärung im Darm ist immer - das sei den weiteren Ausführungen vorangestellt - als ein krankhafter Zustand anzusehen. Ein großer Teil auch der Vegetarier leidet an der sauren Gärung des Darminhalts, weil er sich eine chronische Entzündung der Darmschleimhaut durch die „acide" Ernährungsweise zugezogen hat.

Das Ergebnis dieser Gärung ist ein saurer Speisebrei, dessen Säure natürlich von den Darmzotten mit in den Kreislauf geschickt wird. Hierin liegt die Ursache vieler Säurekrankheiten, die weder den Medizinern noch den Laien erklärlich sind. Die normalen Quellen der Säureerzeugung im Körper - Eiweißzerfall, dadurch Entstehung von Harnsäure, Kohlenstoffverbrennung, dadurch Entstehung von Kohlensäure - sind biologisch bedingt. Bei der sauren Gärung des Darminhalts aber haben wir es mit einer Säurequelle zu tun, die beseitigt werden muß, wenn der Organismus gesund bleiben soll. Nun wissen die meisten Menschen überhaupt nichts davon, daß sie im Darm eine saure Gärung haben Sie kennen nur den einen Teil des Gärungsergebnisses, nämlich die Bildung von Gasen im Darm (Blähungen). Das bei der Gärung gebildete Gas ist stets das Kohlendioxyd, ganz gleich, ob es sich um eine milchsaure oder eine essigsaure Gärung handelt. Wenn sich aus dem Speisebrei im Dünndarm eine gärende Masse gebildet hat, so wird der Dünndarm durch die Gase aufgebläht, etwa so, wie man einen Luftballon aufbläst. Da dieser Inhalt des Vielfache des zugeführten Speisebreies ist, zumal die Gase nicht durch die vielen Windungen des gefüllten Dünndarms entweichen können, treten Druckbeschwerden auf, wenn die anderen Organe der Bauch- und Brusthöhle zusammengepreßt werden. Viele, die unter der sauren Gärung des Darminhalts leiden, glauben an Störungen der Leber, der Milz, des Herzens usw. Die Druckbeschwer-den wirken sich besonders im Schlaf ungünstig aus, wodurch wiederum das Nervensystem in Mitleidenschaft gezogen wird, weil es nicht ausruhen kann. Die saure Gärung muß also abgestellt werden, wodurch zugleich weitere Säurebildung und Gasbildung beseitigt werden.

Aber nicht jedes Austreten von Gasen rührt von saurer Gärung her. Der Dickdarm wie der Magen sind zum Teil mit Luft gefüllt. Kommt nun Speisebrei in den Magen, so entweicht diese Luft durch das Aufstoßen, was als Zeichen der Sättigung gilt. Tritt allerdings Aufstoßen zwischen den Mahlzeiten häufiger auf, ist das ein Zeichen dafür, daß sich im Magen krankhafte Gärungsvorgänge abspielen. Beim Vorrücken des Darminhalts wird ein Teil der Luft herausgepreßt, so wie ein Kolben im Zylinder die Gase vor sich herdrückt. Es muß also unterschieden werden zwischen austretender Luft und austretenden Gärungsgasen.

Neben die beiden erörterten Nachteile der sauren Gärung:

1. Säurebildung
2. Gasdruck

tritt als dritter ungünstiger Faktor der Verlust an Nährwerten hinzu, der sich aus der Gärung ergibt. Wir wissen, daß bei der Gärung aus dem Zucker Essig und aus dem Milchzucker Milchsäure entstehen. Beide Zerfallsprodukte besitzen keinerlei Nährwert mehr; im Gegenteil, sie greifen den Organismus an und schädigen ihn. Die Nahrung, die durch saure Gärung im Darm zersetzt wird, ist nutzlos hineingegeben. Das Geld, das für diese Nahrung ausgegeben wurde, ist verschwendet und die Zeit für das Essen ist vergeudet. Viele, die an der sauren Gärung leiden, haben trotz der Aufnahme großer Nahrungsmengen immer Hunger. Darum nehmen sie voluminöse Mahlzeiten ein und steigern dadurch die Gärung. Denn je mehr man ißt, desto ungünstiger wird das Verhältnis Verdauungssäfte - Volumen. Es ist bekannt, daß insbesondere die Gallenflüssigkeit der Gärung entgegenwirkt, unter der Voraussetzung allerdings, daß sie gesund ist, was wiederum von der Art der aufgenommenen

Nahrung abhängt.
Wenn ein Mensch, der jahrelang acide Nahrung zu sich genommen hat, zur säurefreien Rohkost übergeht, hat er im Anfang Schwierigkeiten bei der Umstellung. Nur eine besondere *Schondiät* zur Ausheilung der Darmschleimhautentzündung kann zum Erfolg führen. Der Zustand der chronischen Darmschleimhautentzündung, der zumeist über viele Jahre, ja Jahrzehnte besteht, schwankt hin und her, je nachdem sich der Betreffende einmal richtiger und am nächsten Tag wieder falsch ernährt. Allerdings braucht nicht jede saure Gärungen die man einmal bei vorübergehender Falschernährung hat, sofort eine Dauerentzündung herbeizuführen. Mit dem Ausstoßen des in Gärung übergegangenen Darminhaltes ist der Vorgang der sauren Gärung beendet.
Man kann sich zur experimentellen Nachprüfung der Richtigkeit dieser These „auf Kommando" eine saure Gärung zulegen. Der Vorgang ist verhältnismäßig einfach: Man braucht sich nur ein Quantum saure Milch, sei es Langmilch, Joghurt, Bioghurt oder dergleichen einzuverleiben und anschließend einige Löffel Honig oder eine Anzahl Datteln, Feigen oder sonstige süße Früchte zu essen. In kurzer Zeit hat man sich im eigenen Leib einen Gärbottich geschaffen, an dessen stürmischer Gärung jeder Braumeister und jeder Winzer seine helle Freude hätte.
Doch nun zur Frage, wie man die Darmschleimhautentzündung ausheilen kann, wenn man sich von der aciden Ernährung abgewandt hat. Zunächst muß man wissen, daß der Darm nie seinen gesamten Inhalt auf einmal auswirft. Das heißt, er ist niemals ganz leer. Man könnte einen Vergleich mit dem Regenwurm ziehen, der immer mit Erde gefüllt ist und nur soviel Erde abgibt, wie er wieder in sich aufnimmt. Dieser Vorgang wird, wie viele andere Vorgänge im menschlichen Organismus, vom vegetativen Nervensystem gesteuert, und er hat eine biologische Berechtigung. Seinem Wesen nach gehört er in das schon öfters erwähnte Gebiet der Automation im menschlichen Körper. Er ist ein Erbteil der Lebensvorgänge aus prähistorischer Zeit, als die Nahrung nicht in ungeheuren Stapeln vorhanden war, sondern von Tag zu Tag neu gesucht werden mußte. Je knapper an manchen Tagen die Nahrung war, um so länger wurde der vorhandene Inhalt als noch zur Verfügung stehende Reserve festgehalten. Nach diesem Prinzip steuert unser vegetatives Nervensystem als erbliches Vermächtnis unserer Vorfahren auch heute noch den Ablauf der Verdauungsvorgänge. Man kann also durch Fasten und Hungern den Darm nicht völlig entleeren. Die einzige Möglichkeit wäre die Entleerung des Darms durch Rizinusöl. Diese Tatsache ist sehr wesentlich zur Erklärung von Vorgängen, die sich auf die saure Gärung des Darminhalts beziehen.
Jeder weiß, daß die Säuerung des Brotteiges, der mit Sauerteig zubereitet wird, immer wieder dadurch erfolgt,

daß vom vorhergehenden Ansatz des Brotteiges eine bestimmte Menge zurückbehalten und dem jeweils neu angesetzten Teig zugesetzt wird. So erklärt sich, daß bei dem Menschen, der sich durch die laufende Zufuhr von Säuren erst einmal ein saures Milieu im Darm geschaffen hat, jede neu in den Darm gelangende Nahrung gesäuert wird. Die im Darm herrschende Wärme beschleunigt die Vorgänge erheblich.

Der an der sauren Gärung des Darminhalts Leidende muß zu seiner Wiedergesundung als allererste Maßnahme die Säurezufuhr in seiner Nahrung völlig ausschalten. In der Praxis ist dies nicht ganz leicht, denn 99% des täglichen Brotes - sei es nun gewöhnliches Bäckerbrot oder Vollkornbrot - sind mit Sauerteig hergestellt. Es bleiben dem kranken Menschen nur die Sorten übrig, die mit Hefe als Treibmittel hergestellt werden, und Schrotbrötchen aus Weizenschrotmehl sowie Knäckebrot. Wird auf das übliche Weißbrot oder Brötchen zurückgegriffen, wird „Kleisternahrung in konzentrierter Form“ aufgenommen, die zur Verstopfung führt. Der Ausgleich kann nur durch säurefreie Rohkost geschaffen werden.

Die Kranken dürfen unter keinen Umständen sauer vergorene Nahrung wie Sauerkraut oder andere sauer vergorene Vegetabilien zu sich nehmen. Ebenso scheiden alle milchsauren Erzeugnisse wie Langmilch, Yoghurt, saure Milch und saure Buttermilch aus. Bei der Verwendung von Quark muß der pH-Wert festgestellt werden. Da Zucker - auch Honig oder brauner Zucker! - bei einer bestehenden sauren Gärung des Darminhalts sofort zur Gärung gebracht wird, müssen auch alle zuckerhaltigen Nahrungsmittel solange ausgeschaltet bleiben, bis die Umstellung im Darm erfolgt ist. Fette und Öle sind gärungswidrig, und ihre Aufnahme ist daher zulässig, zumal sie hochwertige Kalorienträger sind. Es ist allerdings zu beachten, daß bei der Fettaufnahme eine obere Grenze besteht, die durch die Leistungsfähigkeit der Leber bezüglich der Erzeugung von Galle gesetzt ist. Eine Überschreitung dieser Grenze erzeugt das bekannte Sodbrennen und andere Schwierigkeiten. Das am leichtesten assimilierbare Fett ist die Butter.

Soweit der Kranke in der Lage ist, sich ungesäuertes Brot zu verschaffen, das ja in der Kulturgeschichte schon seit Jahrtausenden bekannt ist, ist er günstig gestellt. Es sei nochmals betont, daß alle Kleisternahrung durch mindestens 50 % „säurefreie“ Rohkost ausgeglichen werden muß. Zu den empfehlenswerten Speisen gehören auch die Reisgerichte. Säurehaltige Getränke und saure Teesorten sind ebenso zu vermeiden wie alles saure Obst. Die Ausheilung einer entzündeten Magen- und Darmschleimhaut erfolgt nach naturheilkundlichen Grundsätzen zweckmäßig durch Kamillentee, Schafgarbentee, Salbeitee oder Johanniskrauttee, der jeweils morgens nüchtern und abends zu trinken ist.

Darminhalt und Infektionskrankheiten

Man kennt die schweren Seuchen Pest, Cholera, Typhus und Pocken, die sich besonders in früheren Zeiten, als man noch keine Kenntnis von den spezifischen Erregern dieser Krankheiten hatte, sehr rasch als Epidemien ausbreiteten. Aus heißen Ländern wird noch ab und zu die Malaria eingeschleppt, die aber nicht von Mensch zu Mensch übertragen wird. Die sogenannten infektiösen Erkältungskrankheiten, früher „Influenza" und heute „Grippe" genannt, spielen jetzt die Hauptrolle in Europa. Auch Tuberkulose, die Geschlechtskrankheiten, Scharlach und Diphtherie sind verbreitet. Daneben treten Wundstarrkrampf = Tetanus, Kinderlähmung und Tollwut als seltenere Infektionskrankheiten auf. Das eigentliche Heimatgebiet der großen Seuchen sind die heißen Länder, und selbst die Pockenfälle, die heutzutage noch gelegentlich auftauchen, werden von dort eingeschleppt. Viele Infektionskrankheiten treten als Hautkrankheit in Erscheinung. Während man bei manchen Krankheiten wie Masern, Scharlach, Pocken usw. aus Erfahrung weiß, daß eine Lokalbehandlung aussichtslos ist, versucht man sie bei vielen anderen Infektionskrankheiten noch immer, z. B. bei Flechten, Pilzerkrankungen, Furunkeln. Ein Erfolg ist natürlich nicht zu erwarten.

Die spezifischen Erreger der Infektionskrankheiten wurden Ende des vorigen Jahrhunderts entdeckt, nachdem die Mikroskope so verbessert worden waren, daß sie sichtbar wurden. Der Name Robert Koch ist mit dieser Entdeckung eng verbunden. Als nun die Erreger bekannt waren, begann die Suche nach Mitteln zu ihrer Bekämpfung. Man stellte fest, daß Personen, die eine bestimmte Infektionskrankheit überstanden hatten, für lange Zeit gegen eine erneute Ansteckung immun waren, und führte dies auf das Vorhandensein vom Körper selbst entwickelter Abwehrstoffe zurück, die bei einer erneuten Infektion die betreffenden Erreger nicht aufkommen ließen. Mit einem ungeheuren Aufwand an Energie wurden nun die Impfstoffe entwickelt, die bei den Geimpften eine schwache Form der betreffenden Infektionskrankheit hervorrufen und dadurch die Bildung der spezifischen Abwehrstoffe bewirken sollen. Auf diesem Standpunkt steht die Medizin heute noch.

Das heißt also:

Erzeugung einer Immunität durch überstandene, leichte Erkrankung.

Leider stimmt diese These in vielen Fällen nicht. In den Sechziger Jahren erregte die Pockenerkrankung des prakt. Arztes *Dr. Fischer* aus Hannover viel Aufsehen in der Presse. Dr. Fischer hatte sich bei einer Indienreise mit den Pocken infiziert, die erst nach seiner Rückreise mit dem Flugzeug zum Ausbruch kamen. Natürlich war Dr. Fischer vor seiner Indienreise mit Erfolg gegen Pocken geimpft worden. Vor der Zeit des Luftverkehrs wäre seine Pockenerkrankung sicher bereits während der Seereise zum Ausbruch gekommen und dann wäre die gelbe Quarantäneflagge auf dem Schiff gehißt worden. Das Schiff hätte keinen Hafen anlaufen können, solange Pocken an Bord waren. So aber mußten nach der Rückkehr Dr. Fischers die Kontaktpersonen gesucht werden, die sich inzwischen nach Beendigung der Flugreise in alle Winde zerstreut hatten. Eine dieser Kontaktpersonen hatte sich zu spät und nur per Telefon gemeldet, aber sie war auch nicht erkrankt. Dieser Fall zeigt wieder einmal, daß zum einem die erzeugte Immunität nicht ausgereicht hatte und daß andererseits Personen mit Pockenkranken Berührung hatten, ohne zu erkranken. Sicher konsultierten die Kontaktpersonen den Arzt, ehe die Pokken offen zum Ausbruch gekommen waren. Es erhebt sich dabei die Frage, ob ein Pockenkranker während der Inkubationszeit (= Ausbrütungszeit der Krankheit) überhaupt schon ansteckungsfähig ist. Da die Pocken, selbst wenn der Patient die Krankheit übersteht, den Menschen durch die Pockennarben entstellen, muß die Pockenkrankheit als besonders unangenehm angesehen werden.

Der Fall des Dr. Fischer hat bewiesen, daß , die durch Impfung erzeugte künstliche Immunität keine absolute Sicherheit gegen Ansteckung bietet. Infolgedessen erheben sich folgende Fragen:

1. Reicht die übertragene Menge Bakterien aus, um eine Erkrankung mit der betreffenden Infektionskrankheit zu bewirken, oder ist erst eine ausreichende Vermehrung der Bakterien im Körper des Angesteckten erforderlich, um sie überhaupt zum Ausbruch gelangen zu lassen?
2. Gibt es eine natürliche Immunität oder Widerstandskraft beim einzelnen Menschen, welche die aufgenommenen Bakterien ohne weiteres vernichtet?
3. Wenn es eine solche natürliche Immunität gibt, hängt sie mit der Ernährung zusammen? Falls ja, wie ist die Ernährung zu gestalten, damit diese natürliche Immunität vorhanden ist?

Zu Punkt 1:

Es kann keinem Zweifel unterliegen, daß die übertragene Menge Krankheitserreger nie ausreicht, um die Krankheit zum Ausbruch zu bringen. Wenn sie ausreichen würde, wäre die Zahl der Kranken viel größer, weil z. B. bei den Erkältungskrankheiten laufend solche Erreger an jeden Menschen gelangen. Die meisten Ansteckungen führen also nicht zur Erkrankung, weil die Erreger sich nicht entsprechend vermehren können.

ZU PUNKT 2:

Die Frage nach der natürlichen Immunität ist zu bejahen. Man sieht es daran, daß bei gleicher Ansteckungsgefahr die einen erkranken und die anderen nicht. Andererseits ist auch leicht festzustellen, daß diese natürliche Immunität ein schwankender Faktor ist. Bei derselben Person erfolgt zu einer Zeit eine Ansteckung, z. B. Erkältungskrankheit, zu einer anderen Zeit erfolgt sie nicht. Diese Beobachtung führt unmittelbar zum nächsten Punkt.

ZU PUNKT 3:

Es ist dem physiologisch und bakteriologisch Geschulten ohne weiteres klar, daß der natürliche Inkubator (= Ausbrüter für alle Infektionskrankheiten) der Darm mit seinem Inhalt ist. Neben der Wärme ist dort der ausreichende Nährboden für die Bakterien, wenn die Nahrung eine entsprechende - allerdings biologisch falsche - Zusammensetzung hat.

Erst durch die Benützung des Feuers wurde bekanntlich der Nährboden für die Bakterienentwicklung im Darm geschaffen. Die Kleisternahrung (= erhitzte Stärke) ist die Ursache für die Darmträgheit. Infolgedessen verweilt der Darminhalt zu lange im Darm. Dieser Umstand begünstigt die Bakterienvermehrung ungemein. Die Bakterienzucht im Darm wird weiter gefördert durch die Aufnahme von rohem Fleisch, der besten Eiweißquelle für die Vermehrung der Bakterien. Hier muß noch einmal darauf hingewiesen werden, daß der Mensch nicht vergleichbar ist mit dem fleischfressenden Tier. Das Raubtier frißt die Knochen mit und hat damit Vollnahrung. Der Mensch hat diese Möglichkeit nicht; er begnügt sich als Fleischesser mit den Tiermuskeln. Damit schafft er im Verein mit der erhitzten Stärke den Nährboden für die Bakterien im Darm. Es ist jedem, der diese Tatsache bezweifelt, anheimgestellt, selbst entsprechende Versuche zu machen. Genügend Experimente aus der Praxis sind bekannt.

Die Natur liefert dem Menschen aus der Pflanzenwelt eine Reihe *natürlicher Antibiotika*, so z. B. den Knoblauch, das Leinöl und die Kohle. Es ist also leicht, den Darm so rein zu halten, daß er nicht zur Brutstätte von Bakterien wird. Hinzu kommt, daß bei einer biologischen Diät - das ist eine *säurefreie Rohkost* - die Vitalität der *weißen* Blutkörperchen steigt, so daß diese die Krankheitserreger lokal angreifen und auffressen können.

Wenn diese Gesichtspunkte berücksichtigt werden, wird eine natürliche Immunität erreicht, die allerdings nur so lange besteht, wie die Ernährungsweise genau eingehalten wird. Man kann auf alle von der Medizin und Pharmazie ersonnenen Mittel verzichten und sich in gelassener Ruhe einer gleichbleibenden Immunität gegen alle Infektionskrankheiten erfreuen.

Grippe braucht kein Mensch zu haben

In Abständen von einigen Jahren wandert immer wieder einmal eine Grippewelle über die Welt. Wie die Erfahrung lehrt, hat die Medizin bisher keinerlei Mittel gefunden, um diese Grippewellen zu bannen. Die Forschungen der chemisch-pharmazeutischen Industrie ändern nichts an der Tatsache, daß von Zeit zu Zeit sehr viele Menschen an der Grippe erkranken. Für ältere Menschen mit geringer Widerstandskraft bedeuten solche Grippewellen zumeist den Tod, und die Sterblichkeitsziffer schnellt während solchen Grippewellen rapid in die Höhe.

Die Grippe ist eine Infektionskrankheit, die von Mensch zu Mensch als ansteckende Krankheit übertragen wird. Man macht Viren als Erreger der verschiedenen Grippearten bei jeder neu auftretenden Grippe verantwortlich. Die Widerstandsfähigkeit gegen Infektionskrankheiten wird als Immunität bezeichnet. Das ist überhaupt der Grund, warum bei solchen Grippewellen die einen erkranken und die anderen nicht. Genauso verhält es sich mit allen anderen Infektionskrankheiten, auch mit Pockenfällen. Die Medizin lehrt, wie im vorherigen Abschnitt schon erläutert, daß durch eine früher überstandene Infektionskrankheit vom Körper Abwehrstoffe gebildet werden, die ihn vor einer nochmaligen Erkrankung mit derselben Infektionskrankheit bewahren. Auf diese Weise ist das System der Impfung zustande gekommen, wodurch man eine leichte Erkrankung im Körper hervorruft, die ausreichen soll, um die Abwehrstoffe zu bilden. Die Medizin hofft, daß diese Abwehrstoffe für eine Anzahl Jahre wirksam bleiben. Gerade bei den Pockenerkrankungen hat sich erwiesen, daß diese Immunität nicht von Dauer ist. Für die Grippe kennt man aber noch gar kein Gegenmittel in Form eines Anti-Toxins. So erhebt sich die Frage, ob es eine natürliche Immunität, die sich gegen alle Infektionen bewähren würde, gibt. Im vorhergehenden Abschnitt „Darminhalt und Infektionskrankheiten“, der aufgrund jahrelanger Beobachtungen geschrieben wurde, ist der Gedanke zugrunde gelegt, daß bei einer *biologisch richtigen Ernährung eine natürliche Immunität* besteht, die den Menschen gegen alle Infektionskrankheiten sichert.

Wie eine Grippe als Krankheit verläuft, ist jedem, der sie durchgemacht hat, bekannt. Erwähnt werden muß in diesem Zusammenhang die Inkubationszeit. Das ist die Zeit von der Ansteckung bis zum offenen Ausbruch der Krankheit mit allen anderen Erscheinungen, wobei das Fieber ein Hauptindiz ist. Die Inkubationszeit beträgt bei der Grippe nach den medizinischen Anschauungen ca. drei Tage. Wenn nun eine Grippe im Anzug ist, so ist auch für denjenigen, der die heute übliche biologisch falsche Nahrung zu sich nimmt, noch eine letzte Möglichkeit gegeben, irgendwie auszuweichen, wenn er sich sofort auf die biologisch richtige Ernährungsweise umstellt. Selbst der bereits Erkrankte kann seine Krankheitszeit verkürzen, wenn er alles in der Ernährung meidet, was den Krankheitszustand noch fördert. Welches sind nun die Wege, die man zu gehen hat, um zu einer biologisch richtigen Ernährung zu gelangen?

- *Die Nahrung muß säurefrei sein* - säurefrei im Sinne der Ionisationslehre.
- *Mindestens die gewichtsmäßige Hälfte muß aus Rohkost bestehen*. Ist der Anteil an Rohkost höher, ist das noch günstiger.

Man hört sehr häufig, auch aus den Kreisen der Medizin, daß der Mensch von Rohkost allein nicht leben könne. Das Gegenteil ist wahr. Es kann jederzeit bewiesen werden, daß gerade ausschließliche Rohkosternährung perfekte Gesundheit verleiht.

Untersuchungen haben ergeben, daß die Vermehrung der Krankheitserreger der meisten Infektionskrankheiten im Darm erfolgt und zwar dann, wenn der Darminhalt nicht aus biologisch richtiger, sondern biologisch falscher Nahrung besteht. Die Vermehrung der Viren im Körper des Infizierten ist erforderlich, um die Infektionskrankheit zum Ausbruch kommen zu lassen. Mit anderen Worten heißt das: Wenn die aufgenommene Stärke als erhitzte Stärke aufgenommen wurde (als sogenannte Kleisternahrung) bietet dieser Kleister im Darm einen vorzüglichen Nährboden für die Entwicklung der Bakterien, während die rohe Stärke, die sowieso nicht lange im Darm verweilt, für die Entwicklung der Bakterien keinen günstigen Nährboden darstellt. Auch der Fleischgenuß fördert die Entwicklung der Krankheitserreger im Darm. Dies gilt in besonderem Maße für rohes Fleisch. Diese Vorgänge sind genauer auseinandergesetzt in „Darminhalt und Infektionskrankheiten“. Über die Desinfektion des Darminhalts mit natürlichen Mitteln aus dem Pflanzenreich unterrichtet der Abschnitt *„Zweckmäßige Anwendung des Knoblauchs“*.

Gegenargumente hierzu kann nur derjenige ins Feld führen, der niemals Versuche mit einer biologisch richtigen Ernährung vorgenommen hat. Bei der Nahrung im rohen Zustand ist der *Vitamingehalt* ein weiterer wesentlicher Faktor. Über den Wert der Vitamine streitet heute wohl niemand mehr, obwohl sie erst nach und nach seit der Jahrhundertwende entdeckt wurden. Die Vitamine dienen im biologischen Sinn zunächst der Pflanze selbst. Kein Lebewesen, sowohl im animalischen wie im vegetabilen Bereich, erzeugt irgendeinen Stoff, um ihn an ein anderes

Wesen abzugeben. Aber der Mensch und die sich aus dem Pflanzenreich nährenden Tiere haben durch Millionen von Jahren die Vitamine zu sich genommen und benötigen sie als biologisches Element für ihr Gedeihen. Die heutige Ernährungsweise, die in den letzten Jahrzehnten immer mehr aufgekommene Büchsen-Fertigkost, bedingt einen laufenden Vitaminmangel, der die Vitalität der Blutkörperchen schwächt, die gerade bei der Bekämpfung der durch die Mundhöhle eindringenden Bakterien eine wichtige Rolle spielen. In diesem Zusammenhang möchten wir die Meinung eines Forschers zitieren. *Prof. Dr. Hermann Römpp* hat in seinem Buch „Unser täglich Brot - Ernährungskunde für jedermann“ auf Seite 82 ein Kapitel geschrieben: „Stimmt es, daß man mit großen Vitamin C-Dosen einen Grippeausbruch verhindern kann?“ Römpp hat diese Frage aufgrund eigener Erfahrung bejaht!

Die Infektionskrankheiten sind nach Zahl und Häufigkeit ein sehr wesentlicher Bestandteil aller überhaupt auftretenden Krankheiten. Besonders in den ersten Lebensjahren treten diese Krankheiten bei biologisch falscher Ernährung häufig auf, z.B. die Masern, Scharlach, Diphtherie und vor allem die Kinderlähmung.

Man kann annehmen, daß bei jeder Grippewelle etwa 5 bis 10 % der Bevölkerung erfaßt werden. Von diesen wiederum ist die größte Zahl erwerbstätig. Sie fallen mit soundsoviel Krankheitstagen in der Gesamtproduktion aus, und es ist Aufgabe der Volkswirte zu errechnen, wie sehr jede Grippewelle das Volkseinkommen schädigt. Die Mehrbelastung der Krankenhäuser und Ärzte wäre völlig überflüssig, wenn erreicht werden könnte, daß eine wesentlich geringere Zahl von Menschen an Grippe erkrankte.

ANMERKUNG:

Der Bedarf an Vitamin C sollte niemals aus den sauren Apfelsinen, Zitronen, aus der Hagebutte oder dem Sanddorn gedeckt werden, zumal in Europa einheimische Gemüsesorten ausreichend Vitamin C enthalten.

Nachfolgend gebe ich Ihnen einige Beispiele aus „Kleine Nährwert-Tabelle“ von *Prof. Dr. W. Wirths*. Die angegebenen Werte beziehen sich auf den eßbaren Teil von 100 g der genannten Produkte:

	mg Vitamin C
Apfel	11
Blumenkohl	43
Broccoli	70
Chinakohl	28
Dicke Bohnen	20
Erdbeere	62
Feldsalat	27
Grünkohl	54
Kartoffeln mit Schale	12
Kartoffeln ohne Schale	15
Kirsche, süß	9
Kohlrabi	27
Lauch	17
Meerrettich	60

	mg Vitamin C
Petersilie, Blatt	100
Pfirsich	10
Radieschen	18
Rettich	22
Rosenkohl	84
Rotkohl (Blaukraut)	39
Schnittlauch	47
Sojabohnenkeime	13
Spargel	16
Weißkohl	36
Walnuß	15
Wirsing	32
Zum Vergleich folgen hier die Werte der:	
Apfelsine	36
Grapefruit	32
Mandarine	20
Zitrone	34

DIE MANDELENTZÜNDUNG

Die Mandeln sind ein lebenswichtiges Organ des Körpers. Sie sind sozusagen die „Bakterienfallen“, die in der Mundhöhle eingebaut sind, um die laufend eindringenden Krankheitserreger (Bakterien, Viren) einzufangen und mit Hilfe der Blutkörperchen zu vernichten. Die weißen Blutkörperchen besitzen die Fähigkeit, die im Körper auftretenden Bakterien abzutöten. Sie werden jeweils im Wege der von uns oft erwähnten Automation an die Stellen gesandt, wo Bakterien zu vernichten sind. Wenn von einer eitrigen Mandelentzündung gesprochen wird, so heißt das nichts anderes, als daß vom Körper weiße Blutkörperchen (Freßzellen) an die Einbruchstelle des Feindes entsandt worden sind, um ihn zu überwältigen. Je weniger vital die Blutkörperchen sind, um so mehr Blutkörperchen müssen an die Einbruchstelle entsandt werden. Vital sind die Blutkörperchen nur, wenn sich der Mensch biologisch richtig ernährt. Werden die Blutkörperchen mit den eingedrungenen Bakterien nicht mehr allein fertig, so greift der Körper, ebenfalls im Weg der Automation, zu einem weiteren Mittel: Er erhöht die Körpertemperatur, erzeugt Fieber, um dadurch die Bakterien abzutöten.

In der Mundhöhle herrscht ein ständiges „Kommen und Gehen“ der Bakterien. Jedesmal, wenn durch falsche Ernährung die Vitalität der Blutkörperchen sinkt - es braucht sich nur um einen Tag zu handeln -, tritt der Zustand der erneuten Überbelastung der Mandeln ein. Er wird vom Laien und vom Arzt als Mandelentzündung bezeichnet. Das viel empfohlene Absaugen der Mandeln - Rödern - hat nur ganz geringen Wert, weil die Bakterien nach wenigen Minuten wieder da sind. *Man kann den Mund nie keimfrei halten.*

Die sogenannte *Unterkühlung* bedingt, abgesehen von der falschen Ernährung, ebenfalls eine Herabsetzung der Vitalität der Blutkörperchen. Die Unterkühlung des Körpers tritt dann ein, wenn von ihm zu viel Wärme abgegeben wird, so daß seine Temperatur absinkt und wir frösteln oder frieren. Dieser Zustand muß unter allen Umständen sofort beseitigt werden, weil sonst die Bakterien nicht nur als Erreger der Mandelentzündung, sondern auch als Erreger vieler anderer Krankheiten die Oberhand gewinnen.

Wenn sich der geschilderte Zustand öfters wiederholt, in Abständen Mandelentzündungen auftreten, so rät der Arzt, der oft nichts über die Zusammenhänge zwischen richtiger Ernährung und vollkommener Gesundheit

weiß, zum Herausnehmen der Mandeln. Das ist völlig verkehrt, denn der Körper wird dadurch eines wichtigen Organs beraubt. Die Bakterien können dann ohne weiteres in die Blutbahnen eindringen und rufen auf diese Weise weit schwerere Krankheiten hervor. Nach dem Abklingen einer Mandelentzündung sind die Mandeln häufig deformiert, „zerklüftet". Die Deformierung tritt überall da im Körper auf, wo eine Entzündung stattgefunden hat. Man sieht z.B. die Stelle, wo ein Furunkel gewesen ist, noch nach Jahrzehnten. Dort sind auch Blutgefäße zerstört durch die Furunkulose. Man wird aber an einem abgeheilten Furunkel keine Messerbehandlung mehr vornehmen.
Weiter ist zu beachten, daß die Drüsen in der Nähe der Mandeln ebenfalls in den Abwehrkampf eingeschaltet werden und noch längere Zeit vergrößert bestehen bleiben.

MASSNAHMEN BEI AKUTER ENTZÜNDUNG DER MANDELN

Weitere Unterkühlungen sind durch Warmhalten und Schutz vor Zug zu vermeiden. Die falsche Ernährung, die ja ausschlaggebend für die Entstehung der Erkrankung war, ist sofort umzustellen, und zwar muß bei akuter Mandelentzündung das gesamte Eiweiß, inkl. Milcheiweiß, Eier, vegetabiles Eiweiß wie Nüsse, Soja, Pilze, vom Speisezettel des Erkrankten gestrichen werden. Je radikaler man vorgeht, um so schneller klingt die Entzündung ab. Das Wegfallen des Eiweißes verringert sofort die anfallende Harnsäure. Schon allein dadurch gelangt der Körper in eine günstigere pH-Wert-Situation. Durch das Wegnehmen sämtlicher Säuren, mit denen sich die Menschen im Leben täglich vergiften, wird der basische Wert weiter erhöht. Also weg mit Zitronen, weg mit Milchsäuren, weg mit allem Obst, das sauer ist. *Kurz: Weg mit allen Säuren!*
Es ist überhaupt ein Irrtum, wenn man glaubt, man müsse einen Kranken gut ernähren. Der bettlägerige Kranke hat nur einen geringen Energieverbrauch. Der Kranke kommt am besten zurecht, wenn man seinen Körper nicht überheizt. Dagegen wird das strenge Fasten von der AAM abgelehnt, weil es eine Belastung von Herz und Nerven darstellt.
Zur lokalen Anwendung im Munde benützt man ein Desinfektionsmittel aus der Pflanzenwelt, den Knoblauch. Man schneidet eine dünne Scheibe Knoblauch, nimmt sie in den Mund und bewegt sie mit der Zunge hin und her, weil sie ja brennt. Nach einer bis zwei Stunden ersetzt man sie durch eine neue Scheibe. Je schneller man gleich bei Beginn einer Mandelentzündung zum Knoblauch greift, um so besser ist die Wirkung, da dann der Herd sofort im Keim erstickt wird.
Die Kost soll mindestens zu jeder Mahlzeit aus 50 % säurefreier Rohkost bestehen. An Fetten sind geringe Mengen Butter, Sonnenblumen- und Leinöl erlaubt. Alles, was gekocht wird, sollte

möglichst vermieden werden. Siehe: „Säurefreie Gerichte".

Wenn im Winter die grünen Gemüse knapp sind, gehen wir als alte Rohköstler immer zum Genuß von rohen Kartoffeln über. Niemand stirbt vom Genuß roher Kartoffeln. Nur *reif* geerntet müssen sie sein. Wer diese Vorschriften einhält, ist in kurzer Zeit von der Mandelentzündung befreit. Zum Fieber kommt es meist überhaupt nicht. Wenn jemand zu lange gewartet und sich der Zustand verschlimmert hat, so kann er mit dem Genuß von Knoblauch vom Darm her eine Bekämpfung der Bakterien vornehmen. Denken Sie immer an vitaminreiche Ernährung durch Gemüse wie Chicorée, Brunnenkresse, Feldsalat (Nüßchen) usw., die auch im Winter zu haben sind.

Wer Rückfälle und andere Krankheiten vermeiden will, bleibt bei der säurefreien Rohkost.

Abschließend möchte ich betonen, daß die gleichen Anwendungen bei allen Formen der Erkältungskrankheiten wie Angina (Halsentzündung), Schnupfen, Bronchialkatarrh usw. hilfreich sind.

WAS TUN BEI ERKÄLTUNG UND NICHT KONSEQUENTER LEBENSWEISE?

Weil sie sich nicht von der aciden Ernährung befreien, befinden sich sehr viele Menschen in einem labilen Gesundheitszustand. Bei der nächsten Unterkühlung erwischen sie eine Erkältung und wundern sich dann, warum dies geschehen konnte. Bekanntlich setzte sich schon die dänische Ärztin Frau Dr. Nolfi für die hundertprozentige Rohkost als richtige Ernährung ein, die zweifellos das beste ist. Wie vollzieht sich nun der Vorgang der Erkältung? Die Viren, die für die Erkältungskrankheiten verantwortlich sind, gibt es immer und überall. Sie warten immer darauf, den achtlos lebenden Menschen angreifen zu können, um sich bei ihm einzunisten. Zwei Voraussetzungen müssen gegeben sein, damit sich eine solche Erkältung entwickeln kann:

1. die Unterkühlung,
2. der Mangel an Vitaminen.

Die Unterkühlung tritt leicht auf, wenn die Poren geöffnet sind und plötzlich eine Abkühlung erfolgt. Sie braucht nur einige Sekunden zu dauern, um eine Erkältung auszulösen. Wenn dann Vitaminmangel besteht, ist der Augenblick gekommen, an dem die Viren angreifen können. *Siehe auch: „Die Mandelentzündung“.* Die Viren nisten sich in den Schleimhäuten von Mundhöhle, Nase, Rachen und meist auch in den Nebenhöhlen ein. Die oft von mir erwähnte Automation leitet nun den bekannten Abwehrvorgang ein, der nach dem Niesen in einer starken Schleimabsonderung besteht. Am Anfang ist der Schleim so dünn wie Wasser und wird nach Tagen dicker. Die lästige Schleimabsonderung hält auch noch an, wenn die Erkältung abgeklungen ist. Sie stört besonders durch das Blockieren der Atemwege. Der Ansatz im Schlund verhindert das Schlucken oder macht es beschwerlich. Alles das sind bekannte Vorgänge. Wenn jetzt noch Fieber als Heilmaßnahme der Natur auftritt, ist klar, daß der Körper die zweite Stufe der Bekämpfung eingeschaltet hat. Ganz gleich, ob man sich in der ersten oder zweiten Stufe befindet, die Anti-Acid-Regeln, die zur Anwendung kommen müssen, sind dieselben.

Wenn sich die Viren eingenistet haben, so haben sie wie alle Lebewesen den lebhaften Wunsch, sich so schnell wie möglich zu vermehren. Die beste Brutstätte ist, neben etwaigen lokalen Herden, der Darm. Darum muß man die Bekämpfung vom Darm her vornehmen. Der geeignete Nährboden im Darm ist die verkleisterte Stärke. *Über die verkleisterte Stärke in jeder Form ist ausführlich im Absatz „Das gelöste Pro-*

blem der Verstopfung" geschrieben.
Darum ergibt sich die Forderung, jede Form verkleisterter Stärke für die Dauer der Erkältungskrankheit auszuschließen. Das bedeutet in der Praxis, daß man zur hundertprozentigen Rohkost übergehen muß. Damit erreicht man noch ein zweites Ziel. Die hundertprozentige Rohkost liefert die ausreichende Menge Vitamine, um die Blutkörperchen so vital zu machen, daß die Erreger sofort aufgefressen werden können.
Für die Desinfektion des Darminhalts kennt die Anti-Acid-Methode nur ein einziges natürliches Mittel, *den Knoblauch,* der auch lokal zur Anwendung gebracht werden kann, wie es im Abschnitt *„Mandelentzündung"* beschrieben ist. Knoblauch zu jeder Mahlzeit während einer Erkältung wirkt Wunder! Alles ist so logisch, und man muß sich darüber wundern, daß viele Menschen einfach nicht daran denken, bei Erkältung Knoblauch zu nehmen. *Siehe: „Die zweckmäßige Anwendung des Knoblauch".* Bei Frau Dr. Nolfi spielte der Knoblauch immer eine große Rolle, und sie sagte daher mit Recht: *„Erkältungskrankheiten sind bei uns unbekannt".* Bei der AAM auch!
Es ist wichtig zu wissen, daß die Vitamine nur von einer Mahlzeit bis zur anderen reichen. Darum ist säurefreie Rohkost zu jeder Mahlzeit dringend erforderlich.
Dem Eiweiß ist während der Erkältung besondere Aufmerksamkeit zu schenken. Bettlägerige brauchen so gut wie kein Eiweiß, weil sie ja die Muskeln weder benutzen noch abnutzen. Siehe dazu: *„Die Mandelentzündung" und „Die richtige Menge der Eiweißaufnahme".*
Zu den vorstehenden Ernährungsempfehlungen kommt noch eine als periphere Ableitung bezeichnete Maßnahme hinzu. Der Erkrankte sollte sich täglich im geheizten Zimmer ein oder mehrere Male den Körper mit lauwarmem Wasser (25 -28° C) waschen. Dabei gilt: jeweils einen Teil waschen und abtrocknen, dann einen anderen Teil vornehmen, bis der ganze Körper gewaschen ist. Diese periphere Ableitung steigert den Blutkreislauf ungemein, wirkt auch sehr günstig bei Verkrampfungen und fördert daher den Schlaf.
Es gibt von meinem Standpunkt aus gesehen nichts Einfacheres als die Beseitigung einer Erkältung. Wichtig ist natürlich, daß man sich einer generell guten Gesundheit erfreut. Wer z. B. bei einer Unterkühlung infolge einer bestehenden oder überstandenen Erkrankung der Lungen die Verbrennung nur ungenügend steigern kann, muß besonders vorsichtig sein und darf sich niemals dem Zug aussetzen.
Interessant ist, was *Prof. Dr. Hermann Römpp,* der Verfasser des Standardwerks „Lexikon der Chemie", in seiner volkstümlichen Schrift „Unser täglich Brot" zum Thema Grippe schreibt: „Stimmt es, daß man mit großen Dosen künstlichem Vitamin C einen Grippeausbruch sowie Erkältung verhindern kann?" Er berichtet: „Ja, es stimmt, ich habe es an mir selbst erfah-

ren." Dann schildert er, wie er auf der Brüsseler Weltausstellung 1958 vor dem Atomium „im Schatten bei kühlem Winde" eine halbe Stunde warten mußte. Er hatte das Gefühl, vor dem Ausbruch einer Grippe zu stehen, und kaufte sich sofort das bekannte „Cebion". Es genügte, um die Grippe zu verscheuchen.

Sein Standpunkt ist unbedingt richtig. Aber Dr. Römpp hat offenbar den Fehler gemacht, vor der Unterkühlung nicht genug Rohkost, und damit Vitamin C in natürlicher Form, zu sich zu nehmen. Dr. Römpp gibt anschließend noch weitere Erläuterungen zum Thema und zitiert auch Festlegungen anderer Wissenschaftler, die in der gleichen Richtung liegen. Er ist natürlich weit davon entfernt, aus diesen Feststellungen den Schluß zu ziehen, daß man - um frei von Erkältung zu jeder Zeit zu bleiben - mindestens 50 % säurefreie Rohkost zu jeder Mahlzeit nehmen muß.

Unter Erkältungskrankheiten fallen: Husten - Halsweh - Katarrhe - Schnupfen - Sekretbildung.

Die Pockenerkrankungen

Natürliche Immunität bewahrt vor Pocken

Pest, Cholera, Typhus und Pokken sind oft über das Abendland hinweggegangen, ohne daß diese Gebiete menschenleer geworden wären. Es muß darum schon in früheren Zeiten, als man noch nichts von Quarantäne und Schutzimpfung wußte, bei den einzelnen Menschen eine verschieden große Resistenz gegen die Infektionskrankheiten bestanden haben (die Immunität). Hier sei kurz der Verlauf der Pockenerkrankung skizziert: Die Pockenerkrankung beginnt nach einer neun- bis dreizehntägigen Inkubationszeit zunächst mit Schüttelfrost, hohem Fieber, heftigen Kopfschmerzen, Schwindel, Erbrechen. Am zweiten Tag nach Ablauf der Inkubationszeit tritt meist ein masern- oder scharlachähnlicher Ausschlag am Bauch und an den Schenkeln auf. Nachdem am dritten Tag der anfängliche Ausschlag verblaßt und das Fieber nachläßt, kommen die Pockenpusteln zum Ausbruch, von denen zuerst das Gesicht befallen wird. Zu Beginn bilden sich auf roten Flecken Knötchen, dann Bläschen, die sich zu gedellten, mehrkammigen Blasen entwickeln. Nach dem neunten Krankheitstag trocknen die Pusteln ein, der Schorf wird abgestoßen und zurück bleiben die typischen Pockennarben, die den Menschen auf Lebenszeit als ein Opfer der Pocken kennzeichnen und verunstalten.

Der Erreger der Pocken ist ein filtrierbares Virus, welches gegen Eintrocknen und Kälte sehr widerstandsfähig ist. Offenbar kann sich das Virus im Klima des Abendlandes nicht über längere Zeit lebend erhalten, denn wenn Pockenerkrankungen auftreten, sind sie immer als Folge einer Einschleppung aus den wärmeren Zonen festzustellen. Die pharmazeutische Industrie hat bis auf den heutigen Tag noch keine Droge entwickeln können, die den Erreger im Körper des Menschen unterdrücken oder abtöten könnte, und so ist die Behandlung auf eine rein symptomatische beschränkt.

Es steht seit langen Zeiten fest, daß nicht alle Personen, die mit Pockenkranken direkt in Berührung kommen, an Pocken erkranken, obgleich die Pocken als eine leicht übertragbare ansteckende Krankheit gelten. Wenn solche Personen nicht erkranken, ist das nicht etwa ein Zufall, sondern es besteht die bereits erwähnte natürliche Immunität. Man hat sich in der Medizin bis zur Gegenwart nicht mit dem Problem der natürlichen Immunität befaßt, sondern nur nach Verfahren gesucht, um eine Immunität zu erzeugen. So ist man schließlich bei der Pocken-

schutzimpfung gelandet.
Worin besteht die Pockenschutzimpfung? Es gilt allgemein die Anschauung, daß jemand, der eine Infektionskrankheit überstanden hat, während der Krankheit in seinem Körper Abwehrstoffe entwickelt hat, die ihn vor einer zweiten gleichen Erkrankung auf lange Zeit schützen. Die Erfahrung zeigt immer wieder, daß geimpfte Personen nach einer Reihe von Jahren gleichwohl erkranken. Wenn die Pocken in irgendeinem Land festgestellt worden sind, fordert man jedes Mal wieder Impfzeugnisse aus neuester Zeit von den Personen, die in ein anderes Land reisen wollen. Bisher ist es nicht gelungen, ein Serum zu entwickeln, das von einem Pockenkranken stammt und darum ein brauchbares Mittel gegen die menschlichen Pocken wäre. Was wir heute als Impfung kennen, ist eine sogenannte *Kuhpockenimpfung*. Die verschiedenen Tierarten werden von spezifischen Pockenkrankheiten befallen, und so nimmt man die Lymphe von pockenkranken Rindern und impft sie dem Menschen ein.
Da die Kuhpockenimpfung keinen sicheren Schutz gegen die Menschenpocken bieten kann, bleibt bei der Bekämpfung nur die Quarantäne der Erkrankten übrig. Sie ist stets eine mühsame und kostspielige Angelegenheit. Für die Dauer der Inkubationszeit werden die ermittelten Kontaktpersonen abgesondert und nach Ablauf wieder freigelassen. Als ich noch ein Kind war, erzählte mir meine Mutter über die vor hundert Jahren gegen die Pocken getroffenen Maßnahmen. Zu jener Zeit hießen die Pocken noch „Schwarze Blattern". In den Jahren von 1870 bis 1874 soll es eine größere Epidemie der Schwarzen Blattern in Deutschland gegeben haben. Statistisches Material darüber war leider nicht zu erlangen. Wenn in irgendeinem Dorf in einer Familie die Schwarzen Blattern auftraten, wurden die Menschen nicht in ein Isolierhaus gebracht, sondern blieben in ihrem Haus in der Familie. Es wurde ihnen lediglich ein Ausgehverbot auferlegt, welches durch einen Posten überwacht wurde, der vor dem Haus stand. Berichte, wie weit die anderen Familienmitglieder an Pocken erkrankten, sind nach 100 Jahren leider schwer zu erhalten. Sie wären interessant. Die Zahl der Pockennarbigen muß um die Jahrhundertwende in Deutschland gering gewesen sein, denn ich hatte bis zum Ausbruch des Ersten Weltkrieges nie einen Pockennarbigen gesehen. Erst als ich als Soldat nach Rußland kam, sah ich die ersten Menschen mit Pokkennarben. Der vor 100 Jahren allgemein übliche Ausdruck „Schwarze Blattern" rührt daher, daß das Blut in den Bläschen nach kurzer Zeit schwarz wird, genau so, wie wenn man sich beim Hantieren mit einem Hammer eine Blutblase schlägt.
Wer nichts von der natürlichen Immunität weiß, lebt in ständiger Furcht, sobald ein Pockenfall in seiner Nähe auftritt.

Schon *Prof. v. Pettenkofer*, Chemiker und Hygieniker (1818 -1901) hat den Standpunkt vertreten, daß der Mensch nur dann von den Erregern der großen Seuchen etwas zu befürchten hat, wenn sein physiologischer Zustand geschwächt ist. Bekannt ist sein Experiment. Er verspeiste Cholerabakterienkulturen, ohne zu erkranken.

Der Biologie ist bekannt, daß jedes organische Lebewesen auf Grund seiner Evolution ganz bestimmte Lebensbedingungen verlangt, um eine optimale Vitalität (Gesundheit) zu haben. Das gilt für alle Pflanzen und Tiere und genau so für alle Menschen. Eine Infektionskrankheit kann bei Mensch und Tier nur dann entstehen, wenn die Krankheitserreger die Möglichkeit haben, sich nach dem Eindringen im Körper zu vermehren. Wir alle nehmen laufend irgendwelche Krankheitserreger auf, aber die meisten sterben ab, ehe sie sich im Körper so stark vermehren können, daß tatsächlich eine Infektionskrankheit auftritt. Die Natur hat durch die *Säuresperre des Magens* zunächst einmal dafür gesorgt, daß die mit der Nahrung aufgenommenen Krankheitserreger, gleich welcher Art, abgetötet werden. Wer aber diese Säuresperre durch verkehrte Ernährungssitten unwirksam macht, schafft bereits die erste Voraussetzung für seine Erkrankung durch Infektion. Denn wenn die Säuresperre des Magens nicht funktioniert, können sich die Bakterien im Darm vermehren.

Wenn eine Vermehrung der Bakterien im Darm erfolgt ist und das Blut nicht mehr vital genug ist, um die Bakterien zu vernichten, greift der Organismus zu seinem letzten Mittel, zum Fieber. Dabei werden die Fettvorräte in erheblichem Maße verbrannt. Bei erhöhter Körpertemperatur sterben die Krankheitserreger ab, worauf verschiedene Heilmethoden begründet sind.

Sind im Darm große Mengen von Krankheitserregern, schalten bekanntlich auch die Darmzotten ab. So erklärt sich die Diarrhöe, der Durchfall, als Begleiterscheinung der großen Infektionskrankheiten. Bestimmte pflanzliche Stoffe aus der biologisch richtigen Nahrung wirken auf die Verdauungsorgane stimulierend, so daß diese ihre Produktion an Wirkstoffen erhöhen. Die optimale Funktion der Leber verdient dabei besondere Beachtung, denn ein reichlicher Gallenfluß desinfiziert den Darm und verhindert die Zusammenballung und Verhärtung des Darmbreies, wie er nach Aufnahme von erhitzter Stärke in jeder Form (Kleisternahrung) auftritt. Wer diese Zusammenhänge richtig erkannt hat und dementsprechend handelt, der braucht nicht in Furcht zu leben, einer Infektionskrankheit - auch nicht den Pocken - zum Opfer zu fallen.

Die Impfgegner, die immer auf die Schäden durch die Impfung hingewiesen haben, würden viel größere Aufmerksamkeit gewinnen, wenn sie den Menschen zugleich den Weg zeigen würden, wie man bei biologisch richtiger Ernährung frei von Infektionskrankheiten leben kann, d. h. wie man die natürliche Immunität erwirbt und zeitlebens besitzt.

Die Leber und ihre Funktion

Es ist zunächst ein Bild von den verschiedenen Funktionen der Leber zu geben. Die Leber ist im menschlichen Organismus die Zentralstation, zu welcher die von den Darmzotten an das Blut abgegebenen Nährstoffe gelangen. *Siehe: „Schema des Durchlaufs der Nahrung durch den Verdauungstrakt“* und *„Transport und Verwertung der Nährstoffe im Organismus“*. Jede Darmzotte ist an ein Blutgefäß angeschlossen, und aus der großen Menge von Blutgefäßen entsteht ein Zusammenschluß, der anatomisch als Pfortader bezeichnet wird. Diese führt alles, was von den Blutgefäßen der Darmzotten aufgenommen wird, der Leber zu. Die Pfortader teilt sich in der Leber in viele Kapillaren auf, und schließlich gelangt das Blut über die Lebervene in den großen Blutkreislauf und zum Herzen. Die komplizierten Vorgänge, denen das Blut in der Leber unterworfen wird, sind zu einem großen Teil nur vermutet; denn es ist schwierig, diese Abläufe an einem Versuchstier zu untersuchen.

Die Leber ist der große Flüssigkeitsspeicher, in den alle flüssige Nahrung über den Pfortaderkreislauf gelangt. Sie ist ein schwammartiges Gebilde, das schon bei rein äußerlicher Betrachtung erkennen läßt, daß sie sehr viel Flüssigkeit aufnehmen kann. Wer zwei Flaschen Bier oder Sprudel trinkt, führt der Leber einen Liter Flüssigkeit zu, die zunächst dort gespeichert wird. Wenn über die Nieren Harn ausgeschieden und bei stärkerer körperlicher Tätigkeit über die Poren Schweiß abgesondert wird, verringert das Blut seinen Bestand und ruft aus der Leber neue Flüssigkeit ab. Zwar ist die Tätigkeit der Nieren ein kontinuierlicher Vorgang, weil die Zersetzungsstoffe des Eiweißes - Harnstoff und Harnsäure - laufend anfallen und abtransportiert werden müssen, aber den größten Teil der Arbeit leisten die Nieren nachts während des Schlafs. So erklärt sich, daß die Leber über Nacht einen großen Teil der gespeicherten Flüssigkeit abgibt und am Morgen die geringste Flüssigkeit aufweist.

Etwas anderes ist es mit der Speicherung des Zuckers, der in der Form des Glykogens (= Leberstärke) auf Abruf in der Leber gespeichert werden kann. Über den Ablauf dieses Vorgangs, der sich in Wechselbeziehung mit der Bauchspeicheldrüse vollzieht, ist Näheres in *„Diabetes mellitus = Zuckerkrankheit“* berichtet. Das Insulin spielt dabei eine wesentliche Rolle. Eine Speicherung von Fett findet in der Leber nicht statt. Der Transport von Fett erfolgt über das Lymphgefäßsystem. Es wird bekanntlich in der Hauptsache im Unterhautfettgewebe gespeichert. Die

Vitamine laufen zwar auch durch die Leber hindurch, werden aber laufend verbraucht. Von einer Speicherung von Vitaminen in der Leber kann nicht die Rede sein. Allein die Tatsache, daß beim Fehlen der Vitamine schon nach einem Tag Erkältungskrankheiten auftreten, ist Beweis genug, daß die Leber keine Vitamine speichert. Nährstoffe, die in der Leber nicht gespeichert werden können, werden an den Blutkreislauf weitergeleitet.

Die nächste Funktion der Leber, die zu betrachten ist, ist die Bildung der Gallenflüssigkeit. Ist die aufgenommene Nahrung biologisch richtig, so ist die Gallenflüssigkeit gesund. Wenn die aufgenommene Nahrung biologisch falsch ist, so ist auch die Gallenflüssigkeit fehlerhaft. Dazu bedarf es näherer Erläuterungen: Wenn der Leber über die Pfortader Blut zufließt, das mit H-Ionen durchsetzt ist, also acid (= sauer) ist, so ist die Leber gezwungen, diese Blutflüssigkeit zu neutralisieren. Aus den vorhandenen Kalziumphosphaten des Körpers wird Kalzium herangeholt. Die verbleibenden Kalziumsalze, die sich in der Galle wiederfinden und bei einer Sättigung in der Gallenblase ausgeschieden werden, bilden laufend Gallengrieß, der über den Gallengang in den Zwölffingerdarm ausgeschieden wird oder Gallensteine, die in der Gallenblase liegenbleiben und wie jedes Kristall wachsen.

Es kann angenommen werden, daß alle Menschen, die sich sauer ernähren, Gallensteine haben, ohne dabei Beschwerden zu bekommen, es sei denn, daß sich ein Gallenstein in den Gallengang einzwängt und den laufenden Abfluß der Galle verhindert. Dadurch entsteht eine Gallenkolik und eventuell die nichtinfektiöse Gelbsucht. Die Gallenflüssigkeit enthält stets Cholesterin; darum weisen die Gallensteine auch Cholesterin auf. Es wird in der Leber erzeugt und hat im Organismus Funktionen zu erfüllen, die noch längst nicht alle erkannt sind. Ob es zur Selbstauflösung von Gallensteinen kommen kann, wenn die Ernährung auf eine basische Grundlage umgestellt wird, ist nicht bekannt. Es darf aber vermutet werden. In medizinischen Werken wird häufig von Gallensäuren geredet, aber es werden keine pH-Werte genannt. Ich nehme an, daß es sich nicht um Säuren handelt, sondern um Salze.

Die in der Gallenblase gespeicherte Gallenflüssigkeit stellt bei im Darm plötzlich auftretendem Bedarf außer der laufenden Gallenproduktion zusätzlich Galle zur Verfügung. Damit ist die Bearbeitung der mit der Nahrung aufgenommenen Fette immer ordnungsgemäß gesichert. Wenn Menschen Fette nicht vertragen, ist das ein Beweis dafür, daß die Gallenproduktion der Leber nicht in Ordnung ist. Hier muß die Ernährung richtiggestellt werden.

Die Gallenflüssigkeit dient nicht nur der Fettbearbeitung im Darm, sondern sie ist für die Verhinderung der sauren Gärung des Darminhalts wichtig. Außerdem verhindert sie das Zusammenbacken und

Verhärten der Exkremente. Mit anderen Worten, sie vermindert, zusammen mit der Rohkost, die Stuhlverstopfung. Ausreichende Erzeugung von Gallenflüssigkeit durch die Leber ist eine Voraussetzung für gesunde Verdauung. Sie kann nur erreicht werden, wenn die aufgenommene Nahrung biologisch richtig ist. In zahlreichen medizinischen Werken wird gesagt, die Leber habe die Funktion, Gifte zu vernichten. Sie sei gewissermaßen die Zentralstation für das Unschädlichmachen aller Stoffe, die der Organismus aus der Umwelt aufnimmt. Diese Anschauung ist falsch! Wenn dies in der Leber stattfinden würde, müßte für jedes Gift ein anderes Verfahren ablaufen. Es ist daher angebracht, sich über die verschiedenen Gifte zu unterrichten, die den menschlichen Organismus in seiner Lebensfähigkeit beeinträchtigen können. Unter den nicht metallischen Elementen sind als besonders giftig das Arsen und der gelbe Phosphor bekannt. Selbst geringe Mengen dieser Stoffe wirken bei Mensch und Tier tödlich. Arsen ist früher sehr viel als Spritzmittel verwendet worden, bis neuere Giftstoffe an seine Stelle traten. Obwohl Phosphor als Element sehr giftig ist, kann doch der animalische Organismus nicht ohne die Phosphorverbindungen, die völlig ungiftig sind, existieren. Phosphor ist in allen Eiweißverbindungen und im Lezithin enthalten. Ohne Phosphor kein Gedanke!

Unter den Metallen, die nicht nur als Element, sondern auch in ihren Salzen giftig sind, stehen Quecksilber und Blei an erster Stelle. Mit Abstand folgen Kupfer und Zink. Vergiftungen durch diese Stoffe können von der Leber nicht unschädlich gemacht werden und führen zu chronischem Siechtum und zu vorzeitigem Tod. Da das Blei als Antiklopfmittel in den Autotreibstoffen in großen Mengen verwendet wird, ist die laufende Vergiftung durch die Abgase ein Punkt der heutigen Umweltverschmutzung, der nicht genügend Beachtung findet. Werden diese Stoffe mit der Nahrung aufgenommen, ist ihnen die Leber schutzlos preisgegeben. Schwere Schädigungen können auch vorkommen, wenn die heutzutage in riesigen Mengen als Düngemittel verwendeten Kalkstickstoffverbindungen vom Körper aufgenommen werden (Darum auch die Sonderanweisungen, die beim Ausstreuen von Kalkstickstoff zu beachten sind). Zwar werden alle Blausäureverbindungen, wie auch das gefürchtete Zyankali, durch die Kohlensäure der Luft zerlegt und unschädlich gemacht, sind sie aber in den Körper eingedrungen, richten sie schwere Schäden an und führen zum Tod. Das Kohlenmonoxid (CO), das in den Städten beim langsamen Lauf des Automotors in großen Mengen erzeugt wird, tritt über die Atemwege in das Blut ein, kann aber ebenfalls von der Leber nicht unschädlich gemacht werden. Da das Kohlenmonoxid spezifisch leichter ist als Luft, steigt es hoch und wird allmählich unter der Sonneneinwirkung in Koh-

lendioxid umgewandelt. Es kehrt entweder im Regenwasser zur Erde zurück oder wird von den Pflanzen zum Aufbau der Kohlehydrate benutzt (Photosynthese).
Eine sehr ungünstige Wirkung übt das Schwefeldioxid (SO_2) auf den animalischen wie vegetabilen Organismus aus. Wo immer ein Brennstoff verbrannt wird, sei es Kohle, Holz, Öl oder Gas, das aus Kohle erzeugt wurde, entsteht Schwefeldioxid. Pflanzen sind sehr empfindlich gegen Schwefeldioxid und Koniferen (= Nadelhölzer) gehen in der Nähe von chemischen Fabriken, die Schwefeldioxid erzeugen, in kurzer Zeit zugrunde, selbst wenn die Schadstoffe gering sind.
Der gesundheitsschädigende Bestandteil des „Smog" in den Ballungszentren, wie er bei windstillem Wetter entsteht, ist das Schwefeldioxid. Es ist spezifisch schwerer als Luft und kehrt nach Abkühlung, besonders bei Nacht, zur Erde zurück. Nachtluft ist dort, wo Schwefeldioxid auftritt, schädlich. Beim Zusammentreffen mit der Feuchtigkeit verbindet sich das Schwefeldioxid mit Wasser zur schwefligen Säure, die als starke Säure erhebliche Schäden der Lunge hervorruft und das Blut vergiftet, ohne daß die Leber irgend etwas zur Unschädlichmachung tun kann.
Schwefeldioxid wird bei Trockenfrüchten zur Vermeidung der Schimmelbildung verwendet, und die Weinfässer werden ausgeschwefelt, um die Weine haltbar zu machen. Gegen alle diese Noxen (= Schadstoffe) kann die Leber nichts ausrichten, sondern sie wird genauso wie der gesamte Organismus geschädigt.
Der Mensch unterscheidet sich von den anderen Lebewesen des animalischen Bereichs leider dadurch, daß er zu seinem Genuß Giftstoffe wie Alkohol, Koffein und Nikotin zu sich nimmt. Die Schädigung der Leber durch Alkohol ist allgemein bekannt. Die Leber kann den Alkohol nicht unschädlich machen, das weiß jeder. Soll der Alkohol keinen Schaden im Organismus anrichten, so ist er - das ist die einzige Möglichkeit - bereits im Darm durch Bindung an Eiweiß zu fixieren. *Siehe: „Die richtige Menge der Eiweißaufnahme"*.
Über die Schädigung der Leber durch Koffein ist wenig bekannt. Sie ist vermutlich noch nie untersucht worden. Es liegt aber die Vermutung nahe, daß Leberschäden auftreten, da besonders die Frauen über 50, die das Hauptkontingent der Kaffeetrinker stellen, häufig Anzeichen von Leberschäden aufweisen. An den braunen Flecken, die sich in der Haut als zahlreiche verfärbte braune Stellen zeigen, wie sie besonders an den Händen, an den Armen und am Hals von Frauen, die das 50. Lebensjahr überschritten haben, auf treten, ist eine bestehende oder überstandene Lebererkrankung zu erkennen. Es fällt auf, daß diese Flecken bei Männern kaum zu finden sind. Nach den bisher angestellten Beobachtungen verschwinden diese Flecken nicht wieder, sondern bleiben auf Lebenszeit bestehen. Befragte Frauen er-

klären häufig, daß ihnen von einer Lebererkrankung nichts bekannt sei. Sie sehen es als Alterserscheinungen an. Allgemeine Schäden durch Nikotin sind zwar hinreichend bekannt, aber die spezifischen Schäden an der Leber durch Nikotin sind noch unerforscht. Eine gewisse Einwirkung auf die Gallenabsonderung scheint aber zu bestehen. So haben viele Raucher nach dem Nikotingenuß Stuhlgang, die sonst infolge der biologisch falschen Ernährung an Obstipation leiden. Fassen wir zusammen: Die Leber ist nicht in der Lage, Schadstoffe unschädlich zu machen; im Gegenteil, sie ist genau so den Schädigungen ausgesetzt wie die Organe des gesamten Organismus.

Die im Organismus aus dem Eiweißzerfall entstehenden Abfallstoffe sind bekanntlich der Harnstoff ($CO(NN_2)_2$) und die Harnsäure ($C_5H_40_3H_4$). Es entsteht dabei mehr Harnstoff als Harnsäure. Beide werden über die Ausscheidungsorgane Poren und Nieren ausgeschieden. *Siehe: "Das Salzproblem als Nierenproblem"*. Man findet in medizinischen Werken die Hypothese, daß die Leber in der Lage sei, das im Organismus produzierte Ammoniak (NH_3) ein Gas, das aber in Flüssigkeit stets als Base (NH_40H) auftritt zu Harnstoff zu synthetisieren. Dies ist eine Hypothese, die nicht erwiesen ist und auch so leicht nicht erwiesen werden kann.

Bekanntlich enthält jedes Eiweißmolekül auch Schwefel und Phosphor, und es muß dann erklärt werden, wo diese Atome beim Zerfall bleiben. Das Eiweiß zerfällt überall im animalischen Organismus, und wenn dem Körper zuviel Eiweiß zugeführt wird, muß auch dieses zerfallen. Wenn daraus zunächst Ammoniak entsteht, muß sich das dahingehend auswirken, daß das Blut, Transportorgan des Körpers, laufend mit Ammoniak belastet wird, welches als Base einen pH-Wert von über 7 aufweist, während die erzeugte Harnsäure den pH-Wert unter 7 herabdrücken würde. Die Belastung des Organismus durch die Harnsäure ist nach allen Erfahrungen erheblich größer als durch den Harnstoff, und es läßt sich experimentell zeigen, daß beim Hinaufschieben des pH-Wertes in die Nähe von 8 eine beschleunigte Ausscheidung von Harnstoff erfolgt. Die Vorgänge über Bildung und Ausscheidung von Harnstoff erscheinen noch verhältnismäßig ungeklärt, so daß die angebliche Funktion der Leber bei der Bildung von Harnstoff einer genauen Prüfung bedarf.

Über die Schädigung der Leber durch die mit der Nahrung aufgenommenen Säuren wird in den medizinischen Werken nichts gesagt. Der Schluß ist einfach: Wenn die Nahrung sauer ist, werden der Leber von den Darmzotten über den Pfortaderkreislauf laufend Säuren zugeführt. Die Funktion der Leber, die Neutralisation der zugeführten Säuren, ist von weittragender Bedeutung für die Erhaltung der Gesundheit. Bei dieser Neutralisation, für die die Leber aus den Kalziumvorräten im Wege der Automation die Base Kalzium heranziehen muß, entstehen die unlöslichen oder schwer löslichen Kalziumverbindungen, die als Urate (= harnsaure Salze) oder Oxalate (= oxalsaure Salze) schon bekannter sind, aber den Komplex nicht vollständig umschließen. Entstehen aus der Gallenflüssigkeit, die die Leber auf Abruf in der Gallenblase speichert, Sedimente in der Form von Gallengrieß, wird dieser in den Darm entleert und mit den Exkrementen ausgeschieden. Offenbar wird Gallengrieß nach jedem Genuß von acider Nahrung gebildet und ausgeschieden, ohne daß der Betreffende es überhaupt weiß. Tritt jedoch an die Stelle der Sedimente die Kristallisation, so entstehen die Gallensteine, die dem Besitzer großen Kummer bereiten können, wenn sich ein solcher Gallenstein in den Gallenweg zwängt und das Abfließen der Galle verhindert. Ruhen die Gallensteine friedlich in der Gallenblase, kann über viele Jahre nichts passieren.

Wenn darum von einer Schädigung der Leber gesprochen wird, so steht *an erster Stelle die Schädigung durch Säuren*. Die Ursache der infektiösen Hepatitis sowie aller Infektionskrankheiten ist der Verlust der natürlichen Immunität. Ohne eine genaue Beobachtung der internen Säureerzeugung, wie sie gewöhnlich einer Lebererkrankung vorausgeht, kann man auch den Lebererkrankungen nicht zu Leibe rücken. Zum Vergleich wollen wir noch ein Werk des bekannten Schweizer Ernährungsschriftstellers *Dr. h. c. A. Vogel* heranziehen: „Die Leber als Regulator der Gesundheit." Vogel weist auf die engen Zusammenhänge hin, die zwischen seelischer Ausgeglichenheit und Gesundheit und vice versa seelischer Belastung und Krankheit bestehen. Der Spruch: „Er sieht aus, als ob ihm eine Laus über die Leber gelaufen wäre!" zeigt, daß auch im Volk die Zusammenhänge richtig erkannt worden sind. Vogel berichtet von einem Interview mit einem Krebsforscher in den USA, der ihm sagte, daß er noch keinen Krebskranken in Behandlung gehabt hätte, der nicht auch eine gestörte Leberfunktion aufwies.

Die Leber ist das erste Organ, auf das die aus dem Darm kommenden Verdauungssäfte treffen, und zwangsläufig müssen sie dort die ersten Schäden anrichten. Sind nach einer langen Zeit biologisch falscher Ernährung erst Schäden an der Leber aufgetreten, ist die Regeneration sehr schwer und wird nie völlig erreicht. Statistiken über den Grad der Wiederherstellung von Leberkranken bestehen meines Wissens nicht. Die bekanntwerdenden Einzelfälle zeigen ein unbefriedigendes Bild, zumal bei den medizinisch behandelten Fällen die Ernährung nicht grundlegend umgestellt wurde. Es ist ein verhängnisvoller Irrtum, zu glauben, man könne leben wie man will und würde dann bei einer auftretenden Erkrankung von der Medizin so vollkommen wieder hergestellt, als ob man überhaupt nicht krank gewesen wäre.

Gallensteine - Nierenseine - Blasensteine sind Säurekrankheiten

Die verschiedenartigen Steinleiden haben die gleiche Ursache wie alle anderen Ablagerungskrankheiten. Sie werden durch acide Ernährungsweise hervorgerufen. Ob die Steine sich in der Gallenblase, im Nierenbecken oder in der Harnblase bilden, ist im Grunde genommen unwesentlich. Die Gallensteine werden vom Leberspezialisten behandelt, die Nieren und Blasensteine - unter dem Namen Harnsteine zusammengefaßt - vom Urologen. Die gemeinsame Ursache dieser Steinbildungen ist die Ausfällung von Substanzen aus Flüssigkeiten, wenn die biologisch richtige Zusammensetzung der Flüssigkeiten infolge falscher Ernährung nicht mehr gegeben ist.

Das Ergebnis dieses Abschnitts soll gleich an den Anfang gestellt werden:

Je mehr Säuren irgendwelcher Art ein Mensch zu sich nimmt, desto mehr Steine werden sich durch Ausfällung in den genannten Behältern bilden.

Genauer gesagt:

Je mehr man an Zitronen, Grapefruits, sauren Gartenfrüchten, milchsauren und essigsauren Erzeugnissen jeder Art zu sich nimmt, desto mehr Steine wird man am Schluß des Lebens in der Gallenblase, den Nieren und der Harnblase haben.

Die Zahl der Menschen, die eine Steinsammlung in ihrem Körper haben, ist viel größer als angenommen wird. Würde man alle Toten obduzieren, so würde man feststellen, daß nahezu alle sich acid ernährenden Menschen mit Steinen in den genannten Organen belastet waren. Man kann davon ausgehen, daß die meisten Menschen mit Gallensteinen auch Harnsteine haben. Dabei ist nicht zu übersehen, daß die kleinkörnigen Steinbildungen (Grieß) zum größten Teil aus der Gallenblase und auch aus Nieren und Harnblase wieder ausgeschwemmt werden. Da die Gallenblase in den Darm mündet, kann das Abgehen von Gallengrieß oder Steinen nicht kontrolliert werden, während die Kontrolle des Abgangs von Harnsteinen im Urin einfacher ist.

Wenn im Laufe der Jahre die Steine so wachsen, daß sie durch ihre Größe die Gänge nicht mehr passieren können, richten sie keinen weiteren Schaden an, so lange sie auf dem Grunde ihres „Behälters“ liegen. Gefahr einer akuten Kolik ist nur dann gegeben, wenn sich ein Stein in einen Gang hineinzwängt und ihn verstopft. Dann kommt es zu sehr schmerzhaften Anfällen, wobei der Rückstau, sei es der Galle, sei es des Harns, eine Gefahr für den Organismus bedeutet. Bei den Steinbelasteten wirkt sich Kälte immer ungünstig, Wärme günstig aus, weil Kälte die Gänge zusammenzieht und Wärme sie ausdehnt. Manch ein Stein kann bei Wärme gerade noch passieren, während er bei Kälte bereits blockiert. Wenn bei einer solchen Kolik die Gallenblase operativ entfernt wird, so wird meist eine größere Zahl von Steinen verschiedener Größe gefunden, die sich im Lauf der Jahre gebildet haben. Steine sind also immer das Ergebnis jahrelanger Falschernährung. Auch Vegetarier leiden an Gallensteinen und müssen operiert werden. Die Nachprüfung ergibt dann immer, daß sie jahrelang acid gelebt haben. Die chemische Untersuchung der Steine ergibt immer, daß sie aus oxalsauren Salzen (= Oxalaten) oder aus harnsauren Salzen (= Uraten) bestehen, zu denen weitere Beimischungen treten. Urate zeigen eine gelbrötliche, Oxalate eine braunschwärzliche Färbung. Die Beimischungen von Cholesterin und Gallenstoffen bei Gallensteinen sollten nicht davon ablenken, daß die schwer löslichen harnsauren und oxalsauren Salze die Grundlage der Steinbildung sind, die den Stein im Zuge des Kristallisationsvorganges stetig wachsen lassen. Die Gallenflüssigkeit in der Gallenblase wird eingedickt, aber trotz dieser Eindickung besteht keine Ursache zur Steinbildung, solange die Flüssigkeit biologisch richtig zusammengesetzt ist. Die eingedickte Gallenflüssigkeit wird nach jeder Mahlzeit, bei der Fett eingenommen wurde, zur Fettverdauung benötigt und dann abgerufen. Auch im Harn bilden sich, wenn die Ernährung biologisch richtig ist, keine Sedimente.

Auch die chemischen Vorgänge sind für alle Ablagerungskrankheiten im Prinzip die gleichen. Sie müssen zur Klarstellung des Bildes hier wiederholt werden. Es ist bekannt, daß die Säuren und deren Salze je nach der Stärke der Säure und der basischen Komponente des Salzes eine stärkere oder schwächere Lösungsfähigkeit im Wasser haben. Säuren und Salze, die stark ionisieren, lösen sich leichter im Wasser als schwach ionisierende. Salzsäure (= HCl) und Kochsalz (= $NaCl$) lösen sich am leichtesten, Harnsäure und Oxalsäure und deren Salze am schlechtesten. Dazwischen liegen der Reihe nach viele andere Säuren und deren Salze. Wenn in einer Flüssigkeit mehrere Säuren oder deren Salze gelöst sind, tritt bei Sättigung der Flüssigkeit die chemische Ausfällung ein; denn jede Menge Flüssigkeit kann nur eine bestimmte Menge Säuren oder Salze auflösen. Die am schwersten löslichen Salze werden zuerst ausgeschieden und bilden dann in der Flüssigkeit feste Bestandteile, die entweder als Niederschlag oder als Kristalle auftreten. Das ist der Vorgang der Steinbildung, der chemisch ein Kristallisationsvorgang ist.

Je mehr Säuren dem Körper von außen her mit der Nahrung zugeführt werden, desto größer muß die Ausfällung der schwerer löslichen Verbindungen werden. Das bedeutet, daß die erste therapeutische Maßnahme bei Steinbildungen die Einstellung der Zufuhr von Säuren sein muß. Weiter müssen die anderen Quellen der Säurebildung im Organismus Verminderung der Harnsäurebildung durch Eiweißreduktion, Abstellung der sauren Gärung des Darminhalts zum Versiegen gebracht werden. Die Zufuhr von Basen muß gesteigert werden.

Der Urologie ist zwar die günstige Wirkung basischer Heilquellen bei Steinleiden bekannt, solange aber das Säureproblem nicht in seiner ganzen Breite erkannt ist und von der ernährungsphysiologischen Seite aus angegangen wird, sind die Erfolge gering und nicht von Dauer. Es braucht nach den gegebenen chemischen Erklärungen nicht besonders betont zu werden, daß bei einer non-aciden Ernährungsweise die Entstehung von Steinbildungen ausgeschlossen ist. So wenig man bei non-acider Ernährungsweise jemals etwas mit Rheuma oder Arthritis zu tun hat, so wenig sind irgendwelche Steinbildungen zu befürchten. Da sich die Rückbildung von Steinen auf natürlichem Weg nur über sehr lange Zeiträume vollziehen kann, sollte man es gar nicht erst zur Steinbildung kommen lassen.

Die Zuckerkrankheit (Diabetes mellitus)

Die Zuckerkrankheit ist eine ausgesprochene Ernährungskrankheit, eine Folge jahrelanger Falschernährung!
Die Bauchspeicheldrüse - Pankreas - hat zwei wichtige Funktionen zu erfüllen:

1. Sie erzeugt exkretorisch (außersekretorisch) Verdauungsfermente, die alkalisch sind.
2. Inkretorisch (innersekretorisch) werden durch die Alpha- und Beta-Zellen der Langerhans'schen Inseln - kleine inselförmige Organe, die verteilt in dem Pankreas liegen - Hormone zur Regulierung des Stoffwechsels gebildet. Die Beta-Zellen bilden das wichtige Insulin und geben es an das Blut ab.

Das Insulin bewirkt die Speicherung des aus dem Verdauungstrakt über das Blut aufgenommenen Zuckers in der Leber als Glykogen, auch als Leberstärke bezeichnet. Das Glykogen wird bei Bedarf von der Leber wieder abgerufen, so daß eine Versorgung des Körpers, insbesondere der Muskulatur, fortlaufend erfolgt. Wenn das Insulin fehlt, kann der Zucker nicht gespeichert werden. Er bleibt im Blut, gelangt in die Nieren und wird von den Nieren mit dem Harn ausgeschieden. Die Lösung des Zuckers erfordert große Mengen Flüssigkeit, die im Wege der Automation laufend angefordert wird. Es entsteht Durst. Weil der Zuckergehalt des Blutes in gewissem Rahmen konstant bleiben muß, wird die Überdosis mit dem Harn ausgeschieden. Beim gesunden Menschen vollziehen sich die Speicherung des Zuckers in der Leber und der Wiederabruf vollkommen reibungslos. Dem Zukkerkranken, der infolge des Pankreasschadens keine oder nur ungenügende Insulinmengen produziert, muß Insulin zugeführt werden. Je mehr das der Fall ist, desto geringer wird die Eigenproduktion, und der Zuckerkranke ist auf die laufende Zufuhr von Insulin angewiesen. Das ist, mit kurzen Worten geschildert, der Ablauf der Zuckerverdauung.
Die Überwachung des Zuckerkranken ist stets erforderlich, damit unbedingt der Zustand des Koma - der Bewußtlosigkeit - als Folge der äußeren Verarmung an Blutzucker vermieden wird. Wenn der Körper keinen Zucker zu verbrennen hat, verbrennt er die Fettvorräte, wobei Azeton, und die Azetonkörper im Organismus entstehen. Man bezeichnet diese Überschwemmung des Körpers mit den Abbauprodukten der Fette als Säurevergiftungs-Acidose. Sie ist es, die den Zusammenbruch bedingt, denn aus dem „aciden Milieu" entspringt ein Rattenschwanz von Krankheiten. Man stellte bezeichnender-

weise fest, daß Zuckerkranke neunmal so oft Gallensteine haben wie Nichtdiabetiker.

Die allgemeinen Nebenerscheinungen des Diabetes sind: zunehmende Mattigkeit, Abgeschlagenheit, Arbeitsunlust und schließlich Arbeitsunfähigkeit. Die Nieren erkranken, es entsteht hochgradig Arteriosklerose der Beinarterien, es tritt Arteriosklerose der Herzgefäße auf, die Augen erleiden Schäden usw. Diese Krankheiten entstehen im sauren Milieu als Folgekrankheiten.

Der AAM-Standpunkt zur Entstehung der Zuckerkrankheit:

Die Zuckerkrankheit ist, wie all die vielen anderen Krankheiten, eine Säurekrankheit, d. h. sie wird hervorgerufen durch die Schädigung der Pankreasdrüse durch die saure Ernährung. Wir wissen inzwischen, wie gerade der Verdauungstrakt durch die Säuren zu leiden hat. Zuerst ist unter der Einwirkung der Säuren immer eine Magen- und Darmschleimhautentzündung festzustellen. Infolgedessen können von den Drüsen des Magens und der Darmwandungen nur noch viel geringere Mengen Verdauungssaft abgegeben werden als normal. Auch die Absonderungstätigkeit der Leber wird ungünstig beeinflußt. Die Gallenflüssigkeit hat nicht mehr die normale Zusammensetzung, und es kommt zur Steinbildung.

Es liegt also der Gedanke nahe, daß auch das Pankreas durch die Säureeinwirkung in seiner Funktion gestört und dadurch die Insulinproduktion immer geringer wird. Die heute angewandten Mittel der oralen Therapie - Einnahme von Tabletten wie BZ 55, bekannt als Rastinon und Artosin - sind Sulfonamidverbindungen, mit denen die Produktion von natürlichem Insulin im Pankreas gefördert werden soll. Die Mittel können aber nur wirken, wenn noch eine gewisse Funktion der Langerhans'schen Inseln vorhanden ist. Das bedeutet gleichzeitig, daß man es nicht bis zum völligen Erliegen der Insulinproduktion kommen lassen darf. Wenn also nach AAM-Auffassung die Säuren die Ursache des Absterbens der Langerhans'schen Inseln sind, so ist der Weg, die Säuren aus der Ernährung auszuschalten, der einzig richtige.

Die Ernährung des Diabetikers:

Es gibt eine ganze Reihe von Werken, die sich mit der Spezialernährung des Diabetikers befassen. Heutzutage berechnet man allgemein die Ernährungsmenge nach dem Energiebedarf. Man legt dabei die Nahrungsmengen In Broteinheiten (= BE) um. (Eine BE entspricht 12 g Kohlehydrat.)

Spezialbücher enthalten Tabellen, aus denen man die BE der einzelnen Nahrungsmittel errechnen kann. Die Zahl der BE schwankt individuell - ein mittlerer Satz ist 11-12 BE.

Da Bewegung eine Hauptforderung ist, steigt die Zahl der BE bei mehr Bewegung bzw. Muskelarbeit. Sonst lautet die Forderung: Sich knapp ernähren! Fett soll nur in geringen Mengen verwendet werden. Über die Eiweißaufnahme gehen die Meinungen auseinander. Nach Auffassung der AAM bedeutet jede Aufnahme von Fleischeiweiß eine zusätzliche Aufnahme von Harnsäure, denn Harnsäure steckt in jedem Tiermuskel. Das kränkste Haustier ist das Schwein, weil es nur liegt und sich kaum bewegen kann. Infolgedessen ist das Schweinefleisch besonders harnsäureüberladen. Auch ein Zuviel an lacto-vegetabilem Eiweiß kann die gleichen Krankheiten verursachen, die der Allesverzehrer hat. Hier ist besonders eine zu hohe Aufnahme von Milch und Milchprodukten gefährlich. Das früher geübte Meiden von Kohlehydraten aus den Getreidearten - Entfernung von Stärke - ist einer modernen Auffassung gewichen. Man gibt Stärke in Form von Brot in genauer Dosierung. Der Zucker muß ganz ausscheiden, weil dadurch direkt große Mengen Zucker ins Blut übergehen, die starke Insulingaben erforderlich machen. Dagegen wird die Stärke erst im Verdauungstrakt in Zukker umgewandelt, so daß sich die Zuckerabgabe über einen größeren Zeitraum verteilt und eine laufende Belieferung vom Darm her erfolgt. Die gefährliche *stoßweise* Abgabe fällt damit aus.

Das wichtigste Problem in der Ernährung des Zuckerkranken ist die Rohkost. Kohlehydrate in Form von Rohkost schließen die Kleisternahrung aus bzw. reduzieren sie. Die Erfahrung mit Zuckerkranken, die auf reiner Rohkost-Basis ernährt werden, sind leider gering. Man steht der vollen Rohkost in medizinischen Kreisen immer noch ablehnend gegenüber, obwohl sie die natürliche Kost des Menschen ist. Die erheblichen Mengen an Vitaminen, die mit der Rohkost aufgenommen werden, sind schon für sich ein Plusfaktor. Abgesehen davon wird bei der Ausschaltung der Kleisternahrung jede bestehende Verstopfung beseitigt. *Siehe: „Das gelöste Problem der Verstopfung".*
Ich kenne die Rezepte von Dr. Anemüller und habe auch seine Kost probiert. Sie ist sauer angerichtet und daher nicht geeignet eine Dauerheilung bzw. eine wesentliche Besserung herbeizuführen. Die übrige Literatur kennt das Säureproblem ebenfalls nicht. Man findet nirgends Hinweise auf die Schädlichkeit der Säuren. Empfehlenswertes Werk: *Prof. Dr. Mellinghoff, „Wegweiser für Zuckerkranke".* (Aber keinerlei Erwähnung des Säureproblems.)

Das Salzproblem - ein Nierenproblem

Über das Kochsalz ist in reformerischen Kreisen schon viel geschrieben und gesprochen worden. Es ist in den Augen der meisten Reformer zum „Reformerschreck" geworden. Darum möchte ich hier ein klares Bild über das Kochsalz, seine Eigenschaften und seine ernährungsphysiologische Bedeutung geben.

In der Chemie gibt es unter den Elementen Verwandtschaften, genauso wie bei Menschen und Tieren. So hat das Chlornatrium oder Natriumchlorid - wie das Kochsalz chemisch genannt wird - zahlreiche Brüder, Schwestern, Vettern und Basen, die mit ihm gewisse Eigenschaften gemeinsam haben und doch immer wieder etwas verschieden sind. *Siehe: "Die chemischen Grundlagen der AAM"*. Jede chemische Verbindung besteht aus Elementen. Das Kochsalz ist eine Verbindung des Metalls Natrium mit dem Gas Chlor. Das Natrium bildet mit dem Metall Kalium und einigen anderen Metallen , Lithium, Rubidium, Cäsium, die wichtige Gruppe der Alkali-Metalle. Die nächsten Verwandten sind die sogenannten Erdalkalien, deren wichtigste Kalzium und Magnesium und weiter Beryllium, Strontium, Barium und Radium sind. Das Element Chlor hat ebenfalls nahe Verwandte, die in der Gruppe der Halogene (= Salzbildner) zusammengefaßt sind. Zu ihnen gehören: Fluor, Brom und Jod. Diese Halogene bilden mit allen genannten Alkalimetallen Salze, so daß eine große Menge von Salzbildungen möglich ist, die teils seltener, teils häufiger vorkommen.

Wenn aus dieser großen Gruppe von Salzen gerade das Kochsalz in den Ruf gelangt ist, schuld an zahlreichen Krankheiten zu sein, so erscheint dies zunächst unerklärlich. Man kann dem Kochsalz nur nachsagen, daß es am häufigsten vorkommt und am bekanntesten ist und daher den Sündenbock abgeben muß.

Die Salze der Halogene sind gut in Wasser löslich und kommen alle im Meerwasser vor. Da es im langen Lauf der Entwicklung unseres Erdballs einmal eine Zeit gab, in der alles Land vom Meer bedeckt war, so sind alle heutigen Salzvorkommen auf dem Lande, auf und unter der Erde, Salzablagerungen des Meeres. Dort, wo die Flüsse das Salz wieder auflösen und den Binnenseen zuführen, entstehen aufs neue Salzvorkommen. Das Meerwasser enthält nach den bekannten Analysen 32 verschiedene Salze in größeren oder kleineren prozentualen Mengen. Die Bitterkeit des Meerwassers rührt vom vorhandenen Magnesiumchlorid her, das die Eigen-

schaft hat, hygroskopisch (= wasseranziehend) zu sein. Infolge dieser Beimischung zieht jedes Salz bei feuchter Aufbewahrung Wasser an und wird klumpig.
Wir nehmen durch das Salzen der Speisen mit unserer Nahrung Kochsalz auf. Den Namen hat es bekommen, weil man es allgemein zum Kochen verwendet. Teilweise dient das Kochsalz auch zur Verhütung von Fäulnis: Pökelfleisch, Salzhering, Sauerkraut.
Die Meinungen darüber, welche Mengen Kochsalz der Mensch pro Tag benötigt bzw. ohne Schaden vertragen kann, gehen weit auseinander. Der Spielraum ist bei einem gesunden Menschen tatsächlich auch ziemlich weit gesteckt. *Prof. Dr. Heupke* nennt in seinem Werk: „Was enthalten unsere Nahrungsmittel" eine maximale Menge von 15 g pro Tag. Demgegenüber stehen die Anti-Salz-Fanatiker, die sozusagen überhaupt kein Salz gestatten außer den geringen Mengen, die natürliche Nahrung enthält. Dabei ist gerade der Vegetarier genötigt, eine größere Menge Salz aufzunehmen als der Allesverzehrer wegen seiner höheren Aufnahme an Kalisalzen. Man sollte aber anstelle des Kochsalzes Meersalz verwenden, weil es in seiner Zusammensetzung dem Blut am meisten entspricht.
Welches ist nun die ernährungsphysiologische Bedeutung des Kochsalzes? Im Abschnitt *„Säure- und Basenbildung im Verdauungstrakt"* ist erläutert, wie das Kochsalz im Verdauungstrakt in die beiden Elemente zerlegt wird und wie die daraus gewonnenen Verbindungen an verschiedenen Stellen des Verdauungstraktes in sinnvoller Weise zum Einsatz gelangen. Ohne eine ausreichende Menge von Chlornatrium ist keine ordnungsgemäße Verdauung möglich. Man hat in früheren Zeiten, als es noch die Tortur gab, Menschen gefoltert, indem man ihnen bei der sogenannten Salztortur reichlich zu essen gab, aber völlig ohne Salz, bis die Opfer in einen Wahnsinnszustand gerieten. Heute foltern Sich manche Menschen freiwillig mit einer solchen Salztortur.
Das Salz übt im Körper noch weitere wichtige Funktionen aus und stellt einen sehr wichtigen Faktor im Blutserum dar. Bekanntlich wird in den Nieren das Blutserum über die Filterkörperchen der Nieren unter Zurückhaltung der Blutkörperchen laufend ausgeschieden. Hiermit verläßt der größte Teil der im Serum gelösten Salze den Körper. Die Rückresorption von Natrium, Chlor, Kalium usw. in der Henle'schen Schleife spielt dabei eine gewisse Rolle. Wenn durch zu hohe Salzaufnahme der Salzgehalt des Blutes über das zulässige Maß ansteigt, bekommen wir im Zuge der schon oft erörterten „Automation" Durst. Wir löschen ihn durch eine erhöhte Zufuhr von Flüssigkeit, worauf das Salz zusammen mit der Flüssigkeit wieder von den Nieren ausgeschieden wird. Man be-

kommt nicht nur Durst, wenn man zuviel Natriumchlorid (= Kochsalz) aufnimmt, sondern auch, wenn man von irgendeinem anderen Salz zuviel aufnimmt. Bei der Reifung der Käse bildet sich aus dem zerfallenen Eiweiß und der Milchsäure ein Salz, das *milchsaure Ammoniak*. Es schmeckt scharf wie das Kochsalz, hat mit ihm gar nichts gemein und ruft doch die gleiche Wirkung hervor *Durst!* Das Ist die natürliche Erklärung dafür, warum man nach altem, ausgereiftem Käse Durst bekommt. Manchmal erzeugt man sich bewußt den Durst, wenn man Dinge wie Salzbrezeln oder gesalzene Erdnüsse ißt. Durst ist nicht schädlich, zumal der gesunde Mensch ihn auf einfache Weise wieder beheben kann. Wesentlich ist allerdings, daß die Nieren ihre Filtrationsfähigkeit auf Lebenszeit behalten.

Dies ist der Kernpunkt des ganzen Salzproblems!

Das Blut wird über die Arterien in die Nieren zur Filterung geleitet und verläßt diese wieder über die Venen. Dabei ist der Anteil an Blutflüssigkeit des Blutes geringer geworden, weil ein Teil des Blutserums bei der Filterung ausgeschieden worden ist und als Urin den Körper über den Harnleiter und die Blase verlassen hat. Wenn aber die Filterorgane der Nieren verstopft sind, fließt das Blut in die Nieren hinein und wieder heraus, ohne daß eine hinreichende Filterung stattgefunden hat. Die Blutflüssigkeit bleibt bei Filterunfähigkeit der Nieren zu hoch und damit auch der Gehalt an allen Salzen, die im Serum des Blutes enthalten sind. Dies betrifft nicht nur das Kochsalz. Dadurch ergibt sich ein Flüssigkeitsrückstau im gesamten Organismus, der sich über alle Blutgefäße bis zum Herzen und bis zu den letzten Zellen auswirkt.

Man sieht es Menschen, die filterunfähige Nieren haben, bereits im Gesicht an. Die Beschwerden sind mannigfacher Art, erklären sich aber alle aus der mangelnden Filterfähigkeit der Nieren.

Wie aber kommt es zum Verlust der Filterfähigkeit der Nieren? Das ist tatsächlich des Pudels Kern! Im vorigen Abschnitt ist erklärt worden, wie Nierensteine entstehen. Nierensteine sind, wie beschrieben, Zusammenballungen von schwer löslichen Salzen. Wenn diese sich nicht zu einem Stein zusammenballen, sondern einen feinen Bodensatz bilden, der die Filterorgane zusetzt, so ist die allgemeine Gesundheitslage schlechter als beim Vorhandensein eines Steins. Man bedenke, daß die Filterorgane so feinmaschig sind, daß sowieso kein Blutkörperchen mit dem Serum hindurchtreten kann. Dazu interessiert, daß ca. 5 Millionen rote Blutkörperchen in einem Kubikmillimeter Blut sind.

Der Filterungsvorgang sei hier noch an einem Beispiel erläutert: Wenn wir die Nieren mit einem Kaffeesieb vergleichen, so wird klar, daß ein einzelner

Stein, der auf dem Kaffeesieb liegt, die Durchlässigkeit des Siebes wenig behindert. Lagert sich aber eine größere Menge Satz auf dem Sieb ab, so läßt das Sieb je nach Menge wenig oder fast gar nichts mehr durch. Leider lassen sich die Filterorgane mit ihrer mikroskopisch kleinen Struktur nicht herausnehmen, reinigen und wieder einsetzen. Wir müssen vielmehr dafür Sorge tragen, daß sie zeitlebens durchlässig bleiben und sich nicht zusetzen. Wie ist dieses Ziel zu erreichen?

Auf die gleiche Weise, wie sich die Nierensteine durch die im vorherigen Abschnitt erläuterte „chemische Ausfällung" bilden, entsteht auch der Bodensatz in den Filterorganen und verschließt sie, wenn wir einer „sauren" Ernährung frönen. An anderer Stelle ist die Ablagerung der Harnsäure in anderen Körperteilen geschildert. Dieser Vorgang tritt als Rheuma in Erscheinung, denn die Harnsäure kann ihren Weg aus dem Körper nicht finden und wird deponiert, wenn die Nieren verstopft sind. Diese Tatsache müssen alle Rheumakranken beachten.

Das Kochsalz wird jedenfalls zu Unrecht zum Sündenbock gemacht. Die acide Ernährung macht die Nieren gebrauchsunfähig! Und gerade in dieser Beziehung sündigen die aciden Reformer durch die Aufnahme von Säuren meist mehr als die Allesverzehrer. Die vegetarische Ernährung bringt eine erheblich größere Aufnahme von Kalium in Form der in den Landpflanzen vorhandenen Kalisalze mit sich.

Zwischen dem Kaliumbedarf und dem Natriumbedarf des Organismus besteht ein ganz bestimmtes prozentuales Verhältnis. Steigt die Aufnahme von Kalisalzen, so muß auch die Aufnahme von Kochsalz steigen, um das prozentuale Verhältnis wieder herzustellen. Dies erklärt, warum die Pflanzenfresser unter den Tieren, die in freier Wildbahn leben, ein so großes Verlangen nach zusätzlicher Kochsalzaufnahme haben. Rehe wandern meilenweit, wenn sie wissen, daß ein Forstmann ihnen einen Salzleckstein in die Futterkrippe gelegt hat. Der gesunde Mensch mit intakten Nieren braucht sich keine Sorgen über die Aufnahme von Kochsalz zu machen, vorausgesetzt er übertreibt die Salzaufnahme nicht. Fleischesser müssen besondere Vorsicht walten lassen.

Der nierenkranke Mensch hat die Möglichkeit Salze auszuscheiden zum großen Teil verloren. Er darf sich nicht mit Salzen irgendwelcher Art belasten. Nur im Laufe langer Zeit läßt sich die Filtrationsfähigkeit der Nieren wieder herstellen, und zwar von der *basischen* Seite her. Daher auch die Berühmtheit derjenigen Badeorte, die basische Heilquellen besitzen, also der Nierenkurorte.

Einen schwachen Ausweg hat der nierengeschädigte Mensch noch, indem er das zweite Ausscheidungsorgan des Körpers zur Hilfe heranzieht: das *Porensystem*. Dieses funktioniert am besten

1. bei heißem Wetter und

2. bei körperlicher Bewegung.

Aber nierengeschädigte Menschen sind meist nicht beweglich und energiegeladen genug, um das Porensystem stärker in Tätigkeit zu setzen.

Das Fazit lautet: „Du bist so jung, wie Deine Nieren sind!"

Die Prostata-Hypertrophie = Wucherung der Vorsteherdrüse

Wenn man sich umhört, wie viele Männer im vorgerückten Alter bereits eine Operation der Prostata hinter sich haben, so ist man erstaunt. *Dr. Feldweg* behauptet in seinem Buch „Die Prostata-Leiden", daß die Prostata-Hypertrophie bei jedem Mann im Alter aufträte - also unvermeidlich sei. In früheren Zeiten, selbst noch um die Jahrhundertwende, hörte man wenig über dieses Leiden. Zu dieser Zeit gab es noch keinen Wohlstand der Ernährung, und jeder Mensch mußte täglich seine Gehwerkzeuge benützen statt zu fahren. *Zahlreiche Erkrankungen des Alters, wie z. B. die Prostata-Hypertrophie, gehen auf Eiweißüberernährung zurück.*

Anatomie und Physiologie der Prostata

Die Prostata gehört zu den Drüsen. Sie sondert ein alkalisches Sekret ab, welches die in den Hoden erzeugten Samen bei Ejakulation herauswirft. Die Samenflüssigkeit allein würde nicht genügen, um eine Ejakulation zustande zu bringen. Dieses Sekret neutralisiert das saure Scheidenmilieu des weiblichen Organismus zur Vitalerhaltung der Spermien (Samen). Man weiß, daß zwischen den Samen der Hoden und dem übrigen Körper wichtige Wechselbeziehungen bestehen. Sie werden bei der Kastration deutlich sichtbar. Selbst Feldweg spricht von der „Vergreisung" nach der Prostata-Operation, wenngleich der Begriff „Vergreisung" nicht genauer definiert wird. Darum ist es notwendig, die Prostata so lange wie möglich in guter Funktion zu erhalten und nicht darauf zu hoffen, sich durch eine Operation von einem lästigen Übel zu befreien. Zwischen genereller Leistungsfähigkeit und sexueller Potenz bestehen enge Wechselbeziehungen, und man kann nicht erwarten, daß die generelle Potenz nach einer Operation die gleiche bleibt. Sie sinkt ab, und dieser Zustand allein ist der Beginn der Vergreisung.

Zur Pathologie der Prostata-Hypertrophie

Wenn die Prostata wuchert, preßt sie die Harnröhre ab, und die Entleerung der Blase geht zunächst nicht mehr so vonstatten wie vor der Vergrößerung. Die Muskulatur der Blase muß einen größeren Druck erzeugen, um den Harn herauszupressen. Ist die Muskulatur nicht stark genug, um die Blase restlos zu entleeren, so verbleibt der sogenannte „Restharn" darin. Er bewirkt wiederum, daß die Blase sehr bald gefüllt ist und neuer Harndrang entsteht, der sich beim Betroffenen besonders während der Nacht schlafstörend bemerkbar macht. Nach amerikanischen medizinischen Werken soll sich der Restharn sogar in beträchtlichen Mengen anhäufen, so daß die Nieren in Mitleidenschaft gezogen werden und die Urämie (= Harnstoffvergiftung) eintritt.

Die operative Beseitigung der Prostata

Die Entleerung einer überfüllten Blase mit einem dünnen Metallrohr (= Katheter) bringt zwar eine schnelle Erleichterung für kurze Zeit. Auch das heiße Bad ist ein Mittel, den Harnfluß wieder in Gang zu bringen. Dies ist einleuchtend, da bei Wärme eine Weitung aller Organe stattfindet. In neuerer Zeit entwickelte man verschiedene Methoden der Operation, weil die früheren chirurgischen Eingriffe immer mit erheblichen Blutverlusten einhergingen und die Todesquote nach solchen Operationen hoch war. Die von Feldweg als die beste Methode beschriebene Operation besteht darin, daß die Prostata, die die Größe einer Kastanie hat, herausgequetscht wird, nachdem man eine Öffnung in die Bauchwand gemacht hat. Am besten und einfachsten ist es so zu leben, daß die Wucherung der Prostata gar nicht eintritt.

Die Prostata-Hypertrophie ist nicht zu verwechseln mit dem Prostata-Krebs, der ebenfalls zum Verschluß der Harnröhre führt.

Zu den Wohlstandserkrankungen der Eiweißüberernährung gehören zahlreiche Krankheiten: übergroßes Wachstum, Leukämie, Rheuma, Gicht, und im Alter die Prostata-Hypertrophie.

DIE LÖSUNG DES KREBSPROBLEMS

„Eure Nahrungsmittel sollen Heilmittel sein und eure Heilmittel sollen Nahrungsmittel sein."
Hippokrates

Der Krebs figuriert an zweiter Stelle der Todesursachen, gleich nach den Unfällen. Es folgen Herz- und Hirnschlag, die eigentlich keine spezifischen Krankheiten sind, sondern nur Endstadien der Arteriosklerose (Schlagaderverhärtung oder Arterienentkalkung).

Krebs wird heute als die mysteriöseste Krankheit und als die schrecklichste Geisel der Menschheit bezeichnet. Wenn das Endstadium des Krebses nicht eine Zeit qualvollsten Leidens wäre, würde man nicht anders darüber reden als vom sofort tödlichen Herz- oder Hirnschlag. Ich werde in diesem Abschnitt darlegen, daß derjenige, der sich in die Gesetzmäßigkeit der Natur einordnet, von dieser Krankheit genau so wenig zu befürchten hat wie von all den anderen Krankheiten.

Im Laufe der Jahre konnte ich viele Fälle von Krebserkrankungen aus nächster Nähe beobachten. Darum weiß ich, daß mit den heute üblichen Behandlungsmethoden weder eine Heilung noch ein Hinausschieben des Endes über einen wirklich längeren Zeitraum hinaus erzielt werden kann. Aus diesem Grund klammern sich auch die Krebskranken in ihren Hoffnungen immer wieder an ein neues Medikament, das ihnen die Rettung bringen soll, ohne daß sie ihre bisherige falsche Lebens- und Ernährungsweise aufgeben. Dazu muß ich den Krebskranken sagen, daß auch in 1000 Jahren nicht irgendein Medikament gefunden werden kann, welches den Krebs heilt, ohne daß die falsche Lebens- und Ernährungsweise geändert werden muß. Wer so etwas glaubt, dem möchte ich zurufen: Laßt alle Hoffnung fahren!

VERLAUF DER KREBSKRANKHEIT

Wenn man wissenschaftliche Werke aus der Zeit um 1900 mit solchen von 1975 vergleicht, stellt man sofort fest, daß die Krebsforschung in diesen 75 Jahren überhaupt keine Fortschritte gemacht, aber Milliardenbeträge verschwendet hat.

Die Krebskrankheit entsteht nicht mit der Bildung einer Geschwulst in irgendeinem Körperteil, einem Tumor, der deutlich in Erscheinung tritt, *sondern die Krebskrankheit beginnt bereits mit der Bildung der ersten Krebszelle*. Man bezeichnet diesen Entstehungszustand als das Stadium der Präcancerose, in welchem aber mit den zur Verfügung stehenden diagnostischen Hilfsmitteln der Krebs noch nicht feststellbar ist.

Die so oft empfohlene Frühdiagnose ist

eigentlich schon eine verspätete Aktion. Die Krebszelle unterscheidet sich von der normalen Zelle durch ihre Struktur, und nur mittels der mikroskopischen Untersuchung von Gewebematerial ist die Möglichkeit gegeben, den vorhandenen Krebs festzustellen. Es nützt also nicht viel, wenn jemand, der an Krebsfurcht leidet, seinen Körper dauernd abtastet, um irgendwo eventuell eine noch so kleine Geschwulst zu entdecken. Diese Geschwülste sind sowieso während der Entwicklung in den inneren Organen einer solchen tastenden Feststellung entzogen. Leukämie - Blutkrebs - ist ebenso auf diese Weise nicht feststellbar. Eine *wirkliche Krebsprophylaxe* müßte daher dahin zielen, *die Bildung der allerersten Krebszellen im Körper zu verhüten*, bzw. solche zuerst als Einzelzellen im Körper gebildeten Krebszellen durch die Abwehrkräfte des Organismus zur Rückbildung zu bringen. Wenn man vom vorher genannten Gesichtspunkt aus den Beginn der Krebserkrankung betrachtet, so ist ohne weiteres klar, daß die Zahl der Krebskranken unter uns viel höher ist als aufgrund der Behandlungen bekannt ist. Viele Menschen sind seit langem an Krebs latent erkrankt, ohne es zu wissen, und viele sterben vorher an irgendeiner anderen Krankheit, ehe der Krebs bei ihnen akut wird. Darum ist die Zahl der Krebskranken zu allen Zeiten viel höher, als durch die festgestellte Todesursache *„Krebs"* ausgewiesen wird. Das Streben der Krebsforschung müßte darauf gerichtet sein, festzustellen, durch welche *Ursachen* die Bildung der ersten Krebszellen bedingt ist. Leider beschreitet man auch beim Krebs, wie oft bei anderen Krankheiten, bis heute den falschen Weg.

Die Klassifizierung der verschiedenen Krebsformen ist schwierig. In Laienkreisen sind gemeinhin nur die Ausdrücke Myom (= Muskelfasergeschwulst) und Sarkom (= Fleischgeschwulst) bekannt. Beide Wörter sind dem Griechischen entnommen. Nach allgemeinem Sprachgebrauch bezeichnet man das Myom als gutartig, das Sarkom als bösartig. Dort, wo zwischen gesundem und Krebsgewebe keine scharfe Grenze besteht, wird vom Karzinom oder Sarkom gesprochen.

In dem herangezogenen Werk heißt es weiter: Eine Krebsgeschwulst ist eine zelluläre Geschwulst, die dadurch charakterisiert ist, daß ein vorhandenes Karzinom vom Epithel (= Zellschicht) aus schrankenlos zu wuchern beginnt und zerstörend in benachbarte Gewebe einbricht. Diese Wucherung bedingt das rasche Wachstum der Karzinome, welche sich außerdem noch durch ihre Neigung zu geschwürigem Zerfall, durch frühzeitige Bildung von Metastasen und durch örtliche Rezidive (Wiederauftreten) nach operativer Entfernung auszeichnen. Anfangs bildet der Krebs eine knotige Verhärtung, und auch bei weiterem Wachstum kann er diesen Charakter bewahren. Liegt er aber nahe an einer Oberfläche, so verfällt er leicht der Verschwärmung. Es bildet sich ein Krebsgeschwür. Ein solches Ge-

schwür bietet in der Regel eine schnell wuchernde, meist übelriechende und stark absondernde Oberfläche dar.
Unter den Symptomen, welche der Krebs ferner hervorruft, ist ein reißender, schießender, brennender, plötzlich auftretender und dann wieder nachlassender Schmerz, der meist durch den Druck auf die Umgebung veranlaßt wird, hervorzuheben. Es gibt Fälle, die schmerzlos verlaufen. Während der Entwicklung schwellen die benachbarten Lymphdrüsen an. Das anfänglich ungestörte Wohlbefinden schwindet allmählich. Der Kranke verliert den Appetit. Blutarmut (Anämie) ist anzutreffen. Die Haut wird bleich und bekommt eine eigentümliche erdfahle Färbung. Die Krebsgeschwulst zerfällt geschwürig, und unter allgemeiner Erschöpfung - Krebskachexie - tritt endlich der Tod ein. Zuweilen entstehen auch durch den geschwürigen Gewebezerfall, bei dem größere Blutgefäße angefressen werden, heftige Blutungen, die den Tod herbeiführen. Eine wesentliche Eigenschaft des Krebses ist, daß er in Organen oder Körpergegenden, die von dem vom Krebs ergriffenen Gebiet entfernt liegen, z.B. im Magen oder in der Leber, in der Lunge, in dem Knochenmark, als sogenannter sekundärer Krebs oder Krebsmetastase auftritt.

Indirekte Ursachen: Die Falschernährung

Wenn wir feststellen wollen, welches Prinzip auch heute noch die richtige Ernährung ist, müssen wir prüfen, wovon sieh unsere Vorfahren fernster Zeiten ernährt haben, und dies unter dem Begriff Urnahrung zusammenfassen. Frau Dr. Nolfi nannte es sinngemäß „lebendige Nahrung". Zur Urnahrung kann gerechnet werden, was dem Menschen zu jener Zeit zur Verfügung stand, als er sich noch im Zuge seiner geistigen Aufwärtsentwicklung befand. Das sind in erster Linie *die Samen, die Hülsenfrüchte und die Nüsse*. Wurzelwerk, Blattwerk und die Früchte sind Beikost gewesen, soweit es sie als Vorfahren unserer Kulturfrüchte überhaupt gab. Eine Sonderstellung nimmt die Milch (Frischmilch) ein, die sowohl den Raubtieren als auch den Friedtieren, kurz allen Säugetieren und damit auch dem Menschen zur Nahrung dienen kann. Auch das rohe Ei (Freilandei) kann zur Urnahrung gerechnet werden, weil es dem Menschen der Urzeit möglich war, sich solche Eier verhältnismäßig einfach, wenn auch in geringen Mengen, zu verschaffen. Es ist mithin klar, daß viele Produkte, die heute ein feststehender Bestandteil unserer Zivilisationskost sind, nicht zur Urnahrung gehören.

Direkte Ursachen: Krankhafte Säureerzeugung

Wenn man zu einer Lösung des Krebsproblems gelangen will, ist die Frage zu stellen, welche Umstände den Organismus überhaupt dazu veranlassen, die erste Krebszelle zu bilden. Zunächst soll ein klares Bild von den verschiedenen Funktionen der Krebszelle und der normalen Zelle gegeben werden. Zwei Vorgänge sind dabei zu betrachten:

1. Der Vorgang der Oxydation = Verbrennung in der normalen Zelle.
2. Der Vorgang der Gärung in der abartigen Krebszelle.

Die normalen Körperzellen oxydieren (= verbrennen) Zucker zu Kohlendioxyd; die Krebszellen vergären Zucker zu Milchsäure. Dieser Vorgang der Gärung in den Krebszellen wurde bereits 1923 entdeckt. Er ist sehr kompliziert, denn er führt über eine ganze Reihe von Zwischenphasen. *Die Tatsache der Milchsäureerzeugung der Krebszelle ist von weittragender Bedeutung, da sie den Ausgangspunkt zur Lösung des Problems darstellt.*

Wenn die Krebszelle eine Zelle ist, die nichts verbrennt, sondern im Wege der Gärung Säure erzeugt, so liegt der Schluß nahe, daß diese Zelle gewissermaßen dem Zustand des Körpers angepaßt ist, der sich bereits im sauren Milieu befindet. Die Krebszelle stellt also wie viele andere Erscheinungen im Körper eine Art Notlösung des Organismus in einem Zustand dar, der sich von der normalen Gesundheit schon so weit entfernt hat, daß die normale Zelle nicht mehr die ihrem Wesen entsprechenden richtigen Lebensbedingungen vorfindet. Dieser Zustand, der hier unter dem Namen „saures Milieu" gekennzeichnet werden soll, ist die Voraussetzung für die Bildung von Krebszellen überhaupt.

Wenn die Forschung allgemein der Ansicht ist, daß die Krebszelle Säure erzeugt und in den übrigen Teil des Organismus schickt, so fehlt in der logischen Gedankenkette gewissermaßen die Anfangs- bzw. Vorstufe, die vorstehend so gekennzeichnet wurde, daß das saure Milieu erst die Bildung der Krebszelle ermöglicht. Mit anderen Worten: *Krebszellen entstehen und gedeihen nur im sauren Milieu!*

Die Säureerzeugung steigert sich ständig in Wechselwirkung zwischen Säureerzeugung im Körper und Säureerzeugung in der Krebszelle, so daß es im Endeffekt zu einer Riesenbelastung mit Säure im Organismus kommt. Die Säure des Organismus geht zur Krebszelle, die Krebszelle wirft noch mehr Säure in den Organismus zurück, und so wiederholt sich das Wechselspiel. Die normale Körperzelle wird infolge des sich ständig steigernden sauren Milieus immer lebensunfähiger. Die Krebszelle wuchert immer mehr, bis schließlich der gesamte Organismus zusammenbricht. *Das ist das Geheimnis der Verkrebsung des gesamten Körpers.* Der Tumor selbst, als Anhäufung von Krebszellen zu einer kompakten Masse an einer bestimmten, schwächsten Stelle des Körpers, ist für die Bildung von Krebszellen in anderen Teilen des Körpers von untergeordneter Bedeutung. Es ist darum ein naiver Standpunkt, zu glauben, daß durch die operative Entfernung des Tumors etwas geschehen kann, was die Bildung neuer Krebszellen verhindert oder hinauszögert. Das gleiche gilt auch

für die Strahlenbehandlung.
Mit der vorstehenden Darstellung der Vorgänge des Krebsgeschehens ist praktisch der Weg gewiesen, der allein aus dem Krebsdilemma herausführen kann.

Vorbeugung - Heilung

Wie ist die gestörte Zellatmung wieder herzustellen oder besser noch, was ist zu tun, daß der Zustand der normalen Zellatmung erhalten bleibt?
Der Mensch, der sich durch Falschernährung zunächst das saure Milieu und die schwerste aller Säurekrankheiten, den Krebs, zugezogen hat, *kann nur den einzig möglichen Weg gehen: Er muß zur säurefreien Rohkost zurückkehren*. Zwar läßt unsere Methode für den gesunden Menschen eine sogenannte Toleranzgrenze bestehen, aber für den krebskranken Menschen müssen diese Toleranzen gestrichen werden. Die heute übliche Zivilisationskost des Allesverzehrers ist zu 100 % darauf eingestellt, den Zustand des sauren Milieus zu schaffen. Sicher hat die Entdeckung der Vitamine einiges gebessert. Aber wenn wir uns Kochbücher ansehen, Kochrezepte in der Tagespresse lesen und in den Massenmedien hören, kommen wir zu der Überzeugung, daß der Fortschritt noch sehr gering ist. Noch wird alles gekocht, gebraten, gebacken, eingemacht, eingesäuert. Die Vitamine gehen auf diese Weise verloren, und außerdem finden bei der Erhitzung Umsetzungen zwischen den *Mineralien* statt, die diese zum Teil unlöslich werden lassen, und damit werden sie *aufnahmeunfähig*.

„An der Wiege der Menschheit haben weder die Sauermilchtöpfe noch die Kochtöpfe gestanden!“

„Niemand kann erwarten, frei von Krankheiten durchs Leben zu gehen, wenn er nach dem Zivilisationskostsystem lebt. Er bereitet sich sein Leben lang auf den Krebs vor“ (Prof. Kollath)

Wie heilt man Rheuma?

Entstehung - Heilung - Verhütung

Der rheumatische Schmerz entsteht dadurch, daß ein Harnsäurekristall auf einen der unzählig vielen Nerven des sensiblen Nervensystems, von dem unser ganzer Körper durchzogen ist, drückt. Das sensible Nervensystem leitet alle Empfindungen, angenehme und unangenehme, von der Entstehungsstelle des Reizes zum Wahrnehmungszentrum im Gehirn. Von dort wird uns die Empfindung als Schmerz oder ein angenehmes Gefühl bewußt. Schmerzen soll man nicht durch Betäubungsmittel temporär beseitigen, sondern die Ursache behandeln, damit der Schmerz aufhört.

Wie vollzieht sich die Ablagerung von Harnsäurekristallen? Harnsäure ist das Zerfallsprodukt des Eiweißes, sowohl des körpereigenen als auch des mit der Nahrung zugeführten. Bei der Tätigkeit der Muskulatur zerfallen laufend Muskelzellen, und die dabei anfallende Harnsäure muß über die Blutbahn den Ausscheidungsorganen, den *Nieren* und dem *Porensystem*, zugeführt werden. Das Porensystem ist nur unter bestimmten Bedingungen in voller Funktion, nämlich dann, wenn sich bei starker Bewegung und großer Hitze der Körper erhitzt und über die Poren Wärme und Schweiß ausscheidet. Bei Hitze öffnen sich die Poren weit, bei Kälte schließen sie sich. Bei hoher relativer Luftfeuchtigkeit nimmt die Luft wenig Feuchtigkeit aus den Poren auf.

Die Nieren arbeiten als Filterstation kontinuierlich und filtern das Blut, wobei die Harnsäure mit dem Harn ausgeschieden wird. Es ist wesentlich zu wissen, daß die Nieren nur ganz bestimmte Mengen Harnsäure pro Tag und Stunde ausscheiden können. Ist die Eiweißaufnahme mit der Nahrung zu hoch oder ist ein Eiterherd im Körper, von welchem viel Eiweiß zerfällt, können die Nieren die anfallende Harnsäure nicht entsprechend ausleiten, und es tritt ein Rückstau ein. Man spricht dann von einer Harnsäureüberladung des Körpers. Harnsäure und deren Salze sind schlecht wasserlöslich, und deswegen kann das Blut als wäßrige Flüssigkeit nicht jede Konzentration von Harnsäure mit sich führen. Ist die Körperflüssigkeit mit Harnsäure gesättigt, tritt die Ausfällung ein und aus gelöster Harnsäure werden feste Kristalle bzw. Kristalle der harnsauren Salze. Sobald Kristallisationen stattfinden, treten auch die Schmerzen durch den Druck der Kristalle auf die sensiblen Nerven auf. Es gibt nur ein harnsaures Salz, das wasserlöslich ist: das harnsaure Lithium. Das ist eine seit langem bekannte Tatsache, die zur Entwicklung von Lithiumpräparaten geführt hat. Hier sollen aber die natürlichen Methoden der Rheumabeseitigung gezeigt werden.

DIE ENTSTEHUNGSURSACHEN DES RHEUMAS

1. Durch zu hohe Aufnahme von Eiweiß mit der Nahrung. Nicht durch Fleisch allein kommt eine solche übermäßige Aufnahme zustande, sondern auch durch zu hohe Aufnahme von lacto-vegetabilem Eiweiß, durch zu viele Milchprodukte, Pilze, Hafer. Nüsse usw. *Siehe: „Die richtige Menge der Eiweißaufnahme“*
2. Durch Entstehung von Eiterherden im Körper. Sie können sich allerdings nur im übersäuerten Körper bilden. Diese Übersäuerung kann von außen her kommen durch reichliche Aufnahme von Säuren jeder Art. Sie kann aber auch im Körper selbst entstehen, z. B. durch saure Gärung des Darminhalts. .*Siehe: „Die saure Gärung des Darminhalts“ und „Infektionskrankheiten“*
3. Durch Ausfällung von Harnsäurekristallen als Folge der Aufnahme von Säuren mit der Nahrung. Durch die Ionisation fällt die stärkere Säure die schwächere die weniger lösbare aus, wenn zwei Säuren in einer Flüssigkeit zusammentreffen. Beispiel: wenn man Zitronensäure zu sich nimmt, fällt die Zitronensäure die Harnsäure aus, und es bilden sich Harnsäurekristalle.
4. Durch starke Abkühlung des Körpers oder bestimmter Körperteile. Bei Abkühlung ziehen sich die Blutgefäße zusammen, und das Blut fließt träger durch die kalten Teile des Körpers (Schultern, Hände, Füße). Die mitgeführte Harnsäure gelangt dabei zur Ausfällung. Es entsteht Rheuma.

Wo lagert der Körper ab?
In den Muskeln = Muskelrheuma
in den Gelenken = Gelenkrheuma
Die harmlosere Form ist das Muskelrheuma. In den Gelenken können viel größere Mengen Harnsäure gespeichert werden als in den Muskeln.

WIE BESEITIGT MAN RHEUMATISCHE ABLAGERUNGEN?

1. Durch sofortige Drosselung der Eiweißaufnahme auf ein Minimum.
2. Durch Ausschalten aller Säuren: saure Gartenfrüchte, Milchsäure in jeder Form, saures Brot, saure Speisen jeder Art, Konserven und Marmeladen, die mit Säuren haltbar gemacht wurden, auch Sauerkraut.
3. Durch Vermeidung der sauren Gärung des Darminhalts. Gärungsverhütend sind: kaltgeschlagenes Leinöl, Kohle, basische Wässer.
4. Durch täglichen Genuß von Gemüsebrühe. *Siehe: „Säurefreie Gerichte Morgentrank“*. Basische Heilwässer wie Bad Wildunger Heilquelle, Überkinger Adelheidquel-

le, Cannstatter Brunnen, Vilbeler Brunnen u. a. (Messung mit dem Indikatorpapier) dürfen wegen ihres zu hohen Natriumgehalts nur kurzfristig und individuell getrunken werden. Die meisten Heilwässer haben einen zu hohen Mineralgehalt und sind darum zur Entschlackung ungeeignet. Das Kalzium wird allerdings (nach Aussage kompetenter Pendler) resorbiert.

5. Durch örtliche Wärmeanwendung an den betroffenen Stellen (warmheiße Kompressen).
6. Durch Vermeidung des Aufenthalts in feuchter Luft wie Kellerräume, freie Natur nach Sonnenuntergang, kalte ungeheizte Zimmer, die bei Messung mit dem Hygrometer meist hohe relative Feuchtigkeit zeigen. Warme Zimmer aufsuchen!
7. Die lokale Überhitzung der betroffenen Stellen durch Reizung mit frischen Brennesseln ist eine Pferdekur, die nicht jedem gefällt. Hitzesalbe.
8. Vermeidung von kaltem Wasser beim Wäschespülen usw.
9. Ein wichtiger Punkt, der leicht übersehen wird: Leute mit einer Herzinsuffizienz bekommen das Rheuma nur dann weg, wenn das Herz durch Ruhe und richtige Ernährung funktionsstark gemacht wird. *Siehe: „Die Herzinsuffizienzen und ihre Folgekrankheiten“.*

Wenn man alle diese Punkte berücksichtigt, läßt das Rheuma schnell nach. Man muß aber die Maßnahmen durchführen, bis die letzten Schmerzen verschwunden sind. Nach meiner Behandlungsmethode - der einzig richtigen für Rheuma überhaupt - wurden in den letzten Jahrzehnten viele Rheumatiker für immer von ihrem Leiden befreit. Als Beispiel stehe der Brief eines Berchtesgadener Arztes vom 21. 3. 1961, der eine Patientin nur vier Wochen lang nach meinen Anweisungen versorgte:

„Sehr geehrter Herr Koch!

Ich gebe Ihnen hiermit folgenden Bericht: Die Patientin wurde heute von mir entlassen, und zwar mit einem sehr guten Erfolg, wie ich ihn eigentlich noch nicht erlebt habe. Frl. S., Angestellte in H, hatte schon drei vergebliche Kuren in Bad Salzuflen und Bad Bramstedt gemacht, natürlich mit üblicher Kost. Sie ist 41, 1,65 groß und wiegt 55 kg. Ihre deformierende Gelenkerkrankung spielte sich hauptsächlich an den Händen, aber auch an den Beinen und versteckt in mehreren Gelenken ab, was ich besonders bei den Yogaübungen beobachten konnte. Sie fastete, wie ich bereits schrieb, 9 Tage. Dann setzte ich sie auf säurefreie Rohkost. Früh bekam sie Kartoffelbrei mit Möhrensaft, mittags und abends nach Ihrer Vorschrift die entsprechende Rohkost, abends versuchsweise Vollkornbrot mit den Gewürzen nach Ihrer Vorschrift. Obst wurde entsprechend Ihrer Anweisung ganz weggelassen, auch jede Art von sau-

rer Milch sowie die getrockneten Südfrüchte.
Die anfänglichen Schmerzen und die Gehbehinderung gingen schnell zurück, sie hatte keinerlei Rückfall. Zur Unterstützung erhielt sie ansteigende Armbäder mit nachfolgenden Massagen und bewegte Bäder mit Extrakten von Farnkraut, Roßkastanien, fette Henne.
Sie ist heute sehr glücklich weggegangen, will die Kost daheim fortführen und im Herbst berichten. Auch ihr Blutbild hatte sich sehr gebessert, und vor allem war ihre schlechte Leberfunktion besser geworden.
Die Funktionsprobe zeigte einen Anstieg von 40 auf 55 Prozent, worüber ich mich am meisten gefreut habe, weil diese einen Einblick in das Körpergeschehen gibt. Die Patientin sah nach Beendigung der Kur glänzend aus, hatte eine wunderbare Hautfarbe im Gesicht und am Körper bekommen und war voll Lebensmut. Die Kasse, die anfangs nichts bezahlen wollte, hat ihr sogar zugesichert, einen großen Teil der Bäder und Massagen zu bezahlen. Also ein schöner Erfolg. Ich danke Ihnen nochmals für Ihr Interesse und Ihre Anweisungen. Ich wußte ja bereits ungefähr Bescheid, aber den letzten springenden Punkt und die Anweisungen haben Sie mir gegeben. Es ist erfreulich, wenn man so zusammenarbeitet.
Beste Grüße
Ihr Dr. Fritz Becker"

Ungünstige Fälle

a) Wenn jemand jahrelang Säuren zu sich genommen hat, sind die Filterkanälchen der Nieren verstopft. Diese Verstopfung ist ein großes Hindernis der Rheumabeseitigung. Solche Menschen müssen in ein heißes trockenes Klima versetzt werden, damit die Poren die Minderleistung der Nieren aus gleichen können.
b) Herzklappenfehler - ein sehr ungünstiger Fall, weil hier venöses und arterielles Blut durcheinandergeraten und dadurch der Blutkreislauf gestört ist. Die Fälle sind verhältnismäßig selten, aber sie kommen vor. Die Aussichten sind nicht günstig, weil die Klappenfehler kaum zu beseitigen sind.

Der weitaus größte Teil der Rheumafälle kommt jedoch von zu hoher Eiweißaufnahme und von den Säuren. Darauf ist zunächst stets das Augenmerk zu richten, wenngleich auch die anderen Punkte zu beachten sind. Hat man erst erkannt, welche Ursachen im individuellen Fall ausschlaggebend sind, ist es möglich, das Rheuma zu beseitigen. Die Rheumadecke beseitigt niemals die Ursache!
Millionen leiden an Rheuma nur weil sie nicht wissen, wodurch es entsteht. Wer allerdings seine Lebensgewohnheiten nicht ändern will, der darf sich nicht über die Schmerzen beklagen, die er sich selbst schafft.
Heilsam erweisen sich die basischen

Heilquellen mit einem pH-Wert über pH 7, insbesondere dann, wenn sie Kaliumhydrogenkarbonat - Kalium bicarbonicum - enthalten. Als beste Quellen sind bisher in Deutschland die Quelle von Baden-Baden und die Wildunger Helenenquelle gemeldet worden. Letztere und die Überkinger Adelheidquelle, die auch günstig beurteilt wird, sind in Flaschen abgefüllt im Handel erhältlich.

Gartenbesitzer leiden oft unter Rheuma, weil sie zu viel saure Gartenfrüchte essen. Solange man Rheuma hat, sollte man saure Früchte ganz meiden. Dagegen sollten stets basische Tees am Morgen vor dem Frühstück getrunken werden. Solche sind: Brennessel, Schafgarbe, Huflattich, Hauhechel, Geißfuß, Johanniskraut, Löwenzahn, Wermut, Salbei, Thymian, Zinnkraut. Noch besser wirkt die Gemüsebrühe, wenn man reichlich Sellerie-wurzel und Kartoffeln hineinschneidet.

ALTERSKNOCHENBRÜCHE ALS SÄUREKRANKHEIT

DAS PROBLEM DER OSTEOPOROSE

Jedermann weiß von Altersknochenbrüchen und ganz allgemein bekannt sind die „Schenkelhalsbrüche“, die den Menschen in früheren Zeiten vollkommen bettlägerig machten. Heute ermöglicht man dem Patienten durch die chirurgische Nagelung eine gewisse Gehfähigkeit. Die Medizin steht auf dem Standpunkt, daß das Brüchigwerden - besser gesagt, das Poröswerden - der Knochen eine Alterserscheinung ist. Die Wahrheit ist, daß sie die Folge einer jahrzehntelangen Falschernährung sind. Jeder Knochen kann durch Gewalteinwirkungen gebrochen werden. Aber diese Altersknochenbrüche treten schon bei einer sehr geringen Beanspruchung auf, die ein Knochen normalerweise ohne weiteres aushalten müßte. Wenn jemand beim Zumachen einer Tür mit dem Daumen etwas fest dagegen schlägt und einen Knochen bricht, oder wenn sich jemand auf den Bettrand setzt und dabei einen Schenkelknochen bricht, so ist das ein Beweis für eine Brüchigkeit der Knochen. Es gilt darum zu untersuchen, durch welche Vorgänge die Knochen so brüchig werden können, daß sie wie *„morsches Holz“* brechen.

Seit man mehr und mehr zu der Überzeugung gelangt, daß engste Zusammenhänge zwischen einer biologisch richtigen Ernährung und Gesundheit und einer falschen Ernährung und Krankheit bestehen, liegt der Gedanke nahe, daß auch die Altersknochenbrüche nur die Folge der Falschernährung sind.

Die Anatomie des Knochenbaus ist seit der Entwicklung der Mikroskope offenkundig. Die Physiologie der Knochen - der Ablauf der Funktionen - ist ebenfalls hinreichend bekannt. Die Stoffwechselvorgänge der Knochen werden uns genauso wie die der übrigen Organe des Körpers immer nur unvollkommen bekannt bleiben, weil sie selbst bei Vergrößerung wegen der Kleinheit der Atome bzw. Ionen nicht sichtbar gemacht werden können. Das Zusammentreten und Auseinandergehen der Ionen verschiedenster Art ist zudem ein so komplizierter Vorgang, daß er niemals dem Auge sichtbar gemacht werden kann. Die Thesen sind aber als richtig anzusehen, wenn sie mit dem tatsächlich beobachteten Geschehen, also mit der Erfahrung, übereinstimmen.

ZUR ANATOMIE DER KNOCHEN

Der Knochen ist kein harter, fester Gegenstand, sondern ein lebendes Gebilde, das dem Aufbau und dem Abbau unterliegt wie jedes andere Organ. Der Knochen wird über die Knochenhaut, die alle Knochen umgibt, laufend ernährt, und zwar dringen die Blutgefäße durch winzige Kanäle, genau wie die Nerven, in den Knochen ein. Die Ernährung des Knochenmarks im Inneren der Knochen erfolgt durch andere, größere Blutgefäße. Das Blut bringt auch hier Stoffe hin und trägt Stoffe fort. Dies gilt in gleicher Weise für die einzigen Knochen, die nicht vom Fleisch umgeben sind, für die Zähne. Solange ein Zahn lebt, ist er vom Blut durchflossen oder umgekehrt: solange ein Zahn vom Blut durchflossen wird, lebt er. Ein Zahn kann darum regenerieren, solange er lebt. Der Knochen ist seiner Substanz nach Träger von sehr vielen Elementen und daraus bestehenden Verbindungen. Man kann sich davon überzeugen, wenn man Knochen erhitzt bzw. verbrennt. Verbrennt man einen Knochen in großer Hitze, bleibt nur eine graue Masse übrig, die hauptsächlich aus phosphorsaurem Kalk besteht. Erhitzt man den Knochen nur geringfügig, wird er schwarz wie ein Stück Holzkohle. Das bedeutet, daß die organischen Substanzen zu blankem Kohlenstoff reduziert worden sind. So wird die Knochenkohle hergestellt, die aber noch mit dem phosphorsauren Kalk gemischt ist.

Der Knochenbau bedarf zu seinem Aufbau, wie bereits vielfach erwähnt, der laufenden Zufuhr von Kalzium und Phosphorsäure. Aus diesen Stoffen baut der Organismus an Ort und Stelle das Kalziumphosphat zusammen. Dieser Aufbau ist ein komplizierter Vorgang. Wenn der Körper infolge von Falschernährung an anderer Stelle dringend Kalzium benötigt, zieht er nach einem Abbauverfahren aus den Knochen wieder Kalzium ab. Dieser Abbau vollzieht sich bei den meisten Menschen, wenn sie sich acid ernähren, und außerdem bei schwangeren Frauen, wenn der Fötus stärkere Anforderungen an Kalziumphosphat an den Mutterleib stellt; Anforderungen, die infolge von Falschernährung aus der laufenden Nahrung nicht befriedigt werden können. In diesem Zusammenhang interessiert vor allem der laufende Abzug von Kalziumphosphat aus den Knochen bei allen Menschen, die sich falsch ernähren. Das Blut hat einen gleichbleibenden pH-Wert, der stets im basischen liegt und mit pH 7,33 angegeben wird. Er ist jedoch an den verschiedenen Stellen der Blutbahn verschieden. Der Pfortaderkreislauf, der das Blut, das aus den Darmzotten die Nährflüssigkeit aufgenommen hat, zur Leber weiterführt, hat bei acidem Gehalt der Nährflüssigkeit einen Bedarf an Basen, und diese Basen sind wiederum das Kalzium, das an anderer Stelle vom Blut aufgenommen und herangetragen wird. Darum erscheint im Blut bei acider Ernährung das Kalzium wieder, das vor langer Zeit beim Aufbau der Knochen abgelagert worden ist. Sicher holt das Blut nicht nur von den Knochen das Kalziumphosphat weg, sondern z. B. auch aus den Blutgefäßwandungen. *Siehe:*

„Krampfadern - Hämorrhoiden als Säurekrankheit“.

Aus dem Vorstehenden geht hervor, daß eine fortlaufend saure Ernährung zur Entkalkung der Knochen führt. Zuerst kommen die Zähne an die Reihe und dann die anderen Knochen. Die Knochen behalten zwar ihre äußere Größe, aber sie werden ausgehöhlt porös. Der Ausdruck Osteoporose stammt daher. Damit verlieren die Knochen ihre normale Festigkeit und brechen bei geringster Beanspruchung. Das ist die biologische Erklärung für die Osteoporose. Bei einer nicht aciden Ernährung braucht man nicht zu befürchten, einen Altersknochenbruch zu erleiden. Wenn man bereits den größten Teil des Lebensweges mit acider Ernährung zurückgelegt hat, so bietet sich zur Vermeidung eines Knochenbruchs folgendes Verhalten an :

- Einstellung der aciden Nahrung gemäß den AAM-Regeln.
- Aufnahme von kalziumreicher und phosphorsäurereicher Nahrung.

Kalziumphosphat wird vom Körper nicht direkt aufgenommen, wie man seit langem weiß. Der Körper muß beide Stoffe selbst zusammenbauen. Die Aufnahme von Vitamin D-reicher Nahrung ist wichtig, da das Vitamin D beim Zusammenbau des Kalziumphosphats eine wichtige Rolle spielt.

Anmerkung:

Vitamin D ist enthalten im Eigelb, in reifen Zwiebeln (besonders in den Sorten Bermuda und Silberkönig), in Parmesankäse, in überreifem Limburger Käse, in Milch, spanischem Olivenöl, Mandelöl, Sesamöl.

Bandscheibenschäden als Säurekrankheit

Die Bandscheibenschäden sind infolge der Falschernährung in unserer Zeit sehr häufig. Sie werden allerdings zu den vielfältigen Alterungserscheinungen gerechnet, so daß die meisten Menschen, die an Bandscheibenschäden leiden, nicht besonders behandelt werden. Nicht zuletzt darum wird auch die fortschreitende Deformierung der Bandscheiben als eine altersbedingte Erscheinung angesehen, der die Medizin ziemlich machtlos gegenübersteht. Bei Menschen im vorgerückten Alter gehören die Altersverkrümmungen der Wirbelsäule, die nicht mit besonderen Schmerzen verbunden sind, auch zu den Bandscheibenschäden. Die Zahl der Menschen im Greisenalter, die Verkrümmungen der Wirbelsäule aufweisen, ist, wie jeder aufmerksame Beobachter feststellen kann, sehr hoch. Neben diesen Bandscheibenschäden des Alters treten die akuten Fälle auf. Durch Quetschung der Nerven, die vom Rückenmark ausgehen, werden Menschen mit so erheblichen Schmerzen geplagt, daß sie arbeitsunfähig werden. Es treten außerdem - allerdings selten - durch ein plötzliches Verrutschen von Bandscheiben Verkrümmungen der Wirbelsäule auf, die den damit Behafteten als Krüppel erscheinen lassen, obwohl er früher einmal ein gerade gewachsener Mensch war.

Zur Anatomie der Bandscheiben

Die menschliche Wirbelsäule besteht aus 34 Wirbeln, die sich wie folgt aufteilen lassen:

7	Halswirbel
12	Brustwirbel
5	Lendenwirbel
5	Kreuzwirbel
5	Steißwirbel

Zwischen je zwei Wirbeln liegt eine Knorpelscheibe, die Bandscheibe. Die Bandscheibe ist eine 3 - 7 mm dicke, aus festem, faserreichem Knorpelgewebe bestehende Platte von der Größenausdehnung der Deck- und Grundplatte der benachbarten Wirbel. Zwischen dem ersten und zweiten Halswirbel fehlt die Bandscheibe. Ferner fehlen die Bandscheiben zwischen den miteinander verknöcherten Kreuzwirbeln. Die Bandscheiben sind ein wichtiges Organ, denn durch sie wird die federnde Elastizität der Wirbelsäule bedingt. Je elastischer die Bandscheiben sind, um so wendiger ist der Mensch. Man kann vom Zustand der Bandscheiben auf das biologische Alter eines Menschen, welches mit dem zahlenmäßigen Alter nicht übereinstimmt, schließen. Vom Rückenmark zweigen die zahlreichen sensiblen und motorischen Nerven ab.

Erstere melden die Empfindungen von den Gliedmaßen zurück, und die motorischen Nerven bewirken die Bewegung der Gliedmaßen. Die Nerven treten durch das Zwischenwirbelloch aus der Wirbelsäule aus. Die Bandscheiben sorgen im gesunden Zustand dafür, daß eine Einquetschung der Nerven zwischen zwei Wirbeln nicht stattfinden kann. Schrumpfen aber die Bandscheiben, so werden die Nerven gequetscht und es entstehen daraus mitunter furchtbare Schmerzen.

Der Nachteil des aufrechten Ganges: Der Mensch ist gegenüber den Vierfüßlern durch den aufrechten Gang im Nachteil, weil seine Wirbelsäule durch das Gewicht von Kopf und Rumpf belastet wird, während der Vierfüßler seine Wirbelsäule nur dann belastet, wenn er, wie die Klettertiere, klettert. Nimmt der Mensch die Ruhelage ein, entlastet auch er die Wirbelsäule und die Bandscheiben. Dementsprechend werden auch die Schmerzen bei einem Bandscheiben-Geschädigten geringer. Wird der aufrechte Gang wieder eingenommen, steigern sich bei mangelnder Elastizität der Bandscheiben die Schmerzen. Die Arbeit des Chiropraktikers besteht darin, daß er in der horizontalen Lage die Wirbelsäule des Patienten reckt - auseinanderzieht. Selbstverständlich kann eine solche Behandlung nur von kurzer Wirkung sein, denn die Bandscheibe wird nicht wieder gekräftigt, d. h. in diesem Fall nicht höher und elastischer. Eine wirkliche Behebung der Bandscheibenschmerzen ist nur dadurch möglich, daß die geschrumpfte Bandscheibe durch eine entsprechende Ernährung wieder aufgebaut wird. Das bedeutet, daß die Polsterung zwischen den Wirbeln wieder so gut wird, daß die Nerven nicht mehr gequetscht werden.

Damit sind wir zum Thema des Schrumpfens der Bandscheiben gekommen. Die Bandscheiben jedes Menschen pressen sich im Laufe eines Tages um ca. 1 bis 2 cm zusammen. Aus diesem Grund ist jeder am Morgen ca. 1 bis 2 cm größer als am Abend, was man durch Messung leicht feststellen kann. Diese tägliche Zusammenpressung macht beim gesunden Menschen nichts aus. Anders ist es beim alternden Menschen, der sich falsch ernährt. Er wird tatsächlich im Laufe der Jahre um Zentimeter kleiner. Dieses Zusammensinken ist aber eine Folge der aciden Ernährung. Schrumpfen die Bandscheiben schon in jungen Jahren, so sind starke Schmerzen die Folge, besonders wenn noch ein hohes Körpergewicht auf die Bandscheiben drückt.

Die Schrumpfung der Bandscheiben

Im vorherigen Beitrag *„Altersknochenbrüche"* ist ausführlich dargelegt, daß die Knochen bei acider Ernährung ihren Bestand an Kalziumphosphat verlieren. Das gleiche gilt auch für die Bandscheiben. Wer die Schrumpfung der Bandscheiben verhüten will, muß zu einer nicht aciden Ernährung übergehen, sonst werden die Bestandteile an Mineralien aus den Bandscheiben genauso fortgetragen wie aus den übrigen Organen des Körpers. Auch hierbei spielt das Kalziumphosphat wieder die Hauptrolle.

DIE RICHTIGE ERNÄHRUNG BEI BEREITS AUFTRETENDEN BANDSCHEIBENSCHMERZEN

Alles, was es an Säuren gibt, alle Fruchtsäuren, alle Konservierungssäuren wie der Essig, ferner die Milchsäure enthaltenden Nahrungsmittel können die Bandscheiben schädigen. Zu den Säuren, die vielfach nicht beachtet werden, gehört auch die Weinsäure. Im Wein treten neben der Weinsäure auch noch die anderen Fruchtsäuren, wie die Zitronensäure und die Apfelsäure auf. Wer Wein trinkt oder Traubensaft, oder wer Weintrauben ißt, schädigt seine Bandscheiben. Der Bandscheibengeschädigte muß bemüht sein, durch eine mineralstoffreiche, kalziumreiche Ernährung die den Bandscheiben entzogenen Mineralstoffe, vor allem das Kalzium, wieder zu ersetzen. Das gelingt nicht von heute auf morgen. Es ist aber der einzige Weg, um von den Bandscheibenschäden wieder loszukommen.

LEISTENBRÜCHE ALS SÄUREKRANKHEIT

Wenn man die einschlägige Literatur über die Ursachen der Brüche durchsieht, trifft man überall auf dieselben Angaben: Schweres Heben, Husten, Erbrechen, Sturz usw. Daß die genannten Ursachen nur eine Überbelastung einer bereits geschwächten Bauchmuskulatur sind, die für die Entstehung des Bruches Voraussetzung ist, findet man nirgends erwähnt. Die verringerte Elastizität der Bauchmuskulatur ist die eigentliche Ursache für die Entstehung der Brüche. Kennt man erst diese Zusammenhänge, ist es leicht, einen Bruch zu verhindern oder bei Bestehen die Maßnahmen zur Wiedererlangung der Elastizität in die Heilmaßnahmen einzubeziehen.

Der Verlust der Elastizität der Bauchmuskulatur geht Hand in Hand mit dem Elastizitätsverlust der gesamten Muskulatur des Körpers. Und damit kommt man zu dem Schluß, daß dieser Elastizitätsverlust der Muskulatur durch Lebensgewohnheiten bedingt sein muß, die sich auf den gesamten Körper auswirken. Bereits in meinem Beitrag „*Die Erhaltung der Sehkraft*" habe ich gesagt: „Nun ist aber die Kontraktilität der Augenmuskulatur nicht getrennt von der Kontraktilität der übrigen Muskulatur zu erhalten. Zerstört der Mensch durch falsche Ernährung die Kontraktilität der Gesamtmuskulatur, zerstört er zwangsläufig auch diejenige der Augenmuskulatur". Dieser Satz gilt analog für die Bauchmuskulatur.

Jede Hausfrau weiß, daß man Fleisch mürbe macht, indem man es in Essig legt. Die „fortschrittliche" Hausfrau legt es in Sauermilch und bewirkt den gleichen Vorgang: Zermürbung des Muskelgewebes durch Säuren! Der Mensch unserer Zeit legt bereits bei lebendigem Leib sein Fleisch in Säure und zermürbt es dadurch. Bei dem einen treten diese und beim andern jene Schäden zuerst auf. So sind auch die Leistenbrüche als Zermürbungsschäden durch saure Ernährung anzusehen. Zum Verlust der Elastizität gesellt sich durch Nichtbenutzung die Atrophie der Muskulatur hinzu. Es ist von altersher bekannt, daß jeder Muskel schwindet, wenn er nicht betätigt wird, und er nimmt um so mehr zu, je mehr er benutzt wird. Als Schüler benutzten wir in der Turnhalle die Hanteln, um starke Armmuskeln zu bekommen. Andererseits schaue man sich die spindeldürren Beine eines Menschen an, der lange im Krankenhaus gelegen hat. Auch Bauchmuskeln werden stark durch Übung und verlieren ihre Stärke durch Nichtbenutzung. Der Mensch unserer Zeit hat keine Lust mehr, sich zu bücken, aber gerade die Muskeln, die beim Bücken betätigt werden, decken die Bauchhöhle. Man kann die Muskeln, die das Bücken bewirken, auch durch gymnastische Übungen aus der Liegestellung heraus betätigen. Solche Übungen sind bei den Bruchkranken zweckmäßig.

Um die Entstehung eines Leistenbruchs zu verstehen, soll hier eine kurze Schilderung der Anatomie der Bauchhöhle gegeben werden. Die Eingeweide der Bauchhöhle sind in einem sackartigen Gewebe eingehüllt, das als das Bauchfell (= Peritoneum) bekannt ist. Das Bauchfell ist sehr dehnbar und weich und kann darum die Eingeweide nicht zurückhalten. Es erhält durch die vorgelagerte Bauchmuskulatur die notwendige Stütze. Die Dehnbarkeit des Bauchfells wird beim Fettbauch augenfällig, außerdem wenn sich zwischen den Darmschlingen überflüssiges Fett speichert oder sich Gase im Darm bilden, welche die Därme aufblähen und den Bauch stark hervortreten lassen. Die schwachen Stellen des Bauchfells sind die beiderseits vorhandenen Leistenkanäle, die Durchtrittsstellen für die Samenstränge beim Mann und für die Mutterbänder bei der Frau. Wenn die Bauchmuskulatur die Elastizität verloren hat, besteht die Gefahr, daß das Bauchfell bei besonderer Belastung entlang des Leistenkanals mit oder ohne Inhalt von Eingeweideteilen und Darmschlingen hindurchtritt. Das nennt man anatomisch einen Leistenbruch. Solche Durchtritte können auch an anderer Stelle erfolgen, z.B. als Nabelbrüche, Bauchwandbrüche usw. Rund 85% aller Brüche sind nach statistischen Unterlagen Leistenbrüche.

Die Behandlung der Leistenbrüche ist bekannt: Entweder trägt der Bruchleidende ein Bruchband oder der Bruch wird operativ beseitigt. Zu der operativen Behandlung ist in neuerer Zeit die nichtoperative Behandlung getreten, die gegenüber der operativen Vorteile hat, weil die Risiken aller blutigen Operationen ausgeschaltet werden. Die nicht operative Behandlung sorgt zunächst für die Zurückbringung (= Reposition) des Bruchsackes durch den Leistenkanal und anschließend für die dauernde Zurückhaltung durch ein vom Arzt angemessenes Bruchband, das solange getragen werden muß, bis die Bauchmuskulatur wieder gekräftigt ist. Die durchzuführende Gymnastik erstreckt sich auf die Betätigung sowohl der senkrecht als auch der quer verlaufenden Muskeln. Zur Wiedererlangung der Muskelelastizität ist die säurefreie Ernährung erforderlich. Neben der Ausschaltung der Säuren in der Nahrung ist auch die Reduzierung der internen Säureerzeugung zu beachten. Bei der Sichtung der medizinischen Literatur stieß ich auf ein interessantes Buch: „Herniologische Studien" von Dr. med. A. F. Danzel, Göttingen 1863. Das 171 Seiten umfassende Exemplar war in über 100 Jahren von keinem Leser gelesen worden, denn es war als broschierte

Ausgabe noch nicht aufgeschnitten. Sicherlich ein Kuriosum, aber ein interessantes Buch, welches dem medizinisch Gebildeten auch heute noch wertvolle Aufschlüsse geben kann.

DIE ERHALTUNG DER SEHKRAFT BIS INS HOHE ALTER

DAS TÄGLICHE TRAINING DER AUGENMUSKULATUR NACH DER AAM

(Auch im siebten Lebensjahrzehnt brauchte der Autor Fred W Koch keine Brille)

In den Zwanziger Jahren lebte in Breslau der Reformer *Walter Barnert*, der nicht zu den „aciden" Reformern gehörte. Walter Barnert kann als ein Vorläufer der AAM angesehen werden. Meine Nachforschungen über sein Leben blieben ohne Erfolg. Die Gesundheitsschriften, die ich befragte, wußten nichts von ihm. Eine vergilbte Schrift Barnerts wurde mir dankenswerterweise von Frau Stein-Rehkate, St. Gallen, zur Verfügung gestellt. Ich zitiere folgenden Satz als Einleitung daraus: „Das Gift der scharfsauren Früchte, z.B. der Zitrone, zerstört hauptsächlich die roten Blutkörperchen. Ferner werden von dem sauren Gift Zähne, Nieren, Blase, Leber und *ganz besonders die Augen geschädigt. Letztere nehmen durch den Genuß saurer Früchte besonders an ihrer Sehkraft ab.*"

Wenn auch Barnert nicht die chemischen und ernährungsphysiologischen Erklärungen für diese Tatsache geben konnte, zumal die Ionisation noch in den Anfängen steckte, so hatte er doch empirisch erkannt, wovon die Gesundheit des Menschen in dieser Beziehung abhängt. Er bildet quasi einen Parallelfall zu dem von mir oft zitierten Zahnarzt Dr. Schlenker. So wie die Wissenschaftler der Dentologie nicht auf den Forschungen Schlenkers aufbauten und damit die Zahnkaries langsam abbauten, so ging es auch den Wissenschaftlern der Ophthalmologie - Augenheilkunde -, die bis heute nicht erkannt haben, daß engste Relationen zwischen Ernährung und Sehkraft bestehen.

Zunächst ein paar Worte zur Struktur und Funktion des Auges: Ich kann davon ausgehen, daß die Mehrzahl der Leser fotografiert. Auch die beste und teuerste Kamera ist nur eine kümmerliche Imitation des Auges. Was uns interessiert bei diesem Thema ist in erster Linie die Augenlinse und der muskulöse Ziliarkörper, der durch Zusammenziehen und Dehnen Formveränderungen der Linse bewirkt. Dieser Vorgang wird als Akkommodation bezeichnet. Die Kamera besitzt eine Glaslinse, die nicht flexibel ist wie die Augenlinse. Infolgedessen muß zur Einstellung der Schärfe des Bildes als Notbehelf der Abstand der Linse vom Film jeweilig verändert werden. Beim Auge erfolgt die Scharfeinstellung durch Wölbung und Flachung der Augenlinse mittels des erwähnten Ziliarkörpers automatisch. Die Lichtstrahlen eines Objektes werden beim Durchgang durch die Augenlinse gebrochen und fallen auf die Netzhaut (Retina). Dort entsteht nach den optischen Gesetzen ein verkleinertes, umgekehrtes Bild, genau so wie in der Kamera. Dieses Bild wird von den Sehnerven zum Sehzentrum im Gehirn weitergeleitet. Die Strecke zwischen einem weit entfernt liegenden Punkt, den das Auge mit ruhenden Muskeln, also mit flacher Linse, deutlich sieht (Fernpunkt) und dem nächstgelegenen, den es, die Muskeln spannend und damit die Linse wölbend, noch scharf zu sehen vermag (Nahpunkt 12 cm) heißt Akkommodationsbreite - Anpassungsbreite. Durch Wölbung oder Flachung der Augenlinse wird die Brennweite (Focus) geändert, so daß bei einem richtig funktionierenden Auge immer ein scharfes Bild auf der Retina entsteht. Ferner muß noch die Iris oder Regenbogenhaut erwähnt werden, die dieselbe Funktion erfüllt wie die Blende bei der Kamera, d. h. sie regelt den Lichtdurchlaßpunkt durch das Auge je nach der Stärke des einfallenden Lichtes. Unser Auge ist eine vollautomatische Kamera, wie sie in ihrer Perfektion niemals von irgendeinem optischen Werk gebaut werden kann.

Die Sehkraft hängt von der Fähigkeit des Ziliarkörpers ab, die Augenlinse zu wölben, d.h. von der Fähigkeit der Muskeln des Ziliarkörpers, sich zusammenzuziehen. Der Verlust dieser Fähigkeit wird vom Laien als Altersweitsichtigkeit bezeichnet. Die Linse bleibt flach, und nur Gegenstände in der Ferne können noch deutlich erkannt werden. Die Fähigkeit der Muskeln, sich zusammenzuziehen, wird medizinisch als Muskelkontraktilität bezeichnet. Nun ist aber die Kontraktilität der Augenmuskulatur nicht getrennt von der Kontraktilität der übrigen Körpermuskulatur zu erhalten, oder umgekehrt gesprochen: Die Kontraktilität der Augenmuskulatur entspricht der Kontraktilität der Gesamtmuskulatur des Körpers. Zerstört der Mensch durch falsche Ernährung die Kontraktilität seiner Gesamtmuskulatur, zerstört er zwangsläufig auch die Kontraktilität der Augenmuskulatur. Hat sich jemand einige Jahrzehnte falsch ernährt, so macht sich der Verlust seiner Vitalität zuerst bei den Augen bemerkbar, wenngleich er im ganzen Körper gleichmäßig auftritt. Er geht dann zum Augenarzt, der ihm eine Lesebrille verschreibt. Der Augenarzt weiß natürlich von den Zusammenhängen zwischen richtiger Ernährung und Erhaltung der Körperfunktionen genauso wenig wie der praktische Arzt, denn sonst könnte er dem Patienten sagen: „Wenn Sie Ihre Ernährung richtigstellen, können Sie noch Jahrzehnte ohne Brille auskommen." Als weiteres Plus könnte man neben der Erhaltung der Sehkraft den Gesamtgesundheitszustand noch bessern.

Die Zusammenhänge zwischen richtiger und falscher Ernährung und Sehkraft sind vom Verfasser in langjähriger Eigenverantwortung beobachtet worden. Wenngleich die eingenommenen Säuren als Hauptschaden in der Ernährung schon sehr frühzeitig ausgeschaltet wurden, ergab sich bei den Versuchen, daß noch ein weiterer Faktor die Sehkraft schädigt. Es ist die Harnsäure, die im Körper in erhöhtem Maße auftritt, wenn animalisches Eiweiß, in erster Linie Fleisch, gegessen wird. Die Versuche ergaben, daß beim Verzehr von nur 50 g Fleisch pro Tag eine schädigende Einwirkung auf die Sehkraft, d. h. auf die Muskelkontraktilität auftrat. Zwar wirkt sich dies nicht von einem Tag auf den anderen aus, aber nach der Ausschaltung des Fleisches trat noch eine wesentliche Besserung der Sehkraft trotz fortschreitenden Alters auf. Bei weiteren Versuchen wurde auch noch das Milcheiweiß reduziert. Ich konnte so Jahrzehnt um Jahrzehnt ohne Brille zurücklegen.

Auch durch andere Faktoren kann die Muskelkontraktilität vorübergehend oder im Rhythmus beeinflußt werden. Alkoholeinwirkung setzt die Muskelkontraktilität herab, und im Tagesrhythmus ist sie am Morgen, nach der Ruhe, am besten und am Abend, im Zustand der allgemeinen Ermüdung, am schlechtesten.

Wenn jemand mit der Altersbrille gerade noch einmal davongekommen ist und keinen schweren Augenschaden erlitten hat, so ist er von der Natur für seine Verfehlungen geringer bestraft als der, der sich infolge jahrzehntelanger Falschernährung schwere Augenleiden zugezogen hat. Es kann keinem Zweifel unterliegen, daß die Starkrankheiten die Folge jahrzehntelanger Falschernährung sind. Wenn auch heute in wissenschaftlichen Werken vom Altersstar gesprochen wird, so würde man ihn richtiger „Ernährungsstar" nennen und dies sowohl auf den grauen wie auf den grünen Star beziehen.

Die Erhaltung der Sehkraft auf Lebenszeit ist für jeden Menschen von viel größerer Bedeutung, als er in jungen Jahren ahnt. Nur der geringste Teil der Bevölkerung besitzt, wenn er über 50 Jahre alt ist, noch gute Sehkraft. Über die 60 hinaus sind solche Fälle noch seltener. Von mir wurde im April 1969 über DPA eine Mitteilung an alle Zeitungen der Bundesrepublik Deutschland gegeben, mit der Bitte an Personen über 65 Jahre, die noch keine Brille brauchen, sich bei mir zu melden. Weiter wurden in einer Reihe von Tageszeitungen Annoncen aufgegeben mit dem Inhalt: *„Mit 70 ohne Brille leben? - Ja!"*

Das Ergebnis dieser Aktionen war niederschmetternd! Es meldeten sich im ganzen nur 4 Personen über 65. Eine Anfrage bei der UNESCO in Genf ergab, daß man keine diesbezüglichen Forschungen registriert hat.

Es ist sehr wünschenswert, daß mit der Ausbreitung einer biologisch richtigen Ernährung im Laufe der Zeit die Zahl der Menschen steigt, die auch im 8. Jahrzehnt ihres Lebens ihre Sehkraft noch besitzen. Was kann man, wenn man seine Ernährung biologisch rich-

tig gestellt hat, noch zusätzlich tun, um durch ein tägliches Training der Augenmuskulatur fit zu bleiben?
Der Mensch bekam - wie auch die Tiere - Beine, um zu gehen. Benutzt er die Beine nicht, verfallen die Beinmuskeln der Atrophie. Der Mensch bekam Augen, um zu sehen. Also muß er auch seine Augenmuskulatur in stetem Training halten, um im Sehen fit zu bleiben.

Ratschläge zur Erhaltung der Sehkraft:

1. Tägliches Training der Augenmuskulatur am Morgen, etwa eine halbe bis eine Stunde nach dem Aufstehen. Direkt nach dem Aufstehen haben die Muskeln noch nicht alle ihre optimale Leistungskraft erreicht. Der Körper wacht langsam nach und nach auf.
2. Man suche sich einen Platz mit guter Beleuchtung, von dem aus man einen Punkt in weiter Ferne (Kirchturm, Aussichtsturm oder dergleichen) sehen kann. Dann beschaffe man sich ein Buch oder Blatt mit einer Schriftgröße, die man noch bequem lesen kann. Bei fortgeschrittenem Training wird dann eine Schrift gewählt, die etwas kleiner, aber noch gut lesbar ist.
3. Hat man den richtigen Standpunkt gefunden, beginnt das Training. Man liest eine Zeile des gewählten Textes, stoppt ab, schließt die Augen für einige Sekunden und fixiert anschließend den vorher gewählten Punkt in der Ferne für eine Länge von etwa 10 Sekunden. Dann schließt man wieder die Augen für einige Sekunden. Danach beginnt das Training von neuem in der gleichen Weise wie vorher. Am ersten Tag soll man das Training nicht zu lange ausdehnen. Es genügen einige Minuten. Je nach Lust und Gefallen an dem Training dehnt man die Übungen weiter aus. Geht man zu einer kleineren Schriftgröße über, quäle man sich nicht ab, sondern arbeite mit Ruhe und Gelassenheit.
4. Ist man bereits Träger einer Lesebrille (Altersbrille), so geht es darum, bei dem Training ohne Brille auszukommen. Die Schriftgröße muß dann so groß gewählt werden, daß sie noch gut lesbar ist. Das Training bessert die Sehkraft nicht von heute auf morgen. In dem Maße, wie die Gesamtmuskulatur durch biologisch richtige Ernährung in ihrer Leistungsfähigkeit gesteigert wird, steigert sich auch die Sehkraft. Ausdauer ist die Voraussetzung für den Erfolg. Wundermittel zur Besserung der Sehkraft wird es niemals geben!

Wer aufgrund von nicht zueinander passenden (= heterogenen) Erbanlagen der Eltern bereits von Geburt an fehlsichtig ist und eine Brille tragen muß, kann zum Lesen die Brille benutzen, beim Sehen in die Ferne setzt er sie ab. Meist werden diese seit Geburt bestehenden Fehler erst festgestellt, wenn die Kinder mit dem Lesen beginnen sollen. Sie bestehen aber seit Geburt, und die Erklärung für die meisten dieser Fälle ist einfach. Man weiß seit einigen Jahrzehnten, daß die weiße Bevölkerung Europas keine einheitliche homogene Masse darstellt, sondern aus fünf weißen Rassen besteht, die mit Splittern außereuropäischer Rassen durchsetzt sind. Wenn nun, wie dies heute fast durchgehend der Fall ist, die Eltern verschiedene Rassen in sich tragen, also Mischlinge dieser weißen Rassen sind, ergibt sich häufig der Fall, daß sich, wie bei jedem Körperteil, auch im Auge die rassischen Komponenten auswirken. Hat ein Mensch die Achsenlänge des Auges von der Linse bis zur Retina von der Rasse A und die Linsenwölbung von der Rasse B von seinen Eltern übernommen, so muß sich das in einer Disharmonie auswirken, die nach außen hin als Sehfehler in Erscheinung tritt. Im biologischen Sinne ist es für das Individuum unvorteilhaft, wenn die Sehkraft durch das Zusammentreffen von unpassenden Anlagen zeitlebens einen Schaden aufweist. Solche Fälle können natürlich vom Optiker korrigiert werden. Schädigungen der Sehkraft, wie sie als Folge jahrelanger acider Ernährung auftreten - Ablagerung von harnsauren Salzen und dadurch bedingte Trübung der Augenlinse (= grauer Star) oder Flüssigkeitsüberdruck im Glaskörper - grüner Star (= Glaukom) - können durch das Augentraining nicht behoben werden. Ein Aufhalten solcher Vorgänge setzt die konsequente biologisch richtige Ernährung voraus.

Damit ist das Gebiet der Erhaltung der Sehkraft fest umrissen, und es liegt am Einzelnen, ob er Wert auf die Erhaltung seiner Sehkraft durch eine richtige Ernährung legt.

Heilung von einer Hautflechte

Brief von Fred W Koch an H. Peitz, Bielefeld, Februar 1972

„Sehr geehrter Herr Peitz!

Ihr Brief vom 19. 2. liegt vor. Ich hatte bisher immer eine Lawine von Arbeit zu bewältigen. Da Sie aber im Unklaren sind betr. Ihrer Erkrankung, will ich sofort antworten.
Sie haben also - auf Distanz beurteilt - eine Flechte. Es gibt trockene und nässende Flechten. Sie haben eine nässende Flechte. Die nässenden wie auch die meisten trockenen Flechten werden nach Ansicht der Medizin durch ein Virus verursacht, welches von außen eindringt und sich dann in dem Organismus ausbreitet. Ich rechne die Flechtenerreger zu den Pilzen - aber das spielt weiter keine Rolle.
Warum die Menschen nun Flechten bekommen? - Es kommt nicht nur auf die biologisch richtige Ernährung, sondern auch auf die biologisch richtige Lebensweise an. Als Sie in Kassel waren, haben Sie gelernt, daß man sich täglich 4 Stunden lang unter freiem Himmel bewegen soll. Das haben Sie sicher längst vergessen! Als DOB-Spezialist, der begüterten Frauen hochwertige Kleidung liefern muß, haben Sie bis in die Nächte zu tun und so kommt die biologisch richtige Lebensweise zu kurz. Man sagt, daß die Flechten Menschen befallen, die sich stets in geschlossenen Räumen aufhalten. Es mangelt diesen Menschen an Sonnenbestrahlung und an frischer Luft. In dieser Situation befinden Sie sich. Von einer Dame ist mir dasselbe bekannt. Flechten sind sehr hartnäckig und schwer zu heilen. Nur im Sonnenschein heilen sie aus, auch an der See. Dazu haben Sie keine Zeit. Man kann Ihnen also nur Maßnahmen empfehlen, die zum mindesten zu einem Stillstand führen. Ich besitze eine Höhensonne, die Ersatz für Sonne ist. Vorsicht vor Brand! Nicht zu lang und nicht zu dicht exponieren. Ich benutze diese Höhensonne zur Belichtung von Pflanzen im Winter. Bekommen die Pflanzen zu viel ultraviolette Strahlen, so gehen sie ein.
Die Blutzirkulation im Bein können Sie steigern, indem Sie mit Hamamelis-Extrakt, in jeder Apotheke zu haben, einreiben. Als schwaches Desinfektionsmittel kann man Schwefelblüte auftragen, die man in jeder Drogerie bekommt. Schwefelblüte ist gepulverter Schwefel, also ein gelbes Pulver. -
Das sind die anzuwendenden Mittel. Da Sie nun bis in die Nächte arbeiten, hoffentlich haben Sie keinen kalten Fußboden, so kommen Sie nicht auf

den Gedanken, abwechslungsweise in die freie Natur zufahren, sondern arbeiten und arbeiten, aber die Gesundheit geht verloren. Man kann die Gesundheit nicht so weit vernachlässigen, daß man hinterher arbeitsunfähig wird.
Selbst bei Anwendung der gegebenen Maßnahmen müssen Sie Ihre Haut mehr der Luft und Sonne aussetzen. Die Flechte ist die langwierigste Sache, die es gibt, wenngleich sie nicht so gefährlich ist wie andere Krankheiten.
Nun ziehen Sie die Konsequenzen und berichten Sie wieder.

Mit freundlichen Grüßen, F. W. Koch"

Anmerkung von H. Peitz: Nach einwöchiger Behandlung und Sonnenbestrahlung war die Flechte abgeheilt, obwohl sie den ganzen Körper befallen hatte.

Schwere Ernährungsfehler der Reformer bedingen Krankheiten, Zahnschäden, Siechtum

Es sind schon Jahre ins Land gegangen, seitdem die ersten Schriften zur Anti-Acid-Methode erstmals im Druck erschienen. Nacheinander wurden die Probleme Zahnkaries, Rheuma und Verstopfung klargelegt, so daß es theoretisch gesehen heute überhaupt keine Menschen mehr zu geben brauchte, die an diesen Erkrankungen leiden. Wenn man aber den Gesundheitszustand der Reformer und Allesverzehrer betrachtet, stellt man fest, daß beide Gruppen gleichermaßen mit Krankheiten belastet sind. Das ist kein Wunder, wenn wir uns einige Speisepläne von Reformern ansehen. Das fängt in einem Reformblatt z.B. an:

„Rhabarbersaft und Rhabarberspeisen".

Rhabarber ist für uns eine Giftpflanze, die ich überall ausgerottet habe, wo ich hinkam. Während ich dem Rhabarber den Kampf angesagt habe, lese ich in einer anderen reformerischen Zeitschrift im Aufsatz eines Landwirtschaftsrates, der einen Garten neu ordnet: „Auch Rhabarber pflanzten wir an!" In der Speisenfolge heißt es weiter: „Abends hartgekochte Eier in Scheiben." Jeder Reformer sollte wissen, daß hartgekochte Eier, insbesondere das Weiße, Rheumaerzeuger ersten Ranges sind. Abends gegessen belasten sie den Organismus besonders schwer. Am zweiten Tag gibt es morgens Joghurt. Wir werden an den Ausspruch von Frau Dr. Nolfi erinnert: „Geben Kühe Joghurt?" - Über die Schädlichkeit der Milchsäure wurde in diesem Buch ausführlich referiert.

Es sei aber an dieser Stelle erwähnt, daß mir der Leiter einer Schulzahnklinik bestätigte, daß ihm die Schäden, die durch die Milchsäure an den Zähnen hervorgerufen werden, bekannt seien. Weiter geht die Speisenfolge: Pellkartoffeln mit Spiegeleiern. Pellkartoffeln sind für Leute mit durch Säuren geschädigten Verdauungsorganen eine starke Belastung und Spiegeleier sind nichts für Rheumatiker. Rhabarbermilch wird empfohlen, die mit Honig gesüßt werden soll. Schade um den Honig! Es ist ein „Verdecken der Säure durch Süßigkeit". Abends wird Gemüsesuppe empfohlen, und ich sage dazu: Schade um die Vitamine, die dabei durchs Kochen zerstört werden. Mein Gegenvorschlag lautet: Gemüserohkost, natürlich nicht mit Säuren vergiftet, sondern säurefrei! Und wieder werden am Abend Gurkenscheiben, die lange im Magen liegen, in der Speisenfolge angeboten. Solange sich der Magen plagen muß, kommt der Organismus nicht zur Ruhe. Die

Muskulatur des Magens beansprucht das Blut, und es findet daher keine Zeit, sich in den Nieren einer Reinigung zu unterziehen. Es ist ebenso verkehrt, in der Speisenfolge abends Käse anzubieten, weil insbesondere die Hartkäse eine Verdauungszeit von ca. fünf Stunden benötigen. Bei so vielen Fehlern kann der Mensch nicht gesund werden - ja, nicht einmal gesund bleiben!

Es ist bekannt, was ich von sauren Früchten halte. Bei mir heißt es nicht schlechthin: „Eßt mehr Obst", sondern: „Eßt mehr reifes Obst! Vermeidet saures und unreifes Obst"' . In dieser Beziehung wird von den Reformern ganz besonders gesündigt. In den letzten Jahren ist der Verbrauch von Grapefruits in Deutschland gewaltig gestiegen. Jeder Grapefruitesser glaubt, daß er für seine Gesundheit etwas besonders Gutes tut, wenn er jeden Morgen eine Grapefruit ißt. Ich möchte daher zu diesem Thema einiges aus dem Standard-Lehrwerk „Complete Life Building" des mit mir befreundeten amerikanischen Ralston Health Club anführen:

„ Die Grapefruit hat keinen Wert als Nahrungsmittel und verursacht sehr bald schwere Schäden an der Leber. Die Schalen der Apfelsine und der Zitrone sind Gift. Beim Zubereiten von Speisen oder bei der Marmeladenherstellung geriebene Apfelsinen- und Zitronenschalen zu verwenden, verursacht viele Schäden im menschlichen Organismus. Es ist wahr, daß die Engländer ihre Marmelade sehr lieben, aber wir haben noch nie einen Marmeladenesser gesehen oder von einem gehört, der nicht Abnehmer von Patentmedizinen oder Kunde bei Apotheken und Ärzten ist. Stachelbeeren sind die Nationalhymne Englands und Rheumatismus ist die Nationalkrankheit. Es kann noch ein Jahrhundert darüber vergehen, bis diese Nation einsieht, daß man sich nicht Gifte und Säuren einverleiben kann, ohne auf Gesundheit verzichten zu müssen. Sie sind langsam im Lernen, weil sie es nicht lieben, sich überzeugen zu lassen"

Was man in Complete Life Building über die Engländer sagt, gilt auch für Deutschland. Auch hierzulande lernen die Leute nicht gern um. Sie ziehen es vor, hinter falschen Doktrinen herzumarschieren, selbst wenn diese wissenschaftlich widerlegt sind. Weiter zitieren wir.

„Wenn jemand zuviel Säure in seinem Organismus hat, kann ihn schon der Genuß eines Apfels aus der Ruhe bringen. Die ersten Wirkungen, die sich einstellen, sind Nierenbeschwerden, Nervenschmerzen oder Rheuma. Dies gilt für alle sauren Früchte und im besonderen für Tomaten, Preiselbeeren, Rhabarber, Stachelbeeren, Johannisbeeren „ - und ich füge hinzu Sauerkirschen und andere Dinge, ganz gleich, ob es sich um Früchte oder andere saure Erzeugnisse handelt. Saure Apfelsinen sind besonders schlecht. Es ist festgestellt worden, daß man Rheuma kommen und gehen lassen kann wie man will, mit schwächeren und stärkeren Schmerzen und Anschwellungen. Es hängt davon ab, in welchen Mengen man

von den vorgenannten Erzeugnissen ißt. Ein weiterer Irrtum, dem viele Reformer unterliegen, ist der Glaube, daß Weinessig gesünder sei als Essig, der auf andere Weise gewonnen wird. Das, was die Schädlichkeit ausmacht, sind ernährungsphysiologisch gesehen die Wasserstoff-Ionen, und die sind in allen Essigsorten und überhaupt in allen Säuren die gleichen. Es ist auch ein Irrtum zu glauben, daß milchsaure Gurken der Gesundheit zuträglich sind. Grundsätzlich ist jede Salzgurke eine milchsaure Gurke, denn das Einlegen der Gurken in eine Salzlösung bedingt eine milchsaure Gärung genau wie beim Sauerkraut. Das Einmachen unreifer Stachelbeeren ist mehr als eine grobe Unsitte. Der Genuß ist eine Schädigung des Körpers, wenn auch aus Unwissenheit.

In den vorstehenden Abschnitten wurde eine kurzgefaßte Übersicht über die Fehler gegeben, die die Reformer genauso wie die Allesverzehrer machen. Sie sind der alleinige Grund, warum die Reformbewegung auf die Allesverzehrer keinen tieferen Eindruck macht. Wenn der Allesverzehrer auf mehr und mehr Menschen trifft, die Jahrzehnt um Jahrzehnt frei von jeder Krankheit leben, dann wird er sich überlegen, ob es nicht besser ist, rechtzeitig zu einer Ernährungsweise überzugehen, die ihn vor dem Krankenhaus und einem vorzeitigen Ende seines Lebens bewahrt.

Krankheiten sind nicht Schicksal, sondern Folgen menschlicher Dummheit

Wenn jemand über Gesundheitsprobleme schreibt, muß er selbst vollkommen gesund sein. Besitzt er die vollkommene Gesundheit nicht, hat er keine Legitimation zum Schreiben. Die übergroße Mehrzahl der Ärzte und Reformschriftsteller erfüllt diese Forderung nicht. Ich kann von mir sagen, daß ich die Forderung erfülle. Vieles von dem, was allgemein als gesundheitsfördernd angesehen wird, tue ich nicht. Ich faste nie, ich gehe nie ins Schwitzbad oder in die Sauna, ich mache nie irgendwelche Kneippanwendungen, ich atme nicht nach einem bestimmten Atmungssystem, von denen es unzählige gibt aber ich ernähre mich richtig nach der von mir entwickelten *Anti-Acid-Methode,* die den *Unwert* der Säuren für den menschlichen Organismus lehrt. Ich kann mir, wenn ich es will, nach Belieben verschiedene Krankheiten wie z.B. Rheumatismus oder eine Erkältung zulegen und sie auf Kommando wieder verschwinden lassen. Diese Tatsache führt zu der Frage:

Sind Krankheiten Schicksal? - Nein!

Krankheiten kommen nicht angeflogen wie ein Wirbelwind, sondern sie sind die Strafen, die der Mensch für seine biologisch falsche Lebensweise von den Naturgesetzen auferlegt bekommt. Die Kunst, das Leben zu verlängern - wissenschaftlich Makrobiotik genannt - ist im Prinzip nichts anderes als die Kunst, frei von allen Krankheiten durchs Leben zu gehen. Wenn oft erzählt wird, daß ein Mensch sehr viele Krankheiten durchmachte und doch ein hohes Alter erreichte, so konnte man bei Nachprüfung solcher Fälle immer feststellen, daß diese Leute im Alter alles andere als rüstig waren und daß sie gewissermaßen als lebende Mumien ein kümmerliches Dasein fristeten, bis das Herz zu schlagen aufhörte. Wenn der Mensch seine Vitalität verloren hat, spielt es praktisch keine Rolle mehr, wie viele Jahre er noch anhängen kann. Andererseits sind bis auf den heutigen Tag die Fälle selten, in welchen man Menschen im fortgeschrittenen Alter ein biologisch geringeres Alter zusprechen kann. Das Bild, welches die Menschen über 50 oder 60 heutzutage bieten, imponiert wenig. Die Übergewichtigen zeigen eine Deformation des Knochengerüsts, weil die statische Berechnung nicht mehr stimmt. Die Untergewichtigen zeigen meist eine Verkrümmung der Wirbelsäule. Wenige Menschen haben noch die Gestalt eines Jugendlichen. Alle müssen erst zur Brille greifen, wenn sie etwas lesen wollen. Die Tatsache, daß Ärzte eine geringere Lebenserwartung haben als andere Menschen, spricht nicht dafür, daß sie von Gesundheit und Krankheit mehr verstehen als andere, denn wenn sie ein solches Wissen besäßen, könnten sie es zum mindesten bei sich selbst anwenden.

Die Vitalität eines Menschen ist an seinem Gang erkenntlich, an seiner Haltung, seiner Freude an der Bewegung und an dem Schwung seiner Sprache.

Wenn in der Durchschnittsunterhaltung das Gespräch auf die Gesundheit kommt, taucht gewöhnlich der Begriff der „Erbanlage" auf. Man ist aber in dieser Beziehung sehr oberflächlich und inkonsequent. Wenn es schon Erbanlagen gibt - darüber besteht kein Zweifel -, dann müssen sich diese Erbanlagen in jeder Richtung geltend machen. Es muß auch zugegeben werden, daß Intelligenz und Dummheit erblich bedingt sind. Dies wollen aber die meisten Menschen nicht zugeben, weil es ihnen irgendwie unbequem ist. Diese Tatsache spielt aber bei der Erhaltung oder Rückgewinnung der Gesundheit eine große Rolle. Erbanlagen sind Schicksal, denn der Mensch kann sie sich nicht aussuchen.

Die Natur hat durch die sogenannte Paarigkeit der Anlagen den Kindern ein- und desselben Elternpaares eine Chance gegeben, entweder auf- oder abzusteigen, sowohl in bezug auf Gesundheit und Krankheit als auch in bezug auf Intelligenz und Dummheit.

Der Genetiker bezeichnet diesen Vorgang als Auslese. Trotz der schicksalhaften Unterschiede in den Erbanlagen und trotz der Gegenauslese, deren wir uns seit vielen Generationen befleißigen, sind wir im Ganzen gesehen in der Mehrzahl noch nicht so degeneriert, daß wir alle an Krücken gehen müßten. Die meisten Menschen wären und sind tatsächlich noch in der Lage, frei von allen Krankheiten durchs Leben zu gehen, wenn sie nicht so erschreckend unwissend wären. Die Vorstellung, daß Krankheiten Schicksal sind, kann nur für erblich Vorbelastete gelten. Alle anderen Überlegungen über Schicksalhaftigkeit der Krankheiten gehören in das Gebiet der Mystik, die im Gebiet der Naturwissenschaften - dazu gehört die Gesundheitslehre - nichts zu suchen hat. Nach Klärung der Frage, welche Zusammenhänge zwischen Schicksal und Krankheit bestehen, tritt die viel wichtigere Frage in den Vordergrund:

Sind Krankheiten Folgen menschlicher Dummheit?

Das Wort „Dummheit", im landläufigen Sinn gebraucht, umfaßt zwei Unterbegriffe:

1. die Unwissenheit
2. den Mangel an Logik

Die Unwissenheit kann durch Belehrung behoben werden, der Mangel an Logik, zur ererbten Intelligenz gehörend, ist nicht zu beheben. Die Menschen unterscheiden sich bezüglich der Fähigkeit, logisch zu denken, von frühester Jugend an. Es besteht kein Zweifel darüber, man kann die Menschen bezüglich ihrer Fähigkeit, logisch zu denken, einstufen. Je mehr logische Fehler jemand in seinem Denken macht, um so tiefer muß er eingestuft werden; je weniger Fehler er macht, um so höher ist er einzureihen. Die Dummheit fängt allerdings nicht erst beim Hilfsschüler an, sondern die Unwissenheit auf dem Gebiet der Ernährungsphysiologie und der Mangel an Logik reichen in breiter Front weit hinauf bis in die akademisch gebildeten Kreise. Meine Akten sind gefüllt mit den dokumentarischen Beweisen dafür, daß die Unlogik auch in der Wissenschaft zu Hause ist, während sich umgekehrt Menschen mit verhältnismäßig einfacher Schulbildung als gute Logiker zeigten. In diesem Zusammenhang weise ich auf das Werk von *Prof. Dr. Horst Geyer* „Über die Dummheit" hin und auf die Forschungsergebnisse von *Prof. Bavink*. Besonders auf dem Gebiet der Gesundheitslehre ist ein nur als „kümmerlich" zu bezeichnender Zustand zu verzeichnen. Er hängt mit der Beobachtungsunfähigkeit und dem Mangel an Logik der Wissenschaftler zusammen.

Die meisten Krankheiten sind auf die Unwissenheit der Menschen auf dem Gebiet der Ernährungsphysiologie zurückzuführen, wenngleich es auch Erkrankungen gibt, die nicht von falscher Ernährung herrühren. Millionen dummer Menschen verkrüppeln sich z. B. durch das Tragen der fußanatomisch völlig falschen Italienerschuhe die Zehen für immer.

Die Furcht vor Infektionskrankheiten geistert überall in den Gemütern der Menschen. Ich kenne diese Furcht seit vielen Jahren nicht mehr. Zu diesem Thema sei eine Episode erzählt. Ein junger Mann sagte zu mir: „Ja, wenn Sie nun eine Blinddarmentzündung bekommen, was machen Sie denn dann?" Darauf antwortete ich: „Wenn ich einmal Blinddarmentzündung bekomme, dann bekommen Sie von mir 1000 DM geschenkt." Unwissende Menschen werden über diesen Ausspruch entsetzt sein, und die Ärzte werden darüber ihre weisen Häupter schütteln. Wer aber mit der AAM vertraut ist und meine Darlegungen über die Infektionskrankheiten kennt, der wird begreifen, daß die gefürchtete Appendicitis nur den befallen kann, der seinen Körper durch falsche Ernährung den Bakterien überläßt.

Weitere Episoden über das Verschwinden der Infektionen, wenn zur Ernährung nach der AAM übergegangen wurde, könnten erzählt werden. Wenn sich heute noch Leute mit Rheuma und Arthritis, die trotz aller Medikamente und Kuren nicht weichen wollen, herumplagen, geschieht das aus Unwissenheit. So kann man auf allen Gebieten der Pathologie den Beweis führen, daß die Menschen nur aus Unwissenheit krank sind.

Das *Gebiet der Zahnkaries* möchte ich hier noch etwas ausführlicher beleuchten:

Kein Mensch auf der ganzen weiten Welt braucht seit der Entwicklung der Anti-Acid-Methode und seit Erscheinen meiner Lehrschrift „ Gesunde Zähne auf Lebenszeit" auch nur noch einen einzigen Zahn zu verlieren!

Aber was erleben wir statt dessen? Tiefste Unwissenheit der Menschen. Sie werfen ihre Zähne sinnlos weg. Tiefste Unwissenheit der Wissenschaftler über die Ursache der Zahnkaries - trotz Zahnarzt Dr. Schlenker, St. Gallen! Die „Fachliteratur" ist ein Spiegel der Unwissenheit der Wissenschaft über die Ursache der Zahnkaries. Millionen und Abermillionen Deutsche Mark - und alle anderen Währungen - werden sinnlos vertan und die Krankenkassenbeiträge reichen nicht aus! Wir sehen aus allem, daß die beiden erläuterten Unterbegriffe der Dummheit (Unwissenheit und Unlogik) ein Gesamtergebnis erzielen, das uns erschauern läßt. Ziehen wir das Fazit, so ergibt sich: *Krankheiten sind Folgen menschlicher Dummheit!*

Ich habe immer betont, daß der Mensch nur dann gesund sein kann, wenn er sich in die Gesetzmäßigkeit der Natur einordnet. Jeder Versuch des Menschen, die Naturgesetze beiseite zu schieben, wird als Dummheit geahndet, und ehern verkünden es die Naturgesetze:

Weil du dumm bist - mußt du krank sein!
Weil du dumm bist - mußt du früher sterben!

ANMERKUNG H. F.:

Fred W Koch hat seine Ansichten immer sehr pointiert vorgetragen. Ich habe manches herausgenommen oder gemildert. Um ihn richtig zu verstehen, sollen hier aber einige Redewendungen so stehen, wie sie Fred W. Koch in urwüchsiger Offenheit seinen Zuhörern und Lesern ins Gesicht geschleudert hat. Diese klare Sprache war ein Teil seiner Persönlichkeit.

Teil III

Küchenchemie Rezepte zu den verschiedenen Mahlzeiten und sonstige Rezepte

Küchenchemie mit einer wichtigen Anmerkung

Dieser Abschnitt wurde geschrieben, damit er der Hausfrau ein wissenschaftlicher Helfer in der Küche sei, sowie auch allen denen, die sich irgendwie mit der Zubereitung menschlicher Nahrung befassen.

Hausfrauen stehen - wie ich oft feststellen mußte - chemischen Prozessen, die verhältnismäßig einfach zu erklären sind, meist hilflos gegenüber. Deswegen wurde dieses Kapitel chemischen Problemen, wie sie in der Küche auftreten, gewidmet.

An erster Stelle stehen in der Küchenchemie natürlich die Säuren. Das Wort „sauer" hat im Volksmund nie einen guten Ruf gehabt. Wir brauchen nur an folgende Redensarten und Sprichwörter zu denken: „Es kostet sauren Schweiß", „Ich muß in den sauren Apfel beißen", „Eine saure Miene machen", „Sauer reagieren" usw. Wir kennen die Fabel vom Fuchs, dem die Weintrauben zu sauer waren; wir wissen, daß Goethe sagte: „Saure Wochen, frohe Feste". Dagegen erfreut sich das Wort „süß" überall großer Beliebtheit, im Volk wie bei den Dichtern.

Der Chemiker stellt allerdings dem Wort „sauer" nicht das Wort „süß" gegenüber, sondern das weniger poetische „alkalisch" oder „basisch". Der Chemiker sagt: *„Mit Süßen kann ich die Säure nur verdecken, aber nicht umwandeln bzw. neutralisieren"*. Der Chemiker kennt aber auch die Vorgänge, wie sich Süße in Säure verwandelt und Säure wieder umgewandelt wird. Und damit sind wir nun bei der wichtigsten Frage der gesamten Küchenchemie angelangt: Was macht die Hausfrau, wenn irgendeine Speise oder ein Getränk zu sauer ist?

Durch eine Verdünnung mit Wasser kann man wohl eine Verdünnung der Säure erreichen, aber keine Umwandlung oder, wie der Chemiker es in diesem Fall nennt, keine Neutralisation. Wenn man eine Säure neutralisieren will, so muß der Gegenpol der Säure hinzugegeben werden, d. h. eine Alkalie, auch „Base" genannt. Die Natur hat ungeheure Vorräte von solchem basischen Material im Schoß der Erde gelagert, so daß wir bis in alle Ewigkeit genug davon haben, um unsere Säuren zu neutralisieren.

Nun, der treueste Helfer des Menschen in der Küche beim Neutralisieren von Säuren ist der kohlensaure Kalk ($CaCO_3$). Es gibt nichts Einfacheres, Säuren zu neutralisieren, als kohlensauren Kalk in pulvriger Form hinzuzufügen. Geradezu interessant ist es, dieses Spiel der chemischen Kräfte zu beobachten. Gibt man eine Messerspitze kohlensauren Kalk in eine saure Speise oder in ein saures Getränk, so setzt sofort ein mächtiges Brausen ein. Was hat das zu bedeuten? Die chemische Erklärung ist, daß die Säure den kohlensauren Kalk zersetzt und dabei selbst neutralisiert wird. Das Kalzium, das in dem kohlensauren Kalk enthalten ist, geht mit der Säure eine neue chemische Verbindung ein. Was das für eine Säure ist, spielt gar keine Rolle. Alle Säuren, die in unseren Speisen und Getränken vorkommen, sind chemisch stärker als die an das Kalzium gebundene Kohlensäure. Ob es sich um Essigsäure, Milchsäure, Zitronensäure, Apfelsäure usw. handelt, ist völlig gleich. Alle sind so stark daß sie kohlensauren Kalk und auch phosphorsauren Kalk zerstören. Die neue Verbindung, die die Säure mit dem Kalzium gebildet hat, ist eine Substanz, die für den Aufbau des menschlichen Körpers sehr nützlich ist, während umgekehrt eine Säure, die durch den Körper über das Kreislaufsystem hindurchläuft, den Mineralstoffbestand des Körpers mindert, indem sie sich an dem vorhandenen phosphorsauren Kalk sättigt oder sogar die Eiweißmoleküle zerlegt, wobei Ammoniak als Zerfallsprodukt entsteht. Hierüber hat der englische Chemiker *Dr. Collings* interessante Feststellungen gemacht.

Wenn dies alles für jemand, der sich nicht mit Chemie befaßt hat, etwas schwer zu verstehen ist, so kann er doch den beschriebenen Versuch in seiner Küche vornehmen, um sich von der zersetzenden Wirkung der Säuren zu überzeugen. Ob man bei diesen Versuchen Zitronensaft, Johannisbeersaft, Stachelbeersaft oder Himbeersaft usw. oder Milchsäure nimmt, ist unwesentlich. Der Zersetzungsvorgang ist immer der gleiche. Man kann statt des kohlensauren Kalks auch andere Mittel zur Neutralisierung benutzen, wie z. B. doppelkohlensaures Natron. Solche Neutralisationsmittel sind jedoch weniger zu empfehlen, weil sie erstens kein Kalzium enthalten und zweitens beim Neutralisieren von Fruchtsäuren Verfärbungen hervorrufen.

Man nimmt die Neutralisation zweckmäßig so vor, daß man durch kleine Gaben so viel Säure wegnimmt, daß aus geschmacksmäßigen Gründen noch ein kleiner Rest Säure bestehen bleibt. Geht man bis zur vollkommenen Neutralisation, so erreicht man leicht den Punkt, an welchem eine gewisse Fadheit im Geschmack auftritt. Man findet aber schnell heraus, wie weit man dabei zu gehen hat.

Nach ihrer Herkunft unterscheiden wir folgende Säuren:

1. Fruchtsäuren
2. Gärungssäuren
3. Konservierungssäuren

In ihrer chemischen Wirkung sind sie alle gleich. Es ist ein weitverbreiteter Irrtum, daß eine Fruchtsäure in Bezug auf ihre chemische Aktivität anders zu beurteilen sei als eine Säure anderer Herkunft. Wer sich über diese Frage genauer orientieren will, muß die Ionisation studieren. *Siehe Teil IV.*

Alle Fruchtsäuren, die in unseren heimischen oder importierten Früchten vorkommen, sind ihrer chemischen Zusammensetzung nach in der Hauptsache entweder *Zitronensäure* oder *Apfelsäure*. Einige Früchte enthalten auch noch andere Säuren, Preiselbeeren z. B. Benzoesäure. Die verschiedenen Fruchtaromen bedingen den verschiedenen Geschmack der Früchte. Eines soll hier hervorgehoben werden:

Je unreifer eine Frucht ist, um so höher ist ihr Säuregehalt, und um so ungesunder ist sie auch.

Nachstehende Aufzählung gibt die Früchte in der Rangfolge des Säuregehalts an:

1. *Sehr stark sauer.*
   Zitronen, Grapefruits, rote Johannisbeeren, Stachelbeeren, Sauerkirschen.
2. *Sauer:*
   Himbeeren, schwarze Johannis-beeren, Brombeeren.
3. *Schwach sauer:*
   Pflaumen, Zwetschgen, Pfirsiche, Aprikosen, Mirabellen, Reineclauden, Erdbeeren, Heidelbeeren, Birnen.

Bei Äpfeln ist der Säuregehalt sehr verschieden je nach Sorte und Reifezustand. Das gilt auch für einige der vorstehend eingereihten Früchte. Datteln, Feigen und Bananen enthalten im reifen Zustand keine Säure. Bedauerlicherweise ist das meiste Handelsobst unreif gepflückt und hat daher einen hohen Säuregehalt.

Als Gärungssäuren sind allgemein die Essigsäure und die Milchsäure bekannt. Essig entsteht bei der Fruchtvergärung, indem sich der Fruchtzucker unter der Einwirkung der Hefe zunächst in Alkohol und Kohlensäure umsetzt. Wenn der Alkohol dabei nicht von der Luft abgeschlossen wird (dazu dient bei der Weinbereitung das Gärröhrchen, welches den Austritt der Kohlensäure, aber nicht den Zutritt der Luft gestattet), so entsteht aus ihm unter Anlagerung von Sauerstoff Essig. Wenn eine im Haus selbst vorgenommene Weingärung mißglückt und man statt Wein Essig erhält, so liegt es fast immer an dem unvollkommenen Abschluß von der Luft. Daß man den Essig industriell auch auf andere Weise erzeugen kann, sei hier nebenbei erwähnt.

Die Milchsäure entsteht dadurch, daß die Milchsäure-Bakterien, auch Laktobakterien genannt, den in der frischen Milch vorhandenen *Milchzucker* in Milchsäure umwandeln, genauso wie die Hefe es mit dem Fruchtzucker oder irgendwelchem anderen Zucker tut. Saure Milch ist, im Vergleich zu süßer Milch, ärmer an Nährstoffen (kohlehydratarm), weil der Milchzucker durch die Milchsäuregärung zersetzt worden ist. Je länger die Milch steht, um so mehr Milchsäure bildet sich, bis sie schließlich so sauer geworden ist, daß sie niemandem mehr zusagt. Auch in diesem Falle kann noch die Neutralisation mit kohlensaurem Kalk durchgeführt werden, so daß die Milch wieder genossen werden kann. Mit dem Quark verhält es sich genau so wie mit der Milch. Quark läßt sich auf die gleiche Weise neutralisieren.

Bei der Herstellung des Sauerkrauts spielt die Milchsäure ebenfalls eine wichtige Rolle. Sie bildet sich in dem mit Salz eingestampften Weißkraut in gleicher Weise wie in der Milch, und durch den stets zunehmenden Säuregehalt bleibt das Sauerkraut erhalten. Das Geheimnis, zu saures Sauerkraut im Handumdrehen und ohne jede Arbeit zu entsäuern, besteht darin, daß man etwas kohlensauren Kalk zusetzt und vermengt. Der kohlensaure Kalk wird dabei von der Milchsäure zersetzt, die Kohlensäure entweicht in kleinen Bläschen und es entsteht infolge chemischer Umwandlung milchsaurer Kalk.

Die bekannteste Konservierungssäure des Haushalts ist die Essigsäure, deren Gebrauch jeder Hausfrau geläufig ist. Mit Essig eingemachte Lebensmittel lassen sich in der geschilderten Weise mit kohlensaurem Kalk neutralisieren. Weitere Konservierungssäuren, die hauptsächlich bei der industriellen Haltbarmachung von Lebensmitteln Verwendung finden, sind die Benzoesäure, die Salicylsäure und die Borsäure. Alle Säuren üben einen nachteiligen Einfluß auf den Körper aus, und eine weitgehende Neutralisation ist daher unbedingt zu empfehlen.

WICHTIGE ANMERKUNG:

Nach neueren wissenschaftlichen Erkenntnissen muß ich Sie vor dem ständigen Neutralisieren mit $CaCO_3$ (kohlensaurem Kalk) warnen. Kohlensaurer Kalk ist anorganisch und vom Schöpfer nicht als Nahrung gedacht. Die Kalzium-Karbonat-Dosis wird, in dieser Form gebraucht, zu hoch. Der Verdauungsablauf wird gestört und die Verdauungssäfte werden durcheinander gebracht. Vitamin B, z.B. Vitamin B_1 (= Thiamin) und B_2 (= Riboflavin) und Niacin werden im Verdauungstrakt bei der Neutralisation mit $CaCO_3$ zerstört. Vitamin B_2 -Mangel führt zu Schleimhautveränderungen. Niacin-Mangel führt zu Verwertungsstörungen der Hauptnahrungsstoffe Kohlenhydrate, Fett und Eiweiß. Richten Sie darum Ihren Speisefahrplan zwischen den pH-Werten 5,5 und 8 aus. Anregungen dazu erhalten Sie durch die pH-Wert-Meßreihe von *Hans Hess* im Abschnitt IV sowie die neu in dieses Buch eingegliederte Gegenüberstellung einer erweiterten pH-Wert - Meßreihe mit einer Meßreihe von Äquivalenten - Gewichten (Mineralstoffwerte der verschiedenen Produkte) und die Rezepte „Säurefreie Gerichte..." in diesem Abschnitt.

Hendrika Fuhrer

Küchentechnik

In diesem Absatz sollen einige Verfahren beschrieben werden, die die Arbeit der Hausfrau erleichtern und gleichzeitig die Nahrungsmittel vor Verlusten an Nährwerten schützen.

1. Kartoffeln

Bei der Entwicklung einer neuen Art Kartoffeln zuzubereiten, war für mich leitend, daß die gewöhnlichen Salzkartoffeln geschmacklich zu fade waren, das Schälen unnötige Verluste an Material und Zeit verursachte und der Nährwert gemindert wurde. Pellkartoffeln sagten mir nicht zu, weil die Kartoffel durch die Schale wie in einer Zwangsjacke zusammengepreßt bleibt, wenn die Stärkekörner beim Kochen platzen. Die Pellkartoffel bleibt also fest und ist schwer verdaulich. Wenn aus Pellkartoffeln Kartoffelsalat hergestellt wird, so werden die festen Scheiben wohl in kleine Stücke zerbissen, aber durch die dem Salat beigefügten Anrichtemittel wie Öl, Fett oder Sahne gleiten diese kleinen festen Stücke vor vollendeter Zermahlung in den Magen und belasten diesen mit zusätzlicher Arbeit. Alle diese Nachteile werden bei der neuen Art der Zubereitung vermieden, da sie eine wirklich schmackhafte Kartoffel mit höherem Nährwert liefert. Der Herstellungsvorgang ist sehr einfach. Die rohen Kartoffeln werden wie üblich gewaschen und entkeimt. Dann werden sie *ungeschält in der Mitte einmal durchgeschnitten*. Sehr große Kartoffeln werden geviertelt. Nun werden diese durchgeschnittenen Kartoffeln gekocht oder gedämpft oder einfach ohne Wasser in einem Gefäß bei schwachem Feuer in der eigenen Feuchtigkeit gar gedünstet. Und damit ist alles getan. Der Vorteil dieser Methode ist, daß sich die platzenden Stärkekörner ungehindert ausdehnen können, weil die „Jacke" an einer Seite offen ist. Die Kartoffel ist locker, der Geschmack ist kräftig und viel besser als der einer gewöhnlichen Pellkartoffel. Vor dem Servieren werden die Schalen heiß abgezogen, oder es wird mit Schale serviert.

2. Zubereitung von Sellerie und Roten Beten

Bis zum heutigen Tag kochen sehr viele Hausfrauen Sellerieknollen und rote Rüben als ganze Knollen in einem großen Topf mit viel Wasser. Ein solches Verfahren ist absolut falsch. Es wird unnötig viel Heizenergie verbraucht, um das Wasser zu erhitzen und am Kochen zu erhalten. Wertvolle Bestandteile der Knollen gehen in das Kochwasser über und werden beim Abschütten weggegossen.

Wie wird es einfacher und zweckmäßi-

ger gemacht? - Die Knollen werden gereinigt und geschält und zunächst halbiert. Genau wie heim Zwiebelschneiden werden die Hälften mit der flachen Seite nach unten auf ein Küchenbrettchen gelegt und nun dünne Scheiben in serviergerechter Größe geschnitten. Diese Scheiben werden in sehr wenig Wasser fünf - zehn Minuten gekocht, und damit ist die ganze Arbeit getan. Das wenige Kochwasser gibt eine gute Grundlage für eine Suppe. Die rote Brühe der roten Rüben schmeckt sogar ohne alle Zutaten sehr gut.
Durch dieses Verfahren wird alles restlos verwertet, durch die kurze Kochzeit tritt auch ein geringerer Verlust an Vitaminen ein als bei langem Kochen der Knollen.

3. Zubereitung von Spinat

Bei der Zubereitung von Spinat mindern viele Hausfrauen ungewollt seinen Nährwert. Sie holen sogar noch den Fleischwolf zu Hilfe, den sie später mit viel Mühe säubern müssen. Dabei ist Spinat besonders geschmacksempfindlich, wenn er mit Metall in Berührung kommt. Auch Spinat kann man auf eine einfache Weise zubereiten, die ihn vor Verlusten an Nährwerten schützt. Nach dem Waschen und Ablaufenlassen wird er auf einem großen Küchenbrett grob mit einem großen Messer zerkleinert und in einen Topf mit wenig kochendem Wasser getan. Nach fünf Minuten ist er zusammengefallen und weich. Die Brühe des Spinates wird ausnahmsweise weggegossen, weil sie Oxalsäure enthält. Das Fett und eventuelle Würzen werden dem Spinat erst nach dem Kochen beigegeben, wenn er heiß in eine Schüssel umgefüllt ist. Das vollkommene Zermahlen im Fleischwolf hat außerdem gesundheitliche Nachteile. Wie alle fein zermahlenen Speisen ist auch fein zermahlener Spinat der Peristaltik des Darmes abträglich und erzeugt Darmträgheit.

ROHKOST

Zweifellos kann man zu 100 % von Rohkost leben, ohne irgendeine Einbuße an der Gesundheit zu erleiden, und es gibt Heilmethoden, die hundertprozentige Rohkost vorschreiben. Viele Menschen mögen dabei denken, daß man dann nur von Obst leben müsse. Dies ist durchaus nicht der Fall.

Im anschließenden Absatz „Säurefreie Gerichte" finden Sie eine Übersicht darüber, was man alles von dem, was sonst gekocht gegessen wird, roh verzehren kann. Im Winter ist die Einnahme von Rohkost besonders wichtig, und gerade dann fehlen sehr viele pflanzliche Erzeugnisse, die wir während des Sommers roh genießen. Die so oft erwähnte Frühjahrsmüdigkeit tritt überhaupt nicht auf, wenn die Rohkostzufuhr in den Wintermonaten reichlich ist. Die Rohkost verliert um so mehr an Wert, je länger sie lagert. Sie verliert sogar erheblich, wenn sie in zubereitetem Zustand mehrere Stunden lang steht.

Bei der Zubereitung der Rohkost kann die Hausfrau viel Arbeit sparen. Was roh gegessen werden kann, braucht - von der Reinigung abgesehen - nur wenig Zubereitung. Meist genügt es, wenn die Rohkost klein geschnitten oder in Scheiben geschnitten auf das Brot gelegt oder zu den Kartoffeln gegessen wird.

Zunächst nenne ich besonders wichtige Rohkost für die Winter- und Frühjahrsmonate.

1. KARTOFFELN

Jawohl, lieber Leser, Kartoffeln kann man roh essen. Wenn man gar nichts anderes im Hause hat an winterlichen Vitaminträgern, ist es richtiger, eine rohe Kartoffel mit der Schale zu verspeisen, als ganz auf die tägliche Rohkost zu verzichten. Die Kartoffelsorten sind im Geschmack etwas verschieden. Man wäscht die Kartoffel, sticht die Augen aus, beseitigt eventuelle grüne Stellen und kann dann die Kartoffel wie einen Apfel mit der Schale verzehren. Die Verdauung wird dadurch gefördert, ganz im Gegensatz zu Kartoffelbrei, der verstopfend wirkt.

2. KNOBLAUCH,

eine Heilpflanze erster Ordnung, ist ein Knollengewächs, das bei vielen Erkrankungen geradezu phantastisch wirkt. Erkältungskrankheiten, die sich gewöhnlich zuerst in Rachen und Mundhöhle zeigen, werden durch eine kleine Schnitte aus einer Knoblauchzehe in überraschender Weise kuriert. Er ist eigentlich das beste Desinfektionsmittel aus dem Pflanzenreich, das wir kennen. Bei Vereiterungen im Mund leistet er erstaunliche Hilfe, die von keinem anderen Arzneimittel erreicht wird. Da der Knoblauch im Munde brennt, muß er mit der Zunge hin und her bewegt werden.

3. Meerrettich

Die Hausfrauen geben sich sehr viel Mühe bei der Zubereitung des Meerrettichs und töten durch das Kochen alle Vitamine. Meerrettich, kurz vor dem Essen gerieben und roh in sehr geringen Mengen über die Kartoffel oder den Salat gestreut oder auch in die Suppe gegeben, ist für den Kenner eine Delikatesse. Wer sich an den rohen Meerrettich gewöhnt hat, will ihn nie mehr gekocht essen.

4. Zwiebel,

sie sollte in erster Linie roh gegessen werden. Ein gewisser Kunstkniff macht die Zwiebel als Brotbelag auf Butterbrot besonders schmackhaft. Man schneidet die Zwiebel in kleine Stückchen, breitet diese Stückchen auf einer Untertasse aus, streut etwas Salz darüber, mengt durch und läßt das Ganze circa 15 bis 20 Minuten stehen. Die beißende Schärfe, die die Zwiebel sonst hat, ist dann verschwunden und es hat sich ein wunderbarer Geschmack entwickelt, der ein so zubereitetes Zwiebelbrot zur Delikatesse werden läßt, die einem nie leid wird.

Was der Fleischesser beim Gehackten als besonders schmackhaft empfindet, ist derselbe Geschmack, der aus der Zwiebel in Verbindung mit etwas Salz entsteht. Gehacktes Fleisch ist an sich vollkommen geschmacklos.

5. *Wildgemüse*

Das früheste ist das *Scharbockskraut*, welches wild im Buchenwald wachsend bereits im März anzutreffen ist. Die Blätter sind wegen ihres basischen Gehalts sehr bitter. Es ist ein Vitaminspender ersten Ranges. Etwas später kommt, ebenfalls im Schatten wachsend, der *Giersch* oder *Geißfuß*, der schon früher als Hausmittel gegen alle Übersäuerungskrankheiten wie Gicht und Podagra bekannt war. Eine Handvoll Giersch, der zwar bitter schmeckt, erhöht, roh gegessen, die Funktion der Verdauungsorgane und kostet gar nichts, denn er wächst überall.

Früh erscheint auch der *Löwenzahn*, der die Nierentätigkeit anregt und zu jeder Zeit gegessen werden kann, auch wenn er später im Geschmack kerniger geworden ist. Man kann ihn gut unter Kopfsalat mischen. Als letztes Wildgemüse, welches auch roh , gegessen werden kann, sei die besonders mineralstoffreiche *Brennessel* erwähnt. Die Blätter werden fein geschnitten. Dann kann man sie mit Leinöl und etwas Zwiebeln angemacht sehr gut zu Pellkartoffeln essen.

Am Ende soll noch das *Obst* erwähnt werden. Obst hat nur dann einen Wert, wenn es reif geerntet ist. In der heutigen Zeit des Transportes über weite Strecken werden 80% des Obstes unreif gepflückt, weil es in hartem Zustand den Transport und die Lagerung besser übersteht. All dieses unreife Obst, für das die Verbraucher Millionen von

Mark ausgeben, hat keinen gesundheitlichen Wert. Wegen des hohen Säuregehalts ist es sogar gesundheitsschädlich. Wer je vollreife Früchte gegessen hat weiß, daß in allen diesen Handelsfrüchten nie ein volles liebliches Aroma vorhanden ist. Die Orange oder Apfelsine ist in reifem Zustand eine wundervolle süße Frucht. Aber nur die allerwenigsten Orangen, die in Deutschland zum Verkauf gelangen, haben diese Eigenschaft.

Säurefreie Gerichte

In mehrjähriger Praxis erprobte, überarbeitete und wesentlich erweiterte Rezepte von Hendrika Fuhrer.

Fred W. Koch schreibt im Abschnitt „Die Einordnung des Menschen in die Gesetzmäßigkeit der Natur".

„Die Naturgesetze sind von Gott. Wer die Naturgesetze mißachtet, mißachtet Gott und Krankheiten müssen zwangsläufig die Folgen sein."

Dies ist der wesentlichste Gesichtspunkt dieses Buches. Kraft dieser vom Schöpfer geschaffenen Gesetze wird uns andererseits alljährlich ein überreiches Angebot an gewachsener Nahrung geschenkt. Ursprünglich fand der Mensch in allen Erdteilen die Nahrung vor, die geeignet war, den dort Lebenden ausreichend zur Sättigung zu dienen. Erst durch die Eroberung fremder Länder, Machtgier, Ausbeutung, auch durch Handel, Industrialisierung und Technisierung ist diese festgelegte Ordnung in eine vom Menschen nicht mehr zu korrigierende Unordnung geraten. Wir haben heute den Hunger auf der einen Seite der Welt und den Überfluß auf der anderen. Die einen erkranken, ja müssen sterben am Hunger, die anderen erkranken und müssen sterben an den Folgen des Überflusses.

Es liegt nun an uns, ob es uns gelingt, unser eigenes Leben und das Leben der Menschen, für die wir uns verantwortlich fühlen, durch eine reine, bescheidene Nahrungswahl gesund zu erhalten. Dies nicht nur zum eigenen Nutzen, sondern um hellwach und leistungsfähig zu sein, damit wir an einer besseren Welt mitbauen können.

Besonders wir Europäer sollten den Dank an unseren täglich so reich gedeckten Tischen nicht vergessen. Ein Dankgebet oder eine kurze Meditation vor der Mahlzeit schenkt uns die Gelegenheit, darüber nachzudenken, auf welch wunderbare Weise die vor uns liegende Speise zustande kam und durch wie viel menschliche Mühe auf unzähligen Wegen sie endlich wohlbereitet vor uns auf dem Tisch steht. Diese Gabe darf nun nicht hastig hinuntergeschlungen werden. Auch hier gilt das Wort Ehrfurcht vor dem Lebendigen, vor der lebenden Nahrung und dem eigenen Körper mit all seinen so fein eingerichteten Funktionen, die nicht reibungslos ablaufen und Wohlbefinden garantieren können, wenn wir alles unachtsam und hastig verzehren. Wenn der erste Knopf einer Jacke nicht in das richtige Knopfloch gesteckt wird, gibt es Unordnung beim weiteren Zusammenfügen. Wer nicht achtsam kaut und einspeichelt, kann nicht erwarten, daß

sein Magen mit dem halb in Lösung gebrachten Speisebrei zurecht kommt. Es steht immer das Wohlbefinden und mehr noch die Gesundheit auf dem Spiel.
Darum:

„Dank, Besinnung, Ruhe und Gelassenheit beim Mahl"

Es ist besser, eine Mahlzeit auszulassen, als alles hastig und in ungeeigneter Weise abzuwickeln.
Jeder, der die Mahlzeit für sich und andere bereitet, sollte sich immer gut überlegen, welche Produkte er für das vorgesehene Essen am besten wählt und wie er sie zusammenstellt, entsprechend den Leistungsanforderungen an die Beteiligten und der Tageszeit. Unsere Nahrung kann zu jeder Zeit Heilung bewirken, wenn sie lebendig, biologisch rein und nicht sauer ist. Eine liebevolle Bereitung sei das erste Gebot, denn auch die Gedanken und Gefühle des Zubereitenden werden mit in die Speise eingewirkt und können dem Genießer zum Nutzen oder Schaden sein.

Morgentrank

Es ist sehr zu empfehlen, unmittelbar nach dem Aufstehen ein bis zwei Glas Gemüsebrühe oder Kräutertee zu trinken. Diese basischen Getränke unterstützen die Arbeit der Ausscheidungsorgane Darm, Nieren und Haut sehr gut. Tüchtige Bewegung in den ersten ein bis zwei Morgenstunden fördert den Reinigungsprozeß des Körpers noch weiter. Morgengymnastik, Dauerlauf, Yoga und der Fußweg zum Arbeitsplatz helfen nicht nur die Kohlensäure herauszuatmen und die Zellen mit frischem Sauerstoff zu versorgen, sondern machen auch froh und wohlgemut und bringen den ganzen Menschen erst so richtig in Schwung!

1. Zubereitung der Gemüsebrühe

Für 3 Personen koche man bei schwacher Hitze etwa 25 Minuten lang in ca. 1 1/2 Liter Wasser zwei fein zerschnittene Kartoffeln (gibt eine stark basische Brühe), ein bis zwei ebenso fein zerschnittene Gelbe Rüben, zwei große Scheiben Sellerie, ein größeres Wirsing- oder Weißkrautblatt, dazu eventuell wenig Lauch (Rheumakranke müssen immer Lauch, Knoblauch und Zwiebeln meiden; auch Leberkranke müssen Vorsicht walten lassen), eine kleine Zehe Knoblauch, ein wenig Kümmel. Alle weiteren bei der Speisezubereitung abfallenden Vegetabilien wie Salatblätter, Gewürzkräuter oder nur ihre Stiele verfeinern die Gemüsebrühe. Dies ist ein herrlicher Morgentrank, der alle kleinen Beschwerden schnell vertreibt. Diese Brühe kann am Tag vorher zusammen mit den Pellkartoffeln gekocht werden. Man braucht sie am Morgen nur leicht anzuwärmen.

2. Folgende Teesorten sind basisch und eignen sich für den Morgentrank:

Angelikawurzel, Arnika, Augentrost, Basilikum, Bohnenkraut, Breitwegerich, Brennessel, Ehrenpreis, Eibischwurzel, Eisenkraut, Enzian,

Fenchel, Frauenmantel, Hauhechel, Heublumen, Huflattich, Immortellen, Johanniskraut, Kamille, Katzenpfötchen, Kümmel, Labkraut, Löwenzahn, Melisse, Pfefferminze, Ringelblume, Rosmarin, Salbei, Schachtelhalm (Zinnkraut), Schafgarbe, Schlüsselblume, Schöllkraut (nur mit großer Vorsicht und wenig genießen, kann auch schaden, ist für die Leber gut), Silbermantel, Spitzwegerich, Stiefmütterchen, kleinblütiges Weidenröschen, Thymian, Weißdorn, Wermut u.a.

Ich empfehle Ihnen, ein gutes Kräuterbuch anzuschaffen.

Hagebutten-, Apfel- und Malventee sind saure Tees. Man sollte sie meiden.

Zubereitung der Tees

Blüten und Blätter werden gebrüht oder kalt angesetzt und erwärmt. Wurzeln werden kurze Zeit gekocht, ebenso Körner (Kümmel, Fenchel). Alle Teesorten läßt man nur ganz kurze Zeit ziehen (etwa eine Minute) und gießt sie dann sofort ab. Man verwende für 1/2 Liter Tee nur etwa 1/4 bis 1/2 Teelöffel voll der gewählten Sorte. Auch hier wirkt, wie in der Homöopathie, die schwache Dosis am besten. Die gesperrt gedruckten Sorten eignen sich am besten als Morgentrank.

Frühstück .

Das Frühstück sollte kalorienmäßig reichlich sein, denn es ist „das Fundament des Tages“! Es ist auf eine ausreichende Menge Stärke und Eiweiß zu achten und die anschließende geistige oder körperliche Tätigkeit zu berücksichtigen. Bitte denken Sie daran, daß mindestens 50 % der gewichtsmäßigen Menge Ihrer Mahlzeit Rohkost sein sollte, um die Kleisternahrung zu kompensieren und vor allem, um damit die Stoffwechselabläufe zu erleichtern. Bei jeder erhitzten Nahrung sind die Enzyme tot. Ohne die Enzyme, die sozusagen die Seelen der organisch gewachsenen Produkte sind, können Mineralstoffe (Nährsalze) nicht ausgewertet werden.

Es werden folgende Frühstücksvarianten empfohlen :

1. Frischkornbrei

Am Vorabend schrotet man mit einer elektrischen oder auch handbetriebenen Getreidemühle pro Person etwa 60 bis 80 g Weizen. Es können auch andere Getreidesorten, wie Dinkel, Hafer, Roggen, Gerste und das basische Getreide Quinoa (ausgesprochen: kienwa) genommen werden. Quinoa muß nicht geschrotet werden. Man deckt dieses frische Mahlgut unmittelbar nach dem Mahlvorgang mit *kaltem,* biologisch einwandfreiem Wasser gerade ab (man kann auch ein Heilwasser verwenden). Es ist unbedingt darauf zu achten, daß das Wasser kalt ist, weil das Phytin bei der Verwendung von warmem Wasser im Getreide Kalk, Eisen und Magnesium bindet. Man kann das Getreide auch erst am Morgen schroten und einweichen. Es muß aber unbedingt 30 Minuten lang mit kaltem Wasser abgedeckt gestanden haben, damit das Phytin in Lösung gehen kann, bzw.

durch das im Getreide vorhandene Enzym Phytase, welches nur durch kalte Feuchtigkeit aktiv werden kann, chemisch zur Lösung gebracht wird. Hafer erst am Morgen - etwa 20 Minuten vor dem Verzehr - schroten, denn er wird sehr schnell bitter.

Anschließend sollte man das Getreide im heißen Wasserbad bis zum Beginn der chemischen Umwandlung in Zukker bringen - leicht süß werden lassen - damit die Bitterstoffe - Inhibitoren - entweichen können. Die Trypsinhemmstoffe, die auf dem Getreide sitzen, stören die Eiweißverdauung. Weil das Getreide einen hohen Gehalt an Phosphor hat, ist es ratsam, ergänzend Produkte mit reichem Kalziumgehalt, wie Feigen und Rosinen zu verzehren.

Für Zuckerkranke ist Hafer das bekömmlichste Getreide oder Hirse.

Folgende Zutaten können, je nach Wahl, am Morgen hinzugefügt werden:

2. NÜSSE

verschiedener Sorten, ca. 30 -50 g pro Person, am besten zwei bis drei Sorten gemischt. Es können folgende Sorten Verwendung finden: Haselnüsse (fördern die Denkkraft), Walnüsse (Baumnüsse, fördern ebenfalls die Denkkraft), Paranüsse (besonders mineralreich, enthalten auch Magnesium), Kokosraspeln, Sonnenblumenkerne, Erdnüsse (sehr eiweißreich), Pinienkerne, Cashewkerne, Pistazienkerne, Kürbiskerne (magnesiumhaltig), u.a. Alle Nüsse *enthalten Lezithin*. Man kann sie auch mit einer Nußmühle mahlen.

Aber: Vorsicht vor Sesamsamen, denn sein Öl bewirkt Sklerose. Im alten Ägypten gebrauchte man das Sesamöl zum Einbalsamieren der Könige

3. FRISCHMILCH

leicht angewärmt (kuhwarm) und ungekocht mit dem Getreide mischen. Bitte genießen Sie Nüsse und Milch nicht zusammen, weil beide Produkte hohe Anteile an Eiweiß und Fett enthalten und die bekannte Überdosis für den Körper stoffwechselmäßig ungeheuer belastend ist.

4. BAUMREIFES OBST

(süßes Obst über dem pH-Wert 5).

Folgende Sorten kommen in Frage und können mit dem Getreide und den Nüssen bzw. Milch gemischt werden: Äpfel, Apfelsinen, Aprikosen, Bananen, Birnen (kalziumreich), Erdbeeren, Kirschen, Honigmelonen (basisch), Wassermelonen (basisch), Pfirsiche, Weintrauben. Weitere Südfrüchte: Mango, Papaya (stark basisch).

Die Früchte sollten unbedingt mit dem Indikatorpapier getestet und eventuell auf pH-Wert 5,5 mittels $CaCO_3$ (kohlensaurem Kalk) neutralisiert werden. Es ist jedoch besser zu kompensieren und frisches reines Wasser oder einen basischen Tee mit unterzumischen. Eventuell kann etwas Agar-Agar beigegeben werden.

Wer Blähungen bekommt, muß Obst und Getreide getrennt essen. Es besteht die Gefahr der Darmgärung.

5. TROCKENOBST

darf nur in kleinen Mengen von gesunden Menschen gegessen werden. (Vorsicht vor Darmgärung, Diabetes, Leberschäden, Rheuma, Zahnkaries).

Folgende Sorten können Verwendung finden:

Ananas, Aprikosen, Bananen, getr. Birnenschnitze, Datteln, Feigen (kalziumreich, aber auch oxalsäurereich), Pfirsiche, Pflaumen, Rosinen etc.

6. Frische Wildkräuter

Es wird sehr empfohlen, besonders im Frühjahr und während der warmen Jahreszeit frische Wildkräuter dem Frühstück fein geschnitten beizugeben. Sie munden mit dem Obst und den Nüssen zusammen sogar sehr gut. Dem Organismus werden die notwendigen Bitterstoffe und damit Basen und Mineralstoffe zugeführt. Folgende Kräuter können genommen werden: Breitwegerich und Spitzwegerich, Brennessel (zarte Blätter, harte Blätter und Stiele sind vorzüglich in der Gemüsebrühe, sehr mineralreich), Frauenmantel- und Silbermantel- Blätter und -Blüten, Giersch, Löwenzahn, Gartenpfefferminze und wilde Pfefferminze, Schafgarbe, Scharbockskraut, Thymian mit Blüten. Sogar Gänseblümchen, Schlüsselblumen und wilde Veilchen können gegessen werden.

Statt des Frischkornbreis können verdauungsschwache Personen

7. Flocken

essen, die aber keine lebenden Enzyme mehr enthalten. In Frage kommen: Dinkelflocken, Weizenflocken, Haferflocken, Gerstenflocken (gut für das Bindegewebe), Roggenflocken, Hirseflocken, Buchweizenflocken. Biologische und Demeterflocken sind dabei zu bevorzugen.

Damit die Flocken leichter aufgeschlossen werden können, empfehle ich, ein reines Wasser oder basischen Tee zuzugießen. Der Brei sollte aber so fest bleiben, daß er noch gut gekaut und eingespeichelt werden kann (nicht einfach herunterschlucken).

8. Gekeimtes Getreide

ist sehr lezithinhaltig. In Frage kommen alle Getreidekörner, die ungeschält, also noch keimfähig sind, wie: Weizen, Hafer, Roggen, Gerste, Dinkel, Buchweizen. Mischt man die Keimlinge unter das Müsli (Frischkornbrei oder Flokken mit weiteren Zutaten), nimmt man nur eine kleinere Menge, etwa einen Eßlöffel voll pro Person. Ißt man nur die Keimlinge als Getreidebasis, darf man bis zu zwei Eßlöffel voll genießen. Zum Keimen benutzt man einen Biosnacky oder ein flache Tonschale.

Wer statt des Morgenmüslis lieber (oder aus praktischen Gründen) Brot ißt, kann folgende Zusammenstellung wählen:

1. Vollkornbrote

mit Hefe oder Backferment gebacken vom Bäcker, aus dem Reformhaus oder einem Alternativ-Bioladen (siehe pH-Wert-Tabelle). Man sollte nur die ganzen Brote kaufen, da abgepackte Schnitten wegen der Haltbarkeit stark erhitzt werden müssen, oder selbst gebackene Brote verschiedenster Zusammenstellung verzehren.

2. Knäckebrot

Das AMARANTH - Knäckebrot ist noch nicht sehr lange auf dem Markt. Es schmeckt leicht süß und ist aus ökologischem Anbau. Auch das „Demeter Delikatess-Knäcke" ist zu empfehlen

3. Aufstriche:

dazu Alsan, Edenbutter, Butter, Vitaquell, Nußmus wie Cashewkernmus, Haselnußmus, Mandelmus. (Nußmuse haben viel Säure).

4. Brotbelag

Camembert (basisch), Rahmbrie (basisch). Schmelzkäse sollte man wegen der Konservierungsmittel und mehrfachen Erhitzung meiden. Hartkäse nach Wahl (bitte keinen salzlosen Käse essen, da er besonders schwer verdaulich ist. Ihm fehlen die Mineralsalze).
Man sollte versuchen, biologisch einwandfreie Käsesorten zu kaufen (Demeterprodukte oder direkt von der Alm), Sojabrotaufstrich, Nußmus.

5 Rohkostauflage

Wer Brot ißt, sollte unbedingt 50 % Rohkost dazu genießen in Form einer Rohkostauflage aus frischen, biologisch einwandfreien Gelbe-Rüben-Scheiben, Gurkenscheiben, Kohlrabischeiben, Kürbchenscheiben, Radieschen, Rettichen, Knoblauch - oder Zwiebelschnitzel, Salat- und Wildkräuterblättern.
Während der Wintermonate können auch selbstgetrocknete Kräuter oder Gewürze, oder solche von Brecht und Rapunzel, auf die Brote gelegt und gestreut werden.

6. Rohkostteller

Von sehr großem gesundheitlichem Vorteil ist es, schon am Morgen einen Rohkostteller mit frischen Salaten, Kräutern, Wurzeln, Nüssen, gekeimten Getreidekörnern zu essen. Denn wer von reiner Rohkost lebt, ordnet sich ganz in die Naturgesetze, die uns von Gott gegeben sind, ein und kann das Optimum an geistiger sowie körperlicher Reinheit und Klarheit erlangen, welche Gesundheit, Wohlbefinden und Lebensfreude erzeugen. Man braucht dabei nur zwei Mahlzeiten am Tag, lebt also ökonomischer, weil die Frischnahrung alle Werte heil birgt. Zeit und Geld werden gespart. Die Natur ist weise eingerichtet - wer versucht es und ordnet sich ein?

Das Mittagessen

1. Getreidespeisen als Grundkost des Mittagsmahles

Aus den ganzen Körnern von Weizen, Hafer, Roggen, Gerste, Dinkel, Grünkern, sowie den basischen Getreiden Buchweizen und Hirse, Mais (Polenta), Amaranth und Quinoa können verschiedene Grundgerichte zubereitet werden, die sich geschmacklich sehr voneinander unterscheiden. Es ist unbedingt zu empfehlen, das Getreide mittags und nicht am Abend zu verwenden, weil es schwerer verdaulich ist.
Die Getreidekörner, je nach Wahl, werden spätestens zwei Stunden vor der endgültigen Zubereitung auf einer Getreidemühle (elektrisch oder hand-

betrieben) mittelfein bis grob geschrotet und mit biologisch einwandfreiem Wasser gut überdeckt. Auch hier gilt es, den Vorgang der Phytase zu beachten. Amaranth, Buchweizen Hirse, Mais (Polenta) und Quinoa brauchen nicht geschrotet zu werden. Man rechnet pro Person 1/2 Tasse Körner. Ist die Familie groß oder bekommt man Besuch, ist es empfehlenswert, ab vier Personen um etwa 1/2 Tasse zu reduzieren, weil sonst die Gesamtmenge zu groß wird. Je mehr Personen an dem Mahl teilnehmen, je mehr muß reduziert werden.

Zur endgültigen Zubereitung setzt man den Topf (am besten aus Pyroflam oder Emaille) mit dem vorgeweichten Schrot in ein entsprechend größeres Gefäß, welches mit Wasser so weit angefüllt wird, daß die Körnerspeise im inneren Topf an der Außenseite ihres Gefäßes gut umspült wird. Wir wollen jetzt unser Getreide im Wasserbad nur aufquellen lassen. Es kommt einer leichten Vorverdauung im Munde gleich. Wenn wir unser Mahlgut nicht über 40 Grad C erhitzen, bleiben die meisten Mineralien, Enzyme und vor allen Dingen auch das Eiweiß erhalten. Man kann also noch von Frischkost sprechen. Die beiden Töpfe werden ineinander auf starke Hitze gesetzt, so lange, bis das Wasserbad zum Kochen kommt. Schon während diesem Vorgang muß man ab und zu alles kräftig durchrühren und macht dabei die Erfahrung, daß das Getreide das Einweichwasser aufsaugt. Man muß immer wieder Wasser nachgießen, um den Vorgang des Aufquellens zu unterstützen. Gleichzeitig kann man nebenbei die Gemüsefrischkost vorbereiten. Eine größere Menge Getreide saugt nach und nach viel Wasser auf. Man gibt so viel Wasser bei, daß die Gesamtmasse nicht zu dünn wird. Beginnt das Wasserbad zu kochen, muß man sehr wachsam bleiben. Bei einer kleinen Menge, für ein bis zwei Personen, ist das Getreide schon nach zwei bis fünf Minuten genügend aufgequollen und angewärmt, man schaltet ab und läßt das Wasserbad noch kurze Zeit hindurch nachwirken, bevor man das fast fertige Gericht herausnimmt. Eine größere Menge muß bei schwacher Hitze entsprechend länger auf dem kochenden Wasserbad bleiben und ständig umgerührt sowie Wasser nachgefüllt werden, bis die gewünschte Konsistenz erreicht ist. Man schmeckt diesen Brei mit Meer- oder einem guten Kräutersalz sowie einem kalt geschlagenen Öl (Leinöl, Sonnenblumenöl, Weizenkeimöl, spanisches Olivenöl) ab.

Zugaben siehe Nr. 2.

Eine andere Variante der Zubereitung ist:

Die Körner 1/2 Stunde vor der Zubereitung schroten, zehn Minuten lang bei schwacher Hitze in der doppelten Menge Wasser kochen, am Schluß Salz und Öl wie oben zugeben, ca. fünf bis zehn Minuten lang gut abgedeckt zum Nachquellen stehen lassen. Gemüsezugaben siehe Nr. 2.

Amaranth, Buchweizen, Mais (Polenta) und *Hirse* muß man immer kochen.

Buchweizen braucht nur fünf Minuten zum Weichwerden, Hirse dagegen 15 Minuten und Amaranth noch länger. Quinoa ist sehr weich, kann also im Wasserbad gegart werden und eignet sich außerdem sehr gut zum Andicken von. Gemüse- und Hülsenfruchtsuppen.

Reis gelingt am besten, wenn man ihn kocht. Man verwendet möglichst biologischen oder Demeter-Langkornreis. Das Rundkorn ist sehr weich und wird leicht pampig. Langkornreis kocht man bei schwacher Hitze mit der dreifachen Menge Wasser ca. 20 Minuten lang und gibt sofort das gewählte Gemüse hinzu. Wirsing, Gelbe Rüben, Sellerie und etwas Lauch fein geschnitten munden besonders gut dazu. Öl und Salz, eventuell auch andere Gewürze nach eigener Wahl, werden auch bei diesem Gericht erst am Schluß zugegeben. Es ist vorteilhaft, den Reis eine bis zwei Stunden in einer Kochkiste oder im Bett (in ein Handtuch eingepackt) nachquellen zu lassen. Er wird zusammen mit einem frischen grünen Salat (Endiviensalat, Feldsalat, Chinakohl, Kopfsalat oder Chicoreesalat) serviert.

2. Verschiedene Gemüse als Beigaben zum Getreide

Es kommen in Frage: Gelbe Rüben (Karotten, Möhren), Blumenkohl, Unter- und Oberirdische Kohlrabi, Kürbchen, Meerrettich, Pastinaken, Petersilienwurzeln, Radieschen, Rettiche, Rote Bete, Schwarzwurzeln, Sellerie, Weißkohl, Grünkohl, Brokkoli, Lauch, Topinambur u. a. Zum Ausgleich des reichen Phosphorgehaltes im Getreide sollten kalziumhaltige Gemüse bevorzugt werden.

Mindestens 50 % Gemüserohkost gehört zum Getreide. Man reibe am besten mit einer Bircherraffel oder zerkleinere mit einer elektrischen Rohkostreibe entsprechend viel Gemüse nach eigener Wahl. Man kann auch mischen, z. B. Rote Bete mit Rettich, Sellerie und Gelbe Rüben, je nach Wunsch und Geschmacksrichtung. Man sollte nicht mehr als zwei Wurzelsorten zu einer Mahlzeit verwenden. Das frisch geriebene Gemüse wird entweder sofort unter den Getreidebrei gemischt oder muß, wenn es als Rohkostsalat auf einer Platte hübsch arrangiert werden soll, sofort mit einem feinen Ölfilm überzogen werden, damit es nicht oxydiert. Man verwende zu einer Mahlzeit die gleiche Sorte Öl, um die Verdauungsorgane nicht unnötig zu überlasten.

Während der warmen Jahreszeit finden wir leicht Gelegenheit, frische Kräuter im eigenen Garten zu ziehen oder sie zu kaufen. Wir sollten diese Chance nutzen, um unseren Organismus damit zu reinigen und die Körperfunktionen, besonders auch die der Drüsen, zu fördern. Abgesehen davon, daß unser Mahl durch die verschiedenartig duftenden und schmeckenden Kräuter viel würziger wird.

Folgende Kräuter eignen sich zu Beigaben und zum Garnieren der Salatplatte sehr gut:

Bachbunge, Basilikum, Borretsch, Dill, Estragon, Giersch, Kerbel, Kresse, Liebstöckel, Majoran, Muskat, Pimpinelle, Scharbockskraut, Schnittlauch, Thymian, Zitronenmelisse u. a.

Auch _Nüsse_ wie Cashewkerne, Mandeln, Pinienkerne, Pistazienkerne, Sonnenblumenkerne, geteilte Walnußkerne, ja auch Haselnußkerne eignen sich sehr gut zum Garnieren.

Oder man nimmt gekeimte Linsen, Kichererbsen und Sojabohnen und erhöht durch beides, Nüsse oder Keimlinge, den Eiweiß- und Lezithingehalt der Speise.

Sehr viel Freude macht es, eine Rohkostspeise mit den _Blüten_ des Frühlings oder des Sommers zu verzieren. Man kann nämlich die lieblichen Blüten der Veilchen, Schlüsselblumen, Gänseblümchen, Kapuzinerkresse, ja sogar Rosenblätter essen, vorausgesetzt sie sind biologisch einwandfrei. Eine besondere Heilwirkung für die Leber spricht man den Blüten des Löwenzahns zu.

3. Gurken und Tomaten

in feine Scheiben geschnitten passen sehr gut zur Gemüserohkost. Gurken sind, frisch geerntet, nahe am pH-Neutralpunkt 7, während Tomaten Oxalsäure enthalten. Sparsam verwendet, zusammen mit den Gurken, dürften sie kaum Schaden anrichten.

4. Schnittsalate zum Mittagsmahl:

Es kommen in Frage: Kopfsalat, Lattichsalat, Endiviensalat, Feldsalat (Rapunzel, Nüßli), Chicoree, Zuckerhut, Eissalat, Chinakohl.

Die Salate werden mit einem der oben schon erwähnten kalt geschlagenen Öle angemacht. Leinöl verseift nicht, enthält besonders viel Lezithin und wirkt blähungshemmend. Spanisches Olivenöl enthält Vitamin D. Distelöl wird nicht empfohlen, weil es nicht kalt geschlagen ist. Dazu gibt man je eine kleine Zehe Knoblauch, durch die Knoblauchpresse gedrückt, oder je eine kleine zerhackte Zwiebel, sowie frische oder getrocknete Kräuter wie unter Nr 2. Das schmeckt herrlich auch ohne Essig und Zitrone. Man kann statt des Öls auch leicht saure Sahne nehmen. Die Sahne muß noch frisch sein. Wer nach Salz verlangt, sollte solange Salz zum Salat nehmen, bis er es nicht mehr braucht. Erst dann wird er den feinen Eigengeschmack der verschiedenen Sorten kennenlernen.. Wer fabrikmäßig zusammengestellte Gewürze verwendet, und seien es auch nur Reform-Gewürze, kann niemals von sich sagen, daß er von reiner natürlicher Nahrung lebe. Sein Geschmackssinn bekommt damit nicht die Gelegenheit, sich ganz auf die Naturkost einzustellen. Maschinell zusammengefügte Gewürze sind Konzentrate, die die Verdauungssäfte überbeanspruchen und damit den Körper irritieren. Wer keine tierischen Produkte zu sich nimmt (Fleisch, Quark, Käse etc.), bekommt nach dem Genuß von Knoblauch auch keinen üblen Körpergeruch. Bekanntlich hat der Knoblauch eine stark desinfizierende Wirkung und scheidet die Toxine (Stoffwechselabfallprodukte) über die Nieren und die Haut aus. Wer nach dem Genuß von Knoblauch einen schlechten Geruch verbreitet, braucht den Knoblauch besonders nötig, um innerlich wieder rein zu werden. Wenn man Petersilie mit dem Knoblauch zusammen ißt, mindert man die schlechte Hautausdünstung.

Man kann auch selber eine Salatsauce zubereiten, indem man Cashewkerne, Mandeln oder Sonnenblumenkerne püriert, ihnen Gemüsebrühe oder reines Wasser beigibt, welches mit wenig Sonnenblumenöl, Kräuter - Meersalz und frischen oder getrockneten Kräutern durchsetzt ist. Zum Schluß gibt man die pürierten Nüsse zusammen mit den Zutaten noch einmal in den Mixer. Anstelle der Nüsse kann man auch Avocados verwenden.

5. Weitere Gemüsesorten zum Mittagsmahl:

Artischocken werden entblättert und mit einem beliebigen Öl oder Sahne angemacht, eventuell mit Kräutern gewürzt.

Blumenkohl kann entweder fein gerieben mit wenig Öl übergossen oder mit gemahlenen Nüssen zusammen angemacht auf der Rohkostplatte einen Platz finden oder in kleinen Röschen zerteilt zum Garnieren verwendet werden. Blumenkohl ist stark basisch, darum gut für Rheumapatienten oder Leute, die leicht zur Übersäuerung neigen. Man kann auch Blumenkohlröschen mit Spargelspitzen gemischt und mit etwas Öl und frischen Kräutern wie Basilikum, Majoran oder Estragon anmachen. Blumenkohl in reinem Wasser fünf bis zehn Minuten lang gargekocht und nach dem Herausnehmen mit etwas Öl und eventuell geriebener Muskatnuß angemacht, mundet auch recht gut. Das abgegossene Wasser kann getrunken werden.

Fenchel eignet sich ebenfalls sehr gut zum Rohgenuß. Man schneidet ihn in feine Ringe oder Streifen und gibt ihn als Beigabe zu anderen Salaten und Wurzeln wie Rote Bete, Gelbe Rüben, Rettichen. Fünf bis zehn Minuten lang in frischem Wasser gekocht, nach dem Abgießen mit Öl und etwas Kräutersalz angemacht, schmeckt er delikat und sehr mild.

Gurken schneidet man am besten in feine Scheiben und garniert damit den Frischkostteller oder man legt sie aufs Frühstücks- oder Wanderbrot. Gurken sollten nicht am Abend gegessen werden, weil sie schwer verdaulich sind. Ein gemischter Salat aus Gurken- und Tomatenscheiben, gewürzt mit Knoblauch (Presse benutzen) oder Zwiebelstückchen, Dillspitzen, wenig Borretsch und Öl ist sehr pikant und erfrischend. Statt des Öls kann auch milde saure Sahne genommen werden Gurken sind basisch, wenn sie frisch sind (testen) und eignen sich darum auch sehr gut zur Kompensation der oxalsäurehaltigen Tomaten. Die Tomaten sollten immer nur gut ausgereift und sparsam genossen werden.

Lauch findet, in feine Kringel geschnitten, auf der Rohkostplatte einen verzierenden Platz. Er enthält reichlich Phosphor, schmeckt würzig und ist appetitanregend, sollte aber nur sparsam Verwendung finden. Rheumatiker und Leberkranke müssen ihn meiden. Er mundet ebenfalls unter Endiviensalat oder anderen grünen Salatsorten, sparsam gebraucht und fein geschnitten, ausgezeichnet. Auch schmeckt Lauch, fünf bis zehn Minuten in Wasser gekocht, abgegossen und mit Öl oder Sahne angemacht, zu Pellkartoffeln nach einem Frischkostteller besonders während der Wintermonate sehr gut (Phosphor heizt, bzw. erwärmt).

Spargel als Rohkost genossen (siehe Blumenkohl) oder in Wasser gekocht, bis er weich ist, und dann mit Öl oder ausgelassener Butter übergossen, ist ein altbekanntes und beliebtes Frühlingsgericht zu frischen Salaten. Die Spitze schmeckt am besten.

Tomaten, in feine Scheiben geschnitten, sind zu allen Rohkostsalaten eine beliebte Ergänzung oder können zum Garnieren dienen. Tomaten-Gurkensalat siehe unter Gurken. Tomaten enthalten Oxalsäure, sollten getestet und eventuell mit Natron (Natriumcarbonat) neutralisiert oder mit Agar-Agar ausgeglichen werden. Wenn man sie sehr sparsam verwendet, können sie kaum schaden.

6. Kohlsorten zum Mittagsmahl:

Grünkohl ist ein ausgesprochenes Wintergericht und enthält viel Chlorophyll. Man sollte ihn im Winter häufig essen. Ganz fein geschnitten oder gehackt, mit Kümmel überstreut und mit Leinöl angemacht, ist er eine Delikatesse. Wenn man die ganzen Blätter in der Gemüsebrühe etwa 15 Minuten lang mitkocht und sie dann herausnimmt, sind sie für einen Feinschmecker, dessen Zunge sich bereits an natürliche Nahrung gewöhnt hat, ein besonderes Labsal. Man kann sie ebenfalls mit Öl und Kümmel, wie im Rohzustand, anmachen. Die Gemüsebrühe wird durch die Mineralstoffe und Vitamine des Grünkohls bereichert und schmeckt am nächsten Morgen ganz besonders gut.

Weißkraut schmeckt und bekommt am besten frisch als Salat angemacht. Man macht es am besten so: Einen großen Kopf teilt man zuerst in vier Teile und hobelt oder schneidet ihn fein mit einer Reibe oder einem großen scharfen Messer; bei der Spitze anfangen. Man mischt dann mit Meer- oder Kräutersalz nach Geschmack, gibt fein zerhackte Zwiebeln oder Knoblauch und Kümmel bei und übergießt alles mit Lein- oder Sonnenblumenöl. Weißkrautsalat sollte etwa 1/2 Stunde lang vor dem Auftischen durchziehen. Je nach Geschmacksempfinden kann man noch Basilikum oder Majoran beimischen. Ganze Weißkrautblätter können ebenfalls zehn Minuten lang in der Gemüsebrühe mitgekocht und nach dem Herausnehmen mit Leinöl und Kümmel abgeschmeckt, gegessen werden. Es schmeckt kräftig und würzig.

Wirsing ist, roh gegessen, nicht jedermanns Sache. Da man ihm aber besondere Heilkräfte für die inneren Organe zuspricht, sollte man ihn, besonders im Winter, häufig auf den Tisch bringen. Man kocht ihn ganz kurz in sehr wenig Wasser (Abguß für die Gemüsebrühe verwenden), übergießt ihn mit wenig Lein- oder Sonnenblumenöl, und fertig ist eine sehr bekömmliche Speise, die zu Pellkartoffeln gut mundet. Wirsing hilft gegen Schleimhautentzündungen im Verdauungstrakt. Gemüsebrühe mit Wirsing darin gekocht ist ein inneres Heilmittel.

Rotkohl ist ein Festessen und wird mit folgenden Zutaten angemacht: Zuerst schneidet oder reibt man ihn sehr fein (siehe Weißkraut). Zu einem mittelgroßen Kopf reibt man einen größeren süßen Apfel, gibt eine mittelgroße Zwiebel feingehackt darunter und mischt alles mit 100 - 150 g gemahlenen Nüssen wie Walnüssen, Haselnüssen, Mandeln oder anderen Sorten gut durch. Man kann auch gemischte Nüsse und ein wenig Leinöl beigeben. Eventuell etwas Meersalz untermischen, je nach Wunsch. Es schmeckt vorzüglich und sättigt sehr. Man braucht nichts anderes dazu zu essen, denn das Mahl ist absolut vollwertig (enthält Stärke, Eiweiß, Vitamine, Mineralien, Spurenelemente und natürlich auch Fett). Ein Getreidebrei, wie unter 1 beschrieben, paßt jedoch gut dazu, besonders wenn man Roggen oder Gerste verwendet.

Man beachte besonders:

Zu allen vorgenannten Speisen braucht man, wenn sie zusammen mit den unter Nummer 1 genannten Getreidespeisen gegessen werden, keine extra eiweißhaltigen Nahrungsmittel wie Fleisch, Fisch, Quark oder Käse hinzuzufügen. Das Getreide und die Rohkostsalate, die alle auch mit gemahlenen Nüssen statt Öl angemacht werden können, enthalten reichlich eigenes Eiweiß, organisches Eiweiß, welches von den menschlichen Verdauungsorganen besonders gut aufgeschlossen werden kann, weil es eben pflanzliches Eiweiß ist und in seinem harmonischen Verband zusammen mit den Mineralien, Enzymen, Vitaminen etc. verzehrt wird. Eine Eiweißbeigabe aus tierischen Produkten würde hier den reibungslosen Verdauungsablauf nur stören und außerdem überschüssige Harnsäure erzeugen. Pflanzliches Eiweiß ist nach neuesten wissenschaftlichen Erkenntnissen noch wertvoller als tierisches *Siehe: „Die richtige Menge der Eiweißaufnahme"*.

7. Gekeimte Linsen, Sojabohnen, Kichererbsen und frisch aus den Schoten gepellte Erbsen

sind sehr wertvolle lezithin- und eiweißreiche Beigaben zu allen Gemüsesalaten. Kichererbsen enthalten viel Magnesium.

8. Verschiedene Salatspezialitäten für Liebhaber.

Linsenrohkostgericht. Man läßt die Linsen 24 Stunden lang in Wasser weichen. Das Wasser sollte während dieser Zeit zweimal erneuert werden. Es ist besonders darauf zu achten, daß die Linsen noch keimfähig, nicht abgestorben sind.

Während dieser Zeit quellen die Linsen stark auf und werden anschließend mit kalt geschlagenem Öl oder Rahm zubereitet. Man gibt Gewürze nach eigener Wahl, feingehackte Zwiebeln und Meer- oder Kräutersalz bei. Linsen enthalten Lezithin. Leberemp-findliche sollten dieses Gericht meiden.

Löwenzahnsalat. Der Löwenzahn kann, so lange man ihn findet, verwendet werden. Die starken Mittelrippen trennt man am besten heraus und gibt sie in die Gemüsebrühe. Es gibt zwei Möglichkeiten, den Löwenzahn zu essen: Entweder mischt man ihn unter den Kopfsalat, der dadurch einen pikanten Geschmack erhält, oder man bereitet ihn alleine auf die gleiche Weise wie Kopfsalat zu. Dieser Salat ist etwas Feines für den Kenner basischer Rohkost. Besonders wertvoll sind die darin enthaltenen Bitterstoffe. Sie stärken und unterstützen die Arbeit der Leber. Die Blüten haben besondere Heilkraft.

Brennesselsalat. Man nimmt nur die zarten Blätter der Spitzen, um sie unter die Salate zu mischen. Sie müssen ganz fein gewiegt werden, dann gibt man sofort Leinöl oder Sonnenblumenöl darüber und schmeckt mit feingehackten Zwiebeln, Majoran, Borretsch und Estragon ab. Dieser Salat sollte sofort gegessen werden, weil er leicht braun wird (oxydiert).

Scharbockskrautsalat mit Kartoffeln gemischt, ist ebenfalls ein Salat im zeitigen Frühjahr (April). Man mischt etwa je zur Hälfte Scharbockskrautblättchen mit fein geriebenen Scheiben von Pellkartoffeln und gibt kalt geschlagenes Öl nach eigener Wahl darüber. Fein zerhackte Zwiebeln oder Knoblauch (durch die Knoblauchpresse gedrückt), Paprika oder Meerrettich passen gut in diesen Salat.

Spinatsalat mit Leinöl und Zwiebeln fein gehackt, schmeckt ebenfalls gut. (Vorsicht: Oxalsäure, kleine Mengen verzehren.)

Mangoldsalat. Die harten unteren Teile der Stiele werden abgeschnitten und in der Gemüsebrühe mitgekocht. Die Blätter wiegt man fein und macht sie mit Leinöl und Zwiebeln an.

Brunnenkressesalat mit Öl oder saurer Sahne angemacht ist eine Delikatesse. Man kann statt dessen auch die im Winter in fließendem Wasser anzutreffenden Ehrenpreis und Bachbunge verwenden und ohne weitere Zubereitung auf das Brot schneiden. Es ist eine besonders wertvolle Rohkost.

9. KARTOFFEL-ROHKOSTRASPEL-GERICHTE

Aus der rohen Kartoffel kann man sehr gesundheitsfördernde und schmackhafte Gerichte herstellen. Außerdem spart man Zeit dabei. Pro Person reichen zwei mittelgroße Kartoffeln. Man reibt die geschälten Kartoffeln in eine Schüssel, die zwei bis drei Zentimeter mit Wasser gefüllt ist. Das Wasser wird nach dem Reiben abgegossen und die geriebenen Kartoffeln sofort mit Sonnenblumen-, Weizenkeim- oder Leinöl angemacht.

Man kann auch schwach saure Sahne verwenden. Die abgegossene Brühe kann zu einer Rohkostsuppe Verwendung finden. Diesem Grundrezept können folgende Gewürzkräuter oder Wurzelgemüse beigegeben werden:
Borretsch, Pimpinelle, Schalotten und Dill für heiße Tage, ferner Petersilie oder Schnittlauch bzw. frisch geriebener Meerrettich in kleinen Mengen im Winter und Roten Beten oder Möhren (Karotten, Gelbe Rüben). Diese verschiedenen Varianten würzt man am besten mit etwas Meer- oder Kräutersalz und gibt evtl. ein anderes Gewürz auf Hefebasis, wie beispielsweise Vitam R, bei (Vorsicht, nicht zu stark würzen, fabrikmäßig zubereitete Gewürze regen die Drüsentätigkeit oft zu stark an.)
Auch hier paßt Zwiebel oder Knoblauch gut. Beide Gewürze zusammen in einer Mahlzeit zu genießen, ist unverträglich.
Eine Variante ist:
Kartoffelrohkostraspel mit Pellkartoffelraspel gemischt, dazu wird eine Dillsoße (Dill fein gewiegt) mit Öl übergossen gegeben.
Kartoffelrohkostraspel mit Äpfeln. Die Äpfel werden sofort in das fertige Grundrezept mit hineingerieben. Man mische je halb und halb Kartoffeln und Äpfel. Der Apfel paßt noch besser zum gemischten Grundrezept: rohe und gekochte Kartoffelraspeln. Dieses Gericht mundet auch zusammen mit Dill.

10. Quarkspeisen zu Rohkosttellern und Pellkartoffeln.

Als Grundrezept empfehle ich für drei Personen etwa 1/2 Pfund 20%-Quark, gut durchgemischt mit einer guten Frischmilch (Konsistenz je nach Wunsch) einen bis zwei Eßlöffel Leinöl und Meer- oder Kräutersalz, je nach Geschmack. Folgende Kräuter können beigegeben werden:
Ein bis zwei knappe Eßlöffel Brennesselpulver, besser frische zarte Brennessel- oder Löwenzahnblätter, sehr fein gewiegt.
Alle weiteren Gewürz- und Gartenkräuter frisch, gerebelt oder auch in Pulverform wie: Basilikum, Bohnenkraut, Borretsch, Dill, Estragon, Kerbel, Kümmel, Labkraut (besonders gut für alle inneren Organe und die Leber), Majoran, Meerrettich, Muskatblüte (sparsam untermischen), Paprika, Petersilie, Rosmarin (sparsam verwenden), Schnittlauch, Thymian, Zwiebel, ja auch Radieschen und Rettich fein gerieben, passen sehr gut in den Quark. .

11. Quarkspeisen süss und mit Obst:

1/2 Pfund 20%- oder 10%-Quark wird für zwei Personen mit guter Frischmilch verrührt (Konsistenz nach Belieben). Alle Obstsorten können fein zerkleinert untergemischt werden. Äpfel und Birnen werden gerieben, Bananen in sehr feine Scheiben geschnitten, Erdbeeren mit der Gabel zerdrückt usw. Je nach der Baumreife der Früchte kann man die Säuren entweder mit Rohrzuckermelasse, Zukkerrübensirup oder Agar-Agar puffern (Anreicherung mit Mineralstoffen). Man muß nach Fertigstellung der Quarkspeise auf jeden Fall mit dem Indikatorpapier

testen und eventuell auf pH-Wert 5 neutralisieren. (Agar-Agar ist Seetang und im Reformhaus in Pulverform erhältlich. Agar-Agar löst man mit wenig Wasser bei gutem Umrühren auf). Mit fein zerschnittenen Ananasstückchen mundet der Quark vorzüglich, wenn man unter 1/2 Pfund Quark 1/8 Liter süßen, vorher geschlagenen Rahm gut untermischt, sowie Rohrzuckermelasse oder Zuckerrübensirup nach Geschmack beigibt. Dies ist ein herrliches Gericht für die Sommermonate, welches viel Energie spendet. Aber auch hier muß getestet und eventuell neutralisiert werden.
Denken Sie aber bitte daran, daß Rohrzuckermelasse und Zuckerrübensirup Konzentrate sind und Ihr Organismus eine überreiche Dosis an Mineralstoffen erhält, welche er über die Nieren und die Haut wieder ausscheiden muß. Solche Speisen sollten darum nicht häufig genossen werden.

12. Reis mit Trockenobst oder Frischobst und Milch:

Man kocht Lang- oder Rundkornreis (siehe Nr. 1) mit der dreifachen Menge Wasser 30 Minuten bei schwacher Hitze, am besten in einer Jenaer Glasschale, worin man ihn später servieren kann. Wer den Reis gerne noch körnig ißt, läßt ihn entsprechend kürzere Zeit kochen. Auch bei diesem Rezept rechnet man pro Person eine halbe Tasse Reis.
Will man Trockenobst beimischen, weicht man es zwei Stunden vorher fein geschnitten in Wasser ein. Folgende Sorten Trockenobst passen gut zum Reis: Feigen, Rosinen, Aprikosen, Pflaumen, getrocknete Bananen, Pfirsiche, Birnen, Datteln. Man kann verschiedene Sorten mischen und verwendet zu süßen Früchten wie beispielsweise Feigen und Datteln wenig säuerliche Früchte wie Aprikosen und Pfirsiche. Pro Person rechnet man etwa zwei bis drei Feigen, einen knappen Eßlöffel voll Rosinen und zwei Aprikosen. Die vorgeweichten Trockenfrüchte werden nach 25 Minuten Kochzeit erst unter den Reis gegeben, das ganze Gericht noch einmal kurz zum Kochen gebracht und direkt in eine Kochkiste oder ins Bett (Pappdeckel unterlegen und in ein Handtuch wickeln) für ca. zwei Stunden zum Nachquellen gestellt. Dies ist ein herrlich mundendes Sonntagsessen, welches der Hausfrau die Arbeit sehr erleichtert. Jedoch Vorsicht, nicht zu oft essen, denn Bauchspeicheldrüse und Leber werden dabei strapaziert.
Statt der Trockenfrüchte kann man auch frisches Obst fein zerkleinert in den letzten 5 Minuten dem Reis beigeben. Es kommen in Frage: Äpfel, Bananen, Birnen, Melonen, Pfirsiche, dazu Rosinen. Hierbei muß nach Geschmack mit Rohrzuckermelasse oder Zuckerrübensirup gesüßt und je nach der Fruchtsorte neutralisiert werden. Zu beiden Reisgerichten serviert man frische, leicht angewärmte süße Milch.

13. Anstelle von Reis kann man auch Hirse nehmen. Hirse braucht nur 15 Minuten Kochzeit.

14. AUCH AMARANTH, BUCHWEIZEN UND QUINOA

können mit den oben aufgezählten Früchten zusammen gegessen werden. Die Kochzeit für Amaranth beträgt mindestens 20 Minuten; Buchweizen und Quinoa sind nach zehn bis fünfzehn Minuten gar.

15. GERSTEN-, WEIZEN-, HAFER-, ROGGEN-, BUCHWEIZEN- UND HIRSEFLOCKEN

Früchte wie unter Nr. 12 und mit Milch gemischt, geben ein leckeres Schnellgericht. Die Früchte müssen entsprechend neutralisiert werden. Zu den Flocken mit Milch schmecken auch frisch geriebene Karotten (Möhren, Gelbe Rüben), Rote Bete und Kohlrabi. Dieses Schnellgericht ist sogar sehr bekömmlich.

16. KARTOFFEL-, GEMÜSE-, GETREIDE- UND HÜLSENFRUCHTSUPPEN

Zur Kartoffel - Gemüsesuppe werden alle Teile, Kartoffeln, gelbe Rüben, Sellerie, evtl. Wirsingblätter und Lauch in feine Würfel bzw. Stücke geschnitten. Für zwei Personen rechnet man zwei mittelgroße Kartoffeln ohne Schalen, zwei mittelgroße gelbe Rüben, 1/2 einer kleinen Sellerieknolle, zwei bis drei Wirsing- oder Weißkohlblätter, 1/2 einer kleinen Stange Lauch. Alles wird ca. 30 Minuten in ein bis zwei Litern Wasser gar gekocht. Da die einzelnen Zutaten unterschiedliche Garzeiten haben, zwischendurch ausprobieren. Danach kann man entweder das Gemisch durch ein Sieb passieren oder pürieren und dann wieder der Brühe beigeben oder aber das Ganze so belassen. Man schmeckt mit durch die Presse gedrücktem Knoblauch, Kräuter-Meersalz und wenig Sonnenblumenöl oder einer Margarine (Alsan, Vitaquell, Edenbutter) oder auch Butter ab. Es können auch frisch geriebene Möhren oder Meerrettich auf die Suppe gestreut werden.

Für die Kartoffelgemüsesuppe mit Hülsenfrüchten weicht man die Hülsenfrüchte (Bohnen; Linsen aber auch Erbsen) am Vorabend in Wasser ein. Am folgenden Tag werden die Hülsenfrüchte zusammen mit den vorbereiteten anderen Gemüsestücken, wie oben beschrieben, in der gewünschten Menge Wasser bis zum Garwerden gekocht. Dann wird die Suppe wie oben empfohlen weiterverarbeitet. Es empfiehlt sich allerdings nicht, die Suppe mit den Hülsenfrüchten zu pürieren, da sie dadurch sehr an Nährwert verliert.

Gemischte Suppen mit Getreide, also auch auf Kartoffel- oder Gemüsebasis, sind sehr wertvoll. Quinoa kann der Suppe nach dem Garen zugefügt werden und dickt sie innerhalb kurzer Zeit (ca. fünf bis zehn Minuten) ein. Grünkern, Hirse und Reis müssen zuvor geschrotet und mindestens eine Stunde in Wasser eingeweicht werden, ehe sie der Kartoffel- und Gemüsesuppe beigegeben werden können. Man rechnet pro Person 1/6 Tasse voll geschrotetes Getreide. Mit dem Getreide zusammen muß nur noch fünf bis zehn Minuten lang gekocht werden. Danach kann die Suppe - wie oben beschrieben - abgeschmeckt werden.

Das Abendessen

Wer seinen Speiseplan nach den auf diesen Seiten empfohlenen Rezepten gestalten möchte oder es aus eigenen guten Erfahrungen mit der reinen Rohkost bereits tut, sollte eingedenk sein, daß er mit dieser vitalisierenden Vollwertnahrung einerseits ungeheure Energien speichert, andererseits aber hohe Anforderungen an die Verdauungsorgane stellt. Man braucht weniger Nahrung und sollte auf zwei Mahlzeiten reduzieren. Alle mir bekannten Personen, die von reiner Rohkost leben, sprechen von stundenlanger Sättigung und müheloser Schaffenskraft. Wozu also den eigenen Verdauungstrakt und Stoffwechsel überfordern, wenn man auch noch die Zeit zur Zubereitung des Essens und Geld sparen kann? Ist das nicht überhaupt ein großer Vorteil für berufstätige Personen? Man frühstückt gut und nimmt erst wieder etwa um 17 Uhr oder auch später die zweite reichhaltige Mahlzeit, eine Rohgemüsemahlzeit, zu sich. Wer trotzdem noch Hunger hat, nimmt zwischendurch einen Lunch, bestehend aus Nüssen mit Gurken oder Rettichscheiben, Radieschen oder Gelbe Rüben. Statt der Nüsse kann man natürlich auch Vollkornbrot oder Knäckebrot mit Butter oder einem anderen Aufstrich wählen.

Wer aber gerne eine dritte Mahlzeit genießen möchte, wählt im wesentlichen die gleichen Speisen wie zum Mittagessen, nur zur Abwechslung abends etwas anderes und in kleineren Mengen.

Gerade am Abend gebührt der basischen Rohkost der Vorrang, um ein eventuelles Zuviel an Säuren wieder auszugleichen und die Harnsäure leichter ausscheiden zu können. Kopfsalat ist ein ausgezeichnetes Schlafmittel nach Messegue, dem großen französischen Heiler. Eiweißprodukte sollte man nur nach großen körperlichen Anstrengungen abends noch genießen, wenn der Körper Aufholbedarf hat. Getreide ist mittags besser verträglich als am Abend, weil es schwerer verdaulich ist. Wenige Pellkartoffeln zur Gemüserohkost sind ein gutes Abendessen. Man kann auch Knäckebrot dazu essen oder einfach nur Knäckebrot mit Rettichscheiben oder Radieschenscheiben oder Blätter (enthalten reichlich Magnesium). Nur grüner Salat und etwas Wurzelgemüse, mit Kräutern und wenig Öl angemacht, genügt vollkommen am Abend, wenn man nichts mehr unternehmen will.

Süße Speisen oder Breigerichte, am Abend genossen, überfordern die Bauchspeicheldrüse, erhöhen den Blutzuckerspiegel unnötig und überfordern die Leber. Sie erzeugen auch eine saure Gärung des Darminhalts über Nacht. Die schädlichen Folgen wurden bereits ausführlicher behandelt.

Nachwort über das Würzen mit Kräutern

Es ist Ihnen gewiß aufgefallen, daß in den

vorangegangenen Rezeptvorschlä-gen die Gewürzkräuter nur aufgezählt, aber keine exakten Rezeptzusammenstellungen gegeben wurden. Es geschah mit Absicht.

Wer von der sogenannten Normalkost ausgeht, ist gewohnt, mit den verschiedensten Gewürzen großzügig umzugehen. Meistens werden auch noch fabrikmäßig zusammengestellte Fertigwürzen, also Konzentrate, gebraucht, damit die gekochte Nahrung überhaupt schmackhaft wird. Wie die Verdauungsorgane mit diesem, nach groben Gaumenfreuden ausgerichteten Mischmasch fertig werden, wird dabei nicht berücksichtigt. In Wahrheit aber tragen die lebenden Gewürzkräuter so viele, oft ätherisch feine Wirk- und Würzstoffe in sich, die sich, nur sparsam dosiert, etwa wie die Medikamente der Homöopathie, günstig auf die Tätigkeit unserer Drüsen auswirken können. Jedes Kraut trägt andere Enzyme, andere Geruchs- und Wirkstoffe in sich. Da aber jeder Mensch ein Individuum ist, und jeder von uns ein anderes Gesundheitskapital in sich trägt, braucht auch jeder von uns ein anderes Kraut, welches ihm mundet und seine Verdauungstätigkeit fördert. Dies herauszuschmecken und herauszuspüren ist Sache jedes einzelnen. Jeder findet nach einiger Zeit seine eigenen Kräuter heraus, die ihm das Mahl wohlschmeckend machen und helfen, es zu seinem Wohlbefinden umzuwandeln. Es ist aber auch eine vornehmliche Aufgabe der Hausfrau und Mutter, ihre Lieben in dieser Hinsicht aufzuklären und deren Erfahrungen und Wünsche speziell mit den Kräutern in ihren Speisezettel einzuflechten.

BROT OHNE SAUERTEIG

Für viele Menschen, die unter einer sauren Gärung des Darminhalts leiden, ist es eine absolute Notwendigkeit, das mit Sauerteig gebackene Brot aus der täglichen Nahrung auszuschalten und es durch ein Brot, das ohne Sauerteig hergestellt ist, zu ersetzen. Die heute in den Bäkkereien erhältlichen Roggenbrotsorten sind fast ausschließlich mit Sauerteig getrieben, und so war es auch mit dem Brot, welches sich die Bauern noch vor Jahrzehnten im eigenen Backhaus buken.

Je saurer ein solches Brot ist, um so gesundheitsschädlicher ist es. Je weniger sauer es ist, um so besser ist es zu vertragen. Eines sei hier deutlich gemacht: Auch das mit anderen Treibmitteln hergestellte Brot, welches nicht sauer ist, gehört zur Kleisternahrung. *Siehe: „Das gelöste Problem der Verstopfung“.*

TREIBMITTEL:

Es gibt der Struktur nach vier Arten Treibmittel,

1. den Sauerteig, der eine sogenannte milchsaure Gärung bewirkt,
2. das Backferment, welches eine gewisse Art Sauerteig erzeugt und ebenfalls eine milchsaure Gärung bewirkt,
3. die Hefe, die eine alkoholische Gärung bewirkt (Bäckerhefe ist sehr mineralstoffreich und enthält Vitamin B_1 = Thiamin, B_2 = Riboflavin sowie Niacin),
4. die chemischen Treibmittel, die allgemein unter dem Namen Backpulver laufen.

Bei allen vier Arten ist die wirklich treibende Kraft das Kohlendioxyd. Beim Hefetrieb tritt noch die weitere Triebwirkung des Alkohols hinzu, der sich immer in einem mit Hefe versetzten Teig bildet und beim Verbacken des Teiges durch die Backhitze vom flüssigen in den gasförmigen Zustand verwandelt wird. Dadurch wird der durch das Kohlendioxyd entstandene Auftrieb während des Backens noch verstärkt. Die Backpulver sind Chemikalienmischungen, die meist aus einer Säure und einem Karbonat = kohlensaurem Salz, zumeist Natron, bestehen. Beim Feuchtwerden und Erhitzen dieser Backpulver entsteht auf dem Wege der chemischen Umsetzung ebenfalls Kohlendioxyd, welches im Teig die Treibwirkung ausübt. Das sogenannte Ammoniumkarbonat (= Hirschhornsalz) hat eine weitere Treibwirkung, weil sich bei der Zersetzung das Ammoniakgas bildet. Die genaue Beschreibung dieser Spaltungs- und Umsetzungsvorgänge interessiert aber nur den Chemiker.

Voraussetzungen zum Brotbacken

Es besteht die Möglichkeit, Brote aus verschiedenen Getreidesorten oder sogenannte Mischbrote zu backen. Roggen- und Weizenbrote sind die meist gegessenen Sorten. Auch das Roggen-Weizen-Mischbrot wird oft gebacken. Es ist aber durchaus vertretbar und wird auch hier und da praktiziert, Brote aus Gerste oder Mischbrote wie Weizen-Gerste-Hafer oder Roggen-Weizen-Gerste zu backen, ja sogar der Zusatz von Reis oder Hirse zu je 1/8 bis 1/4 Mehlanteil, ergibt ein sehr wohlschmeckendes und bekömmliches Brot. Ganz besonders gesund ist das Dinkelbrot. Dinkelmehl eignet sich sehr gut zum Backen.

Man unterscheidet ferner zwischen Mehl- und Schrotbroten. Um ein Mehlbrot selber zu backen, kauft man sich das Mehl der gewünschten Getreidesorte entweder beim Bäcker, im Reformhaus oder in einem Alternativbioladen. Besser ist es aber, das Getreide mit einer eigenen Getreidemühle selber zu schroten. Es sind verschiedene gute und sehr gute elektrische Getreidemühlen im Handel erhältlich. Die Getreidemühle ist ja auch zur Herstellung des Frischkornbreis erforderlich. Am besten ist es, eine Mühle mit Mahlsteinen anzuschaffen, weil bei diesem Mahlvorgang das Mahlgut nicht erhitzt wird. Lassen Sie sich in einem Reformhaus oder einem Bioladen, wo diese Geräte angeboten werden, beraten.

Die Teigbereitung und das Backen

Zunächst werden 5-20 g Hefe zerdrückt. Sie reichen für 1 kg Mehl aus. Die Lebenskraft der Hefe ist dabei zu berücksichtigen. Frische Hefe ist treibkräftiger! Zu der zerdrückten Hefe gibt man ganz wenig Fruchtzucker, wodurch sich die Masse schnell verflüssigt und in Gärung gelangt. Eine kleine geriebene Kartoffel (ohne Schale) roh dient der Förderung der Gärung, ist aber nicht notwendig. Nun wird der Teig angesetzt. Für ein Weizenschrotbrot braucht man ca. 500 - 540 ccm Wasser.

Das Wasser wird mit der angesetzten Hefe und dem Mehl verrührt. Es wird empfohlen, lauwarmes Wasser zu nehmen. Salz und andere Zutaten wie Kümmel, Koriander, Anis oder Leinsamen werden nach persönlichem Belieben zugesetzt. Man läßt einen Teil des Mehls zunächst zurück, um damit den Teig nach dem Verrühren fester zu machen. Der Teig muß ziemlich fest sein. Die Finger dürfen nicht mehr daran kleben bleiben. Es ist ganz besonders wichtig, daß der Teig sehr gut geknetet wird. Man sollte ihn 10 - 15 Minuten lang im kühlen Raum gut durchkneten und kalte Luft hineinwirken. Sie dehnt sich beim Erhitzen aus und treibt so den Teig in die Höhe. Unmittelbar nach dem Kneten gibt man den Teig in die gut eingefettete Form und läßt ihn bei guter Raumtemperatur (22 bis 28 Grad C) eine Stunde lang gehen. Danach schaltet man den Backofen auf 200 Grad C

und läßt 60 bis 70 Minuten lang gemächlich durchbacken. Um das Austrocknen und später Auseinanderreißen des Brotes zu vermeiden, stellt man ein kleines Gefäß mit kochendem Wasser solange mit in den Backofen, bis sich die Brotkruste gebildet hat.
Nach der Kontrolle durch das Schauglas und Prüfung mit der Stricknadel wird bei genügender Gare abgeschaltet, und der Backvorgang läuft langsam aus. Im warmen, aber nicht heißen Zustand stülpt man das fertige Brot am besten auf ein Holzbrett. Frisches Brot darf man nicht anschneiden! Es soll mindestens einen Tag ruhen, ehe man es genießt. - Guten Appetit !

Kapitel 76

Ein Mazdaznan Weizenvollkornbrot-Rezept

Mit Weinsteinbackpulver gebacken. Weinsteinbackpulver enthält vorwiegend Natron. Dieses Brot hat den pH-Wert 5,6. Weizenvollkornbrote auf Hefebasis haben nur den pH-Wert 5,3. Dieses Rezept wurde mir von der Neuzeitlichen Diät- und Lebensschule e. V., in 34549 Edertal-Bringhausen, dankenswerter Weise übergeben.

1. Weizenvollkornbrot

Zutaten:

- 500 g Weizenschrot oder
- 500 g Weizenmehl Typ 405 (im Reformhaus erhältlich)
- 615 ccm Wasser
- 40 ccm Öl (kalt geschlagenes Sonnenblumenöl)
- ca. 1 Teelöffel Honig (reichlich nehmen)
- 16 g Weinsteinbackpulver (im Reformhaus erhältlich)
- nach Belieben etwas Salz
- ca. 20 - 30 g Kümmel, Koriander und Anis oder andere Gewürze nach Belieben, eventuell auch mehr in der Menge.

Zubereitung :

Das Weizenschrot zusammen mit Öl, Honig, Wasser und den Gewürzen ca. 3 Stunden einweichen (kalt stellen). Danach das Backpulver gut unter das Mehl mischen und zu einem Teig kneten. Kräftig kneten! Ist der Teig noch zu feucht, fügt man etwas Mehl hinzu, bis nichts mehr an den Fingern kleben bleibt.

Weitere Gewürzkombinationen:

- Fenchel, Anis
- Sonnenblumenkerne, Rosinen
- Leinsamen, Koriander
- Sesam, Leinsamen, Kümmel
- mit weniger Honig und mehr Salz

Backzeiten :

1 1/2 Stunde bei 200 Grad, ca. 2 Stunden bei 150 Grad. Mit Aluminium-Backfolie abdecken, damit die Feuchtigkeit nicht entweichen kann. Das Brot bleibt dadurch zarter. Nach dem Backen sofort in ein feuchtes Tuch einschlagen (Leinen).

2. Weizenschrotbrot

Dieses Brot kann auch als Weizenschrotbrot gebacken werden mit den gleichen Zutaten und Mengen. Es gelingt genauso gut und ist noch wertvoller. Es ist immer gut, wenn man eine eigene Schrotmühle besitzt.

H.F.

Gekeimtes Getreide als Vollwertkost

Heute wird von fortschrittlichen Lebensreformern und Vegetariern Brot durch gekeimtes Getreide und durch das Frischkornmüsli oft schon ganz ersetzt. Gekeimtes Getreide hat gegenüber irgendwelchen geschroteten Körnern, die meist über den Verkleisterungspunkt erhitzt werden, wie z. B. Hafersuppen, Grützebrei, Körnerbrei, Kruska, erhebliche Vorteile. Zum Keimen eignen sich am besten Weizen und Roggen

Die biologischen Vorteile des gekeimten Getreides

Durch den Mitverzehr der gesamten Schale des Korns ist genügend Ballaststoff vorhanden, der zur richtigen Funktion der Peristaltik erforderlich ist. Aber der weitaus wichtigste Faktor ist die Entwicklung von Vitaminen in dem keimenden Getreidekorn. Vitamine werden in der Pflanze nicht etwa des Menschen wegen oder ohne ersichtlichen Grund entwickelt, sondern die Pflanze benötigt sie zum eigenen Wachstum. Sobald das Getreidekorn keimt, beginnt der Prozeß der Vitaminbildung. Zwar gibt es getrocknete Getreidekeime zu kaufen, aber der frische Getreidekeimling, der lebt, ist zweifellos ein besserer Lieferant von Vitaminen als der getrocknete. Ein keimendes Korn ist weich, so daß es auch von Menschen gekaut werden kann, die durch falsche (saure) Ernährung zu Prothesenträgern wurden.

Gekeimtes Getreide als Vollwertkost

Die gekeimten Getreidekörner und andere gekeimte Samen sind Rohkost in bestem Sinne des Wortes. Bekanntlich soll die Rohkost gewichtsmäßig mindestens ca. 50% der gesamten Mahlzeit ausmachen. Hat man einmal zuwenig Rohkost gegessen, kann man die Unterbilanz des Tages durch Gekeimtes ausgleichen. Man sollte jedoch nicht mehr als täglich 1 - 3 Eßlöffel voll Keimlinge zu sieh nehmen, weil sie hoch konzentrierte Energien in sich bergen und nicht für jeden gut verdaulich sind.

Der Vorgang des Keimens ist bekannt. Meistens wird der „Biosnacky“ benutzt, ein Keimgerät, welches in der Schweiz entwickelt wurde und auch in der Bundesrepublik in Reformhäusern und Alternativläden zu kaufen ist. Es handelt sich um ein vierteiliges, rundes Plastikgehäuse mit kleinen Ablaufkanälen in den drei obersten Etagen. Man kann drei verschiedene Sorten Keimgut, z.B. Weizen, Roggen, Kresse, gleichzeitig keimen lassen. Die Praxis ist sehr einfach. Man setzt die drei Einsätze mit dem Keimgut gefüllt aufeinander und gießt in den oberen Einsatz soviel Wasser, bis die Keimlinge gut mit Wasser überdeckt sind. Das Wasser läuft von oben nach unten nacheinander durch die drei Gehäuseteile über die kleinen Kanäle ab, nachdem es das Keimgut bewässert und gut angefeuchtet hat. Der Boden der drei Keimschalen ist gerillt, so daß ein Teil des Wassers zum Quell- und Keimvorgang bereit steht. Je nach der Raumtemperatur und der Keimfähigkeit der Körner zeigt sich nach 24 Stunden oder auch erst nach zwei bis drei Tagen der kleine Keimling an den Körnern. In diesem Stadium, aber auch mit einem längeren Keim, können die Körner gegessen werden. Der Keimling entwickelt später ein kleines grünes Blättchen und ein Würzelchen. Er kann auch in diesem Stadium gegessen werden und ist eine ausgezeichnete Rohkost. Dem auf diese Weise gezüchteten Weizengras (1 - 3 cm lange Graumen), spricht man eine gesundheitsfördernde Wirkung zu.

Noch besser gedeihen die Keimlinge in einer unglasierten Tonschale. Diese Gefäße erhält man in Reformversandgeschäften und Alternativläden. Das zugegossene Wasser muß in beiden Gefäßen täglich erneuert werden. Peinliche Sauberkeit ist unbedingt erforderlich.

Gekeimte Hülsenfrüchte und andere Keimlinge

Die Hülsenfrüchte gehören neben den Nüssen und Pilzen zu den größten Trägern von pflanzlichem Eiweiß. Sie sind aber auch reich an Kohlenhydraten. Gekochte Hülsenfrüchte gehören zur Kleisternahrung und sind viel schwerer verdaulich. Rohkostgerichte mit Beigaben von gekeimten Hülsenfrüchten blähen und verstopfen nicht so leicht wie die Gerichte aus gekochten Hülsenfrüchten. Hülsenfrüchte haben den höchsten Lezithingehalt vor allen anderen Pflanzen.

Es eignen sich Erbsen, Linsen, Bohnen und Sojabohnen zum Keimen. Die Früchte müssen keimfähig sein. Man erkennt dies, wenn man über Nacht eine Probe davon ins Wasser legt. Keimfähige Früchte quellen über Nacht auf.

Die Keimlinge schmecken besonders gut, wenn man sie mit frischen Gewürzkräutern aus dem Garten mischt. Die Kräuter müssen mit dem Wiegemesser fein zerkleinert werden. Die Hülsenfrüchte sollten zusammen mit den Gewürzkräutern mit etwas kalt geschlagenem Öl (Leinöl, Sonnenblumenöl) angemacht werden. Petersilie, Sellerieblätter, Majoran, Basilikum, Thymian usw. sind eine gute Geschmacks- sowie Vitamin- und Mineralstoffergänzung zu den Keimlingen.

Andere bekannte keimfähige Samen sind *Senf, Kresse, Boxhornkleesamen*. Ja sogar *Nüsse, Sonnenblumenkerne, Kürbiskerne* und ungeschälten *Sesamsamen* kann man keimen.

Das Keimgut wird auf die gleiche Weise wie das Getreide zum Keimen gebracht. Auch hier gilt es, die individuell richtige Menge je nach Tageszeit und Leistungsbedarf zu sich zu nehmen.

(Dieser Abschnitt wurde nach neuesten Erkenntnissen abgeändert und teilweise ergänzt. H F.)

Zweckmässige Anwendung des Knoblauchs

Der Knoblauch (Knollengewächs) ist das beste pflanzliche Desinfektionsmittel, das wir kennen. Außerdem hat er eine blutdrucksenkende Wirkung, und sein Jodgehalt ermöglicht es, dem Körper das Jod in biologisch richtiger Form zuzuführen.

Im Abschnitt: „Die Mandelentzündung, ihre Entstehung und Heilung" wurde schon die spezifische Anwendung des Knoblauchs bei dieser Krankheit geschildert. Wichtig ist vor allem seine Wirkung als Darmdesinfektionsmittel. Der menschliche Darm kann zum Wohnort von Parasiten werden, wenn sich Würmer dort ansiedeln. Zwar ist der Vegetarier durch seine Ernährungsweise vor den Bandwürmern geschützt, weil sie nur über den Genuß verseuchten Fleisches im Darm zur Entwicklung gelangen, doch ist er in Gefahr, sogenannte Madenwürmer - Oxyuren - oder Spulwürmer - Askariden - als Schmarotzer im Darm zu ernähren, wenn das Gemüse, welches er roh zu sich nimmt, mit menschlichen Fäkalien, in denen sich Wurmeier befinden, gedüngt worden ist. Die Eier haften ziemlich fest an den Blättern. Sorgfältige Auswahl und gründliche Säuberung des Gemüses ist daher sehr wichtig. Der Knoblauch ist der Feind dieser Darmschmarotzer. Es gibt kein besseres und unschädlicheres Mittel zur Vertreibung.

Wichtig ist die Darmdesinfektion auch, wenn sich die Erreger der Erkältungskrankheiten im Zustand der Unterkühlung im Darm festgesetzt haben. *Siehe: „Was tun bei Erkältung...".* Eine besondere Bedeutung gewinnt der Knoblauch, wenn man sich eine saure Gärung des Darminhalts (*siehe: „ Die saure Gärung des Darminhaltes")* zugezogen hat und diese Darmgärung schnell unterbrechen oder weitestgehend zurückdrängen will. Man kann die Bakterien, die die Gärung erzeugen, durch das Einnehmen von Knoblauch abtöten.

Verfahren bei der Anwendung des Knoblauchs

Viele Menschen würden gern und oft Knoblauch zu sich nehmen, wenn sie nicht wüßten, daß der Knoblauchgeruch so schwer zu beseitigen ist. Die geruchlosen Knoblauchpillen enthalten Kohle, und Kohle ist bekannt als desodorierendes, geruchlos machendes Mittel. Wenn man eine solche Pille im Wasser auflöst, wird es schwarz. Der frische Knoblauch hat jedoch einen höheren biologischen Wert als die Pillen und ist daher vorzuziehen. Man kann ein Butterbrot mit feingeschnittenem Knoblauch besonders mit etwas Zwiebeln gemischt als Delikatesse genießen. Zur therapeutischen, also heilkundlichen Anwendung ist das Auspressen des Knoblauchs mit einer Knoblauchpresse das Zweckmäßigste. Wenn dieser Knoblauchsaft in eine Tasse warmes Wasser gepreßt wird, erhält man eine etwas scharf schmeckende Flüssigkeit. Nimmt man diese bei Bluttemperatur ein, durchläuft sie sofort den Magen bis in den Darm und tötet bei entsprechender Konzentration die Erreger der sauren Gärung ab. Es ist also ein einfaches Verfahren, eine solche saure Darmgärung zum Stillstand zu bringen oder sie so herabzumindern, daß die mit der sauren Gärung verbundene Gasentwicklung soweit herabgedrückt wird, daß eine Beunruhigung im Schlaf nicht mehr stattfinden kann. Preßt man den Saft in einen Löffel Öl, wird die Einwirkung auf die Gärungserreger im Darm verzögert, weil sich Öl mit Knoblauchsaft langsamer vermischt und sich infolgedessen die Durchdringung des gärenden Darminhalts auch langsamer vollzieht.

Will man die oben erwähnten Madenwürmer im Mastdarm bekämpfen, so ist ein Klistier mit Knoblauchwasser ein probates Mittel. Die Konzentration sollte nicht zu stark sein. Der Vorgang muß öfter wiederholt werden.

Anmerkung:

Wer nach dem Genuß von Knoblauch eine besonders unangenehm riechende Hautausdünstung hat, steckt voller Toxine (Eiweiß- oder sonstige Über- oder Falschernährung) und hat darum den Knoblauch besonders nötig. Wer ohne tierische Produkte (vegan) lebt, riecht nach dem Genuß von Knoblauch wenig bis gar nicht. Wer zu Knoblauch gleichzeitig gewiegte Petersilie ißt, vermindert den üblen Knoblauchgeruch.

Wer einen Garten oder nur ein kleines Stückchen Land besitzt, kann den Knoblauch selbst ziehen. Die im Sommer vorhandenen grünen Triebe sind genau so wertvoll wie die Knollen im Winter. Die Knollen bewahrt man im Winter am besten in Sand im Keller auf, weil sie sonst zu stark austrocknen.

KAPITEL 79

WIE MAN ROHE EIER ISST

Gekochte und gebackene, überhaupt erhitzte Eier sind Harnsäureerzeuger erster Ordnung. Besonders das Eiweiß ist schädlich.

Nur wirklich frische Eier eignen sich zum Rohgenuß. Am besten ist es, sich ungestempelte Eier von einem bekannten Erzeuger zu verschaffen. Bei gestempelten Eiern ist eine Nachprüfung des Legetages durch den Verbraucher nicht möglich. Die Eier sollen einen goldgelben Dotter haben. Blaßgelbe Dotter sind ein Zeichen, daß die Hühner keinen Auslauf haben und falsch ernährt worden sind. (Eier von „Batteriehennen" sind abzulehnen.)

Wie verfährt man beim Rohessen? Das Ei wird in der Mitte geknickt. Man läßt das Weiße in eine untergestellte Tasse laufen. In der einen Schalenhälfte behält man den Dotter übrig. Man stellt diese Schalenhälfte in einen Eierbecher Nun schneidet man sich vom Vollkornbrot schmale Scheiben ab und zerteilt sie in kleine fingerdicke Streifen. Auf den Dotter kann man nach Geschmack eine kleine Menge Salz streuen. Man taucht die Brotstreifen in den Dotter und ißt ihn so auf. Den Rest in der halben Schale kann man mit einem Teelöffel auslöffeln. Das Eiweiß in der Tasse nimmt man in sehr kleinen Schlucken in den Mund. Von frischen Eiern schmeckt es angenehm und süß. Das Weiße wird mit dem Mundspeichel gut vermengt, ehe man es hinunterschluckt. Man kann es auch zuerst essen.

Nicht zuviel Eier essen! Im Durchschnitt darf man in der Hauptlegezeit jeden zweiten Tag ein Ei essen. Die Menge hängt von dem sonstigen Eiweiß ab, das man mit anderen Nahrungsmitteln zu sich nimmt. Schwerarbeiter benötigen mehr Eiweiß als Normalverbraucher. Bettlägerige Kranke benötigen nur sehr geringe Mengen Eiweiß. Sie sollten während der Bettlägerigkeit so gut wie kein Eiweiß zu sich nehmen - um so eher sind sie gesund.

REZEPT ZUR HERSTELLUNG VON KOCHKÄSE NACH HESSISCHER ART

Man kauft zur Zubereitung von Kochkäse ca. 1 kg einfachen, aber möglichst frischen Quark. Dieser Quark enthält noch zuviel Molke, die durch ein nochmaliges Erhitzen des Quarks im Wasserbad herausgebracht werden muß. Im Wasserbad im doppelten Topf erhitzt man so lange, bis das Wasser im äußeren Topf zum Kochen kommt und läßt den Quark bei schwacher Hitze noch 1/2 Stunde stehen. Dann trennt sich die Molke vom Quark. Wenn sich die Masse auf 40 Grad abgekühlt hat, gibt man sie in ein Sieb, das man vorher mit einem durchlässigen Gewebe - Seihtuch - ausgelegt hat.

Diesen Quark läßt man einige Stunden eventuell auch über Nacht stehen, damit die Molke ausläuft. Im daruntergestellten Topf sammelt sie sich an. Diese Molke ist sauer (pH-Wert ca. 4).

Der Quark ist nun trocken und läßt sich gut krümeln. Die Krümelung darf keine großen Brocken übrig lassen. Dieser gekrümelte Quark wird in eine irdene oder eine Steingutschüssel gebracht und Natron unter gründlichem Verteilen zugemischt. Je nach dem Säurezustand braucht der Quark mehr oder weniger Natron. Man gibt erst versuchsweise 1 Teelöffel davon in den Quark und vermengt ihn gut. Dann deckt man die Schüssel zu und stellt sie an einen warmen Ort, eventuell auf die Heizung. Die Temperatur darf 40 Grad nicht übersteigen. Zum Zudecken nimmt man einen Teller, wenn kein passender Deckel vorhanden ist, und zum Abdichten kann man noch ein Tuch, Handtuch oder Küchentuch, dazwischen legen.

Am anderen Tag kontrolliert man, wie weit die Verkäsung fortgeschritten ist. Ist noch viel weißer Quark vorhanden, wird erneut etwas Natron beigemischt und wieder zugedeckt. Am zweiten Tag gibt man der Masse auch Kümmel zu. Man kann reichlich Kümmel nehmen, um so besser schmeckt der Käse nach dem Kochen. Am dritten Tag ist der Käse zumeist soweit gereift, daß er gekocht werden kann. Vor dem Kochen setzt man je nach Geschmack noch eine Prise Meersalz zu. Der Käse wird wieder in einem Topf im Wasserbad gekocht. Während des Kochens muß gerührt werden, am besten mit einem Holzlöffel, und zwar solange, bis keine Klümpchen mehr in der Masse schwimmen. Das Kochen im Wasserbad verhindert das Anbrennen. Der Käse wird nach dem Kochen zum Erkalten in eine Porzellanschüssel gegossen. Soll er schnell abkühlen, stellt man die Schüssel in kaltes Wasser. Sonst erkaltet der

Käse in einigen Stunden.
Der auf diese Weise hergestellte Käse läßt sich mit dem Messer in Scheiben schneiden und läuft nicht vom Brot herunter. Im Geschmack ist er dem von den Molkereien gelieferten Kochkäse weit überlegen. Es ist nicht notwendig, dem Käse zur Fettanreicherung Butter zuzugeben. Man kann eventuell Butter aufs Brot streichen.
Will man sich aus frischer Milch selbst den Quark zubereiten, läßt man sie bei Zimmertemperatur sauer werden, was ca. 12 Tage dauert. Den Rahm schöpft man zweckmäßigerweise ab und verwendet ihn als saure Sahne. Die Milch wird danach auf ca. 45 Grad erhitzt, so daß sie zusammenläuft. Man kann im Wasserbad gleich weiter erhitzen und die gesamte zusammengelaufene Milch wie oben geschildert durch ein Seihtuch geben, um die Molke ablaufen zu lassen.

SOJA - BROTAUFSTRICHE SOWIE SOJATUNKE

1. SOJA-BROTAUFSTRICHE

Zutaten für 2 Personen, (geeignet für Frühstück, Wanderungen, Bergsteigen, Camping etc.)

100 g Sojamehl
- 1 Eßlöffel Soja gehäuft - entspricht ca. 20 g, eventuell nachwiegen
- 2 Eßlöffel Öl (Sonnenblumen-, Mohn- oder Erdnußöl)
- 1 Teelöffel Hefeextrakt, entweder Cenovis oder Vitam-R, beide im Reformhaus zu haben in Tuben oder Dosen. Auch gekörnte Masse kann verwendet werden.

Standardgewürze, trocken.
- 1 gute Prise Salz - je nach Geschmack
- 1 kleine Prise schwarzer Pfeffer - je nach Geschmack
- 1 Prise Paprika - milden Paprika dem scharfen vorziehen.
- 1 Prise Curry und 1 Prise Senf je nach Einstellung und Geschmack.

Gewürzkräuter, frisch oder getrocknet. Die Gewürzkräuter werden bei jeder Zubereitung anders gewählt. Man sollte nie mehr als zwei oder drei verwenden, damit die Paste immer wieder einen anderen Geschmack bekommt. Will man einen Spezialgeschmack haben, so nimmt man an einem bestimmten Tag nur ein Gewürzkraut. „Abwechslung ist das wahre Gewürz des Lebens!" sagt ein englisches Sprichwort. Vorzuziehen sind, wie in jedem Falle, die frischen Kräuter aus dem Garten oder vom Balkonkasten. Im Winter muß man getrocknete verwenden.

Liste der Gewürzkräuter.
Anis, *Basilikum*, Beifuß, *Bohnenkraut, Borretsch, Dill,* Estragon, Fenchel, *Kerbel,* Kümmel, Knoblauch, Liebstöckel, Majoran, Meerrettich, Melisse, *Petersilie,* Pimpernelle, Salbei, *Schnittlauch,* Schalotten, Sellerieblätter, Thymian, Ysop, *Zwiebeln.* Kümmel nimmt man am besten frisch von der Pflanze gepflückt, sonst muß man ihn über Nacht einweichen. Stark hervortretende Gewürze wie Knoblauch, Liebstöckel, Meerrettich nur in geringen Mengen beigeben.

Zubereitung:
Sojamehl mit dem Schneebesen oder einem elektrischen Gerät gut durchrühren, damit die Klumpen vergehen. Hefe- oder Cenovis-Extrakt in einer Tasse sehr heißem Wasser unter Rühren auflösen (ca. 9 Eßlöffel Wasser), dann erkalten lassen. Salz, Paprika und Curry, eventuell Pfeffer, dem trockenen Soja beirühren. In das Sojamehl wird nun das Öl und die Cenovis- oder eine andere Extrakt-Flüssigkeit hineingegeben und mit der Gabel verrührt. Ist die Masse zu fest, etwas Wasser zugießen. Ist die Masse zu dünn, etwas Soja hinzugeben,

damit die Masse streichfähig wird. Erst zum Schluß wird das jeweils gewählte Gewürzkraut hinzugegeben. Die Gewürzkräuter müssen in jedem Fall fein gewogen sein. Man kann auch Pulver nehmen. Was von dieser Menge nicht sofort verzehrt wird, kann im Kühlschrank bei einer Temperatur von unter +4 Grad C für einige Tage aufbewahrt werden.

Die Paste ist hochwertig an Kalorien, Fett, Eiweiß und Kohlehydraten, so daß man kein Fett zusätzlich auf das Brot streichen sollte. Der Aufstrich kann zum Teil auch aus Hefeflocken hergestellt werden (je zur Hälfte Soja und Hefeflocken), wodurch man eine Geschmacksänderung erzielt.

2. Soja-Tunke

Zutaten und Zubereitung wie Sojaaufstrich, dann mit Wasser (sehr heiß), Frischmilch oder neutralisierter saurer Sahne oder süßer Sahne entsprechend verdünnen. Tunken auf Milch- und Sahnebasis können nicht aufgehoben werden, da sie zu leicht sauer werden.

Teil IV

Chemische Grundlagen der Anti-Acid-Methode

Die Ionisation

Bei der Erklärung chemischer Vorgänge hat die Ionisation in den letzten Jahrzehnten immer mehr an Bedeutung gewonnen. Sie ist jedoch noch längst nicht allgemein bekannt und in ihrer Tragweite erfaßt. Ebensowenig ist sie auch vielen Ärzten geläufig, obwohl sie bei der Erklärung ernährungsphysiologischer Vorgänge eine große Rolle spielt. Diejenigen Reformer, die im Laufe der Jahre den Weg zur Anti-Acid-Methode fanden, wußten überhaupt nichts von ihr und kannten nicht einmal das Wort „Ionisation". Es erscheint mir darum erforderlich, die Ionisation in einfacher Form so darzustellen, daß jeder Laie mit einigen chemischen Kenntnissen sie begreifen kann. Soweit in Lehrbüchern eine Behandlung der Ionisation gegeben wird, ist die Darstellung für den Laien zu kompliziert. Für Leser, die kein ausreichendes chemisches Wissen besitzen, ist es ratsam, zuerst diesen Abschnitt „ *Chemische Grundlagen der AAM*" zu lesen.

Die Elektrizität, die allgemein als Naturkraft dem Lehrgebiet der Physik eingegliedert ist, spielt auch in der Chemie eine viel größere Rolle, als man in den Entwicklungsjahren der Chemie geahnt hat. Neben den Begriff des Atoms ist mit der Entwicklung der Ionisation das Ion getreten. Das Wort „Ion" stammt aus dem Griechischen und bedeutet soviel wie „wandern, sich bewegen" .

Ein Ion ist gewissermaßen ein Atom mit einer elektrischen Ladung. Im Gegensatz zum Molekül, das mehrere Atome vereinigt und bei dem keine elektrische Wirkung nach außen bemerkbar ist, zeigt das Ion eine solche Wirkung. Sie ist vor allem dann erkennbar, wenn ein elektrischer Gleichstrom durch eine Flüssigkeit geschickt wird, welche Ionen enthält. Die Leitung eines elektrischen Stromes durch eine Flüssigkeit erfolgt nicht wie in einem festen Stromleiter. Der Austausch zwischen positiver und negativer Elektrode erfolgt durch die Wanderung der Ionen. Diese geben ihre elektrische Ladung an die Elektroden ab und werden dort zu Atomen, die sich sofort zu Molekülen vereinigen und dann als chemisches Element, wie z. B. bei der Elektrolyse des Wassers, als Wasserstoff und Sauerstoff in Erscheinung treten. Das nachfolgende Schaubild zeigt diesen Vorgang:

Die positiv geladene Elektrode bezeichnet man als *Anode*, die negative als *Kathode*. Je nachdem, ob sich ein Ion beim Durchgang des elektrischen Stromes zur Anode oder zur Kathode bewegt, bezeichnet man es als Anion oder als Kation. Das Anion mit der negativen Ladung bewegt sich zur Anode, dem sogenannten positiven Pol, und gibt dort seine elektrische Ladung ab. Umgekehrt bewegt sich das Kation mit seiner positiven Ladung zur Kathode, dem negativen Pol, und gibt seine Ladung dort ab.

SCHAUBILD

Anode = plus	0		0	Kathode = minus
	+		-	
	Cl^- - Ion		H^+- Ion	
	Molekül	=	H-Cl	

Es gelten folgende fundamentalen Sätze:

1. Jede Säure - ganz gleich ob organisch oder anorganisch - besteht in wäßriger Lösung aus

H-Ionen	und	einem Säurerest
positive Ladung +		negative Ladung -

2. Jede Base besteht analog aus

OH-Ionen	und	einem Basenrest
negative Ladung -		positive Ladung +

3. Wird in einer wäßrigen Lösung eine Base mit einer Säure zusammengebracht, so bildet der Säurerest mit dem Basenrest ein Salz. Dieses besteht aus:

einem Basenrest	und	einem Säurerest
positive Ladung+		negative Ladung -

Zwischen der Zahl der elektrisch dissoziierten Ionen und der nicht gespalteten Moleküle besteht bei jeder Säure, jeder Base und jedem Salz ein bestimmtes Verhältnis. Werden durch den elektrischen Strom Ionen ausgesondert, so spalten sich erneut Moleküle zu Ionen auf, und das Spaltungsverhältnis bleibt das gleiche.

In unserem Schaubild war als Elektrolyt - das ist die leitende Flüssigkeit, die beim Stromdurchgang zersetzt wird -

die Salzsäure mit der Formel HCl gewählt. Man kann als Elektrolyt auch jede andere Säure oder Base oder ein Salz benutzen. Alle drei Arten bilden in wäßriger Lösung Ionen. Ein Ion braucht nicht nur aus einem einzigen Atom zu bestehen, sondern es kann auch eine Atomgruppe sein, wie z. B. die Atomgruppe OH, die das Wahrzeichen aller Basen ist. OH ist also ein Atom Sauerstoff, das an ein Atom Wasserstoff gekettet ist. Man bezeichnet die bei allen Basen auftretende Gruppe als *Hydroxylgruppe*. Diese OH-Gruppe der Basen zeigt stets als Ion eine negative Ladung (siehe oben). Sie wird daher OH - (minus) geschrieben. Wenn wir uns die chemische Formel des Wassers, die allgemein als H_2O bekannt ist, vom Standpunkt der Ionisation betrachten, so ergibt sich folgendes Bild:

$$H^+ + OH^- = H\text{-}OH = H_2O$$

Nach dieser Gleichung ist klar, daß das Wasser vollkommen neutral ist, denn jede Säure ist durch das Vorhandensein von H-Ionen, jede Base durch das Vorhandensein von OH-Ionen gekennzeichnet. Jedes H-Ion wird durch ein OH-Ion kompensiert.

Machen wir die Ionisation nochmals an einer Base mit einfacher Struktur klar. Dies ist z. B. die Natronlauge mit der Formel NaOH. Bei dieser Gelegenheit sei gleichzeitig erklärt, daß das bekannte doppelkohlensaure Natron mit der Formel $NaHCO_3$ bei Auflösung in Wasser zu einem Teil zu NaOH zerfällt, wobei etwas Kohlensäure entweicht. Die Wirkungsweise des Natrons ist also die gleiche wie die einer sehr schwachen Natronlaugenlösung. Der Dissoziationsvorgang ist bei Natronlauge und Natron der gleiche:

$$Na\text{-}OH = Na^+ + OH^-$$

Setzen wir nun noch einmal den Dissoziationsvorgang :

$$H\text{-}Cl = H^+ + Cl^-$$

Wir wissen inzwischen, daß alle Säuren, die in Wasser löslich sind, durch das Vorhandensein von H-Ionen, alle Basen durch das Vorhandensein der OH-Ionen gekennzeichnet sind.

Nun folgt der wichtige Satz:

> Je mehr H-Ionen eine Säure in der Lösung bildet, um so stärker ist die Säure; je mehr OH-Ionen eine Base in der Lösung bildet, um so stärker ist die Base.

Daraus erklärt sich auch die bessere oder schlechtere elektrische Leitfähigkeit der Lösung.

Weiter folgt aus dieser Betrachtung: Jedes H-Ion, das mit einer Säure aufgenommen wird, bedarf zu seiner Neutralisation eines OH-Ions, damit der Ausgleich zwischen Säure und Base stattfinden kann. In die Umgangssprache übertragen heißt das:

> Je mehr Säuren - H-Ionen - man mit der Nahrung aufnimmt, um so mehr Basen - OH-Ionen - muß man mit der Nahrung aufnehmen.

Wird Säure aufgenommen, so ergreift sie von irgendwelchen im Körper vorhandenen Beständen an basischer Substanz Besitz, d. h. jede Säure entzieht dem Körper die am meisten vorhandene Basensubstanz, das ist das Kalzium, das aus seinen Verbindungen mit der Phosphorsäure gelöst wird. Diesen Vorgang nennt man ernährungsphysiologisch „Entmineralisierung des Körpers durch Säuren“.

Richtig ist also, die Säure schon vor der Einnahme durch Zusatz einer Base zu neutralisieren, damit die Vereinigung des H-Ions mit dem OH-Ion stattfindet. Man kann sagen, daß die Aufnahme von Säuren verschiedener Art und zu verschiedenen Zeiten eine Summierung der H-Ionen im Körper bedeutet, der wir durch Aufnahme von OH-Ionen kaum entsprechende Werte entgegensetzen können. Wer das Testen von Säuren und Basen mit dem Indikatorpapier gelernt hat, weiß, daß die heute übliche Nahrung an wirklich vorhandenen Basen, d.h. nachweisbaren OH-Ionen, arm ist. Es bleibt daher nur die von der AAM gelehrte Wegnahme der H-Ionen durch Neutralisation übrig, oder man entscheidet sich zur völligen Einordnung in die Naturgesetze und ernährt sich von säurefreier Rohkost.

Abhängigkeit der Ionisation von der Temperatur

Jede Säure in wäßriger Lösung - ebenso jede Base - bildet durch Dissoziation eines Teils der Moleküle Ionen. Das Verhältnis von Ionen zu Molekülen ist für jede Säure und auch jede Base bei gleicher Temperatur konstant. Wird die Temperatur erhöht, steigt die Ionisation; wird sie ermäßigt, geht sie zurück. So wird durch die Ionisation erklärt, warum eine Säure durch Erhitzung stärker wird. Wenn wir eine Säure bei Zimmertemperatur - also 18 Grad C - zu uns nehmen, erhöht sich die Temperatur im Magen auf 37 Grad C und die Säure wird infolgedessen stärker. Es sind dann mehr H-Ionen vorhanden, die Säure wirkt im Magen und Darm aggressiver als bei Zimmertemperatur.

Verminderung der Ionisation einer Säure oder Base

Man kann die Ionisation einer Säure oder Base dadurch vermindern, daß man ein Salz der betreffenden Säure oder Base in die wäßrige Lösung bringt. Da das Verhältnis zwischen dissoziierten Ionen und Molekülen konstant ist, wird beim Einbringen eines Salzes der betreffenden Säure ebenfalls eine Dissoziation des Salzes eintreten. Dadurch werden aber die Ionen des Säurerestes erhöht und infolgedessen wird die Anzahl der dissoziierten Säure-Ionen - also sowohl H-Ionen wie Säurerest-Ionen - in den Molekularzustand zurückgedrückt. An die Stelle der H-Ionen tritt dann eine gleiche Zahl der Metall-Ionen, etwa Natrium Na oder Kalium K, und die Säurewirkung wird durch die Zurückdrängung der H-Ionen in den Molekularzustand herabgemindert. Fügt man dann aber wieder eine stärkere Säure hinzu, findet in bestimmten Grenzen keine Erhöhung des H-Ionen-Bestandes statt, sondern die H-Ionen der neu zugebrachten Säure werden durch die vorhandenen Säurerest-Ionen ebenfalls in den Molekularzustand zurückgedrängt. Dies bezeichnet man in der Chemie als Pufferwirkung. Aber bei dieser Pufferwirkung wird das Metall des vorhandenen Salzes von der zugefügten Säure in Beschlag genommen, ionisiert, und - wie es im Kreislauf des menschlichen Körpers geschieht - dem Körper entzogen. Die Wirkung der zugebrachten Säure wird gemindert, aber der Verlust in der Mineralsubstanz ist dadurch nicht aufgehalten.

Sättigungsvorgang und Sättigungszustand

Wasser kann immer nur eine bestimmte Menge einer Säure oder einer Base oder eines Salzes auflösen. Stark ionisierende Säuren, Basen oder deren Salze sind in größeren Mengen löslich als schwach ionisierende. Zum Vergleich kann man die Lösung des Zuckers in Wasser heranziehen. Jeder Laie weiß, daß man nicht beliebig viel Zucker in Wasser auflösen kann. Ist die Sättigung für eine bestimmte Temperatur erreicht, so bleibt der überschüssige Zukker am Boden liegen und löst sich nicht mehr.

Wenn wir jetzt verschiedene Säuren - drei oder vier - zusammenbringen, findet ein ähnlicher Vorgang statt. Die stark ionisierenden, also starken Säuren, gehen in Lösung und bleiben in Lösung, während die schwächeren ausgefällt werden und sich absetzen. Diese Tatsache ist sehr wichtig für die Erklärung von Ausfällungsvorgängen im menschlichen Körper. Durch Zufuhr von Säuren werden solch schwer lösliche Säuren wie die Oxalsäure und die Harnsäure zur Ausfällung gebracht, und die stark ionisierenden Säuren wie die Zitronensäure und die Milchsäure bleiben in Lösung und verbinden sich außerdem noch mit den vorhandenen Mineralien wie Kalzium, Natrium, Kalium usw. Sie brechen das Kalzium selbst aus seiner Verbindung mit der im Verhältnis schwächeren Phosphorsäure heraus. Wir haben daher bei Aufnahme solcher Säuren wie Zitronensäure und Milchsäure eine Doppelschädigung:

1. Niederschlagung schwer löslicher Säuren
2. Entreißen von Mineralstoffen und Wegschwemmen durch stärkere Säuren, z.B. Zitronensäure und Milchsäure.

Diese Vorgänge sind durch die Ionisation erklärbar.

LEHRGANG CHEMISCHE GRUNDLAGEN DER ANTI-ACID-METHODE

1. LEKTION

(Anweisung für das Studium: Stets nur eine Lektion pro Tag durcharbeiten. Dann aufhören und am nächsten Tag wiederholen. Nach Durcharbeitung aller zwölf Lektionen wieder bei Lektion eins anfangen und die Formeln und chemischen Gleichungen abschreiben, bis man sie auswendig kann. Die Lektionen führen vom Leichteren zum Schwereren, also Ausdauer beim Lernen!)

- Säuren üben einen zerstörenden Einfluß aus. Sie zerstören Textilien, Leder, Haut, Knochen, Fleisch, sogar Metalle. Mit Zitronensaft kann man eine Marmorplatte zerstören.
- Organische Säuren sind z.B. die Zitronensäure und die Milchsäure, anorganische die Phosphorsäure und die Kohlensäure.
- Wenn eine Säure ein Metall angreift, bildet sie mit dem Metall eine neue chemische Verbindung. Der Wasserstoff der Säure entweicht. Das aus Metall und Säure entstehende neue Produkt nennt man ein Salz. Solche Produkte sind teilweise giftig, z. B. Quecksilbersalze, Bleisalze, Kupfersalze, Zinksalze. Nicht giftige Produkte sind: Phosphorsaurer Kalk, kohlensaurer Kalk.
- Von diesen nicht giftigen Produkten befindet sich der phosphorsaure Kalk in den Knochen und Zähnen des menschlichen Körpers.
- Der phosphorsaure Kalk wird durch andere Säuren, die stärker sind als die Phosphorsäure, zerstört .
- Im menschlichen Körper werden gebildet: Harnsäure, Kohlensäure, Milchsäure, Ameisensäure und Salzsäure.
- Durch das Verbleiben dieser Säuren im Körper können beispielsweise Rheuma, Gicht, Arthritis, Ischias, Hexenschuß und andere Krankheiten entstehen.

2. LEKTION

- Die Verbindung eines chemischen Grundstoffes mit dem Sauerstoff, vom Chemiker als *Element* bezeichnet, nennt man das *Oxyd*.
- Wenn zu dieser neuen chemischen Verbindung Wasser hinzutritt, so entsteht eine weitere neue chemische Verbindung, das *Hydroxyd*.
- Wenn zum Grundstoff Wasserstoff Sauerstoff hinzutritt, so ergibt sich die bekannte chemische Verbindung *Wasser.*
- Wasserstoff ist ein farbloses, geruchs- und geschmackloses Gas, leichter als Luft, sehr leicht mit

großer Hitze brennbar.

- Eine weitere Verbindung von Wasserstoff mit Sauerstoff ist das *Wasserstoffsuperoxyd*. Es zerfällt schnell zu gewöhnlichem Wasser unter Abspaltung von Sauerstoff. Wegen der bleichenden Wirkung wird es als Haarentfärbungsmittel für künstliches Blond verwendet.
- Chemische Verbindungen wie Hydroxyde, soweit sie zu den Metallverbindungen gehören, haben bestimmte gemeinsame Eigenschaften und werden daher vom Chemiker mit gemeinsamem Namen bezeichnet. Der Chemiker benutzt - zwei Ausdrücke, die dasselbe bezeichnen:
  1. *Base*
  2. *Lauge*

  Die Wirkung ist basisch und wird auch als *alkalisch* bezeichnet.
- Diese Verbindungen haben einen bitteren Geschmack. Denken Sie dabei an den Geschmack, den ein rohes Blatt (Salatblatt, Löwenzahnblatt, Birkenblatt etc.) hat. Ein solches Blatt schmeckt immer bitter.
- Die jedem Kind bekannten Metalle sind: Eisen, Kupfer, Blei, Zinn, Zink, Aluminium, Quecksilber, Gold, Silber, Platin. Aber auch die Grundstoffe rechnet der Chemiker zu den Metallen: Natrium, Kalium, Kalzium, Magnesium als die wichtigsten. Einige wichtige seltene Metalle sind: Radium, Uran, Mangan, Wolfram, Kobalt.
- Ammoniak ist die Verbindung des Stickstoffs mit Wasserstoff (Formel NH_3). Es geht wie die Metalle Verbindungen mit Säuren ein und ist auch stark basisch. Ist diese Verbindung in Wasser gelöscht, heißt sie *Salmiakgeist*, riecht stechend und ist gesundheitsschädlich!

3. Lektion

- Wir wissen aus Lektion zwei, daß die Verbindung des Sauerstoffs mit einem anderen Grundstoff (Element) *Oxyd* genannt wird. Man nennt den Vorgang dieser chemischen Vereinigung *Oxydation* (Verbrennung).
- Unsere gesamte Kultur ist auf diesem Vorgang aufgebaut. Um eine Oxydation zu erzeugen, benutzen wir in der Hauptsache die Kohle, chemisch gesagt den Kohlenstoff, der auch im Öl und im Gas enthalten ist.
- Bei diesem Vorgang, der auch im menschlichen Körper stattfindet, wird Wärme erzeugt.
- Ohne Oxydation in unserem Körper können wir nicht leben. Wir nehmen mit der Nahrung das Element Kohlenstoff in uns auf.
- Durch die Verbrennung (Oxydation) des Kohlenstoffs entsteht als Rückstand die Kohlensäure - Kohlendioxyd.
- Es gelangt durch die Lunge beim Atmen wieder aus unserem Körper hinaus.

- Die Pflanzen benötigen dieses Kohlendioxyd, um leben und wachsen zu können. Die Pflanzen nehmen das Kohlendioxyd aus der Luft; die Wasserpflanzen nehmen es aus dem Wasser. Es wird von ihnen zu Kohlehydraten umgebaut.
- Die Pflanzen benötigen Licht (Sonne) und außerdem Wärme, um das Oxyd verarbeiten zu können.
- Pflanzen bauen Zucker, Stärke und Zellulose aus dem Kohlendioxyd auf. Der Sammelname für diese drei Stoffe ist: *Kohlehydrate*.

4. LEKTION

- Die Grundstoffe, die von der Chemie nicht weiter zerlegt werden können, heißen *Elemente*. Bis heute sind der Chemie 104 Elemente bekannt.
- Damit der Chemiker für die Bezeichnung von chemischen Verbindungen nur eine kurze Formel zu verwenden braucht, hat man für die Elemente *Symbole* eingeführt.
- Jedes Element hat sein Symbol. Ich nenne Ihnen hier vier für uns wichtige Symbole: H, O, C, N für: Wasserstoff, Sauerstoff, Kohlenstoff, Stickstoff.
- In der Stärke, im Zucker und in der Zellulose kommen Wasserstoff, Sauerstoff und Kohlenstoff vor.
- Der Chemiker bezeichnet Stärke, Zucker und Zellulose (= Zellstoff) mit einem Sammelbegriff: *Kohlehydrate*. Wasserstoff, Sauerstoff und Kohlenstoff kommen in allen Fettarten vor.
- Alle vier genannten Elemente kommen in allen Arten des Eiweißes vor. Eiweiß enthält außerdem Schwefel.
- Die Pflanzen können unbegrenzt Stärke in Zucker und Zucker in Stärke verwandeln, Mensch und Tier nur begrenzt in Glykogen.
- Pflanzen und Tiere könne auch Stärke und Zucker in Fett (= Leberstärke) umwandeln. Das Schwein kann diese Umwandlung besonders gut vornehmen.
- Nur die Pflanzen können aus allen vier Elementen Eiweiß aufbauen.
- Die Hefepilze können Zucker in andere Bestandteile zerlegen.
- Durch Gärung der Hefepilze entstehen aus dem Zucker Alkohol und Kohlensäure.
- Aus dem Alkohol entsteht sofort Essig, wenn er nicht von der Luft abgeschlossen wird.

5. LEKTION

- Grundstoffe, die sich nicht weiter zerlegen lassen, heißen Elemente. Eine Masse oder Materie, die aus verschiedenen Elementen zusammengesetzt ist, nennt man eine *chemische Verbindung*.
- Die Zerlegung einer solchen chemischen Verbindung nennt der Chemiker *Analyse*.
- Der entgegengesetzte Vorgang, also der Zusammenbau einer chemischen Verbindung aus einzelnen Elementen, wird *Synthese* genannt.

- Die Pflanzen können diesen Zusammenbau am besten leisten.
- Den Zusammenbau, den die Pflanze aus Wasser und Kohlensäure (Kohlendioxyd) unter Mitwirkung des Sonnenlichts vornimmt, nennt man *Photosynthese*.
- Die Endprodukte, die bei der Zerlegung des Eiweißes durch Bakterien entstehen, heißen: Ammoniak, Kohlensäure und Wasser, daneben: Schwefelwasserstoff.
- Ammoniak ist ein farbloses Gas von stechendem Geruch. Es zerstört Gewebe und ist wasserlöslich. Man nennt es nach der Lösung Salmiakgeist. Es ist chemisch eine starke Base. Ammoniakgeruch tritt am alten Käse auf, am Misthaufen und im Pferdestall.
- Die Kohlensäure (Kohlendioxyd) ist ein farbloses geruchloses Gas, schwerer als Luft und unter Druck in großen Mengen im Wasser löslich. Deshalb gibt es kohlensaure Getränke: Mineralwasser, Bier, Sekt.
- Stickstoff in großen Mengen ist frei in der Luft vorhanden.
- Menschen und Tiere könnten nicht in reinem Sauerstoff leben, weil die Verbrennung (Oxydation) zu intensiv wäre und die Organe geschädigt würden.
- Weder Mensch noch Pflanze können den Stickstoff der Luft zum Aufbau von Eiweiß verwenden.
- Die Zerlegung von Eiweiß durch Bakterien nennt man Fäulnis. Von diesem Vorgang wird sowohl das tierische als auch das pflanzliche Eiweiß betroffen.

6. LEKTION

- Die Chemie weiß seit langer Zeit, daß die Atome verschiedenartiger Elemente sich nicht im Verhältnis 1:1 binden, etwa ein Atom Wasserstoff an ein Atom Sauerstoff, sondern daß ein Atom eines Elementes sich mit mehreren Atomen eines anderen Elementes verbinden kann. Der Chemiker hat diese Eigenschaft die *Wertigkeit* der Elemente genannt.
  Wasserstoff ist z. B. einwertig, Sauerstoff zweiwertig, Kohlenstoff vierwertig, Stickstoff dreiwertig.
- Diese Wertigkeit bezeichnet der Chemiker graphisch durch die Zahl der Arme, die er den Elementen gibt. Dieses Zeichen bedeutet, daß der Sauerstoff zweiwertig ist:
  - O -
  Der Chemiker nennt eine graphische Darstellung, aus der ersichtlich ist, wie die einzelnen Atome einer chemischen Verbindung zusammengebunden sind, wie also der Aufbau des Moleküls ist, eine *Strukturformel*.
- Der chemische Aufbau von Kohlensäure (Kohlendioxyd) wird wie folgt dargestellt :
  O -C- O
- Kohlenstoff kann mit Sauerstoff zwei verschiedene Verbindungen

eingehen.
Die Verbindungen heißen:
1. Kohlenoxyd
2. Kohlendioxyd
Die Strukturformel sieht aus:
C - O (Kohlenoxyd)
O - C - O (Kohlendioxyd)

- Der Chemiker nennt eine chemische Verbindung, bei der noch eine Anzahl Arme frei geblieben ist, eine *ungesättigte Verbindung*. Die vollkommene Verbindung heißt *gesättigte Verbindung*.
- Außer den in Lektion vier erlernten Symbolen sind noch weitere Symbole für uns wichtig. Die Symbole für folgende Elemente sind: K (Kalium), Na (Natrium), Ca (Kalzium), P (Phosphor), S (Schwefel), Cl (Chlor).
- Wenn in einer chemischen Verbindung mehrere Atome des gleichen Elements mit anderen Atomen zusammengebunden sind, so gibt der Chemiker die Zahl der Atome desselben Elements durch eine kleine, dem Atom nachgesetzte Zahl, die etwas tiefer steht, an. Die folgende chemische Verbindung $CaCO_3$ (Kalziumkarbonat) besteht aus: 1 Atom Kalzium, 1 Atom Kohlenstoff, 3 Atome Sauerstoff. Diese chemische Verbindung heißt: Kalziumsalz der Kohlensäure.
- Die Verbindung Na_2CO_3 heißt im gewöhnlichen Sprachgebrauch Soda.
- Wenn in dieser chemischen Verbindung ein Atom Natrium durch ein Atom Wasserstoff ersetzt wird, so ergibt sich die Verbindung $NaHCO_3$ - doppelkohlensaures Natron oder einfach Natron.
- Diese beiden Verbindungen sind basisch.

7. Lektion

- Es folgen die chemischen Formeln von drei anorganischen Säuren: Salzsäure (HCl), Schwefelsäure (H_2SO_4), Salpetersäure (HNO_3).
- Diese drei Säuren sind aus folgenden Elementen zusammengesetzt:
  1. Salzsäure: Wasserstoff - Chlor
  2. Schwefelsäure: Wasserstoff - Schwefel - Sauerstoff
  3. Salpetersäure: Wasserstoff - Stickstoff - Sauerstoff

  Die Symbole haben Sie bereits in den Lektionen vier und sechs gelernt.
- Das Element Wasserstoff ist allen Säuren gemeinsam.
- Der Säureteil, der rechts vom Bindestrich in der Säureformel steht, nennt man den *Säurerest*.
- Jede anorganische Säure besteht aus Wasserstoff und dem Säurerest.
- Durch das Schrifttum dilettantischer Schriftsteller, die nichts von der Chemie verstehen, ist in Reformerkreisen eine völlige Konfusion über den Begriff „Organische Säure“ entstanden. Darum nenne ich zunächst die chemische Formel

derjenigen *organischen Säure*, die die einfachste chemische Struktur hat: die Formel H-COOH der Ameisensäure. Beim Berühren der Brennessel hat jeder Mensch im seinem Leben schon irgendwo mit dieser Säure Bekanntschaft gemacht.

- Es folgt eine weitere Formel einer allgemein bekannten organischen Säure: CH_3COOH. Es ist die Formel der Essigsäure
- Ameisensäure und Essigsäure bestehen aus den Elementen Wasserstoff, Kohlenstoff, Sauerstoff. Wenn Sie die beiden Formeln miteinander vergleichen, so stellen Sie fest, daß ein bestimmter Elementkomplex in beiden Säuren gemeinsam vorhanden ist. Er heißt COOH oder *Karboxylgruppe*. Dieser Komplex ist in jeder organischen Säure vorhanden und besteht aus den Elementen:
  Ein Atom Kohlenstoff,
  ein Atom Sauerstoff,
  ein Atom Wasserstoff.
- Der Säurerest der Ameisensäure heißt : HCOO
  Der Säurerest der Essigsäure heißt: CH_3COO
- Das am weitesten rechts in der Säureformel stehende Wasserstoffatom ist das *H-Ion* der organischen Säuren.

8. LEKTION

- Die Natriumsalze von Salzsäure, Schwefelsäure und Salpetersäure - auch Natronsalze genannt - heissen: Kochsalz NaCl, Glaubersalz Na_2SO_4, Natronsalpeter $NaOH_{3.}$
- Die dritte organische Säure, die für uns wichtig ist, ist die Milchsäure. Ihre Formel lautet:
  $C_2H_3OH_2COO$-H
- Die Natriumsalze dieser drei organischen Säuren heißen:
  Ameisensaures Natrium
  HCOO- Na
  Essigsaures Natrium CH_3COO-Na
  Michsaures Natrium
  $C_2H_3OH_2COO$-Na
- Die Kalziumsalze dieser 3 Säuren heißen:
  Ameisensaures Kalzium
  $(HCOO_2)$- Ca,
  Essigsaures Kalzium
  (CH_3COO_2)- Ca,
  Milchsaures Calcium
  $(C_2H_3OH_2COO_2)$-Ca.
- Kalzium ist dreiwertig.
- Wenn der Chemiker eine chemische Umwandlung durch Formeln darstellen will, so benutzt er dazu die sogenannte chemische Gleichung. Diese ist abgeleitet aus der mathematischen Gleichung. Beispielsweise: $6 + 4 + 2 = 3 + 5 + 4$. Bei einer chemischen Umwandlung kann niemals ein Atom verloren gehen. Es muß auf der linken Seite der Gleichung immer die gleiche Zahl von Atomen ein und desselben Elementes stehen wie auf der rechten Seite. Die Gleichung, die die Verbrennung von Kohle dar-

stellt, heißt: $C + 2 O = CO_2$. Kohle ist vierwertig, Sauerstoff ist zweiwertig.

- Chemische Formeln für einige Laugen:

Natriumlauge	$NaOH$,
Kalilauge	KOH,
Kalziumlauge	$Ca(OH)_2$,
Ammoniumlauge	NH_4OH.

- Wenn wir Natronlauge mit Salzsäure zusammengießen, so findet eine chemische Umwandlung statt. Die chemische Gleichung, die diese chemische Umwandlung darstellt, heißt:
  $NaOH + HCl = NaCl + H_2O$.
  Hier hat sich jetzt eine neue chemische Verbindung gebildet: das Chlornatrium, genannt Kochsalz, und Wasser.
- Wenn wir Salzsäure auf eine Sodalösung gießen, so entsteht wieder eine chemische Umwandlung. Die Gleichung, die den Vorgang darstellt, heißt:
  $Na_2CO_3 + 2 HCl = 2 NaCl + CO_2 + H_2O$.
  Die Endprodukte heißen: Kochsalz, Kohlensäure und Wasser. Die Kohlensäure geht als Gas in die Luft. Der Vorgang heißt Neutralisation. Die Salzsäure wird durch Soda neutralisiert.

9. LEKTION

- Oxyde werden vom Sauerstoff sowohl mit Metallen als auch mit Nichtmetallen gebildet. Es folgen die Formeln von einigen Oxyden:
  Kalzium CaO = gebrannter Kalk,
  Kohlendioxyd CO_2 = Kohlensäure,
  Schwefeltrioxyd SO_3,
  Phosphorpentoxyd P_2O_5,
  Stickstoffpentoxyd N_2O_5.
  Nur Kalziumoxyd ist eine Metallverbindung, die anderen sind Nichtmetallverbindungen.
- Beim Hinzutreten von einem Molekül Wasser = H_20 zu einem Metalloxyd bildet sich ein sogenanntes Hydroxyd. Bei der Bildung des Hydroxyds von CaO vollzieht sich der Vorgang nach folgender chemischer Gleichung:
  $CaO + H_2O = Ca(OH)_2$ = gelöschter Kalk.
- $Ca(OH)_2$ - gelöschter Kalk - dient im Baugewerbe zum Binden des Mörtels.
- Hier noch die Hydroxyde von K und Na:
  Kalilauge KOH,
  Natronlauge $Na OH$.
  In der Seifensiederei werden diese Hydroxyde in großen Mengen verarbeitet.
- Die im ersten Absatz genannten Oxyde von Nichtmetallen werden vom Chemiker als Säure-Anhydrid bezeichnet, weil sie mit Wasser Säuren bilden.
- Die Säuren zu den in Absatz 1 genannten Nichtmetalloxyden bilden sich nach folgenden chemischen Formeln und heißen :
  H_2CO_3 = Kohlensäure,
  H_2SO_4 = Schwefelsäure,

HPO_3 = phosphorige Säure.
Tritt hierzu noch ein zweites H_2O, so entsteht
H_3PO_4 = Orthophosphorsäure
HNO_3 = Salpetersäure.

- Mit dem Kalzium bildet die Phosphorsäure das Salz, aus dem unsere Knochen bestehen, den phosphorsauren Kalk $Ca_3(PO_4)_2$.
- Die Bezeichnung Kohlensäure für das Kohlensäure-Anhydrid ist chemisch unrichtig, hat sich aber eingebürgert. Die Kohlensäure und $Ca(OH)_2$ bilden das Kalziumsalz der Kohlensäure. Die Formel lautet:
  $H_2CO_3 + Ca(OH)_2 = CaCO_3 + 2H_2O$.
- Dieser Vorgang spielt sich beim Härten des Mörtels an der Luft ab.
- Wenn man auf $CaCO_3$ Zitronensaft gießt, wird der kohlensaure Kalk zerstört. Es bildet sich der zitronensaure Kalk, und das Kohlendioxyd entweicht in die Luft.
- Gießt man auf phosphorsauren Kalk Zitronensaft, so bildet sich löslicher zitronensaurer Kalk und lösliche Phosphorsäure. Wenn sich dieser Vorgang an einem Zahn im Mund abspielt, nennt man das Zahnkaries.

10. Lektion

- Wir haben im Laufe des Lehrgangs die Formeln für eine Anzahl Säuren kennengelernt. Der Wasserstoff ist allen Säuren gemeinsam.
- Den restlichen Teil der Säure nennt der Chemiker den Säurerest.
- Wir haben ferner die Formeln für eine Anzahl *Basen* kennengelernt. Die Hydroxylgruppe OH ist allen diesen Basen gemeinsam.
- Während die alte Anschauung der Chemie die Säuren nach dem Säurerest und die Basen nach dem darin vorhandenen Metall beurteilte und die chemische Stärke danach bewertete, gibt es eine neuere Anschauung, die Ionisation, die die Säuren nach den H-Atomen und die Basen nach den OH-Gruppen beurteilt.
- Die Grundthese der Ionisationslehre ist, daß sich in einer Säure oder einer Base oder in der Lösung eines Salzes eine Anzahl Moleküle mit einer elektrischen Ladung spaltet oder, wie man sagt, dissoziiert. Man nennt die elektrisch geladenen H-Atome und die elektrisch geladenen Säurerestgruppen mit dem gemeinsamen Namen Ionen.
- Die Stärke einer Säure oder einer Base wird bestimmt nach der Zahl der dissoziierten H-Ionen bzw. OH-Ionen. Man spricht vom pH-Wert einer Flüssigkeit. Der pH-Wert ist die Meßzahl der elektrischen Dissoziation.
- Die beiden verschiedenen Arten der elektrischen Aufladung nennt man positiv = plus, negativ = minus.
- Das H-Atom und die Metallatome haben eine *positive* Aufladung. Die

Säurerestgruppen und die OH-Gruppen der Basen haben eine negative Aufladung.

- Der menschliche Organismus erzeugt laufend H-Ionen und damit Säuren. Die H-Ionen werden durch die Zellatmung erzeugt, indem sich laufend Kohlensäure im Organismus bildet. Durch den Zelzerfall bildet sich ebenso Harnsäure.
- Der Organismus des Menschen erzeugt nur im Verdauungstrakt (*siehe: Säure- und Basenbildung im Verdauungstrakt*) OH-Ionen.
- Durch die Aufnahme von Säuren mit der Nahrung und durch die saure Gärung des Darminhalts, die entsteht, wenn der Mensch sich falsch, d. h. acid = sauer ernährt, wird die Menge der H-Ionen im Körper weiter erhöht.

11. Lektion

- Eine poröse Scheidewand, durch die ein Austausch von Flüssigkeiten oder Gasen stattfindet, nennt man
  l. Membran,
  2. Osmose, bei einem Gas Diffusion.
- Der Mensch hat in der Lunge ausgedehnte Flächen solcher poröser Scheidewände. Dort findet ein Austausch zwischen Gasen und Flüssigkeit statt.
- Das Blut ist die Flüssigkeit, die Luft wird aufgenommen und das Kohlendioxyd = CO_2 wird abgegeben.
- Bei den Fischen findet kein Austausch zwischen Gas und Flüssigkeit statt, sondern ein Austausch zwischen zwei Flüssigkeiten. Über die Kiemen wird Luft aus dem Wasser aufgenommen und Kohlendioxyd aus dem Blut an das Wasser abgegeben
- Gase wie Luft, Sauerstoff und Kohlendioxyd können sich in einer Flüssigkeit wie Wasser oder Blut auflösen. Ein Liter Wasser löst 1,5 ccm Stickstoff, 3 ccm Sauerstoff, 1 Liter Kohlendioxyd.
- Es hat keinen Zweck, durch Atmungssteigerung (Tiefatmen) die Zufuhr von Sauerstoff beliebig zu steigern, denn die Absorptionsmöglichkeiten der Gase im Blut sind begrenzt. Die darüber hinaus durch die Einatmung in die Lunge gebrachte Luft wird ungenützt wieder ausgestoßen.
- Ein großer Teil der eingeatmeten Luft bleibt in dem Luftröhrensystem (Bronchien) zurück und nimmt nicht am Gasaustausch des Blutes teil. Es kommt also nicht darauf an, wieviel Luft man einatmet, sondern wie gut die Luft ist, die man einatmet.
- Der mit dem Blut aufgenommene Sauerstoff gelangt bis in die einzelnen Zellen des gesamten Körpers. Der Sauerstoff trifft an diesem Endziel mit den Umwandlungsprodukten der aufgenommenen Nahrung zusammen. Bei diesem Zusammentreffen wird der Koh-

lenstoff verbrannt und es wird Wärme erzeugt.

- Der Mensch und alle Warmblüter verlieren diese Wärme wieder, teilweise durch die Haut (=Oberflächenabkühlung), teilweise durch die ausgeatmete Luft, die in der Lunge erwärmt wurde.
- Wir können, um Nahrung einzusparen, unter Berücksichtigung dieser Vorgänge die Abkühlung durch entsprechende Kleidung vermindern.
- Die chemische Formel für die Umsetzung, die sich bei der Atmung vollzieht, heißt: $C + O_2 = CO_2$ + Energie - hauptsächlich Wärme.

12. Lektion

- Wir verdanken dem Arzt und Physiker Robert Mayer, gest. 20. 3. 1878, die Entdeckung, daß zwischen dem Nährstoffverbrauch und der produzierten Wärme im menschlichen Körper ein fester Zusammenhang besteht.
- Aus den Kohlehydraten und Fetten wird der Kohlenstoff genommen, der für die Erzeugung der Wärme im menschlichen Körper benötigt wird. Die Eiweißstoffe, die wir aufnehmen, dienen dem Aufbau und dem Ersatz des Zelleiweißes des Körpers.
- Kinder und Schwerarbeiter benötigen mehr Eiweiß als der Durchschnitt der Menschen. Die Kinder, weil sie laufend neue Zellen aufbauen müssen, die Schwerarbeiter, weil sie einen größeren Zellzerfall haben.
- Die beiden Zerfallsstoffe des Eiweißes im menschlichen Körper heißen Harnstoff und Harnsäure.
- Zucker und Stärke sind verbrennbar. Alkohol ist gut, Eiweiß schlecht, Säuren sind nicht verbrennbar.
- Wir haben aus Lektion elf gelernt, daß die Verbrennung nicht in der Lunge stattfindet, sondern in den Zellen des Körpers. Darum ist es klar, daß die mit der Nahrung aufgenommenen Säuren mit dem Blutkreislauf bis zu den einzelnen Teilen des Körpers gelangen, genau so wie alle anderen über den Verdauungstrakt aufgenommenen Stoffe.
- Aus Lektion eins wissen wir, daß Säuren das Bestreben haben, sich mit einem Metall zu verbinden, auch wenn sie das Metall aus einer Bindung an eine schwächere Säure herausreißen müssen. Das Metall Kalzium, welches sich am meisten im Körper befindet, wird dem Körper durch die Säuren in der Nahrung auf diese Weise entzogen.
- Durch den Entzug des Kalziums durch die eingenommenen Säuren werden die Zähne (Karies), die Blutgefäße (Hämorrhoiden, Krampfadern), die Bandscheiben, die Knochen, die Drüsen usw. geschädigt.

- Erhält der Organismus durch Zufuhr ein Übermaß an Säuren, hilft er sich gegen diese Belastung, indem er Wasser speichert und schwerer lösliche Säuren und deren Salze wie z. B. Harnsäure in Muskeln und Gelenken einlagert, wodurch die Ablagerungskrankheiten wie Rheuma, Arthritis usw. entstehen.

BEITRÄGE VON HANS HESS

DER pH-WERT ALS MASSSTAB FÜR DIE STÄRKE VON SÄUREN UND BASEN. MINERALSTOFFE IN DER NAHRUNG ZUR ABPUFFERUNG VON SÄUREN

Das Anliegen dieses Buches ist, den Leser in einer Zusammenschau mit den Schriften von Fred W. Koch bekanntzumachen.
Seine Anti-Acid-Methode ist ein Versuch, den Menschen wegzuführen von einem der verheerendsten Zivilisationsfehler, der Übersäuerung seines Körpers. Vor und nach Fred W. Koch haben verschiedene Ernährungslehren ähnliches verfolgt (Waerland, Brecht, Schnitzer, um nur wenige zu nennen). Den meisten dieser Methoden waren sicherlich auch bemerkenswerte Erfolge beschieden, und sie wurden relativ weit verbreitet. Nur - ihre Stärke ist zugleich auch ihre Schwäche:
Ihre Lehre fordert nicht die letzte Konsequenz vom ernährungsbewußt lebenden Menschen, sondern ist reich an Zugeständnissen. Am kompromißlosesten in ihrer Lehre sind wohl Fred W. Koch und Walter Sommer. Deren Nachteil liegt darin, daß es nicht ganz leicht sein dürfte, ihnen zu folgen.
Bei Fred W. Koch und seiner AAM geht es immer wieder um den Begriff der Übersäuerung und deren Abpufferung d.h. Neutralisation durch Basen. (Auf Walter Sommer komme ich später noch zu sprechen.) Um diese Zusammenhänge zu verstehen, ist eine Kenntnis des pH-Wertes unumgänglich.
Ich möchte in meinem Beitrag versuchen,

1. den Begriff des pH-Wertes zu erläutern,
2. einige wichtige Meßreihen mitzuteilen,
3. schließlich darzulegen, wie neben der säurearmen Ernährung durch mineralreiche Kost und deren alkalisierender Wirkung die Alkalireserven des Blutes erhöht werden.

1. HERLEITUNG UND VERANSCHAULICHUNG DES pH-WERT-BEGRIFFS

Der pH-Wert ist der Meßwert zur Festlegung der jeweiligen Stärke von Säuren und Basen:
pondus = Gewicht der Hydrogenii (Wasserstoffionen)
Mit anderen Worten: In einer Flüssigkeit wird jeweils das „Gewicht" der Wasserstoffionen = H^+-Ionen gemessen. (Vereinfachte Darstellung; in Wirklichkeit handelt es sich um H_3O^+ Ionen.)
Ursache für die saure Reaktion einer Säure sind die H^+ - Ionen; Ursache für die alkalische Reaktion einer Lauge sind die OH^- Ionen. Beide zusammen ergeben eine Neutralreaktion:
$H^+ + OH^- = H_2O$.
Nun ist es so, daß in jeder Flüssigkeit nur ein geringer Teil derselben in Ionen dissoziiert (zerfällt). Dieser geringe Anteil an H^+- Ionen bzw. OH^-- Ionen aber genügt,

um die Flüssigkeit zu charakterisieren als Säure bzw. Lauge. Darauf beruht die nach folgende Herleitung:
In 10 Millionen Liter Wasser (10^7 Liter) ist 1 mol $H_2$0 (das sind 18 Gramm) in Ionen dissoziiert = 1 g H^+ Ionen und 17 g OH^- Ionen.
In 1 Liter Wasser sind folglich
1:10 Millionen g H^+ Ionen.

Es handelt sich hier um eine neutrale Flüssigkeit. Nimmt die H^+ - Ionenkonzentration zu, so wird die Flüssigkeit zunehmend sauer. (Gemessen werden also jeweils die H^+- Ionen.)
Umgekehrt bedeutet dies: Nimmt die H^+- Ionenkonzentration ab (d.h. nehmen die OH^- - Ionen zu), so wird die Lösung zunehmend alkalisch.

	zunehmend sauer ↓		zunehmend alkalisch ↓
1/10 000 000	$gH^+ = 10^{-7}$ gH^+ = pH 7	1/10 000 000	$gH^+ = 10^{-7}$ gH^+ = pH 7
1/1 000 000	$gH^+ = 10^{-6}$ gH^+ = pH 6	1/100 000 000	$gH^+ = 10^{-8}$ gH^+ = pH 8
1/100 000	$gH^+ = 10^{-5}$ gH^+ = pH 5	1/1 000 000 000	$gH^+ = 10^{-9}$ gH^+ = pH 9
1/10 000	$gH^+ = 10^{-4}$ gH^+ = pH 4	1/10 000 000 000	$gH^+ = 10^{-10}$ gH^+ = pH 10
1/1000	$gH^+ = 10^{-3}$ gH^+ = pH 3	1/100 000 000 000	$gH^+ = 10^{-11}$ gH^+ = pH 11
1/100	$gH^+ = 10^{-2}$ gH^+ = pH 2	1/1 000 000 000 000	$gH^+ = 10^{-12}$ gH^+ = pH 12
1/10	$gH^+ = 10^{-1}$ gH^+ = pH 1	1/10 000 000 000 000	$gH^+ = 10^{-13}$ gH^+ = pH 13
1/1	$gH^+ = 10^{-0}$ gH^+ = pH 0	1/100 000 000 000 000	$gH^+ = 10^{-14}$ gH^+ = pH 14

Hier ein weiterer Versuch der Veranschaulichung:

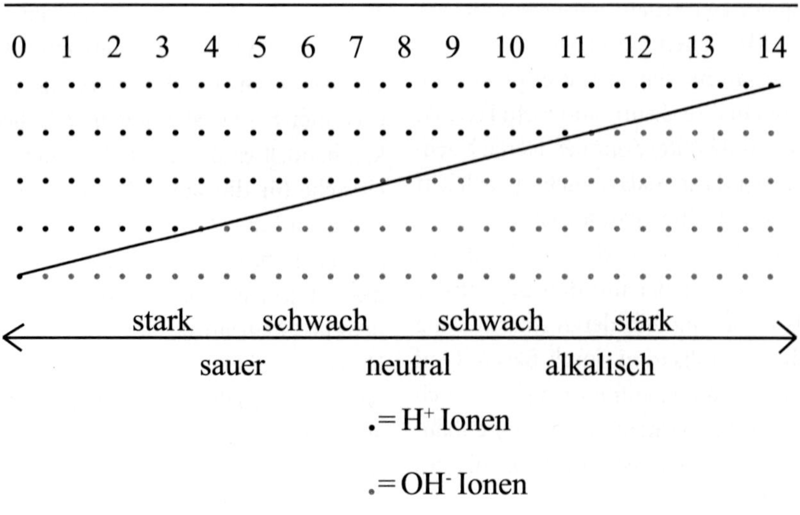

Der pH-Wert entspricht also jeweils dem negativen Zehnerlogarithmus der H^+ -Ionenkonzentration.

Wichtig scheint mir der Hinweis, daß von pH-Wert zu pH-Wert die jeweilige Stärke sich um das Zehnfache verändert! Das bedeutet, daß pH 5,9 zehn mal stärker ist als pH 6,9, daß pH 4,9 zehn mal stärker ist als pH 5,9. Mithin ist pH 4,9 = 10 mal 10 also hundert mal stärker als pH 6,9 usw.!

Gemessen werden die pH-Werte mit den Indikatoren :

Indikatorpapier

(Neben Lackmuspapier ist das Uni--versalindikatorpapier bekannt, das eine grobe Messung von pH 1 bis pH 14 zu läßt oder eine genauere Graduierung durch spez. Papierstreifen, die Teilbereiche erfassen.)

Flüssigkeitsindikator

(Man gibt einen Tropfen in die zu testende Flüssigkeit oder Aufschlämmung und erkennt am Farbumschlag den groben Wert.)

Elektrisches Digitalmeßgerät oder Zeigermeßgerät

(Diese Geräte ermöglichen eine exakte Messung vorausgesetzt, man nivelliert jeweils richtig mit Testflüssigkeiten, z.B. pH 4 und pH 7.)

2. Messreihen wichtiger Nahrungsmittel,
die bei der Rohkost eine große Rolle spielen sollten, daneben einige ergänzende Werte (gemessen wurde mit elektrischem Digitalmeßgerät). Getreide, Nüsse usw. wurden frisch gemahlen und in destilliertem Wasser aufgeschlämmt. Die Messungen erfolgten unter gleichen Bedingungen bei 18 Grad C (Zimmertemperatur).

Zu sämtlichen Meßwerten wäre zu be-

Gemüse

4,7	Tomaten
5,6	Meerrettich (frische Stange)
5,6	Gurken
6,2	Zwiebel
6,5	Kartoffel (gekocht = 6,1)
6,6	Pastinaken
6,6	Topinambur
6,7	Rotkraut
6,7	Kürbchen
6,8	Rote Bete
6,8	Karotten
6,8	Sellerie
6,8	Weißkraut
6,9	Kohlrabi (gekocht = 6,6)
6,9	Erbsen (gekocht = 6,0)
6,9	Endivien
6,9	Zuckerhut
7,0	Feldsalat

Nüsse, Samen, Fett

6,3	Leinsamen
6,4	Erdnüsse
6,4	Walnüsse
6,4	Pinienkerne
6,5	Mandeln
6,5	Cashewkerne
6,7	Sonnenblumen
6,8	Haselnüsse
6,9	Sesam
7,0	Eden-Margarine

Getreide, Brot

5,9	Weizenkeimbrot
6,2	Gerste
6,2	Weizen
6,4	Roggenflocken
6,4	Hirse
6,5	Weizenkeime
6,5	Hafer
6,5	Hirseflocken
6,6	Weizenkleie
6,6	Buchweizen
6,6	Weizenknäckebrot von Batscheider
6,7	Vollkornknäckebrot von Studt
6,7	Haferflocken
6,7	Grünkern
6,9	Reis

Obst, Südfrüchte, Honig

3,0	Himbeeren
3,1	Apfelsinen
3,6-4,1	Äpfel (je nach Sorte)
3,8	Kiwi
4,9	Birnen
3,8-4,8	Süßkirschen (je nach Sorte)
3,1-4,8	Erdbeeren (je nach Sorte)

4,0	Rote Johannisbeeren
4,3	Schwarze Johannisbeeren
4,1	Dörrzwetschgen
4,1	Rosinen
4,9	Spätzwetschgen
5,3	Feigen
5,8	Bananen
5,8	Honig
6,0	Melonen
6,3	Datteln

Tee, Kaffee, Milch, Säfte, Wein

3,7	Wein (und darunter)
4,2	Buttermilch
4,9	Heirler Quark frisch
5,0	Junge Sauermilch
4,8	Birnensaft
4,5	Hagebuttentee
5,4	Kaffee
5,5	Kefir
5,5	Schwedische Langmilch
6,2	Schwarztee
6,6	23 - Kräutertee
6,7	Milch
7,0	Brombeertee
7,4	Pfefferminztee

(Anmerkung: Bei allen Milchprodukten fallen die Werte nach einigen Tagen stark ab.)

Übersicht über verschiedene Brotsorten

4,0 - 4,5	Schrotbrot
4,2 - 4,7	Roggenmischbrot
4,9-5,3	Weizenmischbrot
5,3 -5,6	Weizenbrot

merken, daß sie nicht als absolut zu betrachten sind. Es liegt eine mehr oder minder große Schwankungsbreite vor, die abhängig ist von verschiedenen Faktoren wie Temperatur, Alter, Reifeprozeß usw.

Im Vergleich der Werte ergab sich, daß sie zum großen Teil identisch sind mit den Meßergebnissen des Herrn Vogel (Schweiz).

Bei der Betrachtung dieser Werte fällt auf, daß streng genommen eigentlich alle Nahrungsmittel im sauren Bereich liegen (wenn von 6,0 bis 6,9 auch in sehr schwachem Säurebereich). Die notwendige Neutralisation im Körper läuft nach ganz bestimmten chemischen Prozessen ab. Darauf will ich im dritten Teil meiner Ausführungen eingehen.

Oxalsäuregehalt einiger Nahrungsprodukte

	in g pro kg
Sauerampfer	3,6
Spinat	3,2
Rhabarber	2,4
Feigen (trocken)	1,0
Rote Rüben	0,4
Tomaten	0,05
Brot	0,047
Kakao	4,5
Tee	3,7
Kaffee	0,1

3. Puffersysteme in unserem Körper und Mineralstoffe in der Nahrung zur Aufrechterhaltung des Säure-Basen-Gleichgewichts

Wenn wir von der Tatsache ausgehen, daß ein Großteil der zivilisierten Menschheit, z. B. hier in Europa, sich „herkömmlich" ernährt - das heißt also doch, wenn von Generation zu Generation bei steigendem Lebensstandard der Fleischverzehr ein erschreckendes Ausmaß annimmt - dann dürfte eigentlich nach unserem Wissen von der Übersäuerung der Mensch kaum noch lebensfähig sein. Wenn er es nun trotzdem auf ein Durchschnittsalter von rund 70 Jahren bringt (wenn oft auch mit einem Rucksack voller Krankheiten), dann muß es wohl im Körper Systeme geben, die in der Lage sind, der Übersäuerung (wenigstens teilweise) Herr zu werden.

Noch eine weitere Überlegung hierzu: Das Blut hat bekanntermaßen einen pH-Wert von 7,3. Wenn wir nun wissen, daß im wesentlichen alle Nahrungsmittel unter pH 7 liegen, dann müßte doch eigentlich der pH-Wert des Blutes durch Nahrungsaufnahme abgesenkt werden. Auch diese Überlegung muß zu dem Schluß führen, daß der Körper an sich in der Lage sein muß, mit Übersäuerungen bis zu einem gewissen Grade fertig zu werden.

Und schließlich noch das Ergebnis einer Versuchsreihe. Das Institut für Leibesübungen der Universität Freiburg hat mit von mir trainierten Leistungssportlern im Jahr 1970 Versuche durchgeführt. Diese haben ergeben, daß bei großer körperlicher Belastung eine sogenannte Arbeitsacidose eintritt, d.h., daß der Blut-pH-Wert von 7,3 auf 7,2 und 7,1 (in Extremfällen sogar darunter) abfällt. (Eine Acidose tritt ein, wenn im Stoffwechsel ein Überschuß an organischen Säuren gebildet wird, z. B. auch bei Erhöhung der Milchsäurekonzentration im Blut nach starker Muskeltätigkeit, wie hier beschrieben). Ohne daß dem Körper irgend eine Base zugeführt wird, tritt nach 15 bis 20 Minuten eine deutliche Erholung ein, bis der Ausgangswert von pH 7,3 wieder erreicht ist. Das alles aber heißt doch, daß der Körper Pufferstoffe besitzt - unabhängig von der gerade eingenommenen Nahrung.

Hier vorweg einige Durchschnittswerte von Körperflüssigkeiten:

Pankreassaft	pH 8,8
Lebergalle	pH 8,2
Darmsaft	pH 8,0
Blut	pH 7,3 - 7 4
Speichel	pH 6,3 - 8
Harn	pH 5-8
Magensaft	pH 0,9 - 1,8

Die Konstanterhaltung dieser pH-Werte ist für den normalen Ablauf der Stoffwechselreaktionen von großer Bedeutung. Stoffwechselvorgänge (= chemische Prozesse im menschlichen Körper) müssen in einem bestimmten sauren, basischen oder neutralen Milieu ablaufen.

Das Säure-Basen-Gleichgewicht ist die Grundlage für gesunde Lebensbedingungen.

Der menschliche Organismus verfügt über einige Mechanismen, die diese Konstanterhaltung gewährleisten sollen:

Da ist zunächst das Carbonpuffersystem.

Das im Körper vorhandene Natriumhydrogencarbonat ($NaHCO_3$) dissoziiert zu Na^+ und HCO_3^- Ionen. Die HCO_3-Ionen sind nun in der Lage, H^+ - Ionen (von Säuren) abzufangen.

$$HCO_3^- + H^+ \longrightarrow H_2O + CO_2$$

Dadurch werden also die H^+ - Ionen zu Wasser abgebunden, während CO_2 gasförmig entweicht. Dieser Puffer ist praktisch unerschöpflich und ist ein Teil der sogenannten Alkalireserve (nach Prof. Karlson „Biochemie").

Analog dazu läuft auch das Phosphatpuffersystem ab.

Daneben wäre zu erwähnen, daß Aminosäuren (Bausteine des Eiweißmoleküls) durch ihre bipolare Struktur (Aminogruppe NH_2 - Carboxydgruppe (COOH) die Fähigkeit haben, sowohl Säuren als auch Alkalien abzupuffern.

Außerdem ist natürlich die Niere durch die Harnausscheidung wesentlich an der Konstanterhaltung der Körperwerte beteiligt, wie auch die Atmung durch den Ausstoß von CO_2.

Daß diese Regelmechanismen ganz offensichtlich ihre Aufgabe nicht mehr voll erfüllen können, ist von Koch und Sommer klar erkannt worden. Eine ganz beträchtliche Reihe von Schäden und Krankheiten ist ursächlich auf Übersäuerung des Körpers zurückzuführen (von Koch und Sommer eingehend erörtert). Deshalb bewegen wir uns mit unserer Ernährung ja auch im möglichst säurearmen Terrain.

Nun gibt es da jedoch eine weitere Tatsache : Unsere vegetarischen Nahrungsprodukte sind überwiegend gekennzeichnet durch einen sehr schwach sauren bis neutralen Zustand (pH 6,0- 7) - zum anderen durch einen hohen Gehalt an Mineralstoffen. Walter Sommer („Das Urgesetz der natürlichen Ernährung") spricht von der organisch gewachsenen Bindung der Mineralstoffe der Erde in der gewachsenen pflanzlichen Nahrung. Und Dr. E. Schneider („Nutze die Heilkraft unserer Nahrung") umreißt die Aufgabe der Minerale wie folgt: Regulierung des Wasserhaushaltes, Aufrechterhaltung des Säure-Basen-Gleichgewichts, Erregbarkeit von Muskeln und Nerven, Regulation der richtigen Beschaffenheit von Verdauungssäften, Festigkeit für Skelett und Zähne.

Die Minerale sind also für unser spezielles Anliegen des Säure-Basen-Gleichgewichts von zentraler Bedeutung. Ich möchte deshalb hier eine Tabelle wiedergeben, die ich aus den Angaben von Dr. Schneider in seinem oben genannten Buch zusammengetragen habe und die einen sehr instruktiven Aufschluß über die wichtigsten Mineralträger gibt.

Der Mensch muß etwa 50 verschiedene chemische Substanzen aufnehmen, um

MINERALGEHALTE VERSCHIEDENER LEBENSMITTEL

zusammengestellt aus den Angaben von Dr. E. Schneider in seinem Buch „Nutze die Heilkraft unserer Natur" Saatkornverlag, Hamburg

Angaben jeweils bezogen auf 100 g Frischsubstanz:

mg	Na	K	Ca	Mg	P	Fe
Apfel	2	140	8	3	10	0,3
Ananas	2	190	15	20	10	0,3
Aprikose	1	300	14		24	0,6
Banane	2	370	10	32	30	0,5
Birne	2	120	17	10	22	0,3
Feige	40	800	140	80	108	3,3
Kirsche	2	230	16	14	25	0,4
Pampelmuse	2	180	20	15	17	0,2
Pfirsich	3	220	10		30	0,6
Zwetschgen	2	170	13	13	23	0,4
Haselnuß	2	610!	240	140	330	3,8
Paranuß	2	645!	185	225	28	3,4
Walnuß	4	570!	70	134	430	2,1
Erdnuß	5	670!	67	167	410	2,0
Kokosnuß	35	380	20	39	95	2,2
Mandeln	3	725!	250	80	455	4,1
Edelkastanie	1	710!	33	42	87	1,3
Brombeere	3	190	30	24	30	0,9
Erdbeere	3	140	26	12	33	0,9

mg	Na	K	Ca	Mg	P	Fe
Hagebutte	50	50	510!	120		
Heidelbeere	1	65	10	3	9	0,7
Himbeere	1	170	40	25	34	1,0
Holunder	0,5	305	35		57	1,6
Rote Johannisbeere	2	240	25	5	32	0,9
Schwarze Johannisbeere	3	340	17	14	28	0,9
Rosine	145	630!	30	60	110	2,7
Blumenkohl	16	330	20	7	54	0,6
Chinakohl	6,7	202	40	11		0,6
Sauerkraut	335	290	48		43	0,6
Lauch	5	225	85	15	4	1,0
Spargel	4	210	20	20	45	1,0
Spinat	60	660!	110	62	48	3,0
Weißkohl	13	230	46	23	27	0,5
Grünkohl	40	490	210	37	87	1,9
Rotkohl	4	266	35	18	30	0,5
Kohlrabi	10	390	75	48	50	0,9
Grüne Erbsen	2	300	26	30	120	1,9
Soja !	4	1900!	226	235	554	8,4
Tomaten	6	300	14	20	26	0,5
Meerrettich	9	550	105		65	1,4
Möhren	45	280	35	21	30	0,7
Rettich	17	255	34	8	26	1,5
Rote Bete	86	340	30	1,4	45	0,9
Sellerie	77	320	70	9	80	0,5
Zwiebel	9	175	31		42	0,15
Chicoree	4	190	26	13	26	0,7
Endivie	50	350	50	13	50	1,4
Feldsalat	4	420	30	13	50	2,0
Fenchel	331	784!	100		51	2,7
Gartenkresse	5	550!	214		76	1,3
Kopfsalat	8	220	20	10	35	0,6
Weißbrot	115	20	10		0,7	
Vollkornbrot	473	45	22		4,4	
Weizenkeime	5	840!	70	336	1100!	8,1
Kartoffel	3	520!.	13	30	58	0,9

gesund zu sein - dies allerdings in sehr unterschiedlichen Mengen- Die optimale Versorgung wird gewährleistet durch

1. Grundnährstoffe (Eiweiß, Fett und Kohlenhydrate [als Energielieferanten]) = ungefähr 510 g
2. Dreizehn Vitamine (Reglerstoffe = Katalytische Aufgaben) = ungefähr 100 mg
3. Mineralstoffe (u. a. wichtig für Säuren-Basen-Gleichgewicht) = ungefähr 10 g
4. Spurenelemente (99% des Körpergewichts bestehen aus 11 Elementen, die restlichen 1 % sind Spurenelemente. Diese aber sind essentiell = lebensnotwendig, weil sie u.a. Wachstum, Wohlbefinden und Zeugungskraft beeinflussen) = ungefähr 40 mg.

Nach Dr. Felix Kieffer, Bern, wird der Bedarf an täglich 10 g Mineralstoffen gedeckt durch die Elemente Na, K, Cl, P, Ca, Mg und der Bedarf an täglich 40 mg Spurenelemente durch die Elemente Zn, Fe, Mn, Cu, J, F, Cr, Ni, Mo, V...

Nun erscheint die Zahl von 10 g Mineralstoffen bzw. 40 mg Spurenelementen zu nächst klein und unbedeutend. Wenn man aber in Betracht zieht, daß z. B. der vorhandene Körpervorrat von 0,03 mg Jod aus 1,5 mal 10^{20} Atomen besteht, die sich auf „lediglich" $10^{12} = 1$ Billion Körperzellen verteilen, so wird ersichtlich, daß auch die Spurenelemente zu wichtigen Bausteinen im menschlichen Organismus werden und dadurch eben essentiell sind. Vielleicht beleuchtet dieser Zahlenvergleich auch die Tatsache, daß bei heutiger falscher Ernährungsweise, verbunden mit Aufnahme von durch Düngung, Spritzmittel und Umweltbelastung überlagerten Nährstoffen, aus lebensnotwendigen Mengen allzu leicht Überdosen erreicht werden, von denen schon Paracelsus sagte, „daß allein die Dosis macht, ob etwas Gift ist oder nicht".

Auf der anderen Seite aber kann eine Mangelversorgung mit Spurenelementen leicht dadurch auftreten, daß längerer Gebrauch von Abführmitteln zu einer verkürzten Darmpassage führt und damit die Resorption von Spurenelementen stört!

Wie wir der Tabelle über Mineralgehalte entnehmen konnten, enthält also die Pflanze ein feinststofflicher Verteilung basisch wirkende Mineralstoffe und Spurenelemente. Deshalb kann man zwar nicht von basischen, wohl aber von *basenbildenden Nahrungsmitteln* sprechen. Dabei werden mit Hilfe der Metallionen (Na^+, K^+, Ca^{2+}...) entweder direkt Basen gebildet oder aber sie wandern (nach Prof. H. Sahler) zu den Basendepots des Körpers in Leber - Bindegewebe - Skelett. Von hier aus sind sie gewissermaßen abrufbereit zu entsprechenden Neutralreaktionen.

Ich möchte an dieser Stelle nachdrücklich daran erinnern, daß bei konstanter Fehlernährung mit fortgesetzter starker Übersäuerung der Körper andauernd gezwungen wird, auf seine Depots zurückzugreifen und diese allmählich

abzubauen. So kommt es unter anderem auch zum Knorpelabbau in den Gelenken. So ist eine konstante Fehlernährung wohl die Hauptsache zur immer mehr um sich greifenden und heute weit verbreiteten Arthrose.
Die Mineralstoffe der Erde sind in den Pflanzen organische Verbindungen eingegangen. Nur im naturbelassenen, rohen Zustand ist die Pflanze Ernährungsgrundlage für den Menschen.
Vermutlich ist Mineralmangel heute weiter verbreitet als Vitaminmangel!
Jegliche Hitzeeinwirkung (Kochen, Bakken...) leitet chemische Prozesse ein, die u. a. dazu führen, daß die Minerale vorzeitig schwer lösliche Verbindungen (anorganische Salze) eingehen, die vom Körper kaum aufgespalten werden können.
Von daher ist auch die Forderung von Prof. Kollath („Die Ordnung unserer Nahrung") zu verstehen: Laßt das Natürliche so natürlich wie möglich sein! Und es wird klar, warum Walter Sommer („Das Urgesetz der natürlichen Ernährung") rigoros seine Meinung vertritt: Nichts vom Feuer! Nichts vom Tier!
Es dürfte kein Zweifel mehr daran bestehen : Je näher wir dieser (natürlich nicht leichten) Forderung kommen, desto gesünder ist unsere Ernährung.
In diesem Zusammenhang möchte ich einige Verfahren in Erinnerung rufen, die zur Mineralstoffreduzierung im menschlichen Körper geführt haben bzw. führen können (Zusammenstellung aus „Probleme um neue Lebensmittel" von Dr. Felix Kieffer, Maudrich-Verlag):

1. Schälen und Polieren von Reis
2. Ausmahlen von Getreide zu Weißmehl
3. Stärkefabrikation
4. Zuckerraffination
5. Blanchieren von Gemüse für Konserven und Gefrierkost
6. Raffination von Fetten und Ölen
7. Zusatz von Zucker zu Getränken
8. Trinkwasserenthärtung
9. Destillation von Früchten, Trauben, Getreide zu Branntwein
10. Vergärung von Malz und Traubenmost zu Bier und Wein
11. Walzentrocknung von Milchpulver

In derselben Veröffentlichung von Dr. Kieffer findet sich auch die Zusammenstellung von „mineralstoffreduzierenden Küchenzubereitungsverfahren".

1. Kochen von Gemüse und Kartoffeln
2. Schälen von Früchten
3. Früchte einmachen bzw. Konfitüre herstellen mit viel Zucker
4. Ersatz von Kupfer- und Messingpfannen durch Aluminium und Chromstahlpfannen.

Zusammenfassend möchte ich festhalten:
Wenn wir das bisher Gesagte beherzigen, indem wir die Basis unserer Ernährung im Getreide - besser noch in den Nüssen - sehen (= Eiweißgrundlage für den Vegetarier), stets zusammen mit Rohkost - ja, was gibt es eigentlich da noch

viel falsch zu machen?
Dazu gehören allerdings Produkte aus biologisch-dynamischem Anbau. Entweder man hat das Glück (wie ich selbst), einen ausreichend großen Garten zu besitzen, in welchem man sich auch den notwendigen Kompost heranbilden kann (mit entsprechendem Fleiß und Zeitaufwand versteht sich), oder aber man kauft sich eben das Gemüse aus biologisch-dynamisch arbeitenden Betrieben.
Mit dem Wissen um die Meßwerte sollte man sich (um es einmal ganz drastisch auszudrücken) freimachen von der „Fuchtel" des pH-Wertes. Für mich ist das eine höchst unästhetische Vorstellung, daß vor Mahlzeiten mit Indikatorpapier oder gar mit Kalkpulver manipuliert wird - guten Appetit (?)
Hier darf ich Frau Dr. Pellnat aus ihren „Gesundheitsbriefen" zitieren: „Jede Ernährungstheorie ist gefährlich, weil sie ihre Anhänger leicht zu Fanatikern werden läßt!"
Und schließlich und endlich: Vergessen wir nie, daß der Mensch eine Einheit aus Körper, Seele und Geist ist! Zur gesunden Ernährung muß die entsprechende körperliche Bewegung kommen. Und wenn wir oft Kraft schöpfen dürfen in Gottes freier Natur, klingt auch die seelische Komponente mit herein. Nur eine bewußt positive Einstellung zum Leben läßt den Dreiklang Körper, Seele, Geist voll schwingen. Von dieser Warte aus erhält eine richtige Ernährung ihren Sinn.

Zusammenstellung von optimalen Bodenwerten einiger Pflanzen, die für den Hausgärtner wichtig sind.

Jede Pflanze benötigt für ihren Standort ihren spezifisch günstigsten pH-Wert. Bei Gemüse liegt dieser eigentlich im wesentlichen zwischen 5,5 und 7,5, also in einem relativ engen Bereich:

Gartenpflanzen

Brunnenkresse	6,0-8,0
Zichorie	5,0-6,5
Endivie	6,0-7,0
Erbse	6,0-7,5
Gurke	5,5-7,0
Knoblauch	5,5-8,0
Kohlrabi	6,0-7,5
Kopfsalat	6,0-7,0
Kürbis	5,5-7,0
Lauch	7,0-8,0
Möhre	6,0-7,0
Pastinake	5,5-7,0
Petersilie	6,0-7,0
Rettich	6,0-7,0
Rosenkohl	6,0-7,5
Rote Rübe	7,0-8,0
Schnittlauch	6,0-7,0
Schwarzwurzel	6,5-7,5
Sellerie	6,0-7,0
Spargel	6,5-8,0
Spinat	6,5-7,5
Tomate	5,5-7,5
Weißkohl	6,5-7,5
Zwiebel	6,0-7,0

Ackerpflanzen

Buchweizen	5,5-7,0
Gerste	6,5-7,5

Hafer	5,5-7,0
Kartoffel	5,0-6,5
Kohlrübe	5,5-7,0
Mais	5,5-7,0
Reis	5,0-6,5
Roggen	5,5-7,0
Topinambur	6,5-7,5
Weizen	6,0-7 5
BEEREN UND OBSTBÄUME	
Brombeere	6,0-7,5
Erdbeere	7,0-8,0
Heidelbeere	3,5-5,0
Himbeere	5,5-7,0
Johannisbeere	6,0-7,5
Apfel	6,0-7,5
Birne	6,0-7,5
Haselnuß	6,0-7,0
Kirsche	6,0-7,5
Pflaume/Zwetschge	6,0-7,5
Walnuß	6,0-8,0

Da viele Gartenböden heute die Tendenz haben zu „versauern" (aufgrund von Humusschwund und Dauerberieselung mit saurem Regen), kann es notwendig werden, den pH-Wert etwas anzuheben. Dies kann erfolgen durch Zugabe von Algenkalk bzw. durch organischen Dünger, der Knochenmehl enthält.

Für den speziellen Anbau von Moorbeetpflanzen - die ja bekanntlich wie der Rhododendron z. B. ihren Lebensbereich bei 4,5 - 6 haben -, muß eben in ein entsprechendes Substrat aus Moorerde gepflanzt werden.

Tabelle: Gegenüberstellung von pH-Werten und Äquivalentengewichten

Die Meßreihe der pH-Werte habe ich (H.F.) für die Neuauflage dieses Buches der Meßreihe der Äquivalentengewichte nach Ragnar Berg und anderen gegenübergestellt. Wenn man aber weiß, daß Ragnar Berg bereits 1873 in Göteborg geboren wurde und vor dem ersten Weltkrieg arbeitete, wo man die Ionisationslehre noch nicht kannte, so muß man eingestehen, daß seine veraltete Methode falsche Werte bringt und keinem Menschen dienen kann. Leider wird dieser Tatsache besonders in Reformerkreisen noch immer keine Rechnung getragen.

1. Kräuter, Salate, Krautsorten, Wurzel- und andere Gemüse

	pH-Werte	Äquivalentengewichte
Blumenkohl	6,8 - 6,9	+ 3,04
Brechbohnen, frisch, grün	6,0	+ 11,59
Broccoli	6,0	n.n.
Brunnenkresse	n.n.	+ 7,72
Chicoree	6,5	n.n.
Chinakohl	6,5	n.n.
Eichblattsalat	6,5 - 7,5	n.n.
Endiviensalat	6,9	+ 14,51
Erbsen	6,7	- 3,41
Erbsen, frisch	6,9	+ 5,15
Feldsalat	7,0	+ 4,78
Fenchel, März	5,5	n.n.
Grünkohl (Dezember)		+ 4,00
Grünkohl (März)	n.n.	+ 0,16
Gurken, grün, frisch	5,6	+ 31,50
Karotten	6,8	+ 9,07
Kartoffeln, blaue Blüher	6,7	+ 7,96
Kartoffeln, magn. bon	6,5	+ 4,7
Kohlrabi	6,3 - 7,6	+ 5,99
Kohlrübe	n.n.	+ 13,19
Kopfsalat	7,6	+ 14,12
Kürbchen	6,7	n.n.
Lauchblätter	6,7	+ 11,26

	pH-Wert	Äquivalentengewicht
Lauchknolle (Porree)	5,3	+ 7,25
Lollo Rosso	6,5 - 7,5	n.n.
Löwenzahn	5,5	+ 22,72
Mangold	5,6	+ 7,71
Meerrettich	5,9	+ 6,72
Möhren	6,9	+ 9,54
Pastinaken	6,5	n.n.
Petersilienwurzel	5,5	n.n.
Radieschen	6,5	6,05
Rettich, schwarz, Sommer	n.n.	+ 39,40
Rettich, schwarz, Winter	6,0	n.n.
Rettich, weiß, früh	5,8	+ 3,06
Rhabarber, Stengel	3,5	+ 6,93
Rosenkohl		- 9,87
Rote Rüben (Bete), frisch	6,8	11,37
Roter Kopfsalat	6,5 - 7,0	n.n.
Rotkraut	6,7	+ 6,29
Runkelrübe	n.n.	+ 7,71
Sauerampfer	2,5	+ 11,53
Schnittbohnen, frisch	n.n.	+ 8,71
Schnittlauch	5,0	+ 8,30
Schwarzwurzel	4,2	+ 1,53
Sellerie, Blätter und Stengel	6,8	+ 13,55
Sellerie, Knolle	6,8	+ 11,33
Spinat, März	n.n.	+ 13,90
Tomaten	4,7	+ 13,67
Topinambur	6,6	n.n.
Weißkraut	6,8	n.n.
Wirsing, grün	7,6	+ 4,55
Wirsing, weiß	6,0	- 0,58
Zuckerhut	6,9	n.n.
Zuckerrüben	n.n.	+ 9,39
Zwiebel, blaßrot	6,2	+ 2,94

2. Früchte

Äpfel	3,6-4,1	+1,20
Ananas	2,0 - 4,0	+3,59

	pH-Werte	Äquivalentengewichte
Apfelsinen	2,4 - 3,1	+ 9,21
Aprikosen, getrocknet	6,0	+ 6,54
Bananen	5,8	+ 4,38
Birnen	4,9	+ 3,26
Brombeeren	n.n.	+ 7,14
Datteln	6,3	+ 4,49
Erdbeeren	3,1-4,8	+ 3,06
Feigen, getrocknet	5,3	+ 27,81
Hagebutten	5,0	+ 15,23
Heidelbeere	n.n.	+ 5,35
Himbeeren	3,0	+ 5,29
Honig	5,8	n.n.
Honig, Weißtannen	4,0	n.n.
Johannisbeeren, rot	4,0	- 2,42
Johannisbeeren, schwarz	4,3	+ 5,90
Johannisbeeren, weiß	4,0	+ 5,88
Kiwi	3,8	n.n.
Korinthen	n.n.	+ 8,27
Mandarinen	5,0	+ 11,77
Melonen	6,0	n.n.
Mirabellen	n.n.	+ 4,41
Oliven	n.n.	+ 30,56
Pfirsiche	3,3 - 3,8	6,44
Pflaumen	n.n.	+ 5,80
Preiselbeeren	n.n.	+ 7,00
Rosinen	4,1	+15,10
Sanddorn	1,5	n.n.
Sauerkirschen	n.n.	+ 3,55
Schlehen	2,5	n.n.
Stachelbeeren, grün	n.n.	+ 7,64
Stachelbeeren, rot	n.n.	+ 9,45
Süßkirschen	3,8 - 4,8	+ 3,83
Trauben		
(je nach Sorte und Reife)	4,5 - 6,0	+ 7,15
Zitronen	1,0 - 2,0	+ 9,90
Zwetschgen, späte	4,9	+ 4,78

3. Nüsse, Samen und Fette

	pH-Werte	Äquivalentengewichte
Avocados	6,2	n.n.
Bohnen, weiß	n.n.	+ 12,10
Butter	n.n.	- 3,90
Cashewkerne	6,5	n.n.
Edenmargarine	7,00	n.n.
Erdnüsse	6,4	- 12,70
Haselnüsse	6,8	n.n.
Kastanien	n.n.	- 3,63
Leinsamen	6,30	n.n.
Lezithin (Magermilchemulsion Hafen-Mühlen-Werke GmbH, Bremen)	6,5	n.n.
Linsen	n.n.	+ 6,00
Mandeln, süß	6,5	- 0,56
Margarine	n.n.	- 7,50
Öle	(unterschiedliche Bewertung: Raffinierte Öle liegen mehr im Minusbereich als kalt gepreßte oder Erstpressungen	
Paranüsse	n.n.	- 8,82
Pinienkerne	6,4	n.n.
Sesamsamen	6,9 n.n. gefährlich, das Öl des Samens erwirkt Sklerose)	
Soja Reinlezithin	n.n.	+ 38,00
Sonnenblumenkerne	6,7	n.n.
Walnüsse	6,4	- 7,72

4. Milchprodukte

Kuhmilch, frisch	6,7 - 7,0	+ 4,21
Muttermilch	7,0	+ 2,25
Ziegenmilch	n.n.	+ 2,40
Schafsmilch	n.n.	+ 3,27
Buttermilch	4,2	+ 1,31
Molke	n.n.	+ 2,66
Sahne	n.n.	- 4,00
Quark	4,9	- 17,30

5. Getreide, Flocken, Teigwaren, Mehl

	pH-Werte	Äquivalentengewichte
Buchweizen, roh	6,6	n.n.
Buchweizengrütze	6,6	- 3,77
Dinkel	6,2	n.n.
Dinkel, gedünstet	5,9	n.n.
Gerste, roh	6,2	n.n.
Graupen (Gerste)	n.n.	- 13,78
Grünkern, roh	6,7	n.n.
Grünkern-Suppengrieß, roh	6,7	- 4,69
Hafer, Porridge	5,5	n.n.
Hafer, roh	6,5	n.n.
Haferflocken	6,7	- 9,98
Hirse, roh	6,4	n.n.
Hirseflocken	6,5	n.n.
Reis, roh	6,0 - 6,9	- 39,13
Roggen, gedünstet	5,6	n.n.
Roggen, roh	6,3	n.n.
Roggenflocken	6,4	n.n.
Roggenmehl	n.n.	- 16,49
Vollkornnudeln	n.n.	- 2,00
Weizen, roh	6,2	n.n.
Weizengrieß	n.n.	- 10,19
Weizenkeime	6,5	n.n.
Weizenkleie	6,6	n.n.
Weizenmehl, grob	n.n.	- 2,66

6. Brote

Knäckebrot v. Schweden	6,79	- 3,72
Roggenmischbrot	4,2 - 4,7	n.n.
Schrotbrot	4,0 - 4,5	- 6,13
Schwarzbrot	n.n.	- 17,0
Vollkornknäckebrot (Studt)	6,7	n.n.
Weißbrot	6,3 - 5,6	- 10,99
Weizenbrot	5,3 - 5,6	n.n.
Weizenkeimbrot	5,9	n.n.
Weizenknäckebrot (Batscheider)	6,6	n.n.
Weizenmischbrot	4,9 - 5,3	n.n.

Rheuma

heilt man anders Teil 1

Dr. med. Klaus Hoffmann

An hunderten von Behandlungsprotokollen in über anderthalb Jahrzehnten hat Dr. Klaus Hoffmann die Möglichkeit nachgewiesen, Rheuma nicht nur zu bessern, sondern in vielen Fällen auch heilen zu können.

In der traditionellen Medizin stehen bei Rheumaerkrankungen umfangreiche Medikamentengaben im Vordergrund. Mit der Gabe von Rheumaschmerzmitteln wie Aspirin, Voltaren, Amuno und vielen anderen, der Anwendung von Cortison (und das oft lebenslang), sowie der Gabe von Immunsupressiva (Zytostatika) wird ein Ende von Rheumaerkrankungen letztlich unmöglich gemacht. Auch sogenannte Basistherapeutika wie Gold und viele andere sind nicht in der Lage, das Rheuma zur Ausheilung zu bringen.

Erstaunlicherweise verschließt sich die traditionelle Rheumathologie ganz den Einflüssen der Ernährung, des Immunsystems und vieler weiterer Punkte.

Einzelne Themen dieses Buches sind:

- Rheuma und Fasten
- Subjektive Schmerzbewältigung
- Wie kontrolliere ich meinen Stoffwechsel
- Arthrose und Wirbelsäulenerkrankungen
- Besonderheiten der Ernährung bei Rheuma
- Die Persönlichkeit des Rheumatikers

Dieses Buch ist der Einstieg für jeden, der Rheuma als Herausforderung zur Bewältigung seiner gesundheitlichen Problematik mit der Chance einer allmählichen Besserung und möglichen Ausheilung seines Leidens sowohl bei Arthrose und Wirbelsäulenleiden, wie auch Arthritis, Bechterewerkrankungen, Weichteilrheuma usw. begreift und sich nicht ein Leben lang abhängig nur von Medikamenten und (sinnvollen) physikalischen Therapien, Kuren und Operationen machen möchte.

Rheuma

heilt man anders Teil 2

Dr. med. Klaus Hoffmann

Ein Buch mit vielen wichtigen, bahnbrechenden oder vergessenen Hinweisen, Therapieformen, Rezepten usw.

Im einzelnen wird ausführlich vorgestellt:

- Osteoporosebehandlung (Knochenschwundbehandlung) ohne Hormone für alle, die den Wahnsinn der modernen Medizin nicht mitmachen wollen.
- Vitalstoffe für Knorpel und Knochen: Welche Vitamine und Mineralien für die Regeneration von Gelenken und Wirbelsäule unerläßlich sind.
- Ausführlicher Ernährungsteil zur säure- und allergiearmen Ernährung gemäß den Empfehlungen in "Rheuma heilt man anders" Teil1.
- Der Therapieversuch eines Menschen, der mit Lachen und Vitamin C seine schwere Rheumaerkrankung besiegte.
- Die zerstörerische Macht der Säuren auf Knorpel und Knochen.
- Systematik der Ernährung bei Arthrose und Arthritis.
- Ameisensäure: Ein therapeutisches Profil.
- Fallberichte von Betroffenen, die ihre Krankheit besiegten: So das Beispiel einer Dame, die ihre Hüftoperation absagte und wenige Monate später einen Tanzkursus belegte.

Erweitern Sie Ihre Erkenntnisse mit Informationen, die Ihr Leben und Ihre Gesundheit um neue Dimensionen bereichern werden.

Dieses Buch ist ihr Fahrplan zur Erhaltung der Gesundheit bzw. Bewältigung aller gesundheitlichen Probleme

Revolution in der Küche

DAS Rezeptbuch der säurefreien und allergiearmen Kost

Informations- und Rezeptbuch für

- säurearme Kost
- allergiearme Kost
- Ernährung bei Rheuma
- Ernährung bei Krebs

Die Übersäuerung des Körpers ist das Kardinalübel vieler Krankheiten, wie z.B. Gelenkverschleiß, Krebs, und die letztendliche Ursache für Herzanfälle, Depressionen("ich bin sauer") etc.

Das Buch enthält kurzgefaßte Kapitel zum Thema Übersäuerung. Die Besprechung der einzelnen Nahrungsmittel und Nahrungsmittelgruppen sowie ein ausführlicher Rezeptteil zu säurearmer und -den Erfordernissen der heutigen Zeit entsprechend - allergiearmer Kost sind die Grundlage dieses Buches. Alle Rezepte enthalten eine Bewertungsskala nach Eignung zur Entsäuerung, für Allergiker, Rheumatiker und Krebskranke.
Alle Rezepte berücksichtigen folgende Konzeptionen:

- säurearm oder säurefrei
- allergiearm
- ohne Verwendung von tierischem Eiweiß (wenige Ausnahmen)
- insbesondere frei von Milcheiweiß (häufigstes und stärkstes Nahrungsallergen)
- frei von Gluten (Klebereiweiß)
- salzfrei (Vermeidung von Nierenbelastungen und Wassereinlagerungen)

Die Immunbuch-Reihe des Vier Flamingos Verlages

Dr. Klaus Hoffmann / Axel Berendes

Rette Dein Immunsystem

Ein Leitfaden zum Überleben in einer Welt voller Umweltgifte, Zivilisationskrankheiten, Psychostreß sowie Folgen medizinischer Diagnostik und Therapie

Vier Flamingos Verlag
Rheine

Dr. Klaus-Ulrich Hoffmann

Rette Dein Immunsystem

Teil 2

Die KREBSSTORY

Suche nach der Wahrheit

Informationen für Betroffene und deren Angehörige, Gesunde und interessierte Therapeuten

Vier Flamingos Verlag
Rheine

Dr. Klaus-Ulrich Hoffmann

Rette Dein Immunsystem

Teil 3

KREBS

Die Wege der sanften Medizin

Behandlung von Geist und Körper

Vier Flamingos Verlag
Rheine

Dr. Klaus Hoffmann / Axel Berendes

Rette Dein Immunsystem

Teil 4

DIE GEFÄHRLICHE WELT DER MIKROBEN

Robbensterben
Schweinepest
Rinderwahnsinn
Pilzerkrankungen
Killerbakterien
HIV und AIDS
Hepatitis Viren

Vier Flamingos Verlag
Rheine
In Vorbereitung

Gisela Friebel / Dr. med. Klaus Hoffmann

HEILEN

ist einfach

Medizin auf das Ursprüngliche und im wahrsten Sinne Einfache zurückgeführt. Heilung auf einfachste, ungefährlichste, preiswerte Weise zu bewirken, so wie es die Natur und unsere Vorfahren vorgegeben haben. Das ist der Tenor dieses Buches, der die innerliche und äußerliche Anwendung von Heilerde in den Mittelpunkt stellt.
Ein interessantes Taschenbuch mit hohem informativen Wert.

Erik Petersen/Wolfgang Stück

"Unser täglich Brot"

Die Veränderung der Nahrung durch
Chemie, Bestrahlung und Gentechnologie
und ihre Auswirkungen auf dieGesundheit

Werden unsere ganz alltäglichen Nahrungsmittel zu einer Gefahr für unsere Gesundheit?

In diesem hervorragenden Band des ökologischen Ärztebundes werden Themen wie Unfruchtbarkeit durch Umweltgifte, gentechnische Nahrung, Bestrahlung von Lebensmitteln, Deklaration von Lebensmittelzusatzstoffen, Einflüsse auf die Muttermilch, psychologische Folgen der Umweltverschmutzung und vieles mehr aus medizinischer Sicht behandelt: Wie wirken sich diese Faktoren auf die medizinische Gesundheit aus?

Mit E-Nummern-Liste und Glossar

Heilatmung

Gesundheit ohne Medikamente

Autor: Prof. Dr. med. et phil. Lothar Gottlieb Tirala
Neubearbeitung: Dr. Klaus Hoffmann

Der Vier Flamingos Verlag hat es sich zur Aufgabe gemacht, die Erfahrungen von Professor Lothar Gottlieb Tirala wieder dem Kreis interessierter Leser und Kranker zugänglich zu machen, die Krankheiten nicht als Schicksal sondern als Herausforderung zur Bewältigung ihrer eigenen Probleme auffassen. Gewissermaßen als Nebenprodukt fallen viele wichtige Hinweise über die Beeinflussung auch anderer Krankheiten als solche des Herz-, Kreislauf und Lungensystems mittels Atemtherapie an.

Ein hochinteressantes Buch, das eine Renaissance verdient hat.

Das Buch hat durch seine ungeahnte Nachfrage in unzähligen Auflagen bereits früher das Interesse breiter Leserkreise gefunden und das sehr zum Vorteil seiner Anwender.

Über den engeren Kernbereich Herz, Kreislauf, Bluthochdruck hinaus, hat Prof. Tirala eine Reihe von weiteren Anwendungsgebieten für die Heilatmung herausgearbeitet. Folgende Themenschwerpunkte ergeben sich für das Buch:

- Heilung von hohem Blutdruck
- Erzielung von Beschwerdefreiheit bei Angina pectoris
- Besserung bei Herzklappenfehlern
- Verkleinerung eines vergrößerten Herzens bei Herzmuskelschwäche und Herzklappenfehlern
- Besserung der diabetischen Stoffwechsellage mit Verminderung von Insulingaben odersogar Verzicht von Insulin in einzelnen Fällen
- Normalisierung von pathologischen Urin befunden, d.h. Besserung der Nierenfunktion
- Besserung bei Netzhautblutungen und Besserung der eingeschränkten Sehleistung bei Netzhautschäden
- Verkleinerung einer vergrößerten Leber
- Besserung von Arthritis
- Jugendlicheres Aussehen
- Durch den bei der Tiefenatmung erzeugten Unterdruck (Abdomen) besserer Rückfluß aus Venen und Lymphbahnen zum Herzen hin
- Auf diese Art und Weise Verminderung/ Behebung von Lymphstauungen/ Krampfadern und Hamorriden
- Allmähliche Besserung der Befunde bei grauem/grünem Star

Gesundheit - kurz & bündig:

Eine Idee stellt sich vor

Gesundheit - kurz & bündig ist eine neue Schriftenreihe aus dem Vier Flamingos Verlag. In loser Reihenfolge will Gesundheit - kurz & bündig Ihnen Informationen zu unterschiedlichsten Krankheitsbildern und ihrer Prophylaxe und sinnvoller Behandlung vermitteln.

Objektive Informationen aus unabhängigen Quellen sind äußerst wichtig, um allen Betroffenen den richtigen Weg zu Beschwerdefreiheit, Heilung und Gesundheit zu ermöglichen.

So etwas setzt Wissen voraus, Wissen um das „Warum“, das „Wie“, das Ihnen bei der Vorbeugung und Genesung von Nutzen ist. Wissen , daß Ihnen hilft, den richtigen Weg zur Heilung zu finden.

Chronische Erkrankungen haben in den letzten Jahren ständig an Boden gewonnen, die Zahl der Betroffenen steigt ständig. Gleichzeitig summieren sich auch die Kosten, die wir zur Bekämpfung dieser Volkskrankheiten ausgeben müssen. Kosten, die entweder den Betroffenen selbst entstehen oder an denen wir als Mitglieder der gesetzlichen Krankenkassen indirekt beteiligt sind.

Die Entwicklung im Gesundheitswesen wird sich in der Zukunft so gestalten, daß immer mehr Gesunde und Kranke eigenverantwortlich für die Vorbeugung und Behandlung aktiv werden müssen, weil sie von der sogenannten „Solidargemeinschaft“ nicht mehr unterstützt werden können.

Somit sind die in Gesundheit - kurz & bündig vermittelten Informationen nicht nur ein Weg zur Gesundung, sondern auch ein Beitrag zur Lösung der heutigen gesundheitlichen Probleme und der Reduzierung unserer Kosten im Gesundheitssektor.

Folgende Themen sind für die Reihe Gesundheit - kurz & bündig geplant:

- Osteoporose - Schmerzlinderung und Heilung durch natürliches Kalzium (ca. Juli 1998)
- Herz- und Kreislauferkrankungen - Natürliche Strategien gegen den „Killer Nummer eins“
- Haut und Haare - Gesund und jung aussehen mit natürlichen Mitteln
- Yucca baccata - Die Wüstenlilie zur Entgiftung des gesamten Körpers
- Gesunder Darm - gesunder Körper
- Spirulina - Das „grüne Gold“ der Zukunft

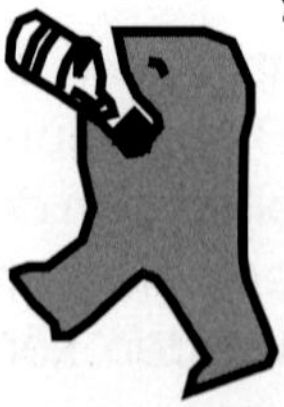

„Die verborgenen Krankmacher“

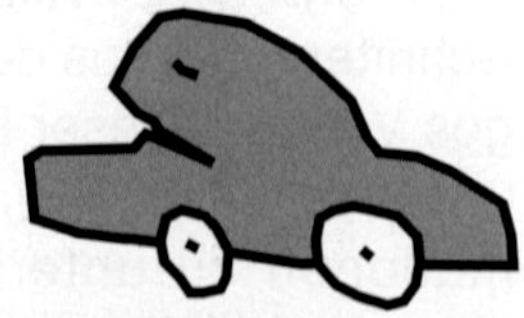

von

Guy Laforge

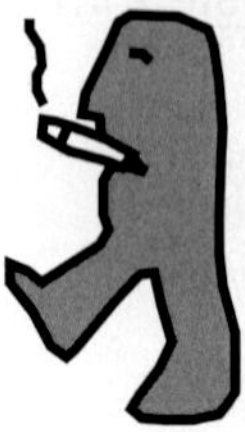

Der Autor Guy Laforge schreibt zu seinem Buch:
"Gib nicht auf, Du wirst wieder gesund“, lautet meine Botschaft. Ich zeige Ihnen, wie Sie die verborgenen Krankmacher in Ihrem persönlichen Lebensbereich aufspüren. Ob zu Hause oder am Arbeitsplatz: Elektrosmog, Mikrowellen und Erdstrahlen sind Ihre unsichtbaren Feinde. Beseitigen Sie diese Krankmacher! Ich erkläre Ihnen die Meßtechnik. Meine neueste Vermutung: Plastikgegenstände im Schlafzimmer können negative Strahlungen reflektieren. Achten Sie ebenso auf gesunde Ernährung, alternative Nährstoffe und verborgene Umweltgifte. Stellen Sie sich um auf meine natürliche Lebensformel. Ich helfe Ihnen dabei.

Das Buch „Die verborgenen Krankmacher“ ist ab sofort zum Preis von DM 29,- im Vertrieb des Vier Flamingos Verlages, Rheine, erhältlich.

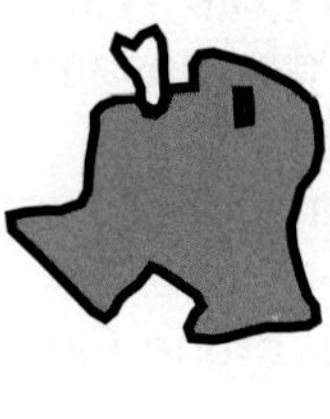

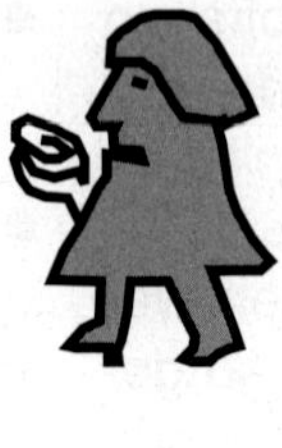

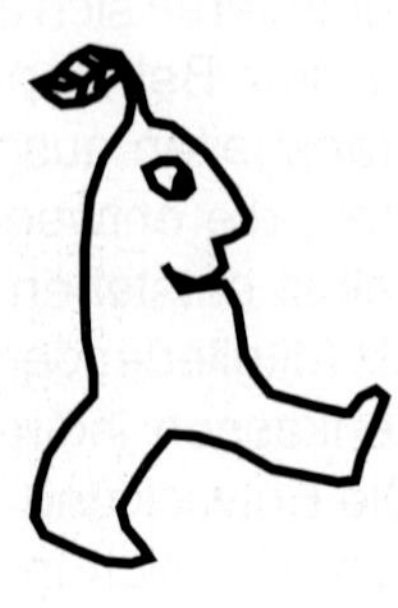

Vier Flamingos und sein essbares Gesundheitsprogramm

Nicht das Gute, sondern das Beste

Nicht Allerweltsprodukte wollen wir von Vier Flamingos im gesundheitlichen Bereich anbieten, sondern uns auf wenige, gesundheitlich besonders bedeutsame Produkte von höchstmöglicher Qualität beschränken.
Unsere Produktreihe „**Spezial**"
erfüllt folgende Voraussetzungen:

- Bestmögliche Qualität
- Höchstmögliche Bioverfügbarkeit
- Verzicht auf alle handelsüblichen, aber überflüssigen und z.T. gesundheitlich bedenklichen Zusatzstoffe wie Zucker, Geschmacksverstärker,Säuerungsmittel, Farbstoffe usw.
- Dadurch bestmögliche Verträglichkeit für Allergiker

Weitere interessante Informationen über Anwendung und Wirkung der erwähnten Produkte finden Sie in folgenden Büchern des Vier Flamingos Verlages:

- Rette Dein Immunsystem Teil1: Kapitel 15 bis 20
- Rette Dein Immunsystem Teil 3, Die Wege der sanftenMedizin:Abschnitt II, Kapitel 12 bis 16
- Rheuma heilt man anders, Teil 1: Kapitel 26
- Rheuma heilt man anders, Teil 2: Abschnitte V und IX
- Revolution in der Küche, DAS Kochbuch der säurefreien und allergiearmen Ernährung: Kapitel 51

Unsere Produkte aus der Reihe "**Spezial**" sind:

Kalzium	**Spezial**
Acerola	**Spezial**
Yucca	**Spezial**
Spirulina	**Spezial**

KALZIUM Spezial

Kalzium Spezial mit Kieselsäure

Kalziummangel ist mehr und mehr ein Problem unserer heutigen zivilisatorischen Kost. Tierisches Eiweiß, Brot, Zuckerstoffe und Süßigkeiten, Kaffee, Cola, Limonaden, Alkohol etc. entpuppen sich als Kalziumräuber ersten Ranges.

Der natürliche Kalziumgehalt der Nahrungsmittel hat in den letzten 80 Jahren um mehr als 40 % abgenommen. Die industrielle Verarbeitung der Nahrungsmittel führt zu weiteren Kalziumverlusten (bis zu 90 %).

Die „Deutsche Gesellschaft für Ernährung“ (DGE) hat daher in den letzten Jahren ihre Empfehlungen für die Zufuhr von Kalzium deutlich erhöht, nämlich auf Mengen von 900 bis 1200 mg pro Tag, andere Experten empfehlen sogar eine tägliche Zufuhr von 1500 mg pro Tag. Die ermittelte Kalziumzufuhr beträgt allerdings im Durchschnitt nur 600 bis 700 mg täglich.

Weltweit ist es zu einer erheblichen Zunahme von Osteoporoseerkrankungen, Wirbelkörpereinbrüchen, Hüftgelenksfrakturen sowie Unterambrüchen besonders bei älteren Menschen auf der nördlichen Hemisphäre gekommen.

„Kalzium spezial“, mit Kieselsäure wird hergestellt aus mikrokristallinem gefriergetrockneten und entfetteten Ossein- Hydroxyapatit (kollagenhaltige Knochenmatrix, auch genannt MCHC), mit allen mineralischen Komponenten junger australischer bzw. neuseeländischer Rinder aus garantiert BSE- freien Beständen.

„Kalzium Spezial" von Vier Flamingos ist leicht verträglich, verursacht keinerlei Magen - oder Darmprobleme und bietet von allen Kalziumverbindungen die höchste Bioverfügbarkeit. Der Wert von MCHC für gesunde Knochen und Zähne ist weltweit in zahlreichen Untersuchungen dokumentiert worden.

Außerdem enthält **„Kalzium spezial“** noch natürliche Kieselsäure aus Schachtelhalmextrakt zur besseren Verfügbarkeit des Kalziumanteils für Knochen, Haut und Nägel.

1 Kapsel **Kalzium Spezial** enthält
500 mg Hydroxyapatit entsprechend **125 mg Kalzium** Mindestgehalt
5 mg Zinnkrautkonzentrat (reich an Kieselsäure)

ACEROLA Spezial

Natürliches Vitamin C aus der Acerola Kirsche

Grundlage des Präparates **„Acerola spezial“** - Fruchtpulvers ist die Acerolakirsche, die Frucht mit dem weltweit höchsten Vitamin C - Gehalt. Die Acerolakirsche wächst im mittelamerikanischen Raum und der Karibik, wo die kleinwüchsigen Acerolabäume von den Eingeborenen "Bäume der Gesundheit" genannt werden.
„Acerola spezial“ enthält ausschließlich natürliches Vitamin C aus der Acerolakirsche. Der Vitamin C - Gehalt unseres Produktes beträgt durchschnittlich 18 - 20 %. Die Wirkung des Vitamin C wird durch unterschiedliche pflanzliche Begleitstoffe, insbesondere die sogenannten „Bioflavonide“ verstärkt, die eine bestmögliche Aufnahme und Verwertung des Vitamins in den Organismus erst möglich machen. Darüber hinaus haben wir darauf geachtet, daß unser Präparat **„Acerola spezial“** im Gegensatz zu vielen anderen Präparaten frei von Zusatzstoffen wie Geschmacksverstärkern, Zuckerstoffen oder Säuerungsmitteln und synthetisch hergestellter Ascorbinsäure ist und damit auch von Personen mit Allergien bestmöglich vertragen wird.

„Acerola Spezial“ ist empfehlenswert als Nahrungsergänzung in Phasen erhöhten Vitamin C - Bedarfs, insbesondere bei:

- Frühjahrsmüdigkeit
- Wetterfühligkeit
- Streß
- allgemeinen körperlichen Belastungen

Über die umfassenden gesundheitlichen Bedeutungen von Vitamin C dürfen wir leider keine Angaben machen. Informieren sie sich bitte selbst !

Tagesdosierung: täglich 1/2 bis 1 Teelöffel (bei Bedarf auch mehr) in etwas Quellwasser einrühren und trinken.

Zu beziehen über:

Vier Flamingos Verlags- und Vertriebs GmbH

SPIRULINA Spezial

Spirulina ist das umfassendste aller Nahrungsergänzungsmittel. Es stellt ein basisches Ernährungskonzept mit einem hohen pH-Wert dar.

Schon seit Jahrhunderten hat die Spirulinaalge, die in salzhaltigen, subtropischen Seen natürlich wächst, den Menschen als Nahrung gedient. So nutzten die grossen Indianerkulturen Mittelamerikas sie als wichtige Nahrungsquelle. Nach Ansicht einiger Forscher soll das alttestamentarische „Manna" nichts anderes als getrocknete Spirulinaalgen gewesen sein. Auch die US - Weltraumbehörde NASA plant den Einsatz von Spirulinaalgen als Nahrungsquelle für kommende Weltraummissionen. Tatsächlich stellt die Blau - Grün - Alge „Spirulina platensis" die komplette Bandbreite aller für den Menschen lebenswichtigen Nährstoffe bereit:

- 35 x mehr Betakarotin (Provitamin A) als Karotten bester Qualität
- 3 x mehr Vitamin E als Weizenkeime
- reicher an Chlorophyll als Weizengras oder Alfalfa
- mehr Gamma - Linolensäure als Nachtkerzenöl
- 65 - 71 % vollständige Proteine und essentielle Aminosäuren (zum Vergleich: Fleisch enthält nur etwa 22 % Protein)
- **alle bekannten** B-Vitamine (ein Teelöffel enthält bereits das Doppelte der empfohlene Tagesdosis an Vitamin B_{12})
- Mineralstoffe und Spurenelemente wie Kalzium, Phosphor, Eisen, Jod, Magnesium, Mangan, Zink, Selen und Kalium

Alle diese Nährstoffe liegen in lebensnotwendigen Konzentrationen bei hoher Nährstoffdichte und in optimaler Bioverfügbarkeit vor. Somit stellt **„Spirulina spezial"** von Vier Flamingos ein ideales Nahrungsergänzungsmittel in allen Lebenssituationen, für Gesunde und Kranke, bei Fastenkuren oder Diäten, im Leistungssport genauso wie im normalen Leben dar. **„Spirulina spezial"** eignet sich sowohl für Diabetiker als auch für Menschen, die auf eine kochsalzreduzierte, cholesterin - oder kalorienarme Kost achten müssen.

Verzehrempfehlungen:
Drei bis dreißig Gramm täglich, entsprechend einem Teelöffel bis drei Eßlöffel täglich.

YUCCA Spezial

Nahrungsergänzung

reich an:
- ***Saponinen***
- ***Enzymen und Vitaminen***
- ***Mineralien und Spurenelementen***

Die Verwendungsmöglichkeiten der Yucca-Pflanze sind vielfältig und reichen von der Nahrungsergänzung, zur Wundbehandlung bis hin als Zusatz für Kosmetika.

Auffällig ist die starke Reinigungswirkung auf den Körper und die Ausscheidung von Stoffwechselschlacken durch Verwendung von Yucca-Auszügen als Nahrungsergänzung.

Biochemische Untersuchungen konnten diese Wirkung aufklären. Der Pflanzensaft der Yucca enthält in hoher Konzentration einen bitter schmeckenden Naturstoffkomplex, die Saponine. Das sind sogenannte Steroidverbindungen, die im Verdauungstrakt die Funktion einer "biologischen Seife" erfüllen, Toxine absorbieren und Ablagerungen nicht nur aus dem Darm, sondern auch aus Gefäßen und Gelenken allmählich auswaschen.

Saponine fördern die Verbindung von Ölen (Fetten) und Wasser. So werden die Zirkulation des Blutes und die Nährstoffaufnahme verbessert. Die daraus resultierende bessere Nahrungsverwertung hat zur Folge, daß deutlich weniger substantielle Nahrung benötigt wird, das Hungergefühl läßt nach.

Die wertvollen Bestandteile der Yucca-Pflanze gibt es bei uns in Form von Kapseln, welche den schonend getrockneten Pflanzensaft der Yucca-Wurzel und gemahlene Bestandteile derselben enthalten. Neben ihrem hohen Anteil an Saponinen zeichnen sich **„Yucca Spezial"** Kapseln durch ihren Ballaststoffreichtum, ihren Enzym- und Vitamingehalt als auch durch zahlreiche Mineralien und Spurenelemente aus. Sie sind eine hochwertige Nahrungsergänzung, die den Organismus reinigt, den pH-Wert neutralisiert und die Voraussetzung für die Bildung einer natürlichen und gesunden Darmflora schafft.

Hinweis

Um eine optimale Entfaltung der Inhaltsstoffe zu erreichen, empfiehlt es sich, während der kurmäßigen Anwendung den Körper mit reichlich Flüssigkeit zu versorgen. Die tägliche Flüssigkeitsaufnahme sollte hierbei nach Möglichkeit zwei Liter nicht unterschreiten.

ANO

ein wundersames Darmröhrchen mit erheblicher Bedeutung

Kaum ein "Wundermittel" ist bisher so der Aufmerksamkeit entgangen, wie das Darmröhrchen genannt Ano. Es ist dies ein körperanschmiegsam hergestelltes Röhrchen, dessen Noppe außerhalb des Schließmuskels verbleibt. An dieser Noppe wird es nach Bedarf herausgezogen. Durch einen Hohlraumschliff im inneren des Ano wird erreicht, das die im Darm sich ständig bildenden Gärgase stetig abgeleitet werden. Da der Darm bis zu 50 Liter dieser Gärstoffe pro Tag bilden kann, kann es eine richtige Wohltat bedeuten, von dieser quälenden Last befreit zu werden.
Wie erklärt sich die "Wunderwirkung" des Ano? Krankheitszustände werden oft durch Blähungen außerordentlich erschwert. Blähungen behindern die ganze Darmtätigkeit so sehr, daß eine optimale Verdauung nicht möglich ist. Wir erkranken an unseren Blähungen. Gestauter Darminhalt wird zu einer ausgiebigen Brutstätte für Bakterien.

BIO-SUN

Creme electrique

Diese Creme ist bemerkenswert. Zum einen hat sie einen hohen regenerativen Effekt auf die Haut. Der kosmetische Effekt ist erheblich. Sie ist hervorragend zur Behandlung von Narben, zur Vermeidung von Narbenschwulstbildungen geeignet. Sie unterstüzt auch durch den Mineralanteil regenerative Prozesse bei rheumatischen Erkrankungen. Es kann zur Abschwellung von entzündlichen Veränderungen und Reduzierung von Schmerzzuständen kommen. Auch hier ist ein Therapieversuch lohnend.

pH-Teststreifen

Die Übersäuerung ist die Ursache der meisten Krankheiten. Ein geregelter Stoffwechselablauf ist vom Säure-Basen-Gleichgewicht abhängig.
Die Mehrzahl aller Meßwerte sollte bei pH 7,4 oder leicht höher liegen. Niedrigere Werte führen lt. Dr. Klaus Hoffmann auf Dauer zu gesundheitlichen Schäden. Mit Hilfe der pH- Teststreifen aus dem Vier Flamingos Vertrieb und der beiligenden Tabelle können sie täglich ihre ph-Werte kontrollieren.
Verpackungseinheit:
100 Teststreifen
Meßbereich: pH 5,2 - 7,4

Vorträge und Seminare

mit

Dr. med. Klaus Hoffmann

Dr. med. Klaus Hoffmann ist praktizierender Arzt, Therapeut, Dozent und Autor verschiedener medizinischer Fachbücher.

Seine Spezialgebiete sind: Neue Wege in der Krebs-, Rheuma- und Immuntherapie, Behandlung von unphysiologischen Alterungsprozessen ("Fast jeder Mensch kann jünger sein"), die Reduzierung von Arteriosklerose sowie Vermeidung dadurch ausgelöster Erkrankungen wie hoher Blutdruck, Angina pectoris, Herzinfarkt, Schlaganfall oder Besserung von Folgeerscheinungen dieser Erkrankungen, was auch noch viele Jahre nach dem Krankheitsereignis möglich ist. Sein besonderes Anliegen ist die Aufklärung über die Erhaltung oder Wiedergewinnung der Gesundheit im Rahmen einer säurefreien (basischen) und allergiearmen Kost.

Zu diesen hochakuellen Themen finden regelmäßig Tagesseminare mit
Dr. Klaus Hoffmann statt.

Fordern Sie bitte weitergehende Informationen bei unserem Seminardienst an.

4 Flamingos

Vier Flamingos Verlag, Rheine

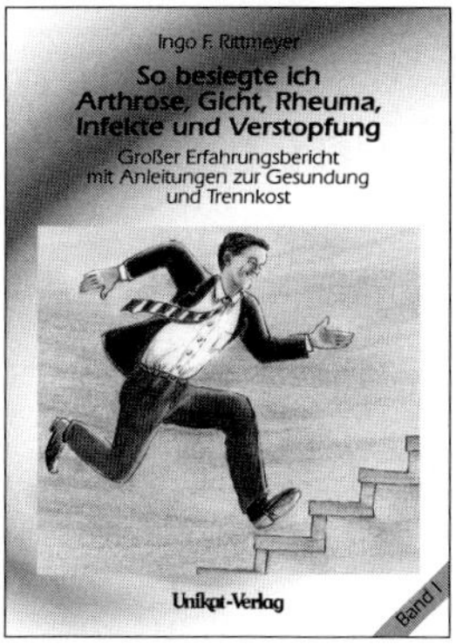

Ingo F. Rittmeyer
So besiegte ich Arthrose, Gicht, Rheuma, Infekte und Verstopfung. Band I.
Großer Erfahrungsbericht mit Anleitungen und Trennkost-Rezepten. Knie, Hüften und Schulter von Arthrose, Gicht und Rheuma befallen, mußte der Autor mit 41 Jahren am Stock gehen. Sein Arzt diagnostizierte: „Damit müssen Sie leben." Daraufhin erforschte der Patient die Ursachen seiner Erkrankung, beseitigte diese und ist seit 1983 völlig beschwerdenfrei.
ISBN 3-930634-04-X DM 29,80, ÖS 220,00, SFr 27,50

Ingo F. Rittmeyer
Gesundheitsberater- und Therapeuten-Adreßbuch
Wenn der Arzt nicht weiter weiß:
Adressen mit Leistungsangeboten der Berater, Gesundheitsberater, Gesundheitstrainer, Gesundheitspraktiker, Fastenleiter, Ernährungs- und Lebensberater, Selbsthilfegruppen, von Allergie über Amalgam bis Zöliakie.
ISBN 3-030634-15-5
DM 24,80, ÖS 180,00, SFr 23,00

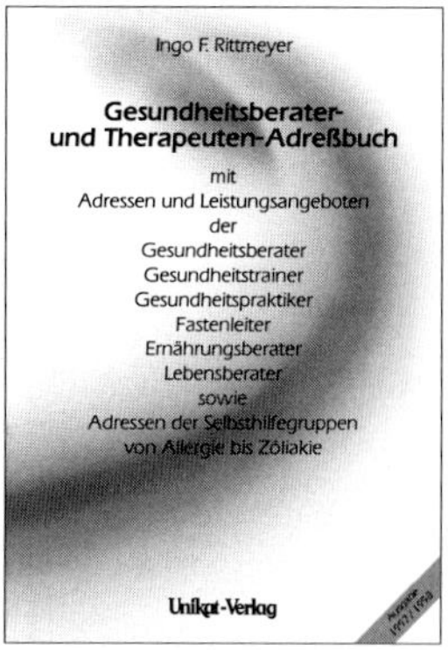

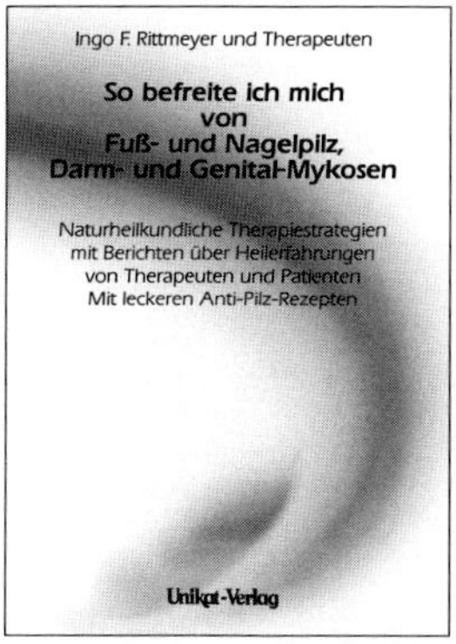

Ingo F. Rittmeyer
So befreite ich mich von Fuß- und Nagelpilz, Darm- und Genital-Mykosen
Naturheilkundliche Therapiestrategien mit zahlreichen Berichten über Heilerfahrungen von Therapeuten und Patienten.
Dazu Rezepte mit Anti-Mykosen-Diät.
Ca. ab Spätherbst 1997.
ISBN 3-930634-10-4
DM 29,80, ÖS 220,00, SFr. 27,50

Bestellen Sie direkt beim
Unikat-Verlag
D-04519 Kreuma Nr. 23 · Öko-Rittergut
Telefon 03 42 94 - 7 31 10 · Fax 7 31 12

Kompetenz in Blütenessenzen
Die autorisierten Bücher

Penny Medeiros
ALOHA - Hawaiische Tropenblütenessenzen
160 S., 71 4-farb. Abb.
kartoniert mit SU.
ISBN 3-927518-27-1

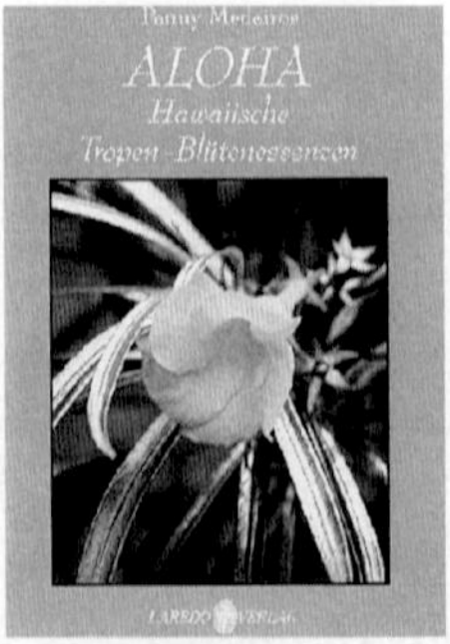

Ian White
Australische Bush Blütenessenzen
256 S., 50 4-farb. Abb.
kartoniert mit SU.
ISBN 3-927518-29-8

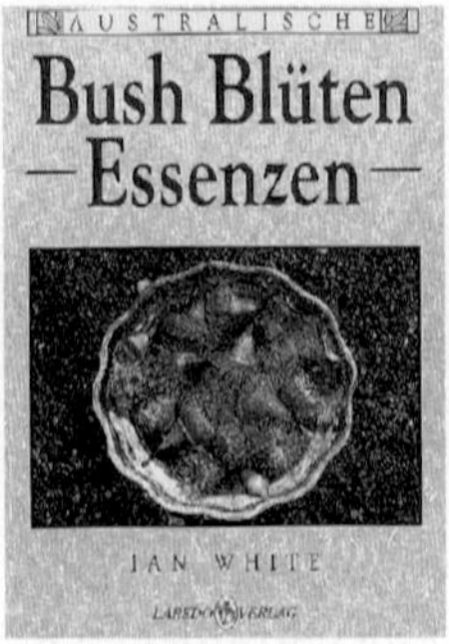

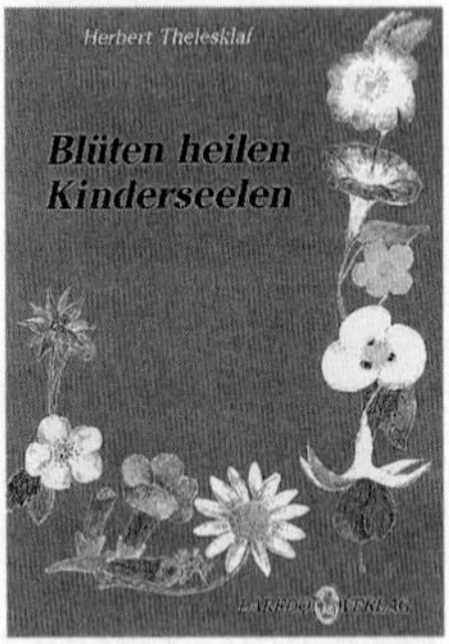

Herbert Thelesklaf
Blüten heilen Kinderseelen
160 S., 8 4-farb. Abb.
kartoniert mit SU
ISBN 3-927518-02-6

LAREDO VERLAG

Sonnenstraße 1
D-83339 Chieming
Fon 08664/10 01 Fax /10 65

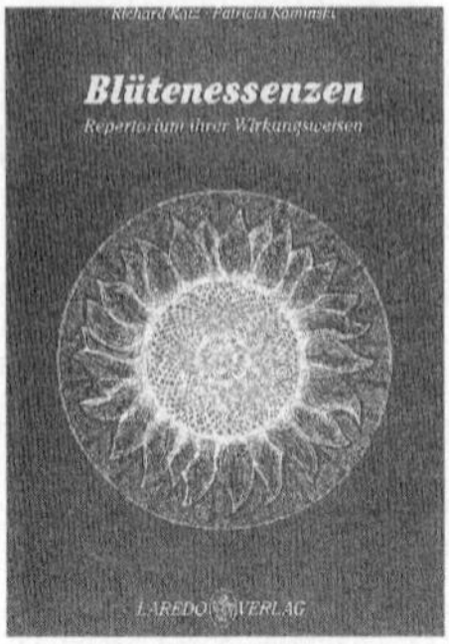

Katz/Kaminski
Blütenessenzen Repertorium
128 S., Ringbindung
ISBN 3-927518-16-6

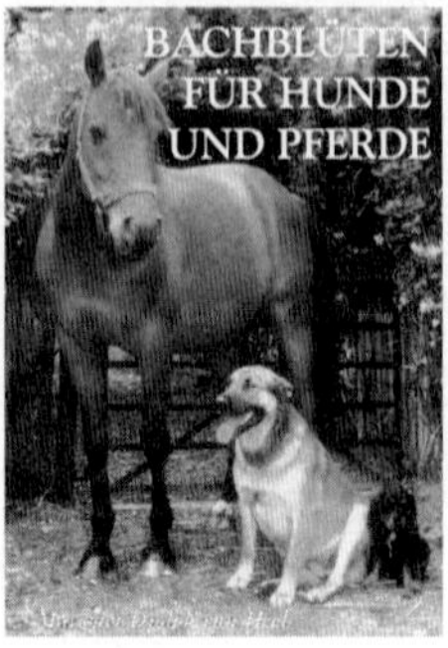

Margriet Dudok van Heel
Bach-Blüten für Hunde und Pferde
180 S., Paperback
ISBN 3-927518-33-6